Henry G. Tietze, geb. 1931 in Kiel, studierte nach mehrjährigen Auslandsaufenthalten in Asien und Amerika Betriebswirtschaft, Psychologie und Soziologie. 1978 übernahm er die Leitung des Instituts für Kooperative Psychologie in München. Er veröffentlichte mehrere erfolgreiche Bücher, unter anderem »Imagination und Symboldeutung« (1983), »Entschlüsselte Organsprache« (1987) und »Abschied von dir« (1988).

Von Henry G. Tietze sind außerdem als Knaur-Taschenbuch erschienen:

Botschaften aus dem Mutterleib (Band 3789)
Die Lustkrise (Band 3872)
Entschlüsselte Organsprache (Band 76023)
Meine Lügen – Deine Lügen (Band 4040)
Imagination und Symboldeutung (Band 4436)
Solo-Time (Band 82023)

Alternativ Heilen

Herausgegeben von Gerhard Riemann

Dieses Buch wurde auf chlor- und säurefreiem Papier gedruckt.

Originalausgabe April 1993

Umschlagillustration Susannah zu Knyphausen, München
Satz MPM, Wasserburg
Druck und Bindung Ebner Ulm
Printed in Germany 5 4 3 2 1
ISBN 3-426-76027-4

Henry G. Tietze

Organsprache von A–Z

Durch Körpersymptome
seelische Probleme erkennen
und behandeln

Band I – A–K

Knaur®

Das vorliegende zweibändige Werk widme ich all meinen Patienten, die mit ihren Krankheiten vertrauensvoll zu mir kamen. Über gemeinsame Arbeiten machten wir jene Erfahrungen, die letztlich »Organsprache« entschlüsseln halfen.
Ich danke ihnen für dieses Vertrauen.

Inhaltsverzeichnis

Therapeutische Übungen und Übersichtsartikel

Einführung

Fast jeder trägt Erlebnisse in sich, die er ganz gerne vor sich und anderen verbirgt. Man schämt sich, leidet unter Schuldgefühlen und Ängsten, die gar nicht sein müßten. Würde man die unangenehmen Geschichten des eigenen Lebens unter die Lupe nehmen, würde sich sehr schnell zeigen, wie sehr sie uns »gekränkt« haben. Unsere tiefsten Geheimnisse sind die Wurzeln unserer Krankheiten.

Ehen zerbrechen an unausgesprochenen Geheimnissen. Absolute Offenheit vor anderen, auch vor nahestehenden Menschen, ist nicht immer gut. Es gibt jedoch Ereignisse, die durch Verschweigen, Vertuschen, Verdrängen und Verschieben langfristig so zerstörerisch wirken wie schleichendes Gift. Geheimnisse sind wie Waffen. Im Umgang mit anderen können sie Freundschaften und Partnerschaften zerstören. Die Geheimnisse aber, die wir vor uns selbst haben, können noch wesentlich gefährlicher sein. Dinge, die wir uns nicht selbst eingestehen, führen nicht selten in psychosomatische Erkrankungen.

»Wenn der Mund schweigt, redet der Körper« ist die Ansicht von Fachleuten, die sich mit psychosomatischen Erkrankungen auseinandersetzen.

Die Hilferufe der Seele sind die Krankheiten des Körpers. Physische Leiden zeigen in den allermeisten Fällen an, daß etwas in unserer Auseinandersetzung mit Körper, Psyche und Geist nicht stimmt. Mit der Kraft unseres Geistes können wir den Ursprüngen unserer Gefühle und emotionalen Reaktionen auf die Spur kommen. Das bedeutet, wir können in vielen Fällen die Ursachen einer Krankheit erkennen. Jedes Organ kann einem emotionalen, seelischen, gefühlsbetonten Bereich zugeordnet werden.

Daß es sich hier um eine eindeutige Wahrheit handelt, zeigen unzählige Sprichwörter der deutschen Sprache. Man hat »Wut im Bauch«, etwas geht »an die Nieren«, und »es bricht einem das Herz«.

Die traditionelle Medizin hat diese Zusammenhänge lange nicht berücksichtigt. War der Mensch krank, wurde nur die Krankheit selbst, das Symptom, behandelt. Kein Wunder, daß sich oft am Gesamtzustand des Leidenden, der ja eigentlich eine Störung im emotionalen Bereich auskurieren sollte, nichts änderte oder daß eine Verschiebung stattfand, die eine »neue« Krankheit an anderer Stelle ausbrechen ließ. Erst in jüngster Zeit hat sich eine ganzheitliche Betrachtungsweise der Medizin durchgesetzt, die den Menschen als Ganzheit von Körper, Geist und Seele sieht. Wenn Körper, Geist und Psyche in Harmonie miteinander sind, fühlt sich der Mensch wohl. Umgekehrt kann jeder das Wohlbefinden selbst beeinflussen, ja mithelfen, daß es wiederhergestellt wird, wenn er die Notrufe der Seele zu deuten versteht. Unsere Geisteshaltung und unser Gefühlsleben beeinflussen die elementarsten Körpervorgänge. Unser Selbstbild fixiert sich in körperlichen Fehlhaltungen und Verspannungen. Aus der Sicht eines ganzheitlichen Gesundheitsverständnisses, das der Wechselwirkung körperlicher und seelischer Prozesse Rechnung trägt, versteht man, daß verdrängte oder unterdrückte Gefühle sich organisch niederschlagen. Man kann daher unseren Organismus geradezu als Gefühlsspeicher bezeichnen, wobei sich die verschiedenen Gefühle – wie Angst, Wut, Haß, Enttäu-

schung, Trauer – nachweisbar ganz bestimmte Körperregionen »einverleiben«.
Die zwei vorliegenden Bände »Organsprache von A–Z« führen den gesamten Symptomenkomplex der psychosomatischen Erkrankungen vor Augen: Herz- und Kreislaufbeschwerden, Magen- und Darmerkrankungen, Diabetes, Wetterfühligkeit, Kopfschmerzen, Hautkrankheiten, Rückenschmerzen, Arthritis oder Krebserkrankungen. Sie bieten einen Überblick über die Ursachen und die Behandlungsmöglichkeiten vieler Erkrankungen.
Hatte man in den Anfangsjahren der Psychosomatik nur »verdrängte Gefühle« für die Erkrankungen verantwortlich gemacht, so sind die Fachleute bezüglich der Interpretation solcher Erkrankungen heute konkreter. Die Symptome psychosomatischer Erkrankungen sind nicht nur der Versuch, unterdrückte Gefühle zum Ausdruck zu bringen. Wenn das so einfach wäre, dann bräuchten wir nur alle unterdrückten Gefühle wieder erlebbar machen. Wir könnten sie ausleben und würden dann unsere Gesundheit wiedererlangen. Tatsächlich gibt es neben unterdrückten Gefühlen und Emotionsstaus auch so etwas wie eine vegetative Blockade. Man weiß heute, daß eine Blutdruckerhöhung, die unter dem Einfluß von Wut entstand, nicht absinkt, wenn die Wut herausgelassen wird. Man müßte auch die physiologischen Begleitumstände des Gesamtgeschehens Wut zum Abfließen bringen. Das sind in diesem Fall die vegetativen Begleitumstände der Wut, wie Erstarrung im Darm und Einstellung der Magensaftproduktion. Denn im Gefühlsbereich der Wut bereitete der frühe Mensch sich auf Kampf oder Flucht vor. Alles, was nicht der Lebenserhaltung diente, ordnete sich der Gefahrensituation unter und erstarrte. Der gesamte Organismus war auf Kampf oder Flucht ausgerichtet. Und ebenso wie die Wut

sich jahrelang im Menschen anstauen kann, bleibt die vegetative Spannungsladung im Organismus stecken. Die körperlichen Reaktionen können sein: Appetitverlust oder aber auch die Gier auf Essen (ein Grundmuster bei Anorexie und Bulimie). Der Betreffende »frißt« alles aus unterdrückter Wut in sich hinein, Kalk- und Fettablagerungen verengen die Gefäße und halten so den betreffenden Menschen unter Hochdruck, wie etwa bei jenen Blutdruckkranken, die ständig explodieren, ohne zur vegetativen Entladung zu kommen. In Wirklichkeit wird Wut in sich hineingefressen, die sich vegetativ manifestiert und so die chronische Erkrankung zur Folge hat.

Genauso ergeht es dem Fettsüchtigen. Für ihn ist das viele Essen nicht Mittel, bestimmte Gefühle zu unterdrücken, sondern er leidet ständig unter einem gefühlsmäßigen Verlangen (nach Muttermilch oder Flasche), einem emotionalen Defizit. Dadurch befindet sich die Magenproduktion ständig in Übererregung. Nicht echter Hunger ist die Wurzel seines Eßverlangens.

Diese Beispiele zeigen, wie unterschiedliche Systeme in uns reagieren können. Wenn innere vegetative Spannungen nicht gleichzeitig mit den Affekten entladen werden, bleibt krankmachende Dauerspannung im Körper zurück. Innerer vegetativer Stau muß sich genauso entladen wie abfließende Emotionen.

Das wutauslösende Erlebnis muß aufgelöst werden und damit der energetische Stau, der die vegetative Erregung in Fluß hält. Es muß eine Umschaltung im Vegetativum erfolgen, der gesamte Organismus muß aus dem Angriffs- und Fluchtkomplex herauskommen und wieder auf Ruhe schalten. Franz Alexander unterschied zwischen sympathischen und parasympathischen Bereitstellungen. Die sympathischen Bereitstellungen laufen praktisch leer, wenn aggres-

siv-feindliche Strebungen nicht ausgelebt werden. Franz Alexander sagte: »Immer dann, wenn die Ausdrucksmöglichkeit von Konkurrenz und Feindseligkeitshaltungen im Willkürverhalten gehemmt ist, gerät das sympathisch-adrenergische System in einen Dauererregungszustand. Die vegetativen Symptome entspringen aus der festgehaltenen sympathischen Erregung, die andauert, weil der Vollzug von Kampf- und Fluchtreaktion nicht stattfindet.«
Da haben wir genau die Wurzel für die meisten psychosomatischen Erkrankungen, und da steckt auch das anfänglich beschriebene Geheimnis vor uns selbst.
Immer wieder geraten wir in Situationen, in denen wir uns nicht trauen anzugreifen. Wer geht schon offen gegen seinen Chef vor, mit anderen Worten, wer riskiert schon gerne die Stellung. Davonlaufen geht auch nicht. Mindestens bis zum Feierabend müssen wir ausharren. Wir reagieren also weder mit Angriff noch mit Flucht. Die vegetative Erregung ist aber da. Es bildet sich eine Grundhaltung aus, in der wir innerlich erstarren. Wir befinden uns in einem Spannungs- und Erregungszustand, ohne daß unser Organismus die Chance bekäme, wieder zur Ruhe zu kommen. Es entstehen die ersten Krankheitssymptome, die sagen wollen: »Ist denn niemand da, der mir hilft?«
Dieses Unvermögen, auf vermeintliche Gefahren entweder mit Flucht oder Angriff zu reagieren, stammt aus unserer Säuglingszeit. So ein hilfloses Wesen ist tatsächlich allen möglichen Gefahren ausgesetzt, ohne sich in irgendeiner Form wehren oder auch nur im Ansatz fliehen zu können. Es ist auf den Schutz seiner Eltern oder anderer Bezugspersonen angewiesen.
Aufgrund ihrer unentwickelten, nicht ausdifferenzierten psychischen und somatischen Strukturen reagieren Säuglinge auf Gefahren oder auch vermeintliche Gefahren mit

Unausgewogenheit innerhalb ihrer Homöostase. Ihre Regulationsmechanismen sind noch nicht voll entwickelt. Erst dann, wenn unsere Wahrnehmungsmechanismen sich zunehmend ausbilden, können wir auf die Umwelt entsprechend unserem Reifegrad reagieren. Richtig reagieren können bedeutet aber, sich auf den Kampf- oder Fluchtmechanismus einzustellen. Wie in Angsterstarrung auf dem Schulhof stehenbleiben und sich verprügeln lassen bedeutet, nicht reaktionsfähig geworden zu sein.
Angriff oder Flucht heißt die Devise.
Natürlich lassen wir uns als Erwachsene nicht auf eine Prügelei ein, denn wir haben andere Mittel und Methoden, uns zu wehren. Sich alles gefallen lassen bedeutet aber auch, nicht reaktionsbereit zu sein. Und wer nicht handlungsbereit ist, muß zwangsläufig mit Krankheitssymptomen reagieren. Wer krank ist, befindet sich in einer Tabuzone. Er wird geschont. Der Kranke hat sich aus der Auseinandersetzung mit der Welt herausgenommen. Sein Totstellreflex hilft ihm zu überleben.
Menschen mit psychosomatischen Erkrankungen scheinen häufig friedfertige Menschen. Sie machen den Eindruck, als hätten sie sich an ihre Umwelt angepaßt. Sie täuschen nicht selten sich und ihrer Umwelt jahrelang eine Friedfertigkeit vor und leben in dem Gefühl, weder Probleme noch Konflikte zu kennen. Erst stärkere Krankheitssymptome reißen diese Menschen aus der Lethargie heraus. Wenn es ernst wird, hören sie auf zu spielen. So werden Schmerz, Übelkeit, Schwäche zum Wecker aus dem Leichendasein.
Diese psychosomatischen Erkrankungen und das Aufwecken aus der »Lethargie« passieren meist in Familien, in denen Gefühle nicht gezeigt werden dürfen. Man hat sozusagen die »Kobra unter den Teppich gekehrt«. Dort hat sie

Eier gelegt und kommt nun als Herzinfarkt, als Nierenkolik oder gar als Karzinom wieder hervor.
Sehr häufig stehen auch die Verluste von irgendwelchen nahestehenden Menschen am Anfang einer psychosomatischen Erkrankung. Todesfälle, Scheidungen, Trennungen sind nicht selten der »Kopf der Kobra«.
Witwen und Witwer und auch frisch Geschiedene haben häufig Schwierigkeiten, das plötzliche »Gehen« des anderen zu verkraften. Sie leben häufig in der Haltung: »Wie es da drinnen aussieht, geht niemanden etwas an.«
Aufgrund eines schwachen Selbstwertgefühls erleben sie das plötzliche Alleinsein als einen drohenden Verlust in dem Bewußtsein: Der andere hat mich allein gelassen, er will nichts mehr von mir wissen. Der Verlust wird als Kränkung erlebt, als etwas, das sich gegen den Betreffenden richtet. Wer mit diesem Gefühl lebt, hat Schwierigkeiten, das Verlusterlebnis zu verarbeiten. So bleibt der Verlust als unbewältigte Kränkung zurück. Negative Gefühle werden verdrängt, und zurück bleibt zunächst eine reaktive Depression. Den Depressionen folgen nicht selten psychosomatische Erkrankungen.
Das Grundschema sieht dann oft folgendermaßen aus: Dem Verlust eines Menschen folgt die emotionale Ohnmacht. Immer wieder ist zu beobachten, daß Menschen, die plötzlich ganz allein sind, sich in einer Art Schockzustand befinden, sie fühlen sich innerlich leer. Die nächste Stufe wäre die Erschöpfungsdepression, die dann Krankheit nach sich ziehen kann. Das Wegbleiben des anderen durch Tod, Trennung oder Scheidung wird im tiefsten Innern als Kränkung erlebt. Man kann es nicht hinnehmen, nun allein im Leben zu stehen. Das Gefühl, allein gelassen, im Stich gelassen zu sein, breitet sich aus. Nicht nur Gefühle von Trauer stellen sich ein, sondern auch Wut und Haßge-

fühle gegen den, der uns allein gelassen hat. Wut und Haß aber sind nicht gesellschaftsfähig, sie werden verdrängt, zur Seite geschoben. Die Gesellschaft erlaubt uns zu trauern, darüber hinaus aber nichts. Die Aggressionsgefühle werden abgewehrt, beiseite geschoben und werden dadurch zur Autoaggression, die gegen uns selbst wirkt.

Betroffenen Menschen erleben eine Ich-Verunsicherung oder eine »Ich-Schwäche«, sie leiden an einem gestörten Urvertrauen, haben eine herabgesetzte Frustrationstoleranz. Begleitet werden diese Zustände von gesteigerten Abhängigkeitswünschen. Etwa so: »Nicht ich habe an dieser Situation etwas zu lernen, kann an dieser Trauerarbeit reifen«, sondern eher: »Der andere muß wieder her!« Er soll die entstandene Lücke wieder schließen.

Statt sich der Trauer hingeben zu können, kommt es in ersten Phasen zum anklagenden Ausagieren. Körper, Geist und Seele befinden sich in Rebellion gegen das Schicksal: »Warum gerade ich?«

In dieser Phase befindet sich der Körper bereits in einem vegetativ-emotionalen Erregungszustand. Die Spannung läßt sich nicht über das Angriffs-Flucht-Muster abbauen. Man befindet sich in einem inneren Spannungsstau, der sich nicht so ohne weiteres abbauen läßt.

Jeder kann solche Situationen in seiner unmittelbaren Umgebung beobachten. Im Gefolge von Trennung, Scheidung und Todesfällen finden wir häufig Krankheit.

Die Frage, warum Menschen mit unterschiedlichen Krankheitssymptomen reagieren, ist nicht einfach zu beantworten. Das Nachdenken über unsere Krankheiten kann nur dann hilfreich sein, wenn wir Krankheiten mit unseren unmittelbaren Erlebnissen in Verbindung bringen. Jeder Mensch reagiert anders auf Herausforderungen. Gesundheit und Krankheit sind das, was wir »leibhaftig« erfahren.

Durch Auseinandersetzung mit einer Krankheit in Verbindung mit dem eigenen Erleben und im Zusammenhang mit unserem »Sosein« kann Krankheit zur Kraft werden, die bewirkt, daß wir zu neuem Denken, anderem Fühlen und neuem Handeln kommen.

Wir können nicht davon ausgehen, daß nur Gegenwartsprobleme und -konflikte uns krank machen. Es ist eine allgemeine Grunderfahrung, daß die Interaktionen in gestörten Beziehungen krank machen können. Besonders frühkindliche Isolierungen mit den daraus entstehenden Trennungsängsten wirken sich durch Verdrängung und Verschiebungen auf unseren Organismus aus. Krankheit ist nicht nur individuelles Schicksal, sondern auch durch gesellschaftliche Bedingungen erzeugtes Leid.

Auf der anderen Seite ist jeder nicht nur in der Interaktion mit der Gruppe, mit der Gesellschaft gefordert, sondern er muß über das Wesen seiner Erkrankung nachdenken, in sie hineinspüren. Allzuoft ist es so, daß der einzelne keine oder zu geringe Einsicht in den Zusammenhang zwischen persönlichen Problemen und seinen Krankheitssymptomen gewinnt.

Man glaubt, »Körperliches« zu erkennen, geht zum Arzt mit der Einstellung: »Nun mach du mal! Du kennst dich ja aus, du bist der Fachmann. Du hast Spritzen, Pillen, Apparate, die mich gesund machen.« Einen Zusammenhang zwischen seelischen Vorgängen und der Erkrankung wollen nur wenige wahrhaben. Darin verbirgt sich aber eine Abwehr. Darin erkennt man schon die Verschiebung. Die Abwehr seelischer Inhalte und die Umwandlung persönlicher Konflikte in körperliche Krankheitssymptome zeigen auch, wie wenig einsichtig die Gesellschaft als Ganzes ist. Ganze Interessengruppen verwehren die Einsicht in Zusammenhänge, die längst offen auf der Hand liegen. Der psychosomatischen Erkrankungen geht in der Regel eine psychische Fehlentwicklung voraus. Belastende und kränkende Erlebniseinflüsse drücken sich zuallererst in Reifestörungen aus, ehe sie in eine psychosomatische Erkrankung übergehen. Eine Reifestörung ist eine durch unverarbeitete Erlebnisse entstandene psychische Störung. Die ungenügend geglückte Erlebnisverarbeitung drückt sich auf den Ebenen des Verhaltens und Erlebens aus. Diese Erlebnis- und Verhaltensstörungen beeinträchtigen den betreffenden Menschen und seine Umgebung. Derartige Reifestörungen werden durch seelische Vorgänge verursacht, die, schnell verdrängt, dem Betreffenden unbewußt bleiben. Solche Eindrücke sind nicht mit Veranlagung zu erklären. Folgende Störungen können über Verdrängung und Verschiebung entstehen:

— Angst, die in keinem Bezug zum Realleben steht. Normale menschliche Verhaltensweisen treten verzerrt zutage, entweder in überbetonter oder in fehlender Form.
— Mangelnde Konfliktverarbeitung. Konflikte können nicht bewußt als Konflikte erlebt werden. Sie anzuschauen wäre zu schmerzhaft. Sie werden verdrängt, und es kommt zum Wiederholungszwang. Man kommt immer wieder in die gleiche Situation, bis man begriffen hat, daß man diesen Konflikt aufarbeiten muß.
— Mangelnde innere Festigkeit, Launen, Unausgewogenheit, indifferentes Selbstbild, Selbstunsicherheit und persönliche Hemmungen treffen wir bei jenen Menschen, die leicht psychosomatisch erkranken.
— Menschen, die leicht aus der Ruhe zu bringen sind. Sie sind inneren Schwankungen ausgesetzt und in sich labil.
— Elementare Lebensbereiche sind mangelhaft entwickelt. In den Bereichen Kontakt, Liebe und Sexualität sind sie

gestört. Geben und Nehmen sind unausgewogen. Die Fähigkeit, sich richtig auszuleben, ist gestört.

In diesen Reifestörungen äußern sich psychodynamische Konflikte innerhalb ihrer Persönlichkeitsanteile. Diesen Persönlichkeitsbildern folgen Erkrankungen wie Depressionen, zwanghaftes Verhalten, Angstzustände, Zwangsängste, Kontaktstörungen. Solche Störungen nennt man Symptomstörungen. Aus ihren Verdrängungen ergeben sich viele psychosomatische Erkrankungen.
Diese müssen ernst genommen werden. Das vorliegende Werk zeigt an vielen Krankheitsbildern auf, welche Entwicklungsstörungen im Hintergrund stehen. Wenn es als Ratgeber benutzt wird, ist es gut eingesetzt. Es darf auf keinen Fall dazu dienen, andere Menschen diagnostizieren zu wollen, um ihnen dann die »Schwächen um die Ohren zu knallen«. Das wäre unfair, charakterlos und nicht hilfreich. »Ein jeder kehre vor seiner Tür, wenn er die Dinge verändern will«, hat C. G. Jung einmal gesagt.
Die aus diesem Werk erkannte eigene Diagnose sollte auch nicht dazu führen, auf den Besuch beim Arzt zu verzichten aus dem Glauben heraus: »Es ist ja nur seelisch.« Denn psychosomatische Erkrankungen erfassen auch den Körper, sind aber psychisch verursacht. Darum ist es in jedem Fall gut und ratsam, einen Arzt aufzusuchen.
Durch die Lektüre des vorliegenden Werkes kommen wir zu einem anderen Denken über Krankheit und Gesundheit. Denn Gesundheit ist nicht nur Abwesenheit von Krankheit. Gesundheit ist aktives, lebensbejahendes Sein, das in ein Handeln mündet, das uns mehr Lebensqualität ermöglicht. Unsere Sprache bringt gerade das zum Ausdruck, was die psychosomatische Medizin in den letzten Jahrzehnten erkannt hat. Denken wir an den Verlust eines

geliebten Menschen, an Erschöpfung, innere Leere, an Depression und die daraus folgende vegetativ-emotionale Spannung, dann können wir erleben, daß der Volksmund die richtigen Worte dafür weiß, wenn er sagt: »Es bricht ihm das Herz.«

Psychosomatisch ausgebildete Ärzte haben den Gesundheitszustand von Menschen untersucht, die durch Tod einen nahestehenden Menschen verloren haben. Man kann zwar nicht messen, wie es in einem Menschen aussieht, aber man kann aus dem negativ veränderten Gesundheitszustand Schlüsse ziehen auf die Folgen, welche plötzliche Einsamkeit bewirkt. Plötzliche Einsamkeit durch Trennung oder Tod geht häufig aufs Herz.

Krebserkrankung ist bei vielen Menschen die Folge von unverarbeiteten Trauerprozessen. Menschen in Trennungssituationen erleben, daß ihnen das Alleinsein an die Nieren geht. Eine typische Trennungskrankheit ist der Bronchialkatarrh. Jeder Mensch könnte mit diesen oder ähnlichen Krankheitssymptomen reagieren. Warum suchen sich Körper individuelle Erkrankungen aus?

Es wurde bereits gezeigt, daß die chronische Hemmung der aggressiven Kampfbereitschaft – die Unterdrückung und das mangelnde Ausleben feindseliger Regungen – den Organismus in einen Spannungszustand versetzt, der in einem Zusammenhang mit der Entstehung von Migräne, Bluthochdruck, Schilddrüsenüberfunktion, Arthritis und Diabetes steht. Die chronische Hemmung hilfesuchender Strebungen dagegen, das Nichtausleben der Sehnsucht nach Schutz und Geborgenheit ist beispielsweise mit Kolitis, Erschöpfung, Asthma, Magengeschwüren und Verstopfung verbunden. Wir erkennen hier bereits zwei verschiedene Reaktionstypen. Der eine möchte gerne angreifen. Er traut sich aber nicht, mit dieser Aggression so umzugehen, daß er sie nach außen ableiten kann. Der andere ist das hilflose Kind, möchte gefüttert werden, hat Sehnsucht nach Schutz und Geborgenheit. Das bringt ihn dazu, nicht zu reagieren; er spielt »Ich will lieb sein«, paßt sich übermäßig an und lebt durch andere und für andere. Sein Anpassungsmuster hindert ihn, das zu bekommen, was er sich so sehr ersehnt: Sicherheit und Geborgenheit. Er lebt für und durch andere und holt sich auf diese Weise eine Pseudosicherheit.

Wir können also davon ausgehen, daß allein diese zwei Reaktionsmuster bei Erkrankungen ganz bestimmte Organsysteme bevorzugen. Der aggressionsgehemmte Mensch sucht sich lebenserhaltend aktive Organe aus, wie zum Beispiel Herz- und Kreislauf-System, Nieren, Lunge, Bronchien und andere.

Beim regressiven Typ sind eher jene Organsysteme betroffen, die vorwiegend im Säuglingsalter eine große Bedeutung haben. Hier zeigt sich der unbewußte Wunsch, umhegt, versorgt und gefüttert zu werden – mit Bier, Schnaps, Wein und viel Essen. Als Ehepartner wird meist ein versorgender Partner gewählt. Diese Menschen brauchen viele »Streicheleinheiten« und haben ständig ein Gefühl der Unterversorgung. Ihre Krankheitsebenen liegen daher auch mehr im Magen-Darm-Bereich. Auch Menschen mit Hauterkrankungen finden wir hier.

Diese Reaktionsmuster treten allerdings selten in reiner Form auf. Symptome können wandern und zu einem anderen Organsystem überspringen. Daß psychosomatische Zusammenhänge wesentlich komplizierter sind, als sie hier in der Einführung dargestellt werden, ist sicher verständlich. Wenn wir aber beginnen, uns mit den einzelnen Krankheitsbildern auseinanderzusetzen, werden wir vielleicht verstehen lernen, was Schicksal ist. Meist endet das – nach einem längeren Entwicklungsprozeß – in der Erkenntnis, daß nicht das krank macht, was andere mir antun oder nicht antun, sondern mündet in die erschütternde Erkenntnis: Krankheit ist das Resultat des Umgangs mit mir selbst.

Es mag eine bittere Erkenntnis sein, zu erfahren, daß jeder der Schöpfer seiner Krankheiten ist. Es birgt aber auch den Trost in sich, daß jeder sehr viel dazu beitragen kann, um seine Situation zu verändern und zu bessern. Das Leben selbst ist ein ständiger Wandel zwischen aktiv und passiv, zwischen Spannung und Entspannung. So wie sich auch die zwei Krankheitsmuster hier zeigen. Der eine kann seine aggressiven Triebe nicht im Außen ausleben, und der andere kommt nicht zur Erfüllung seiner Sehnsüchte, weil er nicht lernen kann, daß er längst kein kleines Kind mehr ist. Nach Carl Friedrich von Weizsäcker ist Leben immer bewußt oder unbewußt eine Sache der »Leidenschaft«, also höchste Aktivität wie auch stärkstes Ausgeliefertsein. Es ist kein Vorgang, sondern wird erlitten. Die Buddhisten meinen, wir schaffen uns unsere Leiden selbst über unseren Geist.

Folgen wir diesen Gedankengängen, dann haben wir nicht nur die Aufgabe, sondern auch die Fähigkeit, über unseren Geist, über veränderte Einstellungen, über verändertes Handeln unsere Lebenssituation zu verbessern.

»Organsprache von A–Z« beschreibt eine Reihe von Krankheitsbildern, die aufgegliedert sind in einen medizinisch-diagnostischen Teil, in eine Entschlüsselung der Organsprache und in einen familiengeschichtlichen Teil. Zum Schluß jedes Krankheitsbildes werden Therapievorschläge gemacht.

Niemand ist einer Krankheit schutzlos ausgeliefert, sei es eine harmlose Erkältung, eine Herzkrankheit oder gar Krebs. Jeder von uns verfügt über innere Genesungskräfte, die uns selbst in schwierigen Situationen zur Verfügung stehen. Sie zu aktivieren fordert zunächst von uns, Klarheit über unser Leben zu gewinnen, insbesondere aber über die Entstehung unserer Krankheiten. Dieses Werk möchte Ihnen helfen, sich selbst und Ihre Erkrankung in einem neuen Licht zu sehen.

A

ABDOMINALBESCHWERDEN
(Krampfschmerzen im Bauch, auch Ausdehnungsschmerz)

Diagnose

Plötzlich auftretende heftige Beschwerden im Bauch, die auf eine Erkrankung der Bauchorgane hindeuten können, zum Beispiel eine Verengung der Bauchaorta (siehe Kreislauferkrankungen). Die Diagnose muß vom Arzt abgeklärt werden, weil eine ganze Reihe verschiedener Ursachen zu diesem Krankheitsbild führen können.

Organsprache

Ich habe Angst im Bauch. Ich kann mich nicht entscheiden. Ich protestiere gegen meine Umwelt.

Der Abdominalispatient befindet sich in einer Konfliktsituation, die Entscheidung verlangt. Bauchschmerzen können einen Protest gegen die Lebenssituation signalisieren. Häufig sind Bauchschmerzen auch eine Anklage gegen den scheinbar lieblosen Partner. Versagensängste können ebenfalls starke Bauchschmerzen bescheren. So stellen sich gerade diese Bauchschmerzen bei Prüfungskandidaten ein. Kinder reagieren häufig mit solchen Bauchschmerzen, wenn schwierige Arbeiten in der Schule zu bewältigen sind.

Falls keine physiologischen Gefäßverengungen vorliegen, muß man diese Krankheit als Angstkrankheit betrachten. Die Angst läßt die Gefäße verengen, und der Körper reagiert mit heftigen Schmerzen.

Familiengeschichtlicher Hintergrund

Abdominalispatienten fühlen sich leistungsschwach. Die Erziehung in der Kindheit lief stark über die Leistungsebene, wobei man stets zu spüren bekam, daß die Bezugspersonen mit den Leistungen nicht zufrieden waren, daß alles noch viel besser werden müsse. Diese Leistungsangst kann schon im Kindergarten beginnen und sich in der Schule verstärken. So beginnt sich eine Versagensangst auszubreiten, die dann noch zu Entscheidungsschwierigkeiten führt. Der Abdominalispatient steht ständig zwischen Leistungsanspruch und Versagensangst.

Therapievorschlag

Klinische Hypnose nach Milton Erickson, autogenes Training oder jede andere Entspannungsform. Auch progressive Entspannung nach Jacobsen.

ADDISONSCHE KRANKHEIT
(Bronzekrankheit)

Diagnose

Durch Verminderung oder Ausfall der Produktion von Nebennierenrindenhormonen (infolge Schädigung der Nebennieren) bedingte schwere Allgemeinkrankheit, de-

ren charakteristisches Symptom die bronzeartige Verfärbung der Haut (Bronzekrankheit) ist.
Depression und Apathie stehen im Hintergrund; gelegentliche Wechsel von Euphorie, Hast und innerer Spannung treten auf. Die Depressionen zeigen sich maskiert, das heißt, sie treten nicht offen zutage.

Organsprache

Ich bin niedergedrückt. Ich trage eine schwere Last. Ich kann diesen inneren Spannungszustand nicht aushalten. Ich platze vor Wut.

Verdrängte Aggressionen wenden sich selbstzerstörerisch gegen den Betreffenden selbst.
Die Addisonsche Krankheit gehört in jenen Symptomenkomplex, den wir bei Menschen vorfinden, die Aggressionen nicht ausleben können und die es nie gelernt haben, zu einer vegetativen Entladung zu kommen. Emotionen und vegetative Spannung bilden einen inneren Stau, der das Ausleben nach außen schier unmöglich macht (siehe endogene Depression).

Familiengeschichtlicher Hintergrund

Der Patient wuchs in einem Milieu auf, in dem Gefühle nicht gezeigt werden durften. Jeder frühkindliche Ausbruch wurde mit Strafen belegt. (»Wenn du nicht lieb bist, mag ich dich nicht mehr.«) Das hatte zur Folge, daß der betreffende Mensch Trotzreaktionen zu unterdrücken begann, Gefühle in sich einsperrte und sich nicht mehr spontan äußerte. Das führte immer mehr zum vegetativen und emotionalen Stau. Mit Kampf oder Flucht zu reagieren wurde unmöglich.

Therapievorschlag

Bioenergetik nach Alexander Lowen, Primärtherapie nach Janov, Deep-Draining nach Gerda Boyesen, Psychoanalyse. Wichtig ist, daß die Psychotherapie durch eine Körperarbeit ergänzt wird.

ADIPOSITAS

(Fettleibigkeit)

Diagnose

Fettsucht, Fettleibigkeit, übermäßige Vermehrung oder Bildung von Fettgewebe (auch in Organen, beispielsweise Herzverfettung).

Organsprache

Ich lass' dich nicht an mich heran.

Essen als Abwehr von Unlustgefühlen (Kränkungsgefühle nach Tod, Trennung oder Scheidung), Abwehr von Depressionen – Aussage: Warum hilft mir denn keiner, in mir steckt ein tiefer Kummer!
Bei fettsüchtigen Menschen finden wir sehr häufig den Verlust eines Menschen. Es kann sein, daß die Eltern sich schon während der Kindheit des Patienten haben scheiden lassen. Oder der Betreffende erfuhr eine frühe Trennung (oder Todesfälle) von Bezugspersonen bzw. von Familienangehörigen. Fettsüchtige, die oftmals nach außen sehr lustig sein können und den Eindruck machen, das Leben sei mit Fröhlichkeit gut zu meistern, tragen ganz tief in sich eine sogenannte larvierte (maskierte) Depression (siehe

larvierte [maskierte] Depression), die sie nach außen zu verstecken suchen. Unmittelbar nach dem Verlust eines Menschen treten Eßstörungen zutage. Der Verlust, die Trauer, die Depression sollen mit Essen zugedeckt werden. Die vermehrte Kalorienzufuhr dient der Abwehr von Unlustgefühlen. Wir haben es hier mit jener Situation zu tun, in der der Patient symbolisch ständig schreit: »Ich will gefüttert werden, ich will die Flasche haben, ich will gestreichelt werden.« Seine Krankheit besteht eigentlich in einer bestimmten Lebensgier, die ständig nach Aufmerksamkeit schreit. Es ist jenes Lebensgrundmuster, das wie ein Säugling immer nach etwas schreit, ohne genauer zu wissen, wonach es schreit. Durch Nahrungszufuhr fühlen sich die Betreffenden vorübergehend beruhigt, so wie der Säugling ruhig wird, sobald er die Flasche bekommen hat. Wir können hier von einer tiefen, narzißtischen Störung sprechen, deren Ursache in einer Reifestörung liegt, die schon in der Kindheit begonnen hat. Schon die Aussage – Kummerspeck – zeigt, wie tief narzißtisch verletzt die Persönlichkeit ist.

Wenn fettsüchtige Menschen »abspecken«, tritt in der Regel eine größere innere Spannung zutage. Die Depressionen vertiefen sich, weil der Liebesersatz Essen fehlt. Was fehlt, ist nicht einfach Nahrung, sondern eher Zuwendung, Sicherheit und Geborgenheit. Da dicke Menschen von der »Droge« Essen abhängig sind, gehen sie auch selten zum Arzt, um ihre Fettsucht behandeln zu lassen.

Psychotherapien brechen sie immer wieder ab, weil sie nach einem Weg suchen, der sie schlanker macht, ohne weniger zu essen. Fettsüchtige Menschen sind nicht gerne bereit, für das Schlankwerden wirklich Opfer zu bringen. Daß Fettsucht darüber hinaus zu Diabetes, erhöhten Fettstoffwechselstörungen führt und damit die Gefahr von

Herzkrankheiten in sich trägt, macht die Patienten zwar ängstlich, aber sie sind nur selten bereit, wirklich eine Lebensumstellung zu bewirken.

Familiengeschichtlicher Hintergrund

Fettsucht entsteht in einem Familienmilieu, in dem von Kindern geäußerte Bedürfnisse mit einem Nahrungsangebot beantwortet wurden. So wird etwa der geäußerte Wunsch, auf den Arm genommen zu werden, mit einem Stück Schokolade belohnt. Das Kind wird ständig in seinen eigentlichen Bedürfnissen überhört, was dazu führt, daß dieses Kind keine eigentliche Ich-Stärke entwickeln kann. Das führt dazu, daß das Kind kaum lernt, Frustrationen zu ertragen oder zu verarbeiten. Alles läßt sich ja mit Nahrungszufuhr erledigen. Sehr häufig finden wir bei dicken Menschen eine dominante Mutter vor, während der Vater eher eine untergeordnete Rolle spielte. Der Patient war während der Kindheit auf eine »nährende, fütternde Mutter« fixiert, und als Erwachsener führt er das Fütterungsverhalten fort.

Therapievorschlag

Abmagerungskuren helfen in der Regel sehr wenig, solange der Patient nicht lernt, zu einem anderen instinktiv-affektiven Verhalten zu kommen. Das bedeutet, das Grundmuster »Essen statt Liebe« muß einem anderen Programm weichen. Um so eine neue Grundhaltung zu erlangen, bedarf es einer großen Psychotherapie, einer Psychoanalyse. Umstellung der Ernährungsgewohnheiten können eine solche Therapie begleiten.

ALLERGIE

Diagnose

Die Allergie ist eine Reaktion auf Allergene, körperfremde Substanzen, die die Bildung spezifischer Antikörper in den Zellen hervorrufen. Eine allergische Reaktion ist ein spezifisches Reaktionsvermögen des Organismus, das durch bestimmte Sensibilisierungen entstanden ist.

Organsprache

Ich habe Angst – auch vor dir. Ich möchte dich umarmen und gleichzeitig wegstoßen. Ich brauche deine Nähe, aber du bist mir so fremd.

Für die psychischen Hintergründe ist nicht das Allergen von Bedeutung, sondern eher die Ursache der Sensibilisierung. Wenn Asthmakranke beispielsweise auf Staub allergisch reagieren, dann ist es bedeutungslos, welches Allergen sich im Staub verborgen hält; bedeutungsvoller ist, welches Erlebnis oder welche inneren Einstellungen den Organismus auf dieses Allergen reagieren lassen.
Genauso ist es beim berüchtigten Heuschnupfen. Die wichtigste Frage ist nicht die nach der durch Pollen ausgelösten allergischen Reaktion, verbunden mit einer Überfunktion der Nasenschleimhaut, sondern wichtig ist es, die inneren Aggressionsfaktoren herauszufinden.
Im Allergiker finden wir immer ungelöste Konfliktsituationen und tiefe Angstzustände. Der Asthmatiker schreit nach Liebe, er schwankt zwischen Minderwertigkeitskomplex und kompensiertem Geltungsbedürfnis. Patienten mit Heuschnupfen weinen durch die Nase, wobei es zugleich ein hilfloses und wütendes Weinen ist. Er kann die Umwelt

nicht riechen, die Umwelt im Frühling und Sommer »stinken« ihm regelrecht. In dieser Haltung ist eine bestimmte Abwehr gegen Lebenslust allgemein und sexuelle Lust speziell enthalten. Es gibt zu viele verschiedenartige Allergien, um hier für alle Arten von Allergien ein umfassendes Persönlichkeitsbild zu schaffen. Aber für den Patienten mit Heuschnupfen gilt: Im Frühling ist die ganze Natur voller Zeugen und Schöpfen. Die Natur wendet sich dem neuen Leben hin. Der Mensch ist Bestandteil dieser Natur und gewöhnlich im Frühjahr besonders offen für Sexualität und fürs Zeugen. Und hier setzt die Abwehr des Allergikers ein. Angst und Konflikt verstärken sich. Abgesehen von Nahrungsmittelallergien haben viele Allergien eine sexuelle Komponente.

Die vielen Hautallergien haben etwas mit der Angst vor Nähe, vor Berühren und Berührtwerden zu tun. In der Hautallergie liegt die Abwehr gegen liebevolle Umarmung. Da Allergien vielschichtig sind und verschiedene Symptomatiken aufweisen, ist es kaum möglich, ein eindeutiges Persönlichkeitsbild herauszuarbeiten. Bleiben wir beim Beispiel Haut, dann ist es eine Tatsache, daß die Haut die Menschen voneinander abgrenzt. Sie begrenzt uns und bietet gleichzeitig die Möglichkeit, über Berührtwerden nach außen offen zu sein. Diese Grenze ist beim Allergiker verbarrikadiert. Er fühlt sich hautlos, obwohl er sich eigentlich über die Haut einen Panzer zugelegt hat (siehe Neurodermitis). So wie die Fettsucht eine Abwehrbarriere gegen Sexualität sein kann, so ist es die Haut ebenso. In der allergischen Hautreaktion liegen zwei Aussagen: Erstens »Bitte fasse mich nicht an, ich habe Angst vor der Begegnung mit dir« und zweitens gleichzeitig die bange Frage »Liebst du mich auch noch, wenn ich so häßlich bin?«

Familiengeschichtlicher Hintergrund

Da das Problem Allergien sehr vielschichtig ist und alle Persönlichkeitstypen betroffen sind, kann man einen familiengeschichtlichen Hintergrund nicht eindeutig bestimmen.

Therapievorschlag

Die Persönlichkeit des Allergikers ist früh gestört, darum sollte hier mit einer analytischen Form der Therapie begonnen werden. Wer nur die allergischen Symptome kurieren möchte, kann es mit Hypnose nach Milton Erickson versuchen. Das Coping-Training hat sich ebenfalls als sehr hilfreich erwiesen.

ALLERGISCHE OBJEKTBEZIEHUNGEN

Diagnose

Frühe Störungen der Mutter-Kind-Beziehung. Kann auch schon in der pränatalen Situation, also schon im Mutterleib begonnen haben. Bei der allergischen Objektbeziehung hat der betreffende Mensch den zwanghaften Wunsch, sich so nahe wie möglich einem anderen Menschen anzunähern. Das kann einerseits dadurch geschehen, daß er sich dem anderen absolut anpaßt, also eigene Bedürfnisse total wegschiebt, oder auch dadurch, indem versucht wird, den anderen mit seinen Bedürfnissen total den eigenen Bedürfnissen unterzuordnen.

Ich liebe nur dich, aber wage es nicht, mich allein zu lassen. Wenn du gehst, werde ich krank.

Es fällt dem Patienten schwer, zwischen sich und dem anderen eine Grenze zu ziehen. Der andere wird total beschlagnahmt, vereinnahmt. Daraus entsteht allerdings keine dauerhafte Bindung; denn der andere kann ebenso schnell wieder fallengelassen werden, sobald der Patient merkt, daß es Unterschiede gibt, sobald ihm auffällt, daß der andere die totale Verschmelzung nicht mehr mitspielt. Obwohl der Patient auf Nähe angewiesen ist und die Verschmelzung sucht, hat er immer noch einige »Ersatzmenschen« in der Hinterhand, von denen einer sofort einspringen muß, wenn das Spiel nicht im Sinne des Patienten läuft. Zu verschiedenen Krankheitssymptomen kann es kommen, wenn durch Trennung oder Tod die Beziehung aufgelöst ist.

Der Patient hat also zwei Reaktionsmuster: Erstens kann er bei Beziehungsschwierigkeiten mit Krankheit reagieren, oder aber er wechselt seinen »Lieblingsmenschen« gegen einen anderen aus. Dieses Grundmuster macht eine Psychotherapie recht schwierig, weil der Patient den Therapeuten zum »Lieblingsmenschen« machen kann und andererseits die Therapie sofort abbricht, wenn der Therapeut sich nicht so verhält, wie der Patient es sich wünscht.

Familiengeschichtlicher Hintergrund

Diese Verschmelzungswünsche basieren auf einer ungelösten Bindung aus der frühkindlichen Symbiose, und jeder Lieblingsmensch wird sozusagen zur »Ersatzmutter«. Die Wahl des bevorzugten Menschen geht immer in Richtung

»Ersatzmutter«. Menschen mit allergischen Objektstörungen werden immer zu »Muttersöhnen« oder »Kindfrauen«. Der Nachreifeprozeß wird aus kindlichem Festhalteverhalten meist unmöglich.

Therapievorschlag

Menschen mit allergischen Objektstörungen sind in der Regel therapieresistent. Wenn überhaupt, kommt hier nur eine Psychoanalyse in Frage. In der Regel wird diese aber abgebrochen. Eine Therapie kann vorübergehend Besserung erzielen. Wenn aber das Kernproblem – nämlich die gestörte Mutterbindung und die ständige Suche nach der »Ersatzmutter« – berührt wird, macht der Patient innerlich zu und verläßt den Therapeuten.

ALZHEIMER-KRANKHEIT

Diagnose

Präsenile, um das fünfzigste Lebensjahr auftretende, unaufhaltsam fortschreitende, degenerative Erkrankung der Großhirnrinde – kann aber auch noch wesentlich früher auftreten. Es handelt sich um eine schwere Erkrankung, die überwiegend im mittleren und fortgeschrittenen Alter auftritt. Ursächlich gehen die Mediziner davon aus, daß ein Zusammenhang mit jenen Nervenzellen besteht, die Azetylcholin synthetisieren. Das ist ein Neuropeptid, das in anderen Körperregionen Muskelkontraktionen auslöst. Im fortgeschrittenen Stadium der Erkrankung stellt sich bei den kranken Menschen eine immer weiter fortschreitende Vergeßlichkeit ein. Es kommt zu einer schleichenden Wandlung der Persönlichkeitsstruktur. Das geht dann auch so weit, daß diese Erkrankten kaum noch alleine essen können. Sie müssen wie Babys gebadet werden und stehen unter ständiger Beobachtung durch das Pflegepersonal. Die Situation dieser Kranken ist dem Leben eines Säuglings nicht unähnlich. Darum können wir hier im psychosomatischen Sinn auch von einer Regressionskrankheit sprechen.

Organsprache

Laß mir meine Ruhe. Du überforderst mich. Ich möchte viel lieber ein Baby sein.

Gerade beim Alzheimer-Patienten können wir das Wechselspiel zwischen Geist, Psyche und Körper gut ablesen. Obwohl wir die Erkrankung zumindest in ihrem Endstadium als überwiegend somatische Erkrankung betrachten müssen, gibt es in der Persönlichkeitsstruktur deutliche Hinweise auf die Beteiligung von Psyche und Geist. Legen wir die Krankheitssymptome symbolisch aus, dann fallen ganz bestimmte Kriterien besonders ins Auge. Wenn zum Beispiel die Vergeßlichkeit ihre Ursache in der Unausgewogenheit bestimmter Hormone und Transmitter hat, so sind diese sicherlich wiederum die Folge von psychischer Fehlentwicklung.
Zum Beispiel ist ein weiterer chemischer Botschafter im Spiel, das Vasopressin, das sowohl als Peptidhormon wie auch als Neurotransmitter auftritt. Es wird mit dem Erinnerungsvermögen in Verbindung gebracht. Alzheimer-Kranke sind meist weiche, nachgiebige, häufig freundliche Menschen; im Leben waren sie keine Kämpfernaturen, und das, was ihnen widerfahren ist, möchten sie am liebsten vergessen. So ist dieses Vergessenwollen als eine sehr hohe Form von Verdrängung zu sehen. Man spricht auch von einer »lie-

bevollen Verblödung«. Alzheimer-Kranke kommen den drei asiatischen Affen nahe, die uns symbolisieren wollen: nichts sehen, nichts hören, nichts sagen. Die Aussage ist: Laß mich in Ruhe. Ich will von all den Problemen nichts wissen. Das Reaktionsmuster des Alzheimers ist: Ich will gefüttert, gebadet, gewickelt und gestreichelt werden. Ich brauche Nähe und Pflege wie ein Säugling. Genau dorthin hat er sich auch entwickelt. Im Pflegeheim bekommt er all das, was er sich sein Leben lang immer wieder ersehnt hat. Die Schmach seines Lebens vergißt er, dafür wird er noch einmal wie in der Kindheit gefüttert, gebadet, gewickelt und gestreichelt.

Familiengeschichtlicher Hintergrund

Der Alzheimer-Patient wuchs in einer Familie auf, in der die Mutter die Hauptbezugsperson war. Der Vater war entweder kaum anwesend, weil er beruflich unterwegs war, oder aber er hat sich innerlich zurückgezogen. Die Mutter hat das Kind zum Liebling, zur Ersatzpartnerin oder zum Ersatzpartner, gemacht. Als Erwachsener hat der Patient versucht, die Rolle des Lieblings weiterzuspielen, und hat persönliche Bedürfnisse aufgegeben. Erst über die fortschreitende Erkrankung erhält er das, was er sich sein Leben lang ersehnte.

Therapievorschlag

Da Alzheimer eine degenerative Erkrankung ist, kann man ihr mit irgendeiner Psychotherapie nicht mehr beikommen.

ANÄMIE
(Blutarmut)

Diagnose

Blutarmut, zusammenfassende Bezeichnung für Erkrankungen, die auf einer Verminderung des Hämoglobins und meist auch der Erythrozythen im Blut beruhen. Auch Bezeichnung für akuten Blutmangel nach schwerem Blutverlust.

Organsprache

Hilfe, ich kann nicht mehr. Ich fühle mich dem Leben nicht gewachsen. Leer und ausgebrannt bin ich, manchmal einer Ohnmacht nahe.

Ständig vom Herzen durch den Körper getrieben, ernährt das Blut alle Zellen, transportiert die Schlacken fort und schützt den Organismus vor vielen Feinden. Im Blut »schwimmen« jene Antikörper, jene Zellen des Immunsystems, die uns vor Krankheit schützen sollen. Im Blut werden Vitamine, Elektrolyte, Hormone, Transmitter, Peptide, Enzyme, kurz all das, was wir zum Leben brauchen, transportiert. Wir können das Blut als Lebenssaft, als Lebenskraft bezeichnen.
Jedes Lebewesen versucht, sich gegen die feindliche Außenwelt zu verteidigen. Wenn Fremdstoffe in den Organismus gelangen, dann baut es dagegen Abwehrkräfte auf, die man Antikörper nennt. Im Blut findet also ständig eine Art Lebenskampf statt. Wenn ein Mensch unter Blutarmut leidet, dann hat sich dieser innere Lebenskampf reduziert. Auch in der Außenwelt wird die Auseinandersetzung gescheut. Ständig signalisiert er seiner Umwelt: »Ich kann

nicht mehr, ich fühle mich überfordert, meine Kräfte reichen nicht aus, all das zu tun, was ich tun müßte. Meine Umwelt und auch ich selbst verlangen zuviel von mir. Ich weiß nicht mehr ein und aus.« Sehr häufig ist der Anämiekranke von Minderwertigkeitsgefühlen geplagt, die er ständig durch ein erhöhtes Geltungsstreben auszugleichen versucht. Dieser ständige Kampf zwischen dem Sich-klein-Fühlen und dem Glauben, groß sein zu müssen, reibt die inneren Kräfte auf. Von Anämie sind weitaus mehr Frauen betroffen als Männer. Diese Frauen versuchen im Lebenskampf, mit Männern gleichzuhalten, stellen sich zu ihnen in Konkurrenz, und dieser Konkurrenzkampf schwächt sie immer mehr.

Familiengeschichtlicher Hintergrund

Anämiekranke erlebten sich in einer Ursprungsfamilie, die in sich ambivalent und gespalten war. Man findet unter den Anämiekranken häufig Erstgeborene, die schon sehr früh die Verantwortung für sich und die nachkommenden Geschwister übernehmen mußten.
Eigentlich durften sie nie selbst Kind sein, wurden zur Ersatzmutter oder zum Ersatzvater, weil die eigentliche Mutter sich als schwache Persönlichkeit zeigte, die mit den Problemen des Alltags nicht fertig wurde. Wenn Frauen die ältere Schwester von jüngeren Brüdern waren, dann gerieten sie im Laufe der Kindheit in den Konkurrenzkampf mit diesen Brüdern. Als Ehefrauen zeigen sie sich von einer sozialen Seite. Sie sind immer diejenigen, die sich »für andere aufopfern«. Vom Vater fühlten sie sich meist abgelehnt; das führte dazu, daß sie sich mächtig anstrengen mußten, um doch noch Liebe vom Vater zu bekommen.
Häufig spielen sie diese Rolle in der Ehe weiter. Sie versu-

chen sich aufzuopfern, spielen »Ich will lieb sein« und erreichen häufig durch diese Überbesorgnis noch mehr Ablehnung. Die Unfähigkeit, den Lebenskampf erfolgreich zu bestehen, verlagert sich nach innen. Die Blutarmut signalisiert: »Ich bin saft- und kraftlos, ich kann nicht mehr, bitte helft mir.«

Therapievorschlag

Psychoanalyse, Coping-Training

Progressive Entspannung nach Jacobsen

Suchen Sie sich ein ruhiges Zimmer, in dem Sie sich allein aufhalten. Legen Sie sich irgendwo bequem hin, lockern Sie die Kleidung, entspannen Sie sich. Lassen Sie alles, was Sie bedrängt, was Ihnen Sorgen bereitet, draußen vor der Tür. Konzentrieren Sie sich ganz auf Ihren Körper.

Dauer der Übung: ca. 35 bis 40 Minuten

Schließen Sie als erstes Ihre rechte Hand fest zur Faust, ziehen Sie diese Faust nach innen zum Unterarm, bis Sie eine starke Spannung spüren. Verhalten Sie so, bis die Spannung fast unerträglich wird. Jetzt lassen Sie langsam los. Das sollte ganz langsam, im Zeitlupentempo, geschehen. Achten Sie darauf, daß Sie die Muskeln in Ihrem Unterarm ganz langsam, aber immer deutlicher entspannen. Lassen Sie es auch zu, daß die Finger ganz langsam locker werden. Falls das nicht

auf Anhieb gelingt, wiederholen Sie den ganzen Vorgang.
Jetzt machen Sie die gleiche Übung mit der linken Hand. Schließen Sie die linke Hand fest zur Faust, und ziehen Sie sie nach innen zum Unterarm hin, bis Sie dort eine stärkere Spannung fühlen. Achten Sie genau auf die Spannung, die dort entsteht. Und jetzt wieder ganz langsam im Zeitlupentempo lockerlassen. Achten Sie darauf, wie angenehm es ist, wenn die Muskeln vom verkrampften in den entspannten Zustand übergehen. Achten Sie darauf, daß jeder Finger entspannt ist. Wiederholen Sie das Ganze lieber noch einmal, bis in diesem Bereich wirklich alles entspannt ist.
Jetzt wiederholen Sie das Ganze noch einmal gleichzeitig mit der rechten und der linken Hand. Lassen Sie sich Zeit dabei. Lassen Sie die Unterarme danach ausruhen, und konzentrieren Sie sich wieder auf jeden einzelnen Finger.
Jetzt kommen wir zum rechten Oberarm. Winkeln Sie den Ellenbogen, und spannen Sie den rechten Oberarmmuskel fest an. Achten Sie darauf, daß eine starke Spannung entsteht. Danach wieder ganz langsam lockerlassen. Lassen Sie sich mit dem Loslassen Zeit, achten Sie darauf, daß sich der rechte Oberarm ganz locker und entspannt anfühlt.
Jetzt machen wir das gleiche mit dem linken Oberarm. Winkeln Sie den Ellenbogen, und spannen Sie die Oberarmmuskeln fest an. Achten Sie erneut auf starke Spannung. Danach wieder millimeterweise langsam loslassen, Entspannung in diesem Bereich zulassen.
Jetzt strecken Sie den rechten Arm so kräftig und spannungsgeladen weit von sich, daß Sie die Anspannung so intensiv an der Rückseite des Armes spüren.

Achten Sie auf die starke Spannung. Danach wieder ganz langsam lockerlassen. Legen Sie den Arm jetzt wieder in eine möglichst bequeme Lage. Versuchen Sie, noch mehr Entspannung zuzulassen.
Bitte wiederholen Sie diese Übung mit dem linken Arm. Strecken Sie den linken Arm, und achten Sie wieder auf die stärkere Spannung. Danach ganz langsam wieder lockerlassen. Lassen Sie die Muskulatur in dem Arm ganz locker werden.
Jetzt spannen Sie in beiden Armen die Oberarme, Unterarme und Hände fest an, und achten Sie auf die Spannung. Halten Sie das so lange wie möglich aus, bis Sie langsam und allmählich Millimeter um Millimeter lockerlassen. Versuchen Sie, die Muskeln in beiden Armen ganz locker werden zu lassen. Lassen Sie die Unterarme ganz schwer werden. Konzentrieren Sie sich dabei auch auf jeden einzelnen Finger.
Richten Sie Ihre Aufmerksamkeit jetzt auf ihre Stirn. Ziehen Sie die Augenbrauen ganz fest nach oben, so daß horizontal auf der Stirn Falten entstehen. Halten Sie das so lange aus, bis Sie das Gefühl haben, jetzt loslassen zu müssen. Machen Sie das ganz langsam, und spüren Sie in die eintretende Entspannung hinein. Achten Sie auf den Übergang von Anspannung zur Entspannung. Versuchen Sie, mit diesem Übungsteil die gesamte Kopfdecke locker werden zu lassen.
Ziehen Sie jetzt die Augenbrauen zusammen, so daß auf der Stirn senkrechte Falten entstehen. Achten Sie wieder auf die Anspannung. Wenn die Spannung zu stark wird, lassen Sie allmählich locker.
Jetzt kommen wir zu den Augen. Schließen Sie Ihre Augen fest, und achten Sie auf die Spannung in der Augenpartie. Sie sollten die Augen richtig zukneifen

und Spannung in diese Partie bringen. Danach lassen Sie langsam los und öffnen die Augen. Wiederholen Sie das Ganze dreimal. Und halten Sie die Augen danach leicht geschlossen. Achten Sie auf das angenehme Gefühl der Entspannung. Lassen Sie die Augenlider schwer werden, und achten Sie darauf, daß die Stirn- und Kopfmuskeln ganz gelöst sind.
Konzentrieren Sie sich jetzt auf die Nase. Ziehen Sie die Nase fest kraus, so daß Sie die Spannung in der Nase deutlich spüren. Und wieder ganz lockerlassen. Lassen Sie die Nase ganz entspannen. Spüren Sie auch wieder in die Augenlider hinein. Die dürfen ganz schwer werden.
Nun beißen Sie Ihre Backenzähne ganz fest aufeinander, und achten Sie auf die Spannung in der gesamten Kieferpartie. Nun ganz langsam wieder lockerlassen. Lassen Sie Ihre Lippen und alle Gesichtsmuskeln ganz locker werden. Lassen Sie es auch zu, daß die Gesichtsmuskeln sich immer weiter entspannen. Achten Sie auf die Stirn, die Augenlider und die Gesichtsmuskulatur. Lassen Sie das Gefühl der sich ausbreitenden Ruhe immer mehr zu.
Nun pressen Sie die Lippen fest aufeinander. Achten Sie darauf, wie angespannt Lippen und Wangen sind. Und dann wieder ganz langsam lockerlassen. Achten Sie immer wieder auf das Wechselspiel von Spannung und Entspannung.
Jetzt spannen Sie Ihr ganzes Gesicht an. Die Stirn, die Kopfdecke, die Augenpartie, die Nase, die Lippen, den Unterkiefer und das Kinn. Nun allmählich wieder entspannen, bis der ganze Gesichtsbereich völlig entspannt ist.
Jetzt kommen wir zu der Entspannung der Nacken-

muskeln. Drücken Sie Ihren Kopf nach vorne, als wollten Sie mit dem Kinn die Brust berühren, und versuchen Sie gleichzeitig, das zu verhindern. Halten Sie diese Spannung eine Weile an, bis es Sie zu sehr anstrengt, und lassen Sie los, indem Sie den Kopf langsam wieder in die liegende, ruhende Position bringen. Achten Sie wieder auf den Übergang von der Spannung zur angenehmen Entspannung. Balancieren Sie Ihren Kopf jetzt so aus, daß Ihre Backenmuskeln ganz locker und gelöst werden.
Als nächstes sind die Schultern an der Reihe. Ziehen Sie Ihre Schultern in die Höhe, achten Sie darauf, daß reichlich Spannung entsteht. Nach ausreichender Spannung lassen Sie wieder langsam los. Lassen Sie die Muskeln in diesem Bereich immer gelöster werden. Lassen Sie die Entspannung bis in die Rückenmuskeln hineinstrahlen. Lassen Sie auch den Nacken, den Hals, den Unterkiefer und das Gesicht ganz locker sein. Lassen Sie die Entspannung weiter ausstrahlen in die Arme und Hände bis in die Fingerspitzen hinein.
Konzentrieren Sie sich jetzt auf ihren Atem. Beobachten Sie, wie die Luft ein- und ausströmt. Halten Sie nach dem Einatmen die Luft für eine kurze Zeit an. Achten Sie darauf, daß sich die Brust beim Ausatmen angenehm entspannt. Diese Atemübung wiederholen Sie bitte fünfzehnmal. Genießen Sie die Entspannung des langsamen Ausatmens.
Als nächstes konzentrieren wir uns auf die Bauchpartie. Spannen Sie die Bauchmuskeln an, und beobachten Sie die Spannung. Nach einer kurzen Weile lassen Sie die Muskeln ganz langsam los und beobachten die einsetzende und sich immer mehr ausbreitende Entspannung.

Unsere Aufmerksamkeit gilt jetzt dem Rücken. Krümmen Sie den Rücken nach vorne, und achten Sie auf die Spannungen im Bereich der Wirbelsäule. Nach einer Weile lassen Sie sich ganz langsam wieder zurückfallen. Entspannen Sie jetzt den gesamten Rückenbereich, und lassen Sie die Entspannung der Rückenmuskeln nach vorne ausstrahlen, zur Brust- und Bauchmuskulatur hindurch in die Schultern, in die Arme und Hände bis hinauf ins Gesicht.

Als nächstes sind die Beine an der Reihe. Pressen Sie die Fersen fest gegen den Boden. Die Zehenspitzen gegen das Gesicht gerichtet. Spannen Sie Ihre Unterschenkel, Oberschenkel und die Gesäßmuskeln fest an. Halten Sie diese Position so lange als möglich, und lassen Sie dann allmählich los. Spüren Sie jetzt in die gesamte Entspannung des Körpers hinein, spüren Sie, daß Sie jetzt absolut locker sind, daß Ruhe in Ihren Körper hineingekommen ist.

Machen Sie diese Gesamtübung täglich einmal. Nach einiger Zeit werden Sie feststellen, daß sich etwas in Ihrem Körper zu ändern beginnt.

ANDROGENAUSFALLSYMPTOME beim Mann

(Testosteronmangel)

Diagnose

Mangel an männlichen Sexualhormonen (Testosteron), Bildung hauptsächlich in den Testes, ferner im Ovar, in der Nebennierenrinde. Steuert den Zellstoffwechsel in den männlichen Geschlechtsorganen, fördert Proteinsynthese vor allem in der Muskulatur.

Viele Männer glauben, daß ihre Potenz vom Fehlen von Testosteron abhängt. So ist es aber nicht immer. Symptome, bedingt durch Mangel an Androgenen, hängen im hohen Maße davon ab, in welchem Alter der Androgenmangel einsetzt.
Wenn Testosteron von der Pubertät her ganz gefehlt hat, entwickelt sich der Junge nicht zum Mann. Die Stimme wird nicht tief, es entwickelt sich nur geringe Scham- und sekundäre Körperbehaarung. Die Geschlechtsorgane bleiben klein. Der Junge bekommt lange Gliedmaßen, die Muskulatur bleibt schwach, die Psyche bleibt oft kindlich, und es entsteht kein Geschlechtstrieb.
Wenn ein Mann erst nach voll ausgebildeter männlicher Entwicklung, das heißt nach dem Alter von 20 bis 25 Jahren, unter Hormonmangel zu leiden beginnt, sind die Folgen geringer. Der Mann behält sein männliches Gepräge, der Bartwuchs geht weiter, aber die sekundäre Körperbehaarung kann etwas reduziert werden. Bei etwa einem Drittel bleibt der Geschlechtstrieb erhalten. Auch die Potenz ist kaum gestört. Bei den übrigen treten Potenzstörungen auf, insbesondere in Form von Erektionsstörungen. Fehlt Testosteron, kann im Laufe von zehn bis dreißig Jahren eine Entkalkung und leichtere Zerbrechlichkeit der Knochen wie bei älteren Frauen auftreten.

Organsprache

Hilfe, ich habe Angst, Mann zu werden, zu sein. Ich möchte viel Liebe, zurück zu meiner Mutter.

Vor allem der Testosteronmangel beim Pubertierenden ist von größerer Bedeutung. Gerade deshalb, weil sich über Hormone unter anderem das psychische Geschehen abwickelt. Der Junge, der unter Androgenausfallerscheinungen zu leiden hat, zeigt ganz deutlich: »Ich habe Angst, ein Mann zu werden. Die Rolle als Mann ist mir fremd, und ich habe Angst davor. Ich soll Mann werden und künftig lernen, mit dem weiblichen Geschlecht umzugehen. Das macht mir angst. Ich habe mich ja noch nicht von der Mutter gelöst, und sie ist für mich eine Heilige, Unbefleckte. Der Kontakt zu anderen Frauen ist erschreckend, möglicherweise ekelerregend.« Eine weitere Angst des pubertierenden Jungen ist die Tatsache, daß er nun lernen muß, sich von der Mutter abzugrenzen. Die Grenzen sind nicht genau bestimmbar. Aber der Abgrenzungsprozeß spielt eine wichtige Rolle für das aufkeimende männliche Selbstbewußtsein und Selbstvertrauen.

Familiengeschichtlicher Hintergrund

Sehr häufig hat der Vater gefehlt. Er, der Vorbild hätte sein können, war entweder unbekannt oder lebte überhaupt nicht in der Familie, weil die Eltern geschieden sind oder der Vater gestorben ist. Sehr häufig finden wir androgene Ausfallsymptome in Familien mit Einzelkindern vor. Die Auseinandersetzung mit den Geschwistern hätte schon frühzeitig eine Entwicklung in Richtung Männlichkeit gefördert. Nun erlebt sich der Junge als am Rockzipfel der Mutter hängend, als Muttersöhnchen, das nicht Mann werden darf. Häufig würgen Mütter die Mannwerdung des Jungen schon sehr früh in kastrierender Weise ab. Es sind nicht selten jene Mütter, die ihre Buben nicht in Richtung Männlichkeit entlassen können.

Therapievorschlag

Psychoanalyse, auch Imaginationsanalyse. Verhaltenstherapie, auch Gestalttherapie. Der Therapeut sollte in jedem Fall ein Mann sein.

ANGINA PECTORIS

Diagnose

»Engbrüstigkeit«, identisch mit Stenokardie; anfallweise auftretende, gürtelförmige Schmerzen um die Brust, die über das linke Schultergelenk bis hin in den linken Arm und in die Finger ausstrahlen. Man unterscheidet Angina pectoris spuria-falsa, das ist eine Pseudoverengung der Kranzgefäße, die nicht auf einer Erkrankung des Herzens beruht, sondern auf der Erkrankung anderer Organe, zum Beispiel sonstiger Brustorgane, der Wirbelsäule oder des Schultergelenks. Dann gibt es noch die Angina pectoris vasomotorica. Hier handelt es sich um eine reine funktionelle Störung. Die echte und eigentliche Angina-pectoris-Erkrankung bezeichnet man als Angina pectoris vera. Hier sind die Herzkranzgefäße schon so verändert, daß sie bereits in Ruhe oder nach körperlicher Belastung nicht genügend Blut befördern, weswegen es über eine Sauerstoffarmut zu krampfartigem Zusammenziehen der Gefäße kommt.

Organsprache

Ich bin tief verletzt. Du hast mir weg getan. Ich bin Gefangener meiner Gefühle. Ich habe mich eingemauert.

Wir müssen davon ausgehen, daß der Angina-pectoris-Patient ein organisch kranker Mensch ist. Was einst möglicherweise einen psychischen Hintergrund hatte, ist längst in den somatischen Bereich hinübergewechselt. Der Angina-pectoris-Patient muß nach dem Stand der heutigen medizinischen Wissenschaft ärztlich versorgt werden. Zu glauben, nur über Psychotherapie das Problem in den Griff zu bekommen, könnte tödlich sein. Nichts ist dagegen einzuwenden, wenn der Patient zusätzlich über eine Form von Psychotherapie seine Problematik, die hinter der Erkrankung steht, aufarbeitet. Der Angina-pectoris-Patient ist ein herzkranker Mensch, ein Mensch, der sich einiges in seinem Leben zu Herzen genommen hat, der innerlich zugemacht hat, der sich eingeengt hat, der in sich das Leben abgeschnürt hat. Er hat sozusagen seine Kranzgefäße abgeschottet, sie zu Stein werden lassen. Über die Verkalkung sind seine Gefäße versteinert. Menschen dieses Krankheitsbildes haben zugemacht, sie werden kontaktscheu, sie fühlen sich unsicher am Arbeitsplatz. Die Angst vor Arbeitsplatzverlust macht sie noch unsicherer, sie machen mehr und mehr innerlich zu, und damit verstärkt sich die Krankheit. Wir finden in dieser Personengruppe erhebliche chronische Familienschwierigkeiten. Wir sprechen bei Angina pectoris von verhärteten Gefäßen.

Der betreffende Mensch hat sich innerlich hart gemacht, es gelingt ihm nur noch schwer, sich zu öffnen, sich weich zu zeigen. In sich sind diese Menschen aggressiv. Sie können zwar Aggressionen herauslassen, und das tun sie auch. Nicht selten finden wir ausgesprochene Choleriker unter ihnen. So können sie immer wieder ihre Aggression abladen, aber es gelingt ihnen nicht, die damit verbundene vegetative Blockade loszuwerden.

Das Nicht-zulassen-Können von menschlicher Nähe ist ein Hauptfaktor bei dieser Erkrankung. Wie gesagt, die hier aufgeführten Kriterien sind nur psychische Hintergründe, sie haben sozusagen das innere Milieu geschaffen, auf dem die Gefäßkrankheit wachsen konnte. Ernährung, Bewegung, Rauchen spielen ebenfalls eine bedeutende Rolle. Der Gefäßkranke ist aber, was den Kontakt zu sich selbst betrifft, außer Kontrolle geraten. Er kann sich auf der Gefühlsebene kaum selbst empfinden, und er hat ebenso Schwierigkeiten, gefühlsmäßig in Kontakt mit anderen zu kommen.

Familiengeschichtlicher Hintergrund

Einer Herzerkrankung gehen einschneidende Lebensereignisse voraus. Eine schwere Kränkung durch den Sohn, der Fortgang der Tochter, Trennung vom Ehepartner, brüske Zurückweisung durch einen geliebten Menschen, berufliches Scheitern, der Abbruch des Arbeitslebens mit dem Erreichen der Altersgrenze, der Tod eines Freundes können Ursache sein. Es sind stets bedeutsame Ereignisse, die häufig nach längeren Entwicklungsphasen kulminieren. Manchmal brechen sie aber auch plötzlich herein. Entweder wird der Kranke in seiner Selbstliebe zutiefst gekränkt, oder er wird durch den Verlust anderer Menschen in seinem ewigen Bedürfnis nach Liebe schwer verletzt. Stets wird er in seinem Innersten, in »seinem Herzen«, getroffen. Der Kranke reagiert wie ein Kleinkind, wenn er mißachtet, weggestoßen und verlassen wird. Und auch sein Muster, solche tiefen Kränkungen zu bewältigen, ist das eines kleinen Kindes. Schmerz, Verzweiflung, Wut und vor allem Trauer werden nicht gelebt, sondern mit Gewalt unterdrückt. So kommt es zunächst zur psychischen inne-

ren Versteinerung. Die Gewalt, die ihm angetan wurde, die in ihn hineingepflanzt wurde, richtet sich zwanghaft gegen sich selbst. Der Schmerz wird weggedrückt, vom Erleben abgespalten und landet im Körper – die ungelebte Trauer läßt das Herz zusammenkrampfen.
Der Mangel an Lebenselixier, an wärmender Liebe, zusammen mit der mißachteten Gewalt machen diesen Menschen zu einem Gefangenen seiner selbst. In seiner inneren Ausreifung bleibt er frühzeitig stecken. Mit seinen unbefriedigten kindlichen Liebesbedürfnissen ist er zeit seines Lebens ständig auf der Suche nach der Liebe anderer Menschen, und zugleich ist das Scheitern dieses Verlangens in ständiger Wiederholung angelegt. Da seine Fähigkeit zu lieben schwer behindert ist, stellen sich Kränkung und Verletzung zwangsläufig ein. Derart tragisch in sich vergraben, reagiert der Erwachsene wiederum wie das kleine Kind, um mit diesen sich wiederholenden Kränkungen fertig zu werden. Er bleibt ein Gefangener seiner inneren Gewalt, die keine Trauer zuläßt und schließlich in den Herzschmerz mündet. Solche Menschen stellen sich immer wieder die gleiche Falle und sorgen gleichzeitig dafür, daß diese Falle immer wieder von neuem zuschnappt.

Therapievorschlag

Zur Entspannung autogenes Training, progressive Entspannung nach Jacobsen oder Coping-Training. Zur Aufarbeitung der großen Hintergrundproblematik sind Psychoanalyse und Imaginationsanalyse geeignet. Siehe auch Arteriosklerose, Hypercholesterinämie, Depression, larvierte (maskierte), Herzinfarkt.

ANGSTSYNDROME

Diagnose

Qualvolles Gefühl von Enge, manchmal verbunden mit dem Gefühl, daß die Luft wegbleibt. Eindruck von drohender Gefahr, ohne daß eine akute Gefahr vorhanden ist. Innere Unruhe und Spannung, die sich bis zur Panik steigern kann. Verbunden mit Schlaflosigkeit, blasser Gesichtshaut, trockenem Mund. Manchmal auch Anstieg des Blutdrucks, Appetitlosigkeit.

Organsprache

Ich bin hilflos. Ich weiß nicht mehr aus noch ein. Ich möchte weglaufen, kann aber nicht.

Angstsyndrome entstehen, wenn das Angriffs-und-Flucht-Muster nicht klar ausgebildet ist. Wenn der Mut fehlt anzugreifen oder die Möglichkeit zu fliehen, dann zeigen wir ähnlich den Tieren einen inneren »Totstellreflex«. Außerdem entsteht Angst dort, wo ein stärkeres Gefühl durchzubrechen droht. Wenn wir uns fürchten, Aggressionen, Schmerz oder Trauer zu zeigen, dann kann Angst entstehen. Wenn wir andere Gefühle unterdrücken, weil wir schuldig sind und Bestrafungsängste haben, die längst verdrängt wurden. Es gibt kein eindeutiges Krankheitsbild der Angst. Angst finden wir in den meisten psychosomatischen Erkrankungen. Angst ist ein Symptom von vielen. Wenn die Angst nicht in einem Bezug zu irgendeiner Gefahr steht, dann sprechen wir vom Angstsyndrom. Die Angst ist meist diffus.

Familiengeschichtlicher Hintergrund

Der familiengeschichtliche Hintergrund ist nicht eindeutig zu klären, weil Angst in alle Lebensbereiche hineinspielen kann.

Therapievorschlag

Da Angstpatienten erst zur Ruhe gebracht werden müssen, empfiehlt sich eine Hypnosetherapie. Der Hypnosetherapeut wird versuchen, den Patienten zu beruhigen. Danach kann autogenes Training stabilisieren helfen. Wenn die Angst nicht mehr akut ist, empfiehlt sich Psychoanalyse.

ANGST, sexuelle

Diagnose

Einige Menschen wagen aus Furcht von Konsequenzen nicht zu tun, wozu sie eigentlich Lust hätten. Es handelt sich um eine Furcht, die auf unglückliche Erfahrungen in der Kindheit zurückzuführen ist. Um Enttäuschungen zu vermeiden und »um ja nichts falsch zu machen«, legen diese Menschen sich selbst eine Reihe von Ge- und Verboten zu.

Organsprache

Ich möchte mit dir schlafen, aber ich habe Angst vor dir. Ich habe Angst, eine Frau/ein Mann zu sein.

Auf sexuellem Gebiet werden nur wenige Dinge als erlaubt empfunden, und eine Reihe von sexuellen Möglichkeiten werden erst gar nicht in Betracht gezogen, weil sie Unsicherheiten auslösen. Die eigene Sexualität und die anderer Menschen verunsichern stark. Sie wird oftmals als schuldbehaftet, Unreinheit oder Sünde empfunden. Sexuelle Träume und Phantasien werden verdrängt. Einige von den Betroffenen wagen es nie, sexuelle Erregung bis zu einer gewissen Höhe sich entwickeln zu lassen, sie wagen es nicht, sich ihren sexuellen Gefühlen hinzugeben. Die Kontrolle über sich selbst aufzugeben macht sie unsicher. Das kann dann beim Mann zu verschiedenen Formen der Impotenz oder zu vorzeitigen oder verzögertem Samenerguß führen. Bei Frauen führt das meist zu Orgasmusstörungen. Gleichzeitig leiden diese Menschen unter Hemmungen, die sie sich und anderen auferlegen. Das hat dann innere und äußere Konflikte zur Folge und kann so weit gehen, daß die verdrängten Gefühle zu verschiedenen Unterleibskrankheiten führen.

Familiengeschichtlicher Hintergrund

Menschen mit sexuellen Schwierigkeiten wachsen in Familien auf, in denen die Eltern sich selbst gefühlsarm und sexuell verklemmt zeigten. Es fehlte meist die offene, großherzige Atmosphäre von Wärme. Die Eltern konnten sich selten nackt zeigen, über intime Dinge wurde kaum geredet, und man hatte keine Gelegenheit, die Eltern in einer zärtlichen Situation zu erleben. Alles Körperliche wurde als schmutzig, ungut, sündhaft hingestellt. Es war eine Atmosphäre der Körperfeindlichkeit. In anderen Familien war die Erziehung leistungsbezogen, und die betreffenden Menschen bekamen nicht selten zu hören, daß sie leistungsmäßig schwach seien. Sexuelle Leistungsfurcht findet sich immer bei sexueller Dysfunktion. Häufig führen diese Leistungsbewertungen zu Konflikt- und Machtkämpfen.

Therapievorschlag

Man kann davon ausgehen, daß sexuelle Störungen und Hemmungen bis in die frühe Kindheit hineinreichen. Darum spricht die Psychoanalyse hier besonders gut an.

ANOREXIA NERVOSA
(Magersucht)

Diagnose

Magersucht junger Mädchen zur Zeit der Pubertät infolge Verweigerung von Nahrungsaufnahme. Sie kann zu allgemeiner Hinfälligkeit, kolikartigen Anfällen, selbst zum Tode infolge interkurrenter (dazukommender) Erkrankungen führen. Zugehörigkeit zum Symptomenkomplex der Hypophysenschwäche.
Mit Anorexia nervosa wird eine schwere Störung des Eßverhaltens bezeichnet, die fast ausschließlich Jugendliche, überwiegend Mädchen betrifft.

Organsprache

Ich habe Angst, Frau zu werden. Ich möchte nicht so ein Leben haben wie meine Mutter. Ich fürchte mich vor der Sexualität.

Die Krankheit wird als ein Versuch aufgefaßt, der mit der Adoleszenz (Heranwachsen im Jugendalter) verbunden ist. Körperliche Veränderungen und soziale Anforderungen sollen vermieden werden. »Ich habe Angst, Frau zu werden, ich mag noch nicht geschlechtsreif sein, ich möchte nicht Mutter werden können, ich fühle mich selbst noch als

Kind« sind die Kernaussagen. Eine weitere Angst, die dahintersteckt, ist die große Befürchtung, zu dick zu werden. Oftmals verbirgt sich dahinter die Angst vor Schwangerschaft. Die in diesem Alter wach werdenden Sexualtriebe machen angst, sollen unterdrückt und unter Kontrolle gebracht werden.

Man kann nicht davon ausgehen, daß diese Schwierigkeiten nur während der Pubertät auftreten. Viele Eltern sind überrascht und betroffen, wenn ihre Töchter auf diese Weise »zickig« werden. In Wahrheit handelt es sich um Persönlichkeitsstörungen. Diese Mädchen leiden schon seit Jahren unter Gefühlen von Selbstunsicherheit. Das war der Umwelt bislang nicht aufgefallen, weil es ihnen gelungen war, sich weitgehendst anzupassen. Von außen her kaum sichtbar, haben diese Mädchen ihr inneres soziales und psychisches Gleichgewicht »geopfert« und damit auf eine autonome Entwicklung zur Weiblichkeit hin verzichtet.

Familiengeschichtlicher Hintergrund

Die Patientinnen erlebten die Mutter in ihrer Rolle als Frau negativ. Entweder war die Mutter dominant abwürgend, oder sie wurde als zu schwach erlebt. Das Mädchen will um keinen Preis so wie die Mutter sein oder so leben müssen wie diese. Die Anorexia ist eine Regressionskrankheit. Mit der Abmagerung soll die »unbeschwerte«, konfliktlose Zeit vor der Pubertät wiederhergestellt werden. Ein behütetes, beschütztes Kind zu sein erscheint leichter, als in die Verantwortung genommen zu werden, eine Frau und Mutter zu sein.

Therapievorschlag

Anorexia-nervosa-Patienten gehören in die Betreuung einer psychosomatischen Klinik. Dort wird dann auch entschieden, wie die Therapie nach dem Klinikaufenthalt weitergehen soll. (Siehe auch Bulimia nervosa.)

APATHIE

Diagnose

Fehlende, affektiv-emotionale Ansprechbarkeit. Betroffene Menschen lassen bei vollem Bewußtsein alle Ereignisse mit Gleichgültigkeit an sich vorüberziehen. Ähnliche Erscheinungen können nach psychischem Schock, nach Unfallschock und auch nach zerebralen Schädigungen auftreten. Es muß in jedem Fall erst medizinisch abgeklärt sein, um welche Art von Apathie es sich handelt.

Organsprache

Ich kann nicht mehr – nichts geht mehr. Keiner hat sich je um mich gekümmert.

Apathie ist vor allem bei älteren Leuten zu beobachten. Sie zeigt sich als allmählicher Rückzug von der Außen- in die Innenwelt mit großer Distanz zur Umwelt. Bei nur mühsam aufrechterhaltener Ich-Stabilität ist sie eine Form von Regression. Sie zeigt zunehmende Vereinsamung und Isolierung. Das kann so weit gehen, daß Verwirrtheitszustände auftreten. Diese Form von Apathie ist bei einigen Menschen ein Bestandteil des Alterungsprozesses. Sie kann bei älteren Menschen eintreten, die einen oder mehrere Verluste erlitten haben, so zum Beispiel den Tod des Ehepartners, die Verlegung in ein Alten- oder Pflegeheim. Es tritt allmählich eine psychische Erstarrung und Erschöpfung ein bis hin zum völligen Rückzug nach Innen, verbunden mit Ich-Aufgabe. Die Grundproblematik ist also Verlusterleben. Apathie zeigt sich vor allem bei jenen Menschen, die ihr Leben lang ihre Verluste, ihre Abschiedssituationen weitgehend verdrängt haben. So wird es im zunehmenden Alter immer schwieriger, sich den psychischen Problemen zu stellen. Es kommt zu einem Rückzug, der so total sein kann, daß mit der Außenwelt kein Bezug mehr aufgenommen wird. Triebkonflikte, die bis in die frühe Kindheit zurückgehen, wurden immer beiseite geschoben, bis die Seele keinen Ausweg mehr wußte und schließlich im gekränkten ewigen Schweigen verharrte.

Familiengeschichtlicher Hintergrund

Nicht das Altern selbst ist die Krankheitsursache, sie ist nur eine Teilerscheinung. In Wirklichkeit ist es gerade die ewige Regression, die ewige Flucht in die Kindheit, die letztendlich in die Apathie führt. Apathie ist eine letzte Form von Resignation. Resignation bedeutet, keine Entscheidung fällen zu können oder zu wollen. Entscheidungen wären schon längst in früheren Jahren fällig gewesen. Es ist ein ewiges Warten auf Liebe, Zuneigung und Anerkennung, auf Bedürfnisse, die sich nicht erfüllen. So kommt es schließlich zu der bitteren Erkenntnis: Nichts geht mehr. Für dieses Nichts-geht-mehr wird die Umwelt verantwortlich gemacht. Die Eltern, die sich nicht um sie gekümmert haben, Ehepartner, Kinder, die sich genauso wie die Eltern verhielten. Der Chef, der die treue Mitarbeit nicht genügend gewürdigt hat. All das waren die Stationen auf diesem Lebensweg.

Therapievorschlag

Hier ist kaum noch etwas mit Psychotherapie zu erreichen. Der betreffende Mensch hat sich vom Leben abgewandt. Einzige Hilfe wäre vorübergehend noch von der Psychiatrie zu erhoffen.

ARTEFAKT

(Selbstbeschädigung)

Diagnose

Künstlich hervorgerufene Krankheiten zum Zwecke der Täuschung. Im vorliegenden Fall Hautveränderungen durch Selbstbeschädigung. Artefakte sind Verletzungen zu Täuschungszwecken; aber auch Selbstzerstörung aus »seelischer« Not.

Organsprache

Keiner liebt mich, also zerstöre ich mich selbst.

Hinter derartigen Selbstzerstörungsakten, die mit Gegenständen, Säuren oder anderen Chemikalien betrieben werden, steht häufig eine sogenannte larvierte (maskierte) Depression (siehe Depression, larvierte): eine Depressionsform, die häufiger anzutreffen ist, als es den Anschein hat. Es sind Depressionen, die den Betreffenden nicht bewußt sind. Dabei handelt es sich um Menschen, die seelisch schwer krank sind. Artefakte können Selbstmorde auf Raten sein. In den Krankenhäusern, in denen die Betroffenen letztlich landen, sind sie anklammernd anhänglich. Diese Anhänglichkeit kann so massiv sein, daß das Pflegepersonal bald aggressive Tendenzen in sich spürt und den Patienten schnell wieder los sein will. Damit wäre dann das Grundproblem wieder gegenwärtig: Keiner liebt mich, also zerstöre ich mich selbst.

Familiengeschichtlicher Hintergrund

Diese Patienten haben riesige Ansprüche und Forderungen an andere; sie haben verlernt, ihre Ansprüche zu äußern, weil in der Ursprungsfamilie keiner da war, der sie anhörte, der bereit war, ihre Forderungen und Bedürfnisse zu erfüllen. Sie zogen sich innerlich immer mehr zurück und machten die Umwelt nur noch über ihre Selbstzerstörungen auf sich aufmerksam.

Therapievorschlag

Bei dieser Krankheit kommt nur der Aufenthalt in einer psychosomatischen Klinik in Betracht. Allem anderen entziehen sich diese Patienten, weil es zu ihrem Selbstzerstörungstrieb gehört, sich nicht helfen zu lassen.

ARTERIOSKLEROSE
(Gefäßverengung)

Diagnose

Arterienverkalkung, fortschreitende Degeneration der arteriellen Gefäße infolge krankhafter Veränderung der Gefäßinnenhaut (hauptsächlich durch Erhöhung des Cholesterinspiegels und durch Kalkablagerung).

Ich bin innerlich allein. Ich suche Nähe und habe Angst davor; das gebe ich eben nicht zu. Ich zeige mich als harter Mensch.

Es gibt eine ganze Reihe von Ursachen, die zur Arteriosklerose führen können. Dazu gehört das Rauchen, zuwenig Bewegung, Übergewicht, erhöhter Blutdruck (siehe Blutdruck, hoher) und Fettstoffwechselstörungen. Aus dieser Sicht gehört der Kranke zuallererst in die Hände von erfahrenen Herzspezialisten.
Das, was psychisch hinter diesem Krankheitsbild steht, sollte psychotherapeutisch behandelt werden. Das sind: Zwänge, Frustration, Termindruck, Existenzängste, kurz – Streß. Der Anatom Johann Friedrich Lobstein prägte vor über hundertfünfzig Jahren den Begriff Arteriosklerose, um damit die Verhärtung der Arterien zu kennzeichnen (gr. sklerós = »hart«). Die Arterien sind jene Organe, durch die der Lebenssaft Blut fließt, um uns mit allem Lebenswichtigem zu versorgen, aber auch, um Giftstoffe abzutransportieren. Im gesunden Zustand sind die Arterien weich, elastisch. Wenn ein Mensch über seine Lebensweise zuläßt, daß die Gefäße verhärten, sich langsam und immer mehr zumachen bis möglicherweise hin zum Herzinfarkt oder Hirnschlag, dann findet hier ein Selbstmord auf Raten statt, der aufzeigt, wie sehr sich ein Mensch gegen sich selbst und andere verhärten, zumachen kann.
Hinter alldem steht eine innere Vereinsamung, stehen Enttäuschungen und larvierte (maskierte) Depressionen seit frühester Kindheit (siehe Depression, larvierte). Die inneren Verhärtungen führen zu einer Kontaktarmut, die schädlich für diese Patienten sind. Wurde die Wurzel zu

dieser Erkrankung bereits in der Kindheit gelegt, so sind es doch die Entscheidungen im Alltag des Erwachsenen, die zu der inneren Verhärtung führen. Wenn Nähe, Liebe und Fürsorge einen Einfluß haben auf Gesundheit und Wohlbefinden, dann müssen Trennungen, Scheidungen und Todesfälle zwangsläufig zu einem inneren Zumachen führen mit dem Endziel tödlicher Infarkt infolge lebenslanger Einsamkeit und Depression. Es ist aber auch der eigene Rückzug von Menschen, der in die Isolation führen kann. Sich gegen sich selbst und andere hart machen, das ist hier eine Ursache, die das Leben abwürgen kann.

Familiengeschichtlicher Hintergrund

Frühkindliche Verluste von Bezugspersonen oder gar Heimatverlust prägen eine Angst vor Verlusten. Damit verbunden entwickeln sich innere Unsicherheit, Hilflosigkeit und ein Abhängigkeitsbedürfnis. Diese Bedürfnisstrukturen werden jedoch verleugnet oder tendenziell sogar überkompensiert. So zeigt sich der Kranke schwankend zwischen »Ich schaffe alles« und »Ich habe Existenzangst«. Er hat ein starkes Kontrollsystem aufgebaut und meint, alles im Griff zu haben. Er gehört zu den harten Typen, die nicht merken, daß sie sich mit dieser Härte das Leben abwürgen.

Therapievorschlag

Progressive Entspannung nach Jacobsen, autogenes Training und Psychoanalyse. (Siehe auch Angina pectoris, Herzinfarkt, Hypercholesterinämie).

ASTHMA BRONCHIALE

Diagnose

Kurzfristig dauernde Anfälle von hochgradiger Atemnot mit besonders erschwerter Ausatmung. Herbeigeführt durch spastische Kontraktion der feinen Bronchialäste (Krampf der kleinen Bronchien) und Schleimhautschwellung (kapillare Blutstauung und chronische Bronchitis mit Absonderung eines zähen Schleims aus den Bronchialdrüsen.
Das Asthma bronchiale ist eine Erkrankung, die in jedem Lebensalter auftreten kann. Kinder im ersten Lebensjahr sind von dieser Krankheit besonders häufig betroffen. Sie steht in besonderer Beziehung zu allergischen Krankheiten und zu Krankheiten der Haut (siehe auch Allergie).

Organsprache

Ich bin minderwertig. Ich will etwas gelten. Mein Stolz ist verletzt. Ich bin wütend. Ich bin schuldig.

Asthmakranke leiden häufig unter starken Minderwertigkeitsgefühlen, aus verletztem Stolz bei kindlich regressiven Wünschen. Sie schreien nach Liebe und Zärtlichkeit und sind gleichzeitig scheu vor dieser Liebe und Zärtlichkeit. Diese kindlich regressiven Wünsche werden durch aggressive Geltungstendenzen kompensiert. Diese lösen Schuld- und Angstgefühle aus, die wiederum zu Wünschen nach infantiler Abhängigkeit führen. Es ist der ständige Schrei nach Liebe, der diesen Teufelskreis rotieren läßt. Aus diesem Abhängigkeitskonflikt gibt es zwei Lösungsmöglichkeiten, eine passiv-hilfesuchende Tendenz und eine überkompensierende, aggressive Tendenz.

Der Asthmatiker sagt: »Ich möchte frei sein von meiner Atemnot, ich möchte frei sein von meinem Abhängigkeitsbestreben, aber ich möchte jemanden haben, der sich um mich kümmert.«

Familiengeschichtlicher Hintergrund

Störungen im gesamten Besitzstreben äußern sich in einer blassen Wunschwelt, in Anspruchslosigkeit, verminderter Genußfähigkeit und passiven Bedürfnissen. Wünsche werden als selbstsüchtig abgelehnt. Andererseits wird bei ausgeprägter passiver Erwartungseinstellung – insbesondere aufs Versorgt- und Gefüttertwerden – ängstlich auf sofortige Wunscherfüllung gedrängt. Dabei finden die Kranken keinen Kompromiß zwischen ihren altruistischen Verausgabungen und ihren oft extremen Ansprüchen. Ihr Geltungsstreben ist durch ein mangelndes Selbstvertrauen geschwächt. Bei starkem Ehrgeiz und zugleich träumerischer Erwartungshaltung wollen sie mehr, als sie können. Sie fühlen sich leicht eingeengt, angegriffen und in ihrem Sicherheitsbedürfnis bedroht.

Entstanden ist dieses Persönlichkeitsbild durch Eltern, die selbst schon in ihrer Persönlichkeitsstruktur gestört waren. Eltern, die hohe Ideale vertreten und diese dem Kind durch Vorbild, durch Strenge oder auch durch Verwöhnung vermitteln. Sie sind extrem überbesorgt, indem sie auf warme Kleidung und körperliche Schonung achten und das asthmatische Kind in der Geschwisterschar bevorzugen. Oft leiden die Eltern unter Verlustangst, wodurch sie Eigentumsrechte an ihrem Kind geltend machen. Sie zeigen einerseits pedantische Züge, indem sie in übertriebener Weise auf Ordnung und Sauberkeit achten, andererseits sind sie unsicher und unberechenbar. Meist haben

Asthmatiker eine starke, autoritäre Mutter und einen Vater, der in vielen Lebensbereichen auch noch von der Mutter kontrolliert wird. Diese Unterschiede in der elterlichen Haltung zeigen sich dann auch im Erleben und Verhalten der Asthmatiker. Sie schwanken immer zwischen schwacher Passivität und aggressiver Forderung.

Therapievorschlag

Atemtherapie und Deep-Training nach Gerda Boyesen als Körpertherapie. Hypnose nach Milton Erickson kann Symptome lindern helfen. Um den Grundkonflikt aufzuhellen, sollte eine Psychoanalyse begonnen werden. Analytische Imaginationstherapie hat sich ebenfalls als erfolgreich herausgestellt.

AUGENERKRANKUNGEN

Diagnose

Kurzsichtigkeit – Weitsichtigkeit. Die Augen sind ein sehr sensibles Organ, wenn es um psychosomatische Zusammenhänge geht. Man spricht von den Augen als dem Fenster zur Seele. Es ist die Pupille, die dieses Fenster öffnet und schließt.

Organsprache

Ich habe Angst, die Dinge richtig zu sehen.

Emotionen wie Furcht, Angst und Freude können die Pupille erweitern. Augenstörungen werden als Versuch angesehen, bestimmte Dinge im Leben nicht mehr sehen zu müssen oder zu wollen. So ist das Wort Kurzsichtigkeit weit mehr als ein diagnostischer Begriff. Wenn jemand die Dinge seines Lebens nicht richtig in den Griff bekommt, sagt man, er sei kurzsichtig. Augen können leer oder weit abwesend wirken, das sieht dann so aus, als hätte der Betreffende innerlich die Vorhänge zugezogen. Augen können anziehend und abweisend sein. Augen sind ebenfalls Kontaktorgane zwischen den Menschen. Sie sind schon deshalb Spiegel der Seele, weil sie auch etwas über unseren Energiespiegel aussagen. In den Augen können wir Freude, Trauer und Depressionen lesen. Aber das Thema Auge ist noch viel umfassender, als es in diesem Rahmen dargestellt werden kann.

Familiengeschichtlicher Hintergrund

Weit- oder Kurzsichtigkeit beginnen bereits im Kindesalter. Wenn Kinder von ihren Bezugspersonen ständig gegängelt werden, dann entwickelt sich so etwas wie Widerstand. Kinder beginnen dann, innerlich wegzusehen (Kurzsichtigkeit) oder auch darüber hinwegzusehen (Weitsichtigkeit). Kurz- und Weitsichtigkeit bedeuten immer, psychosomatisch betrachtet, die Dinge nicht so sehen zu wollen, wie sie sind.

Therapievorschlag

Jede Form von Entspannungsübungen kann Hilfe bringen. Coping-Training wäre eine Methode, um die Sehfähigkeit zu verbessern. Auch Bioenergetik kann sehr hilfreich sein. Dynamische Körpertherapie eignet sich ebenfalls zur Verbesserung der Sehfähigkeit. (Siehe auch Glaukom, grüner Star).

B

BAUCHSCHMERZEN
(Oberbauch)

Diagnose

Man unterscheidet zwischen Ober- und Unterbauchschmerzen (siehe auch Abdomen). Funktionelle Oberbauchschmerzen zeigen sich als Schmerz oder Völlegefühl im Oberbauch, rechts oder links im Rippenwinkel. Die Schmerzen erleben die Patienten als brennend oder dumpf. Während der Mahlzeiten oder kurz danach können sie verstärkt auftreten.

Organsprache

Ich habe Wut im Bauch. Darüber hinaus leide ich an Bestrafungsängsten. Meine Bauchschmerzen sind ein Protest gegen euch.

Es ist nicht immer einfach für den Arzt, eine klare Diagnose zu stellen, weil die Beschwerden häufig Ähnlichkeiten mit anderen Krankheiten aufweisen können. Der Bauchraum ist ein Sammelbecken für die verschiedensten Emotionen. Jeder hat schon einmal Wut im Bauch gehabt.
Zwei Mechanismen arbeiten im Patienten mit Oberbauchbeschwerden. Auf der einen Seite lebt in ihm der Wunsch, gefüttert zu werden, auf der anderen Seite wird gerade die-

ses Bedürfnis abgewehrt. Es liegt eine Störung im Geben und Nehmen vor. Patienten dieses Beschwerdebildes wollen haben, sie sind weniger auf das Geben ausgerichtet. Sie beanspruchen eine Rundumversorgung. Häufig wird dieser Wunsch aber gleichzeitig abgewehrt, verdrängt. So kann es passieren, daß der Wunsch zu nehmen in eine Form des Gebens umgewandelt wird, weil nehmen unfein ist. Wir finden hier jene sozialen Menschen, die ständig für andere da sind. Auf einer anderen Ebene werden sie leistungsorientiert erzogen; sie entwickelten sich zu ehrgeizigen Menschen. Der hohe Leistungsanspruch ist gleichzeitig mit der Angst verbunden, den Leistungsanforderungen nicht gerecht zu werden. Prüfungsängste sind nicht selten von Bauchschmerzen begleitet. Diese Patienten bewerten sich und andere immer nach einem bestimmten Leistungsniveau.

Familiengeschichtlicher Hintergrund

Die Erziehung zeigte sich sehr leistungsorientiert. Leistungen beim Stuhlgang in früher Kindheit, Leistungen in der Schule. Schuld- und Bestrafungsängste stellten sich ein, wenn bestimmte Leistungen nicht erbracht wurden. Aufgrund der Bestrafungsängste wuchs ein innerer Protest gegen die mögliche Bestrafung. Solche Patienten protestieren mit ihren Bauchschmerzen gegen alles. Das kann so weit gehen, daß mit Arbeitsunfähigkeit protestiert wird. »Ihr werdet schon sehen, wie es ist, wenn ich nicht da bin.« Die Gesellschaft, Schule, Betrieb reagieren wiederum gegen diesen Bestrafungsprotest mit Unverständnis.
Patienten mit Bauchschmerzen werden nicht selten als Simulanten hingestellt. Die Bauchschmerzen sind somit auch eine »Kriegserklärung« gegen andere. Anstatt Angst und Wut offen auszuleben, müssen die Bauchschmerzen in dem

Sinne herhalten: »Ihr kümmert euch zuwenig um mich. Ich muß erst krank werden, damit ihr merkt, daß es mich noch gibt.« Wie sehr der Organismus mit Bauchschmerzen reagieren kann, ist schon bei kleinen Kindern sichtbar. Fühlen sie sich überfordert, reagieren sie mit Bauchschmerzen.

Therapievorschlag

Bauchschmerzen sind meist Spontanreaktionen des Körpers. Darum lassen sie sich auch gut durch jede Form von Entspannungsübungen beruhigen. Progressive Entspannung nach Jacobsen, aber auch Atemübungen können schnelle Hilfe anbieten. Jede Form von Körpertherapie wie Bioenergetik oder funktionelle Entspannung kann hilfreich sein. Wer unter chronischen Bauchbeschwerden leidet, sollte eine Psychotherapie machen. Primärtherapie nach Janov wäre eine gute Möglichkeit, um Emotionen abzubauen.

BETTNÄSSEN

Diagnose

Hauptsächlich nachts auftretend, passiert viel häufiger bei Kindern, viel seltener in späteren Lebensphasen. Verschiedene Ursachen, wie angeborene Blasenschwäche, abnorme Schlaftiefe, häufiger Erziehungsfehler, auch emotionale Störungen.

Organsprache

Ich habe Angst, von dir allein gelassen zu werden.

Bettnässen wird meist als eine Regression in das Säuglingsalter angesehen. Der Bettnässer möchte noch einmal gebadet, gewickelt und betreut werden wie ein Säugling. Bettnässen ist eine Protesthaltung gegen zuwenig Aufmerksamkeit. Der kleine Bettnässer fühlt sich allein gelassen, zurückgewiesen, unaufmerksam betreut. Sehr häufig tritt das Bettnässen nach der Geburt eines weiteren Kindes auf. Hier zeigt sich der Protest: »Ich möchte genauso liebevoll behandelt werden wie der Neue.« Mittlerweile gehen ausgebildete Psychosomatiker aber auch davon aus, daß Bettnässen als Ersatz für genitale Masturbation angesehen wird. Das passiert häufig in Familien, in denen die Berührung der Genitalien aufs strengste verpönt ist. Frühkindliche Erotik und Schamgefühle prallen aufeinander und werden – da verboten – verdrängt. So entsteht aus der Freude am Masturbieren, aus der Freude, sich zu berühren, eine Lust am Urinieren. Das kann so weit gehen, daß sich aus diesem lustvollen Urinieren eine sadistische Form des Bettnässens entwickelt. Dagegen kann das Bettnässen auch als eine Form des Fließenlassens aufgefaßt werden, wo unter Ausschaltung jeglicher Kontrolle während des Schlafens das Gefühl des Fließenlassens, des Sichverströmens zugelassen wird. Vordergründig steht aber immer, wie gesagt, das Bettnässen aus Regression. Andere hier beschriebene Hintergründe des Bettnässens sind weniger häufig.

Familiengeschichtlicher Hintergrund

Da Bettnässen immer den Aspekt des Machtausübens in sich trägt, ist es auch als Protesthaltung gegenüber den Bezugspersonen zu werten. Die Regression ist eine Form von Selbstaufgabe, das heißt, das Kind möchte die Verantwortung für sein Tun aufgeben und sich wieder in die

Verantwortlichkeit der Mutter begeben. Auf der anderen Seite kann man davon ausgehen, daß Kinder, die zu Bettnässern wurden, unter inneren Spannungen und Ängsten leiden. Immer wenn Menschen Angst spüren – das gilt auch für Erwachsene –, ist ein verstärkter Harndrang zu spüren. Sehr häufig haben derartige Ängste bei Kindern etwas mit Trennungsaspekten zu tun. Die Trennung vom Elternhaus und die Pflicht, in den Kindergarten, in die Schule gehen zu müssen, kann Kinder derartig unter Druck setzen, daß sie – eine volle Blase erzeugt auch Druck – nachts einfach loslassen. Der Erfolg zeigt sich auch derart, daß sie am anderen Morgen gescholten werden und dadurch eine negative Aufmerksamkeit erhalten, die sie positiv nicht bekommen. Das Bettnässen funktioniert hier als Ersatz dafür, den Tagesdruck abzulassen.
Bettnässen kann auch ein Ausdruck von Trauer sein, es ist dann ein Ersatz für ungeweinte Tränen. So gesehen ist Bettnässen immer ein Widerstand gegen ein Elternhaus, in dem mehr der Kopf als das Herz regiert.

Therapievorschlag

Autogenes Training für Kinder, katathymes Bilderlebnis nach Leuner, Coping-Training, auch Kinderanalyse.

BLASENENTZÜNDUNG

Diagnose

Unerträglicher Harndrang, verbunden mit Schmerzen beim Urinieren, auch Harnverhalten. Ein akutes, schweres, die Patienten belastendes Krankheitsbild. Deshalb gehören diese Patienten sofort in ärztliche Behandlung.

Bitte faß mich nicht an.

Hinter einer Blasenentzündung kann eine bestimmte Hingabeangst stehen, die immer sexuell, aber auch im zwischenmenschlichen Bereich zu suchen ist. Wer häufiger unter Blasenentzündungen leidet, sollte sich einmal fragen, wieweit diese Erkrankung ein unbewußt gewollter Hinderungsgrund für Sexualität sein kann. Blasenentzündungen sind immer ein Problem von Nähe und Distanz. Über die entzündete Blase wird der Partner »vom Leib gehalten«. Hinter der Blasenentzündung kann sich ein tiefer menschlicher Konflikt verbergen. Blasenentzündungen kommen bei Frauen häufiger vor als bei Männern. Und es sind vor allem Konflikte in Sachen Weiblichkeit/Männlichkeit, die sich hinter dieser Krankheit verbergen. In jedem Fall ist es ein Hingabeproblem, es ist die Angst vor Lust, es ist die Angst, ein Kind zu empfangen/zu zeugen. Verdrängungen können zu Blasenentzündungen führen. Sexuelle Impulse werden verdrängt und kehren in entstellter Form als Blasenentzündung zurück.

Es handelt sich um ein sogenanntes Ausdrucksleiden: Das körperliche Krankheitsbild drückt sinnfällig etwas aus, was gleichzeitig verborgen bleiben soll. Beispielsweise: Ich stehe unter Druck und kann nur mit Schmerzen loslassen. Zu diesem körperlichen Ausdruck kommt es durch Konversion. Der Begriff Konversion bedeutet Umwandlung, Umkehrung, Übertritt. Aus psychologischer Sicht ist das die Umwandlung seelischer Erregung in körperliche Symptome. Etwa so: Unerträgliche seelische Vorstellungen gehen in körperliche Krankheit über. Es handelt sich um unbewußte psychische Inhalte, die in Körpersymptome umgewandelt werden. Was seelischer Schmerz hätte werden sollen, wird aus dem Bewußtsein gedrängt und verwandelt sich in körperlichen Schmerz. Aufgabe einer psychosomatischen Therapie ist es, den verborgenen Bedeutungsinhalt der Symptome aufzuspüren, den Konflikt wieder erlebnisfähig zu machen und als psychische Schmerzen – anstatt körperlichen – zu bearbeiten.

Familiengeschichtlicher Hintergrund

Urinieren wird in der Kindheit häufig, genau wie das Ausscheiden von Kot, als etwas Schmutziges erlebt, das man weder anfassen kann noch mit dem man sich sonstwie beschäftigen sollte. Die Sauberkeitserziehung erfolgte unter streng moralischen Vorstellungsbildern. Diese werden später auf das Sexualleben übertragen. Es sind schließlich die gleichen Organe, die für das Urinieren und das Sexualleben benutzt werden. Gerade Menschen, die das Sexualleben als »schmutzig« erleben, haben in der Sauberkeitserziehung Probleme mit ihren Müttern gehabt.
Um diese Art Konflikte zu verstehen, muß man die betreffende Situation zwischen Mann und Frau verstehen. Eine verheiratete Patientin war beispielsweise dem Ehemann ihrer Schwester zu nahe gekommen. Sie hatte den Wunsch in sich, genau so einen Mann oder besser diesen Mann zu haben. Eines Abends war sie mit ihm spazierengegangen, spürte ein stärkeres sexuelles Verlangen nach ihm, und er ermunterte sie auch diesbezüglich. Am Tag darauf litt sie unter einer Blasenentzündung. Jedesmal wenn sie erneut zu der Schwester und ihrem Mann fahren wollte, brach die Blasenentzündung erneut aus. Die Krankheit konnte sich deshalb nicht beruhigen, weil die Patientin sich nicht der empfundenen »Schlechtigkeit« bewußt werden wollte. Das

war mit ihrer Selbstachtung unvereinbar. Der Konflikt schlug um in eine Blasenentzündung.

Therapievorschlag

Psychoanalytische Betreuung. Erfahrungen der Sauberkeitserziehung müssen von der Sexualität getrennt werden.

DYNAMISCHE KÖRPERTHERAPIE (Atemübung)

Legen Sie sich bitte bequem irgendwo hin, wo Sie ungestört sind. Stimmen Sie sich darauf ein, wie Sie am Boden liegen. Sie liegen auf dem Rücken, lassen die Arme entspannt zu beiden Seiten des Körpers liegen, die Beine ausgestreckt, die Füße fallen auseinander. Schließen Sie bitte die Augen. Stimmen Sie sich darauf ein, wie Sie am Boden liegen. Achten Sie auf alle Teile Ihres Körpers, die sich ein bißchen gespannt anfühlen und nicht völlig auf dem Boden zu ruhen scheinen. Mögliche Stellen sind Ihr unterer Rücken, Ihre Schultern und Ihre Beine.
Nun konzentrieren Sie sich auf Ihr Körperinneres und finden heraus, wo in Ihrem Körper die Atmung ist und wo sie infolge der Atmung in Ihren Muskeln eine Bewegung verspüren. Bei jeder Stelle, die Ihnen gespannt vorkommt, können Sie versuchen, sich einmal vorzustellen, daß Sie in diese Stelle hineinatmen, so als könnten Sie tatsächlich durch diese Körperstelle ausatmen.
Stellen Sie sich vor, daß der Atem den schmerzenden Muskel einfach entspannt, wenn er durch diesen Be-

reich strömt. Das Hinein- und Ausatmen durch einen Körperteil ist etwas, das Sie überall üben können, wenn Sie sich angespannt oder nervös fühlen. Machen Sie die verhärteten Stellen ausfindig, und atmen Sie hindurch.

Konzentrieren Sie sich nun auf Ihre Bauchmuskeln. Wenn die Kleidung an der Taille zu eng sitzt, lockern Sie sie. Sie können auch, wenn Sie allein sind, sich ganz entkleiden. Die Luft um Sie tut Ihrem Körper gut, und es fühlt sich angenehm auf der Haut an. Lassen Sie nun die Bauch- und Unterleibsmuskeln sich entspannen und den Atem tiefer in den Körper einsinken. Legen Sie eine Handfläche auf die unterste Stelle Ihres Körpers, wo Sie noch den Atem fühlen können. Lassen Sie die Hand dort ein wenig ruhen, bis unter Ihrer Handfläche das Anheben und Abfallen Ihres Körpers zu spüren ist, das von Ihrem Atem herrührt. Machen Sie das eine Weile, und legen Sie die Hand dann neben Ihren Körper.

Jetzt entspannen Sie Ihren Mund und Ihren Unterkiefer. Öffnen Sie den Mund ein wenig, so daß Sie durch Ihren Mund atmen können. Sie brauchen nicht schwer zu atmen. Bleiben Sie einfach entspannt im natürlichen Atem. Sie atmen durch die Nase ein, atmen durch den Mund aus und machen eine Pause am Ende des Ausatmens, bevor Sie wieder einatmen. Die Pause ist wichtig, weil Wesentliches in Ihrem Körper vorgeht. Zum Beispiel atmen Sie immer noch aus, obwohl Sie das Gefühl haben, daß gar nichts geschieht. Das natürliche Vertiefen der Atmung ist wichtig, um alle abgestandene Luft herauszubekommen, damit mehr Platz für frische Luft beim Einatmen da ist. Die meisten von uns atmen nicht tief genug aus. Und oft, wenn Sie das Gefühl haben, nicht tief genug einatmen zu können oder tiefer einatmen zu wollen, kommt das daher, daß Sie nicht völlig ausgeatmet haben und in Ihren Lungen kein Platz für neue Luft ist. Erforschen Sie die zwischen den Atemzügen eingetretene Pause einmal genauer. Welche Gefühle wollen sich Ihnen dabei zeigen? Kommt die Pause Ihnen lang vor, werden Sie nervös bei dem Gedanken, daß Ihr Körper möglicherweise nicht mehr einatmen wird, wenn Sie ihn nicht dazu veranlassen? Denken Sie daran, wie Sie im Schlaf atmen. Da müssen wir uns das Atmen auch nicht befehlen.

Lassen Sie die Pause so lang sein, wie sie will. Atmen Sie durch die Nase ein, durch den Mund aus; dann legen Sie eine Pause ein und warten, als ob Sie am Meer wären und auf die nächste Welle warten würden. Versuchen Sie, eine Stelle zu finden, wo Sie die Pause weder erzwingen noch sich selbst zum Atmen bringen.

Machen Sie diese Übung täglich, und lassen Sie sich viel Zeit dabei. Sie ist geeignet, viele psychosomatischen Beschwerden abzuschwächen oder gar zum Verschwinden zu bringen.

Sprechen Sie den Text auf eine Kassette, damit Sie nicht krampfhaft nachdenken müssen, wie der nächste Schritt weitergeht.

BLUTDRUCK, hoher

Diagnose

Bluthochdruck ist eine gefährliche Volkskrankheit. Je höher der Blutdruck, desto schwieriger wird es für das Herz, gegen den ständig gesteigerten Widerstand anzupumpen. Erlahmt im Laufe der Jahre die Kraft, so kann es zu Herzschwäche und Herzversagen kommen. Bluthochdruck verstärkt auch durch die ständige Druckbelastung der Schlagadern deren Verschleiß – ganz besonders der Hirn-, Herzkranz- und Nierengefäße. Hirnschlag und Herzinfarkt sind daher häufige gefährliche Hochdruckfolgen. Ein tödlicher Hirnschlag oder Herzinfarkt ist bei unbehandelten Hochdruckkranken mehr als doppelt so häufig wie bei Menschen mit normalem Blutdruck gleichen Alters.
Bis 140/90 mm Hg ist ein Blutdruck normal, bis 160/95 mm Hg ist er kontrollbedürftig, über 160/95 mm Hg sollte unbedingt etwas getan werden.

Organsprache

Ich stehe unter Druck. Ständig lebe ich in der Angst zu versagen. Ich schaffe es nicht, der zu sein, der ich gerne sein möchte.

Beim Bluthochdruck handelt es sich um ein Krankheitsbild, dessen psychischer Stellenwert nicht ganz offensichtlich ist. Aber gerade beim Bluthochdruck ist das Zusammenspiel zwischen Psyche und Soma ganz fein gesponnen. Bluthochdruckkranke klagen häufig über Kopfdruck, Schwindelgefühle, hochgradige Ermüdbarkeit und allgemeines Unwohlsein. Das gesamte Weltverständnis dieser Kranken steht unter einem erheblichen Druck. Versteckt im Bluthochdruck – wie im gesamten Symptomenkomplex von Herz und Kreislauf – steht eine larvierte (maskierte) Depression, die im Unterschied zu einer »echten« Depression nicht bewußt ausgelebt wird, sondern eher in dem stummen Bereich des Leibes »leibhaftig« wird (siehe Depression, larvierte). Bluthochdruckkranke stehen mit all ihrem Sein unter Druck. Der Bluthochdruckkranke war schon während seiner Kindheits- und Jugendlebensabschnitte in einem stimmungsmäßig gespannten und unfreien Gefühlsleben, wobei seine Widerstandskraft allzuoft »gebrochen« wurde. So ein konfliktangereichertes »Versagen« wurde nicht als Versagenserlebnis verarbeitet, sondern mit Krankheitssymptomen beantwortet. Diese Krankheitssymptome zeigen dem Fachkundigen, wie sehr dieser Mensch innerlich unter Druck steht. Der Bluthochdruckkranke fühlt sich ständig überfordert. Auf der anderen Seite kann er dem Druck, der auf ihm lastet, nicht nachgeben. Er ist weder auf Flucht hin orientiert noch auf Angriff. Es ist eine ständige innere Ohnmacht, die ihn zwar die Aggression spüren und auch gelegentlich cholerisch ausagieren läßt. Die vegetative Entladung findet aber nicht statt, weil der Betreffende seine früheren und auch gegenwärtigen Versagensängste nicht zugeben kann.

Es ist gerade die Unterdrückung der Aggression, die zum Blutdruckanstieg führt. Was als psychischer Druck nebelhaft wahrgenommen wird, verlagert sich in die Venen und Arterien. »Ich könnte innerlich platzen« ist die Aussage vieler Hochdruckkranker. Innere Unruhe, Spannung und inneres Verhalten, Unterdrückung von Aggression der sozialen Anpassung zuliebe, Selbstvorwürfe und Schuldgefühle gehören mit zum Symptombild.

Gerade dort, wo das Blut als Symbol mit Lebensereignissen in Zusammenhang steht, wie in Liebesbeziehungen und

Stunden der Fröhlichkeit, fühlt sich der Bluthochdruckkranke besonders gebremst. Ihm fehlt das Sichfreuenkönnen, ihm fehlt das stimmungsgeladene, vitale, spontane und temperamentvolle Pulsieren des gelösten Lebens.

Familiengeschichtlicher Hintergrund

Das wesentliche Merkmal der Bluthochdruckkranken ist die Tatsache, daß sie während der gesamten Kindheit und Jugend unter Druck lebten. Das heißt, sie wurden vom Elternhaus zwanghaft »eingekerkert«, unter Druck gesetzt. Weder liebevolle Erziehung noch einfühlsames Führen wurde ihnen zuteil. In früher Kindheit gebrochen, in eine »Form gegossen«, in die sie niemals hineinwollten, wuchsen sie selbstentfremdet auf. Sie wurden nicht zu dem Menschen erzogen, der sie laut Lebensplan sein konnten, sondern man machte sie zu dem, wie die Bezugspersonen sie haben wollten. Angepaßt sollten sie sein, wobei sie tiefstinnerlich gegen diese Anpassung protestierten.

Therapievorschlag

Da es sich beim Bluthochdruckkranken um eine eingeengte, sich ständig unter Druck lebende Persönlichkeit handelt, ist eine Psychoanalyse zu empfehlen, eventuell noch eine Primärtherapie nach Janov, damit der Druck abgelassen werden kann.

BLUTDRUCK, niedriger

Diagnose

Der Blutniederdruck wird meist unterschätzt. Blutunterdruck kann zum Kreislaufversagen führen. Bei diesem

Krankheitsbild stehen Ohnmachten im Vordergrund. Bewußtseinsstörungen, Schwindelgefühle, Kopfschmerzen und eine Verlangsamung des Denkens kommen ebenfalls hinzu. Der Puls ist kaum fühlbar, die Venen sind blutleer, die Haut ist blaß und oft von kaltem Schweiß bedeckt. Das Kreislaufversagen beruht auf einem meist ziemlich rasch eintretenden Mißverhältnis zwischen zirkulierender Blutmenge und arterieller oder venöser Gefäßweite.

Organsprache

Bitte hilf mir – ich fühle mich zu schwach. Ich kann das Leben nur schwer meistern.

Wenn wir die psychische Seite des niedrigen Blutdrucks betrachten, dann fällt auf, daß sie meist im Zusammenhang mit Depressionen auftritt (siehe Depression, endogene). Der Mensch mit Blutniederdruck fühlt sich nicht innerlich unter Druck wie der Hochdruckkranke. Bei ihm ist es umgekehrt; er fühlt sich bedrückt, niedergedrückt. Der Kranke glaubt sich von innen und außen bedroht. Er flieht von äußeren Ereignissen nicht irgendwohin, er flieht in die Ohnmacht, in die Handlungsunfähigkeit. Wir können den Blutniederdruck und die damit verbundene Ohnmacht als die stärkste Form von Totstellreflex betrachten. Der Kranke möchte sich bestimmten Situationen nicht stellen, er betreibt eine Vogel-Strauß-Politik und will der Wahrheit nicht ins Auge sehen. Diese Schwäche zeigt, wie eingegrenzt der Betreffende in seinem Selbstvertrauen ist. Menschen mit niedrigem Blutdruck wollen sich irgendwie den Dingen nicht stellen, die das Leben ihnen abfordert. »Ich stelle mich« ist einer der wichtigsten Hauptanliegen jeglicher

Psychotherapie. Sich stellen bedeutet doch letztlich, Verantwortung für sich selbst zu übernehmen.

Diese Kranken gehen selten an die Grenzen ihrer Belastbarkeit. Im Gegenteil, sie leben mit möglichst niederem Energieaufwand. Es sind jene Menschen, die sich, sobald das Leben Forderungen irgendwelcher Art an sie stellt, in ihr Schneckenhaus zurückziehen. Sie sind mimosenhaft empfindsam. Wenn sie in die Ohnmacht fliehen, dann müssen sie sich nicht stellen, sie sind ja irgendwie nicht da. Nicht immer endet das in einer Ohnmacht, aber fast immer finden diese Menschen Gelegenheit, sich hilflos zu zeigen und andere dazu zu bringen, ihnen Hilfe zukommen zu lassen. Der Blutdruck stabilisiert sich dann rasch, wenn diese Menschen es lernen, sich ihren Problemen zu stellen.

Familiengeschichtlicher Hintergrund

Menschen mit niedrigem Blutdruck fühlen sich meist gelangweilt und träge. Sie wollen gerade das nicht tun, was man von ihnen erwartet. Sie beklagen sich ständig und jammern über ihr Leben. Sie können sich keine Ziele setzen, sondern lassen sich gehen und treiben. Dahinter steht ein Erziehungsmodell der »Pseudoverwöhnung«. Ein Elternteil oder beide spielten ständig das Spiel »Das kannst du ja nicht, dein Bruder oder deine Schwester kann das viel besser«. Diese Eltern gehen sogar so weit, daß sie ihren Kindern Entscheidungen bzw. Handlungen abnehmen, weil sie sie auf der einen Seite für unfähig halten, Verantwortung für etwas zu übernehmen, aber auf der anderen Seite gleich lieber alles selbst machen und dadurch einen Lernprozeß verhindern, der für die Kinder wichtig wäre, um den Lebenskampf zu bestehen.

Der Blutniederdruckkranke macht häufig aus seiner Er-

krankung einen »Gewinn«. Das führt dann dazu, daß die enge Umgebung ihn schont. Seine Krankheitszustände werden respektiert, man akzeptiert seine Hilflosigkeit. Es ist ein Spiel von Interaktionen zwischen Personen. Ein »schwacher Kranker« gibt demjenigen, der ihn »schont« das Gefühl, »stark und gesund« zu sein. Viele Menschen dulden Kranke um sich in dem Bewußtsein: »Gut, daß es mir nicht so geht wie ihm.«
Die mitleidvolle Zuwendung nimmt dem Kranken andererseits alle Verantwortung ab. Er muß sich nicht stellen, er ist mit seiner Krankheit akzeptiert. Aus vielen Verantwortungsbereichen sind diese Kranken im Extremfall befreit, man kümmert sich um sie. Das führt natürlich dazu, daß der eigentliche Leidensdruck der Kranken gering ist. Es ist eine unbewußte Konfliktlösung, für die nichtakzeptierten Passivitäts- und Abhängigkeitswünsche, die unerlaubten aggressiven und sexuellen Impulse. Solange psychosomatische Kranke in der Lage sind, daß andere sich sehr um sie kümmern müssen, spricht man vom Krankheitsgewinn. Man kann sich einer unangenehmen Aufgabe entziehen und sie anderen zuschieben. »Ich bin ja so hilflos, aber du bist groß und stark.« Das ist regressives Verhalten, das ist Infantilismus.

Therapievorschlag

Jede Form von Gruppentherapie. Diese Kranken müssen lernen, ihre Probleme nicht mehr abzuwälzen, sondern sich zu stellen, um eigenverantwortlich handeln zu können.

BRONCHITIS

Diagnose

Die Bronchitis ist grundsätzlich eine Entzündung der Schleimhaut im Bereich der Luftröhre (durch Erkältung, Infektion u. a. m.). Es gibt aber auch eine Form der Bronchitis, die einfach gekennzeichnet ist durch vermehrte Schleimabsonderung. Von dieser zweiten Art ist hier die Rede, da sich dahinter ein psychischer Zusammenhang verstecken kann.

Organsprache

Die Welt ist zum Kotzen. Ich bin wütend auf die ganze Welt. Ich fühle mich allein gelassen.

Als psychische Einflüsse zeigen sich besonders negative Stimmungen, verdrängte, autoaggressive Züge, die von Depressionen (siehe Depression, endogene) überlagert sein können. Nach außen sichtbar sind Gefühle von Verlassenheit und Einsamkeit. Es ist zu beobachten, daß eine ganz bestimmte Form von Bronchitis dann auftreten kann, wenn der betreffende Mensch gerade in Scheidung lebt oder wenn er sich anderweitig von Menschen, die ihm nahestanden, getrennt hat. Es sind ganz bestimmte Konflikte, die sich hinter einer Bronchitis verbergen können.
Neben der partnerschaftlichen Trennung können Trennungen vom Elternhaus, auch Bruch einer Freundschaft, Heimatortwechsel, Wechsel vom Arbeitsplatz und ähnlichem auftreten. Kennzeichnend sind immer jene Situationen, in denen es ums Abschiednehmen geht. Solche psychische Einflüsse, die allgemein unter der Bezeichnung Streß

zusammengefaßt werden können, führen bei diesen Menschen zu einer Schwächung des Abwehrsystems und bringen damit eine Bronchitis hervor. Jeder hat das an sich schon beobachten können, daß er gerade in Zeiten innerer Konflikte besonders anfällig für Erkältungskrankheiten war. Über die Bronchitis will der Betreffende sagen: »Ich huste auf dich, ich bin wütend auf dich. Mir gefällt es überhaupt nicht, daß ich jetzt allein bin.« Augenfällig ist, daß Husten immer ein aggressiver Akt ist. Menschen, die nur hüsteln, können Aggressionen nicht ausleben.

Familiengeschichtlicher Hintergrund

Der Kranke wuchs in einem Milieu auf, in dem eher Festhalten als Loslassen im Vordergrund stand. Das ganze Leben ist voller Abschiednehmen. Bronchitis zeigt die Unfähigkeit zu trauern. Menschen mit Husten und Schnupfen weinen über die Schleimhäute. »Daß die Trauervögel über deinem Kopf fliegen, kannst du nicht verhindern; wohl aber, daß sie in deinem Kopf nisten«, sagt ein altes chinesisches Sprichwort.
Bronchialkatarrh weist uns immer auf Krisen mit Menschen hin, aber auch auf Abschiedssituationen von Orten und anderen Gemeinschaften. Krisenhafte Einschnitte im Leben gibt es viele. Aber wer in sich das Gefühl der Kränkung zuläßt, wer nicht lernt, Abschied zu nehmen, dem passiert es dann, daß er sich mit einer chronischen Bronchitis herumplagen muß. Dazu gehören auch jene Hinterbliebene, die selbst nach Jahren »nicht vergessen können«, daß ein lieber Mensch gegangen ist. Sie tragen das Gefühl der Kränkung wie einen Schutzschild mit sich herum und verharren manchmal in einer Haltung des Selbstmitleids und kommen auf diese Weise nicht weiter. Die »Philosophie«

des »Marmor, Stein und Eisen bricht, aber unsere Liebe nicht« ist in der Realität oft genug nur ein blauäugiger Wunsch.

Therapievorschlag

In diesem Fall empfehle ich jede Form von Gruppenarbeit. In der Gruppe trauern lernen, Abschied nehmen, die Vergangenheit hinter sich lassen, das ist hier gefragt.

BRUSTKREBS
(Mammakarzinom)

Diagnose

Karzinom an der weiblichen Brust. Der Brustkrebs ist das häufigste Krebsleiden der Frau. Bis zu 10 Prozent aller Frauen erkranken an Brustkrebs. Betroffen sind überwiegend Frauen zwischen 45 und 54 Jahren, mehr als die Hälfte der erkrankten Frauen sind unter 55 Jahre alt. Brustkrebs ist eine sehr ernst zu nehmende Erkrankung mit hoher Mortalität.

Organsprache

Ich fühle mich als Frau überflüssig. Meine Rolle als Frau und Partnerin ist in Frage gestellt.

Viele Untersuchungen haben ergeben, daß das emotionale Trauma, das mit dem Brustkrebs verbunden ist, ebenso vernichtend sein kann wie die physischen Folgen der Erkrankung. Noch viele Jahre nach erfolgreicher physischer Behandlung klagen viele Frauen über unbestimmte Beschwerden wie Schlaflosigkeit, Alpträume, Appetitlosigkeit, Konzentrationsschwäche, Schwierigkeiten bei der Bewältigung des Haushalts und plötzliche Weinanfälle.

Die schwersten psychischen Behinderungen bei diesen Frauen sind jedoch Depressionen, verändertes Körperbewußtsein und sexuelle Dysfunktionen. Viele Untersuchungen haben gezeigt, wie wichtig es ist, von Anfang an diesen Beschwerden vorzubeugen; denn sie haben nicht nur Einfluß auf die Lebensqualität, sondern scheinen auch Bedeutung zu haben für ihre Chancen, physisch geheilt zu werden.

Entfernt man einer Frau die Brust, verändert sich radikal die Auffassung von sich selbst als einer normalen und sexuell attraktiven Frau. Die Kultur der westlichen Welt legt einen enormen Wert auf die Brüste als Ausdruck echter Weiblichkeit und als sexuelles Symbol. Es ist gerade das Bild von sich selbst als Frau, das den Frauen, die an Brustkrebs oder Unterleibskrebs erkranken, zu schaffen macht. Wenn man das Alter dieser Frauen betrachtet (etwa 45 bis 54 Jahre), dann ist es jene Zeit der großen Umstellungen in ihrem Leben. In ihrer Rolle als Mutter sind diese Frauen normalerweise nicht mehr gefragt. Die Kinder sind groß, sie haben das Haus verlassen. Viele Frauen haben nichts anderes gelernt, als Hausfrau und Mutter zu sein. Sie tun sich schwer, in eine andere, neue Rolle hineinzuwachsen, und fühlen sich überflüssig.

Andere erkranken an Brustkrebs, weil der Partner plötzlich verstorben ist. Als Frau bzw. als Partnerin sind sie nun nicht mehr gefragt, es ist niemand mehr da, den sie bemuttern können. Sie machen sich keine Hoffnung mehr, einen anderen Partner »beglücken« zu können, weil sie sich nicht mehr attraktiv genug sehen. Viele Untersuchungen haben ergeben, daß das positive Bild, das eine Frau von sich selbst

hat, von ihrem Idealbild als Frau bestimmt ist. Und zu diesem Idealbild gehören normale Brüste. Eine operative Brustentfernung stellt daher ein schweres narzißtisches Trauma dar.
Die daraus resultierende negative Selbsteinschätzung hat einen tiefgreifenden Einfluß auf die Sexualfunktionen der Frau, und es zeigt sich, daß sexuelle Dysfunktionen bei Frauen mit einem Krebsknoten viel häufiger sind als bei Frauen, denen ein gutartiger Tumor entfernt worden ist. Das größte Problem der operierten Frauen geht aber weit über das Sexuelle hinaus und betrifft vor allem die Angst, die emotionale Unterstützung seitens der nächsten Angehörigen, besonders des Partners, zu verlieren. Die Reaktion des Partners trägt hierzu in hohem Maße bei, weil sich auch bei ihm die Einschätzung seiner Frau negativ verändern kann.

Familiengeschichtlicher Hintergrund

Die innere Einstellung, die Mutter und Vater zum Geschlecht ihres Kindes haben, spielt für dessen psychosexuelle Entwicklung eine bedeutende Rolle. Derartige Einflüsse können sich auch schon beim Stillen bemerkbar machen. Mädchen und Jungen erleben das Stillen zwar auf die gleiche Weise, für die Mutter jedoch ist das Erlebnis unterschiedlich. Sie kann dem Geschlecht des Kindes gegenüber eine bejahende oder ablehnende Haltung einnehmen. Wenn die Mutter ein Mädchen ablehnt, kann ihr gesamtes Verhalten, auch das Stillverhalten, die Entwicklung ihres Kindes von Anfang an stören. So ein Mädchen fühlt sich in ihrer weiblichen Geschlechtsrolle von Geburt an abgelehnt. Sie hat ihr Leben lang Schwierigkeiten mit sich in ihrer Rolle. Das mündet dann zum Schluß in die Krebserkrankung, weil die Frau in den Wechseljahren die letzte Chance vergibt, sich doch noch vollwertig als Frau zu fühlen. Wenn die Kinder aus dem Haus sind oder wenn der Ehemann verstorben ist, entsteht das Gefühl, nun endgültig nicht mehr als Frau gefragt zu sein. Nach einer Brustoperation schleicht sich bei diesen Frauen meist das Gefühl ein, jetzt keine richtige Frau mehr zu sein. In der Pubertät, wenn die Brüste zu wachsen beginnen, ist das meist mit einem steigenden Selbstwertgefühl verbunden, nun eine Frau zu sein. Die bewundernden Blicke von Burschen und Männern bestätigen es ihr: Ich bin eine Frau. So wird die Brust als Zeichen der Schönheit und als Ausdruck von Weiblichkeit erlebt. Viele Frauen, die an Brustkrebs litten, fühlten sich ein Leben lang in ihrer Rolle als Frau abgelehnt, mehr noch, viele von ihnen lehnten tief innerlich diese Frauenrolle selbst ab.

Therapievorschlag

Analytische Imaginationstherapie. Gerade diese Therapieform ermöglicht es, bis in die frühe Kindheit vorzudringen. Nebenher wird das Immunsystem stabilisiert. Aus amerikanischen Forschungen geht ganz klar hervor, daß jene Therapieformen, die einen tiefen Entspannungszustand erfordern, sich günstig auf das Immunsystem auswirken.

BULIMIA NERVOSA
(Heißhunger mit Brechreiz)

Diagnose

Heißhunger. Auffälliges Symptom: Sucht, große, meist hochkalorische Nahrungsmengen unkontrolliert zu verschlingen. Die darauffolgende Angst vor Gewichtszunahme führt schon bald zum Erbrechen. Im Anfangsstadium wird das Erbrechen durch das Einführen eines Fingers in den Hals herbeigeführt. Später tritt das Erbrechen reflexorisch ein. Betroffen von diesem Krankheitsbild sind vor allem Mädchen in der Pubertät und junge Frauen.

Organsprache

Ich finde euch alle zum »Kotzen«.

Anfallsartig setzt plötzlich ein Heißhunger ein. Große Mengen Nahrungsmittel werden gierig – meist wahllos – hineingeschlungen. Es zeigen sich regelrechte »Freßanfälle«. Die betreffenden Frauen verlieren völlig die Kontrolle über die Nahrungsaufnahme. Es ist nicht Hunger, was hier zur Nahrungsaufnahme anregt, sondern der Drang nach Aufmerksamkeit. Innerhalb so eines Anfalls verschwinden Hunger und Sättigungsgefühl vollständig. Man kann diese Krankheit auch als zwanghafte Übergewichtsangst bezeichnen. Die Kranken tun genau das Gegenteil von dem, was sie eigentlich wollen, nämlich kein Übergewicht zu haben. Ihre Aufmerksamkeit ist völlig auf das gerichtet, was sie nicht wollen, anstatt auf das, was sie wollen, nämlich durch maßvolles Verhalten schlank bleiben. Durch dieses Eßverhalten schwankt das Gewicht dieser Menschen ständig. Innerhalb kurzer Zeit kann es zu Gewichtsunterschieden von bis zu zehn Kilo kommen. Begleitsymptome dieser Freßgier sind Depression (siehe Depression, larvierte [maskierte]), Scham, Schuldgefühle und Verzweiflung. Die aufgenommene Nahrungsmenge pro Mahlzeit kann bis zu 12 000 Kalorien betragen. Der

eigentliche Hintergrund dieser Erkrankung ist eine Depression, die durch die Gier nach Nahrung verdrängt werden soll.
Da sich hinter Depressionen häufig Aggressionen verbergen, die letztlich autoaggressiv wirken können, kann man bei der Bulimia nervosa auch sagen, die Kranken fressen vor Wut alles in sich hinein. Es genügt ihnen nicht, ihren seelischen Kummer in sich zu verschlingen; sie schieben noch Unmengen an Nahrung hinterher. Es entsteht dann irgendwann das Gefühl des »Kotzenmüssens«. Sie kotzen sozusagen alles, was sie wütend macht, was sie aber auch niedergedrückt erscheinen läßt, wieder aus.
Auffällig bei der Bulimia nervosa sind die Symptome, die »Hineinstopfen und Kotzen« zeigen, eine Verhaltensform, die schon sehr früh im Kleinkindalter zu beobachten ist. Wir denken dabei an jene Mütter, die sich nicht genügend Zeit zum Füttern ihrer Kinder nehmen. Nervös und hastig wird das Essen, der Brei, in die Kinder hineingestopft. Anstatt des befreienden »Bäuerchens« danach erbrechen die Kinder das Essen wieder. Die Nervosität der Mütter überträgt sich auf die Kinder. Hier wurde Essen auch als Leistung angesehen. Und gerade der Leistungsstreß scheint es zu sein, der junge Mädchen und Frauen zu schaffen macht. Der Leistungsanspruch sowie die damit verbundenen Ängste und Nervositäten schlagen sich in einer Freßgier und dem damit verbundenen Erbrechen nieder, wobei das Erbrechen dann als befreiend erlebt wird. Bezogen auf den Leistungsanspruch, heißt das dann: »Ich schlucke nicht alles, was ihr mir anbietet.« Übertragen wir nun diesen Leistungsanspruch auf die Sexualität – immerhin tritt die Bulimia nervosa am häufigsten in der Pubertät auf –, dann liegt hier die gleiche Abwehr zugrunde, wie sie der Mutter gegenüber gezeigt wurde. Dann bedeutet das

Erbrechen: »Ich habe Angst vor euch Männern, ich finde euch eklig, lieber kotze ich, als daß ich mich mit euch einlasse.«

Familiengeschichtlicher Hintergrund

Abwehr von Depressionen, Abwehr von Sexualität und eine subtile Körperfeindlichkeit prägen das psychische Bild von diesen jungen Mädchen und Frauen. Die innere Zerrissenheit, die Verzerrung des eigenen Körperbildes und die schlechten Körperwahrnehmungen zeigen hintergründig einen Bindungs- und Lösungskonflikt am Ende von Kindheit und Pubertät. Dieser Konflikt hat sich schon in der frühen Kindheit als Störung der Selbstentwicklung gezeigt. Schon sehr früh war die Bindung zur Mutter und damit zur eigenen Weiblichkeit gestört. Die Folge war ein brüchiges Selbstwertgefühl und größere Selbstunsicherheit. In diese Unsicherheit innerhalb des eigenen Selbstbildes waren auch Körperbild und Körperwahrnehmung mit einbezogen. Größere innere Verletzungen, Kränkungen und Enttäuschungen standen an der Schwelle zum Frauwerden. So brachte die Pubertät Zeichen von Regressionen in das Kleinkindalter mit sich. Diese Zeit aber war belegt mit hastigem Füttern und Erbrechen. Die Pubertät brachte die Angst vor neuen inneren Verletzungen und Kränkungen; so wurde sie als übermäßig belastende Zeit erlebt.
Die Psychodynamik kann darum als eine frühe Störung der Selbstentwicklung, verbunden mit der Verletzung des labilen Selbstwertgefühls, angesehen werden. Die Verletzungen stehen zeitlich in Verbindung mit dem Auftreten der ersten Krankheitssymptome. Die der Verletzung folgende Wut und Depressionen werden über Freßgier verdrängt, und der Teufelskreis der Bulimia nervosa beginnt sich zu drehen.

Therapievorschlag

Wegen der Schwere der Erkrankung wird ein stationärer Aufenthalt in einer psychosomatischen Klinik empfohlen. Es gibt eine Reihe von Kliniken, die sehr gute Erfolge mit Bulimiekranken aufzeigen können.

C

COLITIS ULCEROSA
(Dickdarmentzündung)

Diagnose

Schwerwiegende Entzündung des Dickdarms mit Eiterung und Geschwürbildung. Bei der Colitis ulcerosa handelt es sich um eine akut oder schleichend beginnende Erkrankung des Dickdarms mit Leibschmerzen und blutig-schleimigen Durchfällen. Sehr verschiedene Verlaufsformen treten auf: schwere chronische Verlaufsfälle, schubweises Auftreten, unerkannte Störungen über Jahre hin.

Organsprache

Ich kann ohne dich nicht leben. Ich fürchte, dich zu verlieren, und habe ständig Angst »durchzufallen«.

Bei den meisten Patienten gehen der körperlichen Erkrankung Depressionen (siehe Depressionen) voraus, die etwas mit dem Verlust eines Menschen oder der Angst vor solchem Verlust zu tun haben. Ich-Schwäche, Passivität, Konfliktvermeidung, Scheu vor Verantwortung, das sind Parameter, an die wir bei Colitis-ulcerosa-Kranken denken müssen. Die Colitis ist eine Aggressionskrankheit, wobei sich die Affekte autoaggressiv nach innen richten. Der Colitis-ulcerosa-Patient vermeidet die Auseinandersetzung. Er ist we-

der zum Angriff bereit, noch denkt er an die Fluchtmöglichkeit. Seine Reaktion ist der Totstellreflex. Er lebt häufig in Abhängigkeit von einer dominanten Bezugsperson und hat Schwierigkeiten, eine reife, flexible Beziehung zur Außenwelt aufzubauen. Der Kranke leidet unter starken Verlustängsten und neigt daher zu sehr starkem Anklammern an eine Bezugsperson, die an Wichtigkeit und Wertigkeit die erste Rolle in seinem Leben einnimmt. Er schreit innerlich ständig nach Zuwendung, Geborgenheit und Sicherheit. Sein Bedürfnis, verwöhnt zu werden, ist besonders stark ausgeprägt. Symbolisch ausgedrückt, lebt der Patient noch auf einer sehr frühkindlichen Ebene. Auf unbewußter Ebene möchte er immer noch der »kleine Hosenscheißer« seiner Mama sein.
Der Kranke ist auf infantiler Ebene ständig mit sich selbst beschäftigt, damit einher geht eine libidinöse Besetzung der eigenen Person. Ein egozentrisches, narzißtisches, ein unsicheres und widersprüchliches Selbstwertgefühl, verbunden mit Minderwertigkeits- und Schuldgefühlen, macht ihn zu einem sprunghaften Menschen. Er trägt in sich Verschmelzungswünsche mit einer übermächtigen Mutter (stellvertretend dafür Partnerin) mit Neigung zur Identifizierung und Idealisierung.

Familiengeschichtlicher Hintergrund

Die Patienten entstammen meist Familien mit symbiotischen Beziehungsstrukturen, in denen über Gefühle nur sehr wenig gesprochen wurde. Sie haben ein schwaches Selbstwertgefühl und zeigen sich überempfindlich, wenn es um Versagenserlebnisse geht. Das zeigt, daß sie während der Kindheit leistungsorientiert erzogen und schwer bestraft wurden, wenn sie bestimmte Leistungen nicht er-

bracht haben. Der Leistungsanspruch begann schon bei der Sauberkeitserziehung, und es ist aus dieser Sicht verständlich, daß ihre autoaggressiven Kontrollen sich auf den Darm richteten. Sie lernten nie, ihre Aggressionen auszuleben, weil gleichzeitig in ihnen starke Wünsche nach Versorgtwerden und Abhängigkeit lebten.
Verliert der Kranke die Beziehung zu seiner Schlüsselfigur, erlebt er das unbewußt als Bedrohung seiner eigenen Existenz. Es zeigen sich auch vermehrte Schübe von Erkrankungen bei Arbeitsplatz- oder Heimatverlust. So drückt sich in der Erkrankung zusätzlich zur verdrängten Aggression eine Verdrängung des Trauervermögens aus. Da die Patienten ihr affektives Erleben abwehren, sind sie zu einer Bearbeitung von Erlebnissen, die mit Tod oder Trennung zu tun haben, kaum in der Lage.

Therapievorschlag

Da die Colitis-ulcerosa-Patienten körperlich sehr geschwächt sind, müssen physiologische Therapie und Psychotherapie Hand in Hand gehen. Darum ist es empfehlenswert, sich zunächst in einer psychosomatischen Klinik behandeln zu lassen. Dort werden dann auch die Empfehlungen für die weiterführenden Therapien gegeben.

COLON IRRITABILE
(Reizdarm, Grimmdarm)

Diagnose

Ein Beschwerdebild, das sich durch diffuse Unterbauchschmerzen im Wechsel zwischen Verstopfung und Durchfall zeigt; häufig begleitet durch einen aufgeblähten Bauch.

Das Beschwerdebild kann sich unter Streß und Affekten verschlechtern.

Organsprache

Ich habe Wut im Bauch!

Gerade im Darm zeigt sich der Zusammenhang im psychosomatischen Geschehen besonders auffällig. So unterschiedlich, wie sich das Beschwerdebild zeigt, so diffus ist auch das Persönlichkeitsbild des Kranken. Es zeigt sich eine zwangsneurotische Persönlichkeitsstruktur. Der Begriff Grimmdarm weist deutlich auf die Wut im Bauch hin. Der Patient hat seine gesamte Aggression in den Darm geschoben. Diese Kranken waren als Kind Opfer eines übertriebenen Zwanges. Es handelt sich um Patienten, die keinen Anfang finden können, eine Arbeit, eine Sache anzupacken. Ständig schieben sie etwas auf und scheinen unfähig, das, was getan werden muß, zu erledigen. Selbst für das, was sie gerne tun, fühlen sie sich viel zu erschöpft. Sie flüchten in ärgerliche Tagträume, auch solche, in denen sie sich vorstellen, was sie mit vermeintlichen Gegnern alles anstellen würden. Auf diese Art und Weise schieben sie ständig alle Aggressionen in den Darmbereich. Alles ist von Zwang begleitet.
Wenn wir von der Wut im Bauch sprechen, dann muß noch hinzugefügt werden, daß Wut immer vor etwas anderem steht. Das eigentliche Grundgefühl ist eine Angst, bestimmte Leistungen nicht erbringen zu können. Wenn Schüler vor Klassenarbeiten stehen, dann haben sie häufig ganz tief in sich eine Angst. Den Hinweis im Elternhaus »Du brauchst doch keine Angst zu haben« beantworten sie, indem sie sagen, sie hätten keine Angst, jedoch gleich

darauf hinzufügen: »Mir ist aber so elend und schlecht.« Darin verbirgt sich die Angst. Damit drücken sie vermutlich aus: »Ich muß meine Angst in Bauchweh umwandeln und in Übelkeit, denn meine Angst versteht ihr ja doch nicht.« Was seelische Verspannung ist, wird zur körperlichen Verspannung mit den damit verbundenen Schmerzen. Wie eng Angst, Wut und Bauchschmerzen miteinander verbunden sind, ist auch daraus ersichtlich, daß man früher statt über Bauchweh über »Bauchangst« klagte.
Häufig kommen Kinder mit ihrer Angst bei den Erwachsenen nicht an, und sie schämen sich dann wegen ihrer Angst. Wenn Angst ausgesprochen wird, entspannt sich der Organismus, der Druck läßt nach. Verdrängte Angst aber äußert sich in Körpersymptomen. Man spricht nicht umsonst von Schulbauchweh. Mancher Erwachsene reagiert, immer wenn er sich überfordert fühlt, ebenso. Viele, zu viele Menschen sprechen immer nur von ihren Körpersymptomen anstatt von ihrer Angst. Wenn es gelingt, offen über Ängste zu sprechen, können Krankheitssymptome verschwinden. Was wir immer wieder vergessen, ist, daß Kinder ihre Angst brauchen. Sie begleitet wichtige Entwicklungsschritte. Wer keine Angst zeigen darf, dem fehlt Lebensorientierung.

Familiengeschichtlicher Hintergrund

Patienten mit diesem diffusen Krankheitsbild lebten mit Eltern zusammen, die die Aktivität des Kindes stets auf ängstlich-besorgte, nörgelnde und drängelnde Art und Weise dirigierten. Sie gaben ihrem Kind keine Möglichkeit, seine eigenen Aktivitäten und Interessen zu finden, zu erfinden und zu verfolgen. Menschen, deren Arbeit – und damit auch ihr Selbstwertgefühl – von ihrer eigenen inneren Organisa-

tion abhängt, sind durch jene Forderungen besonders verletzbar, die sie unter einen inneren Zwang stellten.
Die ständigen Nörgeleien, die sie als Kinder erlebten, hießen u. a.: »Es ist schon spät, steh endlich auf.« – »Vergiß nicht, die Zähne zu putzen.« – »Los, beeil dich, dein Kaffee wird kalt.« Ständig wurden diese Kinder auf nörgelnde Art angetrieben. In ihrer eigenen Entwicklungsfähigkeit waren sie eingeengt, und es waren besonders Kinder, die schon im Schulalter immer wieder unter Bauchweh litten.
»Ich bin sauer, ich habe eine Mordswut im Bauch, ich könnte auf die ganze Welt scheißen«, das sind Empfindungen, die in diesen Menschen leben, die sie aber nicht ausdrücken können.

Therapievorschlag

Es ist sehr schwierig, zwanghaften Menschen therapeutisch beizukommen. Sie behandeln sich selbst genauso zwanghaft, wie es ihre Eltern taten. Nur eine lange Analyse könnte Besserung bringen.

COUVADE-SYNDROM*

(Halsschmerzen mit psychogenem Hintergrund)

Diagnose

Angina tonsillaris bzw. Halsschmerzen, die in Zusammenhang mit bestimmten Ereignissen auftreten.

Organsprache

Ich kann es nicht schlucken, daß du dich soviel um das Baby kümmerst.

* Couvade heißt »Männerkindbett« bei Naturvölkern

Manche Menschen – vorzugsweise Männer – reagieren bei bestimmten Anlässen mit heftigen Anginaattacken. Solch ein Ereignis kann beispielsweise die Geburt eines Kindes sein; der Vater ist innerlich nicht bereit, Vater zu werden. So spricht man hier denn auch vom »Männerkindbett«. Diese Anginaform kann ebenso bei Verlobungen, Hochzeiten und anderen Familienfesten auftreten. Es ist, als ob sich etwas in diesen Männern dagegen zur Wehr setzt, zu heiraten, Vater zu werden oder sich irgendwie binden zu müssen. Sie können es nicht schlucken, sagt man und meint damit, daß sie etwas nicht verkraften können. Ihr Kopf hat etwas entschieden, wozu ihr Herz noch nicht aus voller Überzeugung ja sagen kann. Erst wenn nachträglich eine Entscheidung zugunsten der Hochzeit oder der Geburt getroffen wird, wenn also nachträglich etwas angenommen wird, wenn das, was das Leben anbietet, geschluckt ist, lösen sich die Symptome auf. Schaut man tiefer in die Problematik hinein, dann trifft man bei diesen Menschen weitere psychogene Hintergründe an bestimmten Lebenstagen. So kann es zu Halsschmerzen an Geburtstagen, zu Weihnachten, bei Wettkämpfen und vor Prüfungen kommen.

Das Couvade-Syndrom bezieht sich aber nicht nur auf Halsschmerzen. In erster Linie ist es ein Krankheitsbild des Mannes, das bei Schwangerschaft und nach der Niederkunft der Frau auftritt. Andere Symptome sind Übelkeit, Erbrechen, Appetitstörungen, Verstimmungszustände und Zahnschmerzen in wechselnder Kombination. Gerade die Zahnschmerzen lassen erkennen, welche gewaltige Wut sich da aufstaut. »Ich muß die Zähne zusammenbeißen und möchte am liebsten um mich schlagen.«

Väter mit Couvade-Syndrom haben mittlere bis stärkere Widerstände gegen die symbiotische Verbindung von Mutter und Kind. Sie fühlen sich außerhalb einer Triangulierung, der Dreierbeziehung zwischen Mutter, Vater und Kind, bei der er immer draußen steht. Die Organsprache der Väter kann als Abwehr aufgefaßt werden, um die Mutter vom Kind abzulenken und die Aufmerksamkeit auf sich zu ziehen.

Aus Erfahrungen von Psychoanalytikern geht hervor, daß diese Männer in früher Kindheit größere Schwierigkeiten durch die Geburt eines weiteren Kindes erlebten. Wenn beispielsweise ein Zweijähriger erlebt, daß jetzt plötzlich ein anderes Kind da ist, das all das bekommt, was er gerade erst aufgeben mußte – gestillt werden, gewickelt werden, mit warmer Fürsorge umhegt werden –, fühlt sich so ein Junge im Stich gelassen, von der Welt allein gelassen. Die Eltern erleben dann, daß ihr Kind plötzlich krank wird, und wissen nicht, warum. Es handelt sich um eine Protesthaltung, die besagen will: Bitte schaut mich an, ich bin auch noch da.

Da dieses Krankheitsbild am meisten mit Entzündungen der Mandeln einhergeht, können wir hier das Hauptsymptom sehen. Menschen, denen die Mandeln bereits entfernt wurden, reagieren ihr »Krankheitsbedürfnis« auf anderen Ebenen aus.

Therapievorschlag

Da es sich immer um ein Triangulierungsproblem handelt, also diese Menschen auch in anderen Lebenssituationen ständig das Gefühl haben, draußen zu stehen, nicht genügend beachtet zu werden, muß es einen Nachreifungsprozeß geben können. Hier bietet sich am besten die Psychoanalyse an.

D

DEPRESSION, endogene

Diagnose

Die Aussage, eine Depression sei endogen, bedeutet, daß ihre Entstehung nichts mit den Umständen zu tun hat, sondern ganz und gar aus einem inneren Zustand heraus reagiert. Damit stellt sich die Frage nach der Natur der Wandlung, die diesen Zustand hervorruft. Warum und wie wird man depressiv, wenn es dafür keinen körperlichen oder seelischen Grund gibt? Die Endogenität definiert also eine Klasse von Depressionen. Als Kriterien für Endogenität gelten offene Anfälle, das völlige Fehlen von Störungen zwischen den Anfällen und bei den zweipolaren Formen das gekoppelte Auftreten manischer und depressiver Phasen.

Organsprache

Ich fühle mich gelähmt. An nichts kann ich mich erfreuen.

Wenn endogene Depressionen scheinbar keinen Bezug zur Innen- oder Außenwelt haben, dann sagt das nur etwas über die gegenwärtige Situation des Betreffenden aus. Depression ist grundsätzlich nicht wie eine pathogene Traurigkeit zu verstehen, sondern wie eine Antwort auf eine katastrophale Situation, die es in der frühen Kindheit gegeben hat.

Das klinische Bild und die Verlaufsform der Depressionen lassen sehr schnell die Vorstellung aufkommen, daß es sich hier um eine Krankheit handelt. Die Veränderung befällt den Menschen sehr schnell, unverhofft oder nach Ereignissen, die in keinem Verhältnis zur Reaktion stehen. Es trifft einen Menschen, der durch nichts, zumindest dem Anschein nach, eine Anlage zu einem solchen Persönlichkeitswandel hat erkennen lassen. Alle Gedanken und Handlungen eines solchen depressiven Menschen bekommen eine neue Färbung. Es ist derselbe Mensch, der denkt und handelt, doch alles ist bestimmt durch Pessimismus, Hoffnungslosigkeit und Interessenlosigkeit. So läßt sich leicht unterscheiden zwischen der Person und dem neuen Zustand, der sie kennzeichnet. Sogar die Ähnlichkeit mit normalen alltäglichen Ereignissen des psychischen Lebens verstärkt den Gedanken an die Krankheit. Was zunächst ein kleiner Zwischenfall, ein durch den normalen Alltag heraufbeschworenes Ereignis ist, gewinnt durch seine Heftigkeit und Dauer die Qualität einer Krankheit. Letztlich behält die Person auch nach Überwindung der Krise die Identität mit sich selbst.

Die endogene Depression ist durch zwei fundamentale Eigenschaften gekennzeichnet: die Traurigkeit und die psychomotorische Verlangsamung. Die Traurigkeit durchdringt die subjektive Welt des Kranken: Gewissensbisse und Sehnsucht nach der Vergangenheit, über die er ständig nachgrübelt; Interessenlosigkeit gegenüber einer eintönigen und leeren Gegenwart, in der er sich gefangen fühlt; Furcht vor einer Zukunft, in der er nichts als Gefahren wittert oder die er sich als die endlose Fortdauer seines gegenwärtigen Zustandes vorstellt. Sich selbst nimmt er als völlig wertlos wahr. Mag es sich um das Gefühl der Unfähigkeit handeln oder um Vorwürfe, die er sich macht wegen vergangener Fehler oder gegenwärtiger Ohnmacht. Im Umgang mit den Angehörigen empfindet er nur noch Überdruß, was um so schmerzlicher ist, als seine Zuneigung für sie nicht nachgelassen hat. Wenn der Depressive erklärt, er habe an nichts mehr Freude und liebe seine Familie nicht mehr, so muß man wissen, daß er sehr wohl noch an den Dingen und an den Menschen hängt und nur den Dingen und den Menschen keine Freude mehr abzugewinnen vermag.

Familiengeschichtlicher Hintergrund

Da Depressionen in ihren Erscheinungsformen sehr vielfältig sind, läßt sich kein allgemeines, klares frühkindliches Schema herausarbeiten. Wir tun weder den Kranken noch den Depressionsforschern einen Gefallen, wenn wir hier nur Bruchstücke herausziehen.

Therapievorschlag

Nicht die Depression behandeln, sondern die gesamte, gestörte Persönlichkeitsstruktur. Das schafft am besten die Psychoanalyse.

DEPRESSION, larvierte (maskierte)

Diagnose

Unter larvierten oder maskierten Depressionen versteht man depressive Zustände, bei denen die psychosomatischen Gegebenheiten derart ausgeprägt sind, daß es schwierig ist, die eigentlichen psychopathologischen Symptome zu erkennen.

Die larvierte Depression bildet keine neue Depressionsform. Die Bezeichnung larvierte Depression benennt eine Ausdrucksform, bei der selbst die bedrückenden Symptome verdrängt wurden.

Organsprache

Ich kann meinen seelischen Schmerz nicht zeigen, ich verstecke mich.

Die larvierte Depression ist eine sich ausschließlich körperlich manifestierende Erscheinungsform. Diese Depressionsform ist für Ärzte nicht immer leicht diagnostizierbar. Menschen mit larvierten Depressionen können nach außen fröhlich, guter Dinge sein. Sie haben ihre Depression irgendwann nicht wahrhaben wollen, haben dagegen angekämpft, haben sie sozusagen in den Körper geschoben, wo sie dann als akuter oder chronischer Schmerz sichtbar wird. Sie ist bei Herzkranken ebenso anzutreffen wie bei vielen Krebspatienten und in vielen anderen Krankheiten, die von chronischen Schmerzsymptomen begleitet sind.
Bei der larvierten Depression wird das Kranksein »körpernah« erlebt, das bedeutet, daß seelische Hintergrundsymptomatik oberflächlich nicht sichtbar ist. Je mehr aber eine seelische Problematik sichtbar wird, um so mehr kann sich der körperliche Schmerz auflösen.
Viele Menschen mit larvierten Depressionen tragen einen unverarbeiteten Todesfall in ihrem Herzen. Eine Trauerarbeit hat niemals wirklich stattgefunden. »Ich habe alles gut verkraftet« ist die Lebenseinstellung. Es handelt sich dabei um jene Menschen, die alles mit einer vorgespielten Lebenstüchtigkeit überdecken, sie verbergen sich hinter viel Arbeit, sie »meistern« alles und sind doch im tiefsten

Innern todunglücklich. Die Depression wird nicht als depressiver Zustand erlebt, sondern sie äußert sich beispielsweise über Angina-pectoris-Anfälle, über chronische Rückenschmerzen, über Bauchkrämpfe und viele Krankheitsbilder mehr. Gerade dort, wo es schwerfällt, eine klare Diagnose zu stellen, kann man davon ausgehen, daß eine larvierte Depression mit im Spiel ist. Der körperliche Schmerz ist sozusagen Ersatz für einen tiefsitzenden seelischen Schmerz.

Familiengeschichtlicher Hintergrund

Obwohl bei allen Depressionsformen kein klarer familiengeschichtlicher Hintergrund sichtbar ist, gibt es gerade bei den larvierten Depressionen Punkte, die auf dieses Krankheitsbild hinweisen. Menschen mit dem Krankheitsbild fühlten sich schon seit früher Kindheit von einer oder mehreren Bezugspersonen abgelehnt. In ihnen lebt das Gefühl, auf dieser Welt nicht willkommen zu sein. Sie wurden selten um ihrer selbst willen geliebt, sondern waren häufig Manipulationsobjekt gegenüber dem anderen Elternteil (»Du bist Muttis Liebling, die Mami hat dich viel lieber als der Papi«). Diese Menschen mußten ständig für etwas herhalten und lebten dabei doch mit dem Gefühl, der Außenstehende im Triangulierungsspiel zu sein.
So begannen sie schon sehr früh, sich über Leistung Aufmerksamkeit zu holen, und begannen außerdem ihrerseits ein Manipulationsspiel, das heißt: »Ich will immer lieb sein.« Krankheitssymptome, Unwohlsein wurden innerlich versteckt, weil das den anderen ja lästig war, man durfte es den anderen nicht zeigen. Frühe Depressionen wurde beiseite geschoben; man wollte so sein, wie die Eltern es erwarteten.

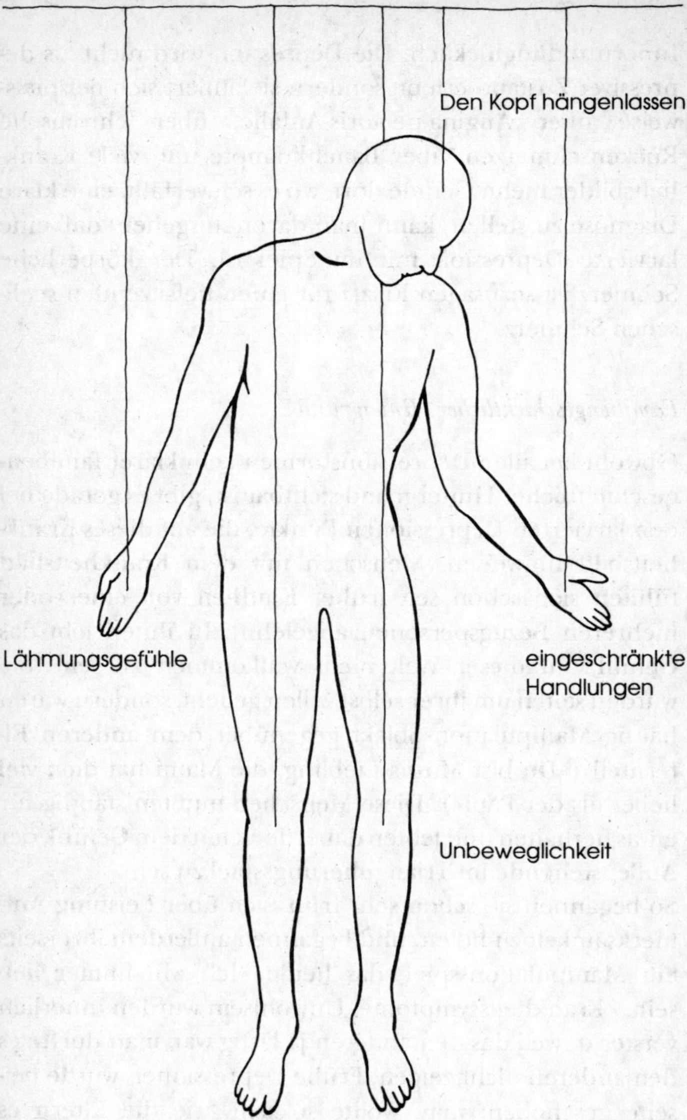

An den Fäden der Depression

Der Erwachsene wiederum spielte das Spiel weiter. Man weiß zum Beispiel, daß Herzinfarktpatienten und Krebskranke leistungsorientierte Menschen sind. Wer kennt nicht die krebskranke Frau, die sich vor ihrer Erkrankung für alle aufgeopfert hat, oder den Herzkranken, der immer so gesund wirkte, der voller Lebenslust und Dynamik nur so sprühte. Selten waren sie krank, ungute Stimmungen wurden einfach beiseite geschoben und Aggressionen tief im Innern vergraben, wo sie dann selbstzerstörerisch gegen den Betreffenden wirkten.

Der Mann, der einen Herzinfarkt erlebt und hinterher sagt: »Ich fühlte mich wie eine vom Blitz getroffene Eiche«, ist nicht vor dem Herzinfarkt ein gesunder Mann gewesen, sondern er hat die Krankheitssymptome, die sporadisch in irgendeiner Form immer wieder auftraten, beiseite geschoben. Was genauso schlimm ist: Dem Notschrei seiner Seele schenkte er keine Beachtung. Er lebte nach dem Motto: »Ein Indianer kennt keinen Schmerz.«

Therapievorschlag

Das Krankheitsbild der larvierten Depression ist ein breitgefächertes Bild. Es ist versteckt (maskiert sich) hinter vielen Krankheitsbildern. Ich würde analytische Imaginationstherapie empfehlen, gekoppelt mit einer Form von Körpertherapie wie zum Beispiel dynamische Körpertherapie oder der Gerda-Boyesen-Methode. Auch leiborientierte Therapie nach Dürkheim ist empfehlenswert. Die Therapien sollten massive Trauerarbeit garantieren.

DEPRESSION, reaktive

Diagnose

Mit dem Begriff reaktive Depression oder auch psychoreaktive Depression sind Konfliktreaktionen angesprochen. Die Depression ist dabei eine Antwort auf einen Konflikt, der meist das Verlustthema in sich trägt.

Organsprache

Ich kann das Alleinsein so schwer verkraften. Du fehlst mir einfach.

Menschen, die an reaktiven Depressionen leiden, haben einen Verlust erlitten, der sie in einen Konflikt stürzte. So ein Verlust kann das Verlieren des Partners durch Tod, Trennung oder Scheidung sein. Auch ein Arbeitsplatzverlust fällt in diese Kategorie. Oftmals sind Umzüge in einen anderen Stadtteil oder in eine andere Stadt von reaktiven Depressionen begleitet. Heimatverlust ist ein ernstzunehmendes Thema, vor allem bei Kindern.

Depressionen kommen über das Unterdrücken von Gefühlen zustande. Die Depression selbst ist kein echtes Gefühl, stellt eher einen Gefühlsmangel dar. Gefühle und Gemütsbewegungen sind organismische Reaktionen auf Ereignisse in der Umwelt. Wer zum Beispiel Trennung oder Tod erlebt, kann zwar zugeben, daß er traurig über den Verlust ist, aber er kann sich nicht dazu bekennen, daß auch eine gehörige Portion Wut mit diesem Trennungsereignis verbunden ist. Unsere Gesellschaft erlaubt zu trauern, nicht aber, daß wir feindselige Gefühle gegen den haben, der uns über den Tod verlassen hat. Und doch ist es so. Der Zurückgebliebene empfindet ja nicht nur das Fortgehen, sondern er empfindet ebenso: »Der hat mich allein gelassen, hat mich im Stich gelassen.« Die Wut wäre eine natürliche Reaktion. In der Depression zeigt sich aber das Fehlen der Reaktionsbereitschaft. Gefühle verändern sich, wie sich auch äußere Lebenssituationen verändern können, die dann wieder eine andere Reaktion im Organismus hervorrufen.

So gesehen zeigt eine reaktive Depression auch den Verlust der inneren Kraft des Organismus, etwa vergleichbar dem Luftdruck eines Autoreifens, wenn er über einen spitzen Nagel gefahren ist. Der Spannungsdruck ist weg. Diese innere Kraft ist das ständige Strömen von Impulsen und Gefühlen von den Lebenszentren des Körpers zur Peripherie. Demnach ist Depression auch Energieverlust. Depressive Menschen fühlen sich schlapp, kraftlos und körperlich wie mit einer schweren Last beladen. Sie fühlen sich niedergedrückt.

Die Unterdrückung der Gefühle schafft eine Prädisposition für die Depression, da sie den Kranken daran hindert, sich auf seine Gefühle als Leitlinie seines Handelns zu verlassen. Seine Gefühle im Verlustfall waren die Liebe zum anderen, dieses »Ich hab dich gern«, als Basis für Sicherheit und Geborgenheit. Auch eine Arbeitsgemeinschaft kann das Empfinden vermitteln, sich gut aufgehoben zu fühlen. Ebenso vermitteln Heimat, das Haus, in dem ich wohne, die Leute meiner Straße ein Gefühl von Zugehörigkeit. Trennung bedeutet auch, Liebe verloren zu haben. Ein frisch Geschiedener mag vielleicht empfinden, daß er jetzt dieser Liebe nicht mehr würdig sei, er fühlt sich ausgestoßen, weggeschoben. Manche Ehe hat unter dem »Goodwill« gelebt. Man hat sich bemüht, hat ständig gezeigt: »Ich bin doch lieb, ich tue alles für dich.« Trotzdem ist der andere gegangen, die Weltordnung stimmt nicht mehr. Das zeigt auch, wie gefährlich dieses »Ich-will-lieb-sein-Spiel« sein kann. Letztlich richtet es sich gegen uns selbst. Es ist ein langer Kampf, diese Haltung aufzugeben, um zu sich selbst zu finden, um auf jedes Versorgtsein zu verzichten.

Familiengeschichtlicher Hintergrund

Menschen, die an Depressionen leiden, insbesondere an reaktiven, haben unbefriedigte orale Bedürfnisse. Sie möchten gehalten und gestützt werden. Körperkontakt erleben, saugen, Aufmerksamkeit und Anerkennung bekommen und gewärmt werden. Man nennt diese Bedürfnisse oral, weil sie dem Säuglingsalter entsprechen – jener Lebenszeit, in der die orale Aktivität das Leben beherrscht. Es ist das gleiche, als wollte man sagen, diesen Menschen habe »die Mutterliebe« oder die Befriedigung gefehlt, die eine zuverlässige, bedingungslose Liebe gewährt. Wenn die fundamentale Charakterstruktur von dieser Entbehrung bestimmt ist, kann man eine solche Struktur als orale Persönlichkeit bezeichnen. Und wenn dann im Erwachsenenleben plötzlich Liebesentzug stattfindet, dann sind die eigenen Gefühle derart irritiert, daß der Organismus nur noch mit einer reaktiven Depression antworten kann.
Es ist aber nicht nur die Depression, die sich zeigt. Wer lernt, auf seine innere Stimme zu hören, der wird merken, daß auch vor den Zeiten des Verlustes genügend Alarmzeichen vorhanden waren. Wer nicht allein sein kann, wer zum Beispiel unter Trennungs- und/oder Bindungsängsten leidet und wer sich in abhängigen Lebenssituationen befindet, der ist immer gefährdet, mit einer reaktiven Depression zu antworten.
Orale Bedürfnisse, die in der Kindheit unbefriedigt geblie-

ben sind, können im Erwachsenenalter nicht nachträglich erfüllt werden. Noch soviel Ersatzbemutterung kann einem Menschen nicht die Geborgenheit bieten, die er in der Kindheit entbehren mußte. Als Erwachsener muß er diese Geborgenheit in sich selbst finden. Gleichgültig, wieviel Aufmerksamkeit, Bewunderung, Anerkennung oder Liebe man der oralen Persönlichkeit gibt, ihre innere Leere wird niemals ausgefüllt.

Diese Erfüllung kann auf der Erwachsenenebene nur ein Erwachsener erreichen, durch sein Sosein, durch sein Leben als Erwachsener.

Therapievorschlag

Da es sich in der Therapie nicht nur um das Erleben der reaktiven Depression handeln kann, sondern vielmehr die Aufmerksamkeit auf die orale Persönlichkeitsstruktur gelenkt werden kann, sollte einer tiefenpsychologischen Gruppenarbeit der Vorzug gegeben werden. In der Gruppe wird dem Patienten ständig der Spiegel über sein Sosein vorgehalten, und die Gruppe dient während der Therapie als Ersatzfamilie.

DEPRESSION, anaklitische Säuglingsdepression

Diagnose

Von der anaklitischen Depression sind Kleinkinder im allgemeinen zwischen sechs Monaten und drei Jahren betroffen. Der psychopathologische Hintergrund dieser Depressionsform ist: Protest, Verzweiflung und Gleichgültigkeit.

In mir ist eine unbeschreibliche Angst.

Auch die anaklitische Säuglingsdepression ist eine reaktive Depression. Das Kind, das von seiner Mutter getrennt wird, reagiert zunächst aktiv. Es weint und schreit, verweigert den Kontakt mit der neuen Umgebung und befindet sich in einem Zustand zielloser Erregtheit. Auf diese Phase des Kampfes, die nur ein paar Tage dauert, folgt eine Haltung ganz anderer Art. Das Kind wird wieder ruhig und still, doch diese scheinbare Rückkehr zur Normalität ist kein Anzeichen für das wiedergefundene innere Gleichgewicht. In Wahrheit ist das Kind apathisch und gleichgültig. Die Sozialkontakte werden spärlich.

Das Verhalten erinnert an Depressive: zunehmender Kontaktmangel, Ablehnung der Umgebung, Entwicklungsverzögerung, verlangsamte Reaktionen auf Reize, langsame Bewegungen, Niedergeschlagenheit und ein Gesichtsausdruck, der beim Erwachsenen an Depression denken läßt. Diese Phase der Verzweiflung dauert so lange wie die Trennung.

Wird sie beendet, kann das Kind seine normalen Verhaltensweisen wiederaufnehmen. Doch trotz aller Erwartungen zeigt es sich auch nach der Beendigung der Trennung noch gleichgültig oder feindselig. Die geistige und emotionale Entwicklung bleibt weiterhin mehr oder minder stark von diesem traumatischen Erlebnis geprägt. Hier mag auch die Wurzel für viele andere Depressionsformen – vor allem der larvierten – bei Erwachsenen zu finden sein. Da es sich um ein sehr frühkindliches Trauma handelt, das von dem Kind wegen mangelnder geistiger Einsicht aufgrund seines Alters niemals verarbeitet werden kann, bleibt das Trauma in diesem Menschen erhalten.

Die ganze Welt ist voller Mütter, die ihre Kinder oft tagelang oder auch über einen längeren Zeitraum hinweg in andere Hände geben müssen; sei es, weil sie arbeiten müssen, sei es, weil sie selbst krank werden – oder aus irgendwelchen anderen Gründen. Die ganze Welt ist voller depressiver Menschen, und hier finden wir sicherlich einen der Gründe dafür, warum den Depressionen so schwer beizukommen ist. Das Kind fühlt sich in seiner sozialen Sicherheit bedroht und reagiert mit der anaklitischen Depression. Wenn Menschen in ihrer Oralität steckenbleiben, dann mag das einer der Gründe dafür sein. Im frühkindlichen Alter befürchten sie unbewußt, nicht entsprechend versorgt zu werden. Auch der Verlust der Mutterbrust oder das zu frühe Absetzen von der mütterlichen Brust gehört in diesen Bereich.

Wir müssen davon ausgehen, daß die anaklitische Säuglingsdepression ein Ausgangspunkt für spätere Leiden ist. Wird das Kind älter, beginnt es unter Schuldgefühlen zu leiden. Denn irgend etwas muß ja an ihm sein, wenn man es immer wieder abschiebt. Schuldgefühle ohne wirklichen Schuldanteil führen in die Verzweiflung. Menschen mit Schuldgefühlen sind an sich und ihrer vermeintlichen Schuld Leidende. Wie sieht dieses Leid aus, das schon früh im Leben eines Menschen seinen Anfang nimmt?

Ein Leidender ist in seiner Lebensumsetzung meist passiv. Er ist antriebsgehemmt und vielfach unfähig, sich seiner Arbeit oder anderen Aufgaben zu widmen. Statt dessen gibt er sich Grübeleien über die Vergangenheit hin. Bei fast jedem seelischen Leiden ist das Zeitgefühl gestört. Kranke sinnen ständig über ihre Vergangenheit nach. Die unlösbare, monotone Frage nach dem »Warum« beherrscht das Denken. Würde man statt dessen die Frage »Wozu« stellen, änderte sich das Bild. Das Warum ist nicht die fruchtbare,

zukunftsweisende Frage nach dem »Sinn« des Leidens, die nur »Wozu?« heißen müßte. Die negativ grübelnde Vergangenheitsbeziehung muß also zu einer positiv dankbaren umgestaltet werden. Praktisch hilft es dabei dem Leidenden, wenn er die vielen sonst selbstverständlichen Gaben, Errungenschaften, Erlebnisse und Ereignisse des Alltags bewußt dankbar und mit Freude anerkennen lernt. Dazu kommen die Schönheiten der Natur und Kunst auch in den unscheinbaren Schöpfungen des Alltags, sich an den tausend kleinen Dingen des Lebens freuen zu lernen.
Wie die Vergangenheit war, so wird auch die Zukunft sein, ahnen viele. Und gerade hier könnte man das Lebensschiff herumreißen. Bei den Sorgen um die Zukunft ist auch das Zeiterleben gestört. Bis hin zu krankhaften Zwangsvorstellungen reichen die Befürchtungen seelisch tief gestörter Menschen. Sie fürchten, was ihnen die kommenden Stunden,Tage bringen können. In jedem Mißgeschick sehen sie Vorboten größerer Schicksalskatastrophen. Die Sorge vor der Zukunft, der Arbeitslosigkeit, der Krankheit, dem möglichen Atomkrieg, den Naturkatastrophen, dem Weltuntergang hat manchen schon in den Selbstmord getrieben. Kranke, deren Krankheit mit der anaklitischen Depression begonnen hat, zeigen eine zentripetale Persönlichkeitshaltung. Das Leiden an sich zeigt eine Richtungsänderung der sonst nach außen (zentrifugal) wirkenden Lebenskräfte, die sich selbstzerstörerisch nach innen wenden. Kranke ziehen sich immer mehr in die Isolation zurück (siehe Einsamkeit), scheuen den Kontakt mit anderen Menschen. Kranken fehlt eine klare Ordnung ihrer Wertewelt. Über Werten, Be»urteilen«, Ver»urteilen«, Ver»gleichen« werden sie Opfer ihrer Wertewelt.

Familiengeschichtlicher Hintergrund

Siehe die obigen Ausführungen, in denen das Wesentliche zur Mutter-Kind-Beziehung in diesem frühkindlichen Stadium schon gesagt wurde.

Therapievorschlag

Kleine Kinder sind im psychosomatischen Zusammenhang nicht therapierbar. Erst im späteren Alter können diese Kinder einer Therapie zugeführt werden.
Erwachsene, deren Leiden mit einer anaklitischen Säuglingsdepression begonnen hat, sollten eine analytische Imaginationstherapie machen. Andere Therapieformen erreichen das frühe Säuglingsalter nicht.

DERMATITIS, periorale
(Hautentzündung im Gesicht)

Diagnose

Dermatitis ist eine durch äußere Reizstoffe entstandene Hautentzündung. Obwohl es sich um eine durch Einflüsse von außen verursachte Krankheit handelt, müssen dennoch ebenso innere psychische Gegebenheiten betrachtet werden. Die periorale Dermatitis ist eine im Gesicht lokalisierte hochgradige Entzündung mit Rötung, Pseudopusteln und Ödem.

Organsprache

Ich habe Sehnsucht nach deiner Anerkennung, aber bitte komm mir nicht zu nahe.

Menschen mit dieser Erkrankung sind zwangsstrukturiert, und sie beklagen sich ständig, daß sie nicht genügend Aufmerksamkeit bekommen. Es ist offensichtlich, daß dieses Krankheitsbild die entsprechende Aufmerksamkeit herbeizwingt. Die Krankheitssymptome sind sichtbar, können kaum versteckt werden und sagen gleichzeitig: »Ich hole mir die Aufmerksamkeit, aber bitte bleib mir vom Leibe.«
Auffällig ist, daß diese Patienten ansonsten einen sehr gepflegten Eindruck machen. Man spricht darum auch von der »Stewardessenkrankheit«. Versteckte Schuldgefühle sagen: »Schau her, ich bin nicht rein genug, ich bin nicht sauber, du mußt dich ja von mir abwenden.« Gleichzeitig ist jeder Mensch, der vorbeikommt, gezwungen, in dieses Gesicht zu schauen.
Von der Grundstruktur haben wir es mit einer ähnlichen Thematik wie beim Asthmakranken zu tun (siehe Asthma bronchiale). In beiden Fällen ist es eine Gratwanderung zwischen Anklammerungsbedürfnis und Flucht vor Nähe. In beiden Fällen sind die Energien des Kampf-und-Flucht-Musters blockiert. Man hat erforscht, daß Dermatitis im Gesicht auftreten kann, wenn die Abfuhr der feindselig-aggressiven Antriebe (Kampf oder Flucht) blockiert ist, daß andererseits aber bei der Blockierung des Wunsches nach Behütet- und Versorgtwerden Asthma auftreten kann. Die Erkenntnis ist deswegen wichtig, weil diese Hauterkrankungen häufig auch in Verbindung mit Asthma bronchiale auftreten.
Die Patienten mit Dermatitis sind in ihrem Antriebsleben gehemmt. Überwiegt die Hemmung der Abfuhr aggressiver Impulse, so kommt es zu einer Dauerspannung der sympathischen Innervation mit der Entstehung der Hauterkrankung im Gesicht.

Familiengeschichtlicher Hintergrund

Bei vielen Menschen, die mit dieser Erkrankung auffällig wurden, stellte sich heraus, daß die Mütter bereits im Kleinkindalter Feindseligkeit in Form von ängstlicher Überbesorgnis auf die Kinder übertrugen. So ist die Erkrankung im Erwachsenenalter eine »Erinnerung«, die an die Säuglingszeit heranführt.

Man beobachtet in Hautkliniken Kleinkinder, bei denen die Erkrankung in der zweiten Hälfte des ersten Lebensjahres erstmals auftritt (siehe anaklitische Säuglingsdepression). Meist verschwindet sie im zwölften bis fünfzehnten Monat wieder. Diese Kinder sind nach Ansicht der Wissenschaft in ihrer affektiven Entwicklung stehengeblieben. Man beobachtet, daß die Mütter diese Kinder nicht gern berühren. Sie finden immer wieder Ersatzpersonen, die für sie die Kinder versorgen. Aus diesem Delegationsbedürfnis heraus entstehen in den Kindern schon sehr früh anaklitische Depressionen, und das Verhältnis von Mutter und Kind ist gestört. Dadurch sind diese Patienten auch in ihrem Flucht-und-Angriffs-Muster gebremst. Es entsteht dieses widersprüchliche Bedürfnis nach Nähe, nach Bindung, nach Kontakt und das gleichzeitige Bedürfnis, weit wegzulaufen. Die Krankheit sagt: »Bitte schau mich an, aber berühr mich nicht.«

In dieser Haltung der Kranken steckt selbstverständlich auch eine sexuelle Abwehr. Da besteht der große Wunsch nach Nähe, Zärtlichkeit und Berührtwerden, gleichzeitig hat der Patient das Gefühl, schmutzig zu sein; und über diesen Punkt wird Sexualität abgelehnt.

Therapievorschlag

Dermatitis reagiert sehr gut auf klinische Hypnose, autogenes Training, Coping-Training und jede Form von Entspannung. Das Hintergrundgeschehen kann nur über tiefenpsychologische Arbeiten, wie etwa durch die analytische Imaginationstherapie, gelöst werden.

DERMATOSE

(Hautkrankheiten allgemein)

Diagnose

Oberbegriff für Hautkrankheiten.

Organsprache

Ich könnte aus der Haut fahren.

Man kann davon ausgehen, daß fast jede zweite Hauterkrankung psychosomatisch ist. Gerade die Haut als größtes Sinnesorgan ist besonders auffällig für psychosomatische Erkrankungen. Hauterkrankungen treffen den Patienten häufiger als die Erkrankung innerer Organe. Was innen ist, bleibt der Außenwelt verborgen. Hauterkrankungen aber sind sichtbar.
Weshalb geht uns so vieles unter die Haut, daß sie dann als Blitzableiter der Seele antwortet? Im Mutterleib werden Haut und zentrales Nervensystem nebst Gehirn aus derselben Keimanlage gebildet. Fast ist es so, als wäre die Haut der nach außen gestülpte Teil unseres Nervenkostüms. Sie ist mit fast zwei Quadratmeter das größte und vielseitigste Sinnesorgan des Gehirns. In ihr sind alle Hautsinne enthalten, die uns über unsere Umgebung unterrichten. Sie ist ein Kontaktorgan zur Außenwelt. Wie Augen das Ge-Sicht bestimmen, so bestimmen Gefühle und Empfindungen die Haut. Daher geht die Liebe auch

durch die Haut. Denn die menschliche Empfangsfläche für Tasteindrücke ist um ein Vielfaches größer als jene für Riechen, Hören, Sehen oder Schmecken, die ebenfalls in der Haut untergebracht sind, aber von speziellen Organen wahrgenommen werden. Der Tastsinn der Haut ist der erste Sinn, mit dem der Neugeborene die Welt begreift und wahrnimmt. Und der Tastsinn ist in der Entwicklung der menschlichen Sexualität derjenige Sinn, von dem alle anderen ihre Sexualität übernehmen. Der in der Kindheit lustvoll erfahrene intime Hautkontakt zur Mutter gibt das Muster ab für die meisten körperlichen Zärtlichkeiten.

Die Haut hat etwa 5 000 000 Tastrezeptoren, die an das Gehirn ihre Meldungen machen. Durch Erblassen oder Erröten spiegelt die Haut als unbestechliches Ausdrucksmittel Schreck und Scham, Angst, Erregung oder Freude wider. Als Duftorgan entscheidet die Haut über Zu- oder Abneigung unter den Menschen. »Ich kann ihn nicht riechen« zeigt, wie Sympathie und Antipathie von der Haut bestimmt werden. Auch die Schweißdrüsen der Haut reagieren auf emotionale Reize. Wer aufgeregt ist, dem bricht der kalte Schweiß aus. Kalt deshalb, weil größere Mengen rasch verdunsten. Hat man Angst, dann werden die Handflächen feucht.

Jede Empfindung der Hautsinne meldet einen objektiven Befund aus der Außenwelt, die den Körper umgibt. Daher benutzen wir alle Bezeichnungen für Körpergefühle im doppelten Sinn auch für seelische Empfindungen: Heiß und warm, rauh und hart, stechend und brennend, das beschreibt Erlebnisse der Haut ebenso wie die des psychischen Fühlens. So eng ist die Haut mit unserem seelischen Wohlbefinden verbunden.

Auf jedem Quadratzentimeter leistet die Haut eine Unzahl

lebensnotwendiger Dienste. Sie erzeugt das lebenswichtige Vitamin D und aktiviert die Sexualhormone. Sie hilft den Blutdruck regulieren. Sie hält die Körperflüssigkeiten fest und Flüssigkeiten von außen ab (sonst wären wir bald ausgetrocknet und tot, oder wir würden uns beim Schwimmen vollsaugen). Entsprechend dieser Vielzahl von Möglichkeiten bietet die Haut auch eine Vielzahl von psychosomatischen Erkrankungen an.

Familiengeschichtlicher Hintergrund

Siehe Artefakt, Hautallergien, Hepatitis, Neurodermitis, Psoriasis, Urtikaria.

Therapievorschlag

Psychoanalyse und analytische Imaginationstherapie.

DIABETES MELLITUS
(Zuckerkrankheit)

Diagnose

Zuckerkrankheit, Zuckerharnruhr, Störung des endokrinen Regulatoriums und des Intermediarstoffwechsels infolge absoluten bzw. relativen Mangels an Insulin. Der Diabetes mellitus ist eine chronische Erkrankung des Gesamtstoffwechsels. Er ist durch Insulinmangel gekennzeichnet. Als sicher gilt, daß bestimmte Erbanlagen mitverantwortlich sind.

Ich habe ständigen Hunger nach Liebe.

Obwohl die Erbanlage immer wieder nachgewiesen wurde, kann man mit Sicherheit davon ausgehen, daß bestimmte Streßsituationen die Zuckerkrankheit begünstigen. Über das Sympathikussystem kommt es zu einer Blutzuckersteigerung bei Streß. Jeder Diabetiker weiß, daß sein seelisches Gleichgewicht nicht ausgeglichen ist. Es handelt sich hier um einen Teufelskreis. Auf der einen Seite kann Streß den Zuckerspiegel steigen lassen, andererseits ergibt sich für den Diabetiker daraus ein Gefühl von Unsicherheit. Die chronische Erkrankung beeinflußt das Lebensverhalten des Patienten. Mitbestimmend für die erhebliche Stoffwechselstörung ist eine larvierte Depression (siehe Depression, larvierte [maskierte]).
Nach außen zeigt sich der Zuckerkranke eher aufgeschlossen. Fröhlichkeit ist mit Spontaneität und Aktivität gepaart. Unter belastenden Lebenssituationen aber kommt es schnell zu depressiven Reaktionen. Der Diabetiker neigt zur Verleugnung und Abschiebung von Problemen, er will sie nicht wahrhaben.
Der Diabetiker gehört zum oralen Persönlichkeitstypus. In Zeiten von Belastungen neigt der Kranke dazu, seine weggeschobenen Konflikte durch Essen zu besänftigen. Da das Essen Ersatzfunktion für das Bedürfnis nach Nähe und Anerkennung ist, entsteht bei Liebesentzug, in Trennungssituationen, bei Todesfällen die Verschiebung von Bedürfnissen in Richtung Hunger. Unabhängig von der letzten Nahrungsaufnahme entsteht eine Hungerstoffwechsellage. Über dieses Hungergefühl und die damit verbundene Nahrungsaufnahme steigt der Stoffwechsel erneut. Dauerstreß,

lebenslange innere Kämpfe, unbewußte Ängste, nichtausgelebte Aggressionen regen ständig das Angriffs-und-Flucht-Muster an; es kommt aber weder zur emotionalen noch zur vegetativen Entladung. Gerade die vegetative Abreaktion wäre jedoch notwendig, damit endlich Entspannung einsetzen kann.

Familiengeschichtlicher Hintergrund

Bei den Zuckerkranken ist immer die orale Persönlichkeitsstruktur zu beobachten. Das bedeutet aber, daß die Grundkonflikte bis ins Säuglingsalter zurückgehen können. Ein enger Zusammenhang besteht zwischen Depressionen und Zuckerkrankheit, da schon sehr früh eine anaklitische Säuglingsdepression stattgefunden hat. Das heißt, die orale Beziehung zur Mutter war grundsätzlich gestört (siehe auch Depression, anaklitische Säuglingsdepression).
In psychosomatischen Kliniken kann man beobachten, daß, gelingt es, die Depression aufzuhellen, auch der Zuckerspiegel sich normalisiert. Auch unter Einfluß von Hypnose kann man eine Besserung der Krankheit feststellen, wenn den Betreffenden Geborgenheit und Sicherheit suggeriert wird. So ist die Persönlichkeit des Diabetikers stark von Verlustängsten durchsetzt. Schon in der frühen Kindheit zeigten sich starke Ambivalenzkonflikte zwischen Auflehnung und geringfügiger Unterordnung gegenüber den Eltern. Zwischen Geschwistern zeigten sich Eifersuchtsszenen. Bei Männern war starke Bevormundung durch die Mutter auffällig. Dieses Grundmuster wiederholt sich in der Ehe. Der Diabetiker will mehr bemuttert werden, als mit der Eheharmonie vereinbar ist.
Oberflächlich kommen Diabetiker mit ihren Mitmenschen

gut aus; sie pendeln aber zwischen starkem Entgegenkommen und Phasen der Zugeknöpftheit.

Therapievorschlag

Klinischer Hypnose, analytische Imaginationstherapie, autogenes Training, Coping-Training, Körpertherapie nach Gerda Boyesen.

DIARRHOE
(Durchfall)

Diagnose

Dünnflüssiger Stuhl bei Verstärkung der Darmperistaltik auf nervöser, toxischer und bakterieller Basis. Anatomisch liegt dieser Erkrankung oft eine Entzündung des Dünn- bzw. Dickdarms zugrunde (siehe auch Morbus Crohn).

Organsprache

Ich leide unter Versagensängsten.

Häufig auftretende Stühle verminderter Konsistenz sind die Kennzeichen dieser Durchfallerkrankungen. Wenn auch das Emotionelle im Vordergrund steht, können physiologisch die vier Hauptfunktionen des Darms Motorik, Sekretion, Digestion und Absorption sich derart verändern, daß eine echte psychosomatische Störung entsteht. Diese Durchfallerkrankungen treten häufig nach dem Tod eines Nahestehenden oder einer Trennung zutage, aber auch bei der Angst vor dem Verlust des Arbeitsplatzes, ebenso bei Schulschwierigkeiten und Versagensgefühlen (»durchgefallen« sein). Lebensangst zeigt sich, der Betreffende macht sich »vor Angst die Hose voll«. Er hat Angst vor den Anforderungen des Lebens, fühlt sich außerstande, sich dem Leben zu stellen.

Familiengeschichtlicher Hintergrund

Es handelt sich meist um Menschen, die als Kinder mehr oder weniger bevormundet wurden. Im Elternhaus oder auch in der Schule traute man ihnen nichts zu (etwa: »Das kannst du nicht, das kann dein Bruder oder deine Schwester viel besser«). Wer leicht zu Durchfällen neigt, ist schwach in seiner Lebensdurchsetzung, unterwirft sich gerne anderen in der Hoffnung, daß diese schon alles regeln würden. Das Selbstwertgefühl ist schwach ausgeprägt; Minderwertigkeitsgefühle stehen im Vordergrund.

Therapievorschlag

Hypnose, autogenes Training.

DUNKELANGST

Diagnose

Die biologische Grundlage der Dunkelangst ist die Mangelausstattung des Kleinkindes, dessen einzige Möglichkeit zur Abwehr von Unlust und Bedürfnisspannungen darin besteht, durch Schreien die Mutter herbeizurufen. Die Befriedigung derartiger Bedürfnisse entspricht dem »Stillen« im eigentlichen Wortsinn. Wenn größere Kinder oder auch Erwachsene unter Dunkelangst leiden, dann bedeutet das, daß ihre Grundbedürfnisse nie »gestillt« wurden, daß sie, allein gelassen, nie beruhigt wurden. Sie konnten nicht über Kontakt »still« werden.

Laß mich nicht allein, ich fürchte mich, wenn ich allein bin.

Wenn ein Kind von den ersten Lebenstagen an die Erfahrung macht, daß auf sein Notsignal hin jemand kommt, der den Unlustreiz abstellt, gewinnt es schnell Vertrauen zur Welt. So absurd es klingen mag, Dunkelangst ist nicht jene Angst »vor etwas«, sondern die Angst, daß eine bestimmte Versorgung ausbleibt. Im weiteren Sinne ist es die Angst, allein gelassen zu werden und mit den Urbedürfnissen nicht versorgt zu werden. Sind Kinder über einen längeren Zeitraum Unlustreizen ausgesetzt, ohne daß ihnen Hilfe von seiten einer Bezugsperson zuteil wird, dann bilden sich starke Unlustengramme, die zu erhöhter Angstbereitschaft führen und einen großen Teil der Bewältigungskräfte des Kindes binden. Ein tiefes Gefühl von Unlust und Unzufriedenheit bleibt zurück und reicht bis ins Erwachsenenalter hinein.

Familiengeschichtlicher Hintergrund

Die spezifische Dunkelangst entsteht dadurch, daß Mütter – in vielen Familien ist das heute noch Tradition – ihre Neugeborenen aus »Erziehungsgründen« oder aus Bequemlichkeit wochenlang Nacht für Nacht schreien lassen. Diese Erziehungspraxis geht von der bornierten Vorstellung aus, ein Neugeborenes schreie aus purer Boshaftigkeit. Bei solchen Kindern setzt sich dann geradezu zwanghaft die Assoziation fest: »Wenn es dunkel ist, bin ich ›mutterseelenallein‹.« Wenn solches nächtliches Weinen die Mutter oder den Vater ungerührt läßt und der Säugling merkt, daß er Nacht für Nacht vergeblich schreit, dann tritt das Schreien auch ohne bestimmten Anlaß auf. Es wird zum

Angstschrei ohne Bezug auf einen bestimmten Anlaß. Wenn Erwachsene irgendwann unter Alpträumen zu leiden beginnen, dann kann hier die Ursache zu finden sein. Beim Säugling führt das in die anaklitische Depression (siehe Depression, anaklitische Säuglingsdepression), für den Erwachsenen gibt es eine Reihe von Krankheitsgeschehen, die hier ihre Wurzeln haben. Auf diese Weise wurde schon im Säuglingsalter die Nacht zum Unruheherd im späteren Leben.
Die Reaktion von Neugeborenen auf eine Mutter, die sie nicht akzeptiert, ist erstmals 1938 von Margaret Ribble beschrieben worden. In extremen Fällen verfallen solche Babys in ein Koma mit herabgesetzter Atemfrequenz, tiefer Blässe und verminderter Wahrnehmungsfähigkeit. Solche Kinder befinden sich in einem akuten Schockzustand.

Therapievorschlag

Analytische Imaginationstherapie. Diese Therapieform ermöglicht es, bis ins frühe Säuglingsalter vorzudringen. (Siehe Henry G. Tietze: »Imagination und Symboldeutung« Knaur-Tb. 4136.)

E

EINSAMKEIT

Diagnose

Das Grundübel vieler Krankheiten ist die Einsamkeit. Das Vorhandensein oder das Fehlen gesellschaftlicher oder körperlicher Kontakte beeinflußt auch die Art, wie sich die Menschen in ihrem Hiersein bewegen. Einsame Menschen kann man schon daran erkennen, wie sie eine Straße entlanggehen und die Menschen und Dinge um sich betrachten.
Sozialer Kontakt ist bereits für Kinder wichtig, damit sie gesund, kräftig und mit wachem Geist heranwachsen. Sozialer Kontakt ist aber auch im späteren Leben von Bedeutung, damit wir körperlich, seelisch und geistig gesund bleiben.

Organsprache

Ich bin alleine und habe keine Freunde.

Von der Wiege bis zur Bahre kann der Mensch sich nicht der mitmenschlichen Gemeinschaft entziehen. Selbst der entschiedenste Individualist, der verschlossenste Eigenbrötler hat zwangsläufig Berührung mit der Umwelt. Auf der anderen Seite hilft nichts mehr als ein Mensch, der sich einem Kranken freundlich nähert und ihm Linderung, Heilmittel und Nahrung bringt.

Es gibt keine psychosomatische Erkrankung,die tief in sich verborgen nicht den Quell der Einsamkeit trägt. Einsamkeit befindet sich häufig in Gesellschaft von Depression. Depressive können von tausend Leuten umgeben sein und sich trotzdem völlig verlassen fühlen. Die Einsamkeit rührt nicht vom Fehlen der Menschen her, von möglichen sozialen Kontakten. Sie ist sehr häufig eine Störung im Geben und Nehmen. Es ist die Unfähigkeit, sich anderen nahe zu fühlen. Dieses Unvermögen, sich anderen nahe fühlen zu können, ist die Folge einer anaklitischen Säuglingsdepression (siehe Depression, anaklitische Säuglingsdepression). Der Säugling hat einmal, als er die Erfahrung einer fehlenden oder zumindest zeitweilig fehlenden Mutter machte, innerlich dichtgemacht. Es ist, als hätte er sein Herz verschlossen und den Schlüssel weggeworfen.

Alle Menschen, die über Einsamkeit klagen, erklären einhellig, sie hätten so gerne Freunde, wenn sie nur wüßten, wie man welche finde. Sie behaupten, sie würden »versuchen«, Freunde zu gewinnen, als gehöre dazu ein besonderes Geschick. Dabei müßten sie lediglich nur eines tun: nämlich ihre Abwehrhaltung gegenüber anderen aufgeben.

Sondert sich jemand von einem anderen ab, so ist das Resultat, daß auch der andere sich innerlich entfernt. Der Grund dafür ist häufig, daß man, anstatt in den Menschen freundliche Zeitgenossen zu sehen, nur Konkurrenten zu erkennen glaubt. Das ist auch ein Hinweis auf mögliche Konkurrenz in der Kindheit durch Geschwister.

Von diesem Standpunkt muß der Einsame herunterkommen, wenn das zwischenmenschliche Problem gelöst werden soll.

Es ist die Welt unseres Innenlebens, unserer Gefühle und Vorstellungen, welche die äußere Welt erschaffen. Darum muß auch jeder Wandel im Leben von innen kommen. Es hat wenig Sinn, einen Wandel der äußeren Umstände mit äußeren Mitteln herbeizuführen. Um inneren Zwist, Verwirrung, Entbehrungen und alles andere, was das Lebensgefühl beeinträchtigt, aus der Welt zu schaffen, müssen wir das Problem an der Wurzel packen. Das heißt, das bewußte Denken völlig umstellen und unsere Gedanken, unsere Vorstellungen in eine völlig neue Ordnung bringen.

Familiengeschichtlicher Hintergrund

Daß wir in der Kindheit von einem Einsamkeitsbewußtsein im eigentlichen Sinne noch nicht sprechen können, ist verständlich. In dieser Frühzeit menschlichen Erlebens ruht das Kind noch in sich. Ein seiner Einsamkeit bewußtes Kind wäre schon kein Kind mehr. Viele junge Mütter sorgen sich, ihr frischgeborener Säugling könne unter Einsamkeit leiden, wenn man sich nicht ständig um ihn kümmere. In den ersten Monaten nach der Geburt befindet sich der Säugling in einem, man könnte fast sagen, Dauerschlaf, der nur unterbrochen wird durch die Versorgung aller seiner Bedürfnisse. Werden diese Bedürfnisse allerdings nicht erfüllt, wenn man ihn zum Beispiel nachts schreien läßt (siehe Dunkelangst), kann es zu Störungen kommen, die Wurzeln zu späteren Einsamkeitsgefühlen legen. Das Kind wird in seinem Urvertrauen erschüttert, es beginnt sich nächtens verlassen und allein zu fühlen. Das ist für einen Säugling eine bedrohliche Situation, muß er doch Todesängste ausstehen, weil er nicht weiß, ob noch jemand kommen wird, der ihn versorgt. So ist der Mangel an sozialer Versorgung der tiefe Kern von Einsamkeitsgefühlen.

In einer Zeit der Lebensunsicherheit und gesellschaftlicher Katastrophen, in der die Ehe ihren tiefen Sinn verliert und der Familiensinn schwindet, müssen viele Kinder ohne Schutz und Wärme eines liebreichen Elternhauses aufwachsen. Als unerwünschte oder umstrittene Kinder stehen sie oft vereinsamt außerhalb der familiären Ordnung oder führen sogar als Verwahrloste, Vernachlässigte ein einsames Leben. Unter einsamen Menschen finden sich viele ehemals vernachlässigte Kinder. Wer Schwierigkeiten hat, sich anderen nahe zu fühlen, wer sich in Gruppen unwohl fühlt, wer Beziehungen knüpfen und ebenso schnell wieder lösen kann, der war einmal vernachlässigt. Einsame haben eine besondere Schwierigkeit: Sie leiden unter einem Mangel an Identitätsgefühl. Sie leiden nicht nur unter der Einsamkeit, vielmehr noch unter der Unfähigkeit, Kontakte zu knüpfen. Ohne daß es ihnen bewußt wird, verfügen sie über eine Vielzahl an Strategien, wie man andere auf Distanz hält. Und das ist das eigentliche Übel.

Therapievorschlag

Psychoanalyse, Gruppentherapie, Verhaltenstherapie, klientenzentrierte Gesprächstherapie.

EJACULATIO RETARDA

(Orgasmusschwierigkeiten beim Mann)

Diagnose

Ein Mann leidet an dieser Impotenzform, wenn er nicht oder selten in der Lage ist, sein Ejakulat bei einem Geschlechtsverkehr auszustoßen. Es handelt sich also um Männer, die beim Koitus keinen Samenerguß haben können.

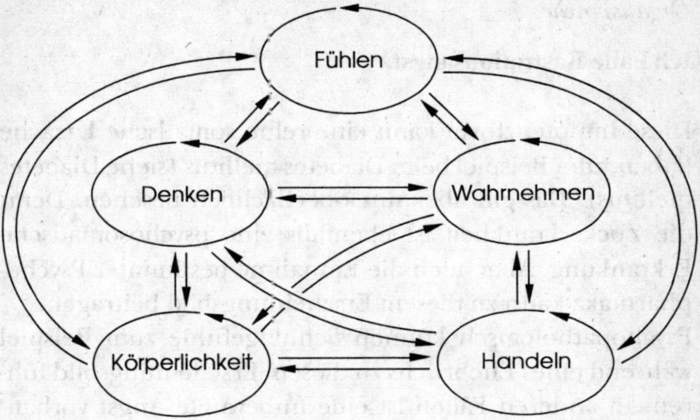

Das innere Kommunikationssystem. Sind die einzelnen Kommunikationswege gestört, entstehen Blockaden, die letztlich in die Krankheit führen können

Ich habe Kastrationsangst.

Diese Impotenzform kann eine reine somatische Ursache haben, zum Beispiel beim Diabetes mellitus (siehe Diabetes mellitus). Das gilt aber nur oberflächlich besehen. Denn die Zuckerkrankheit ist ebenfalls eine psychosomatische Erkrankung. Aber auch die Einnahme bestimmter Psychopharmaka kann zu diesem Erscheinungsbild beitragen.
Psychopathologisch können Schuldgefühle zum Beispiel während eines Ehebruchs zu diesem Erscheinungsbild führen. In anderen Fällen ist eine unbewußte Angst vorhanden, ein Kind zu zeugen. Aber auch eine gewisse Hochschätzung der Partnerin kann ursächlich dahinterstehen. Das gilt besonders für Männer, die Frauen nach dem »Hure-Heilige-Prinzip« einordnen. Andererseits kann diese Impotenzform auftreten, wenn das Verhältnis zur Ehefrau gespannt ist. Viele Männer können im Beisein einer Frau überhaupt keinen Orgasmus haben, wohl aber, wenn sie alleine für sich masturbieren.
Allein diese Vielfalt an Möglichkeiten zeigt deutlich, wie sehr das Gelingen des Sexualaktes von der Psyche abhängen kann.

Familiengeschichtlicher Hintergrund

Bei den meisten Männern sind traumatische Ereignisse der Hintergrund für ihr »Versagen«. Vor allem dann, wenn hinter der Sexualität ein Leistungsanspruch steht. Diese Männer wurden nach dem Motto erzogen: »Alles im Leben ist Leistung.« Sie erlebten sich aufgrund dieses Musters bereits in der Schule als Versager und übertrugen diese Haltung auf ihr Sexualleben. Andere überraschten ihre

Eltern beim Sexualakt, waren zu jung, um dieses Erlebnis zu verkraften. Es bildete sich zum Trauma aus. Der von der Kirche geprägte Sünde-Sühne-Begriff führt nicht selten zu Schuldgefühlen, verbunden mit Bestrafungsängsten.
Nicht selten ist das Gefühl vorhanden, daß das alles doch eine sehr »schmutzige« Sache sei. Das rührt noch aus der Zeit der Sauberkeitserziehung. Der Penis ist in diesem Falle von Anfang an negativ besetzt. Das mag auch die Ursache dafür sein, daß sich hinter dem Unvermögen zu ejakulieren ein ausgesprochener und unbewältigter Konflikt, der mit der Bewältigung aggressiver Impulse zu tun hat, verbergen kann. Der Mann empfindet den Samenerguß als »zu riskant« für sich selbst oder für die Partnerin. Er sieht unbewußt in der Frau ein gefährliches, bedrohliches Wesen, das ihn zugrunde richten will oder das durch seinen Samenerguß gedemütigt, belästigt oder verunreinigt wird.

Therapievorschlag

Es handelt sich hier um sehr tief sitzende Traumen, die durch Psychoanalyse oder analytische Imaginationstherapie geheilt werden können.

EPILEPSIE
(Fallsucht)

Diagnose

Eine Gruppe hirnorganischer Ausfalleiden, deren Hauptsymptom Krampfanfälle (Konvulsionen) sind. Diese sind eine unspezifische Reaktion des Gehirns auf chemische oder physikalische Reize auch bei Gesunden. Demgegenüber liegt bei Anfallsleiden eine erhöhte Krampfbereitschaft vor, so daß die zerebrale Ausbreitung bestimmter Erregungen nicht unterdrückt werden kann.

Organsprache

Ich kann meine Wut nicht anschauen und flüchte lieber in die Ohnmacht.

Solange man an Epilepsie denkt, »geistert« der Glaube an Dämonisches, an den Teufel durch die Geschichte. Man glaubte, ein Mensch mit diesem Anfallsleiden habe schwere Schuld auf sich geladen und müsse nun »büßen«. Wenn auch der Aspekt des Schuldgefühls, verbunden mit Bestrafungsängsten, nicht abgelehnt werden kann, so ahnt man doch heute andere Einsichtsmöglichkeiten. Was früher als dämonisch angesehen wurde, wird psychoanalytisch als Schuldgefühl oder auch realer Schuldaspekt und damit verbunden als eine Selbstbestrafungstendenz erkannt. Der Anfall selbst gilt als Erregungsabfuhr bei aggressiver Gehemmtheit. Man weiß heute beispielsweise, daß die Bewußtseinstrübung während eines kleinen Anfalls dann eintritt, wenn unbewußte emotionale Spannungen Handlungen verlangen, die in einem sehr tiefen Konflikt mit dem Verhaltensgrundmuster stehen. Der Epileptiker lebt in einer sehr schwierigen und ernsthaften Konfliktsituation. Gestaute Wut schafft sich in Form des Anfalls bei Zuspitzung Durchbruch.
Im alltäglichen Leben vermeidet der Epileptiker Auseinandersetzungen und ist unfähig zur aggressiven Äußerung. Es scheint sich um brave, angepaßte Menschen zu handeln, die ihr Haus auf einem Vulkan gebaut haben.

Familiengeschichtlicher Hintergrund

Es besteht eine überstarke Bindung an zumindest einen Elternteil. Diese Bindung kann oberflächlich positiv, hintergründig aber stark aggressiv geladen sein. Die ambivalente Anbindung an diesen Elternteil führt zu einer stark behinderten Ablösung während der Pubertät. Gerade zu diesem Zeitpunkt treten auch die ersten Anfälle auf. Es ist die Verweigerung, erwachsen zu werden, Verantwortung zu übernehmen. Die vorhandenen Schuldgefühle werden in die beginnende Sexualität hineinprojiziert. Viele Epileptiker haben ein mangelndes oder fehlgeleitetes Sexualleben. Selbstbestrafungstendenzen lassen die Kranken in extreme Lebenssituationen geraten. Schon Freud sprach von sadistischer und masochistischer Triebreaktion bei Epileptikern.

Therapievorschlag

Da dem Epileptiker in seiner Persönlichkeitsstruktur, aber auch in seinem Krankheitsverhalten eine bestimmte Zwangscharakteristik nicht absprechbar ist, ist es schwierig, allgemeine Therapievorschläge zu machen. Das Beste wird sein, die Therapie in einer psychosomatischen Klinik einzuleiten und von dort sich weitere Empfehlungen geben zu lassen. Die ambulante Psychoanalyse sollte mit Vorsicht angegangen werden, weil während der Therapie gewaltige Emotionen aufbrechen können. Der Patient wäre möglicherweise nicht in der Lage, sich und andere zu schützen.

F

FEHLGEBURT
(Abortus)

Diagnose

Ausstoßung der Frucht innerhalb der ersten 28 Wochen, bevor der Fetus 35 Zentimeter lang ist, sofern er nicht lebt. Lebend geborene Früchte sind nie Fehl-, sondern Frühgeburten (siehe Frühgeburt). Frühgeburten müssen immer dem Standesamt gemeldet werden. Die Fehlgeburt, also der frühe Abort, ähnelt häufig einer starken Menstruation. Der Abortus der ersten drei Monate verläuft mit stärkeren Blutungen.

Organsprache

Ich möchte gerne Mutter werden, aber eigentlich mag ich lieber doch nicht.

Bei der Fehlgeburt spielen Widerstände gegen die Mutterschaft eine Rolle. Viele Frauen, die eine oder mehrere Fehlgeburten hinter sich haben, sind offensichtlich nicht bereit, die künftige Rolle als Mutter zu akzeptieren. Obwohl die Mehrzahl von ihnen immer wieder dem Wunsch nach einem Kind Ausdruck verleiht, sind diese Frauen von unbewußten Konflikten unterwandert. Es ist längst bekannt, daß emotionale Faktoren Einfluß auf endokrine Prozesse nehmen. So wird beispielsweise durch Angst die Adrenalinabsonderung übermäßig intensiviert.

Familiengeschichtlicher Hintergrund

Es gibt eine Vielzahl an Fakten, die eine Frau unbewußt veranlassen, die Frucht wieder loszuwerden. Viele Frauen wollen lieber noch selbst Kind sein und sich dadurch nicht in Konkurrenz zum werdenden Leben stellen. Andere mußten schon sehr früh auf die Geschwister aufpassen, wurden dadurch also schon früh in die Verantwortung genommen und konnten selbst dadurch nie Kind sein.

Auch Widerstände gegen den Vater des werdenden Kindes können zum Abortus führen. Um die Schwangerschaft sind viele Geschichten gewoben worden. Ein schlimmer Faktor ist die Tatsache, daß die Frauen einer Familie Schwangerschaft und Geburt als etwas sehr Negatives hinstellen. Schwangerschaft sei mit Kummer und Schmerzen verbunden. Das führt bei sehr sensiblen Frauen zu allzu großen Ängsten, die bis zur Panik gehen können. Sie spüren unbewußt Mängel und glauben, sie könnten es nicht schaffen. Sie übersehen dabei allerdings, daß Mutterschaft ein Lernprozeß ist, der in Kommunikation mit dem Kind geschieht. Andere Frauen wiederum befürchten, daß, wenn sie Mutter sind, der Mann sie betrügen oder verlassen könne.

Fast immer leben Frauen mit habituellen Aborten in Ehen, die sie nicht voll zufriedenstellen. Nicht selten stehen sie in einer infantilen Beziehung zum Ehemann, verbunden mit feindseligen Gefühlen gegenüber der Mutter. Häufig lebt eine Frau in einer gefährdeten Ehe und glaubt, durch die Geburt eines Kindes die Ehe retten zu können.

Therapievorschlag

Die klinische Hypnose kann dazu verhelfen, daß es nicht zu Fehlgeburten kommt. Es ist aber ein umstrittenes Verfahren. Der Körper reagiert zwar auf die Suggestionen, und die betreffende Frau mag ihr Kind zur Welt bringen, die psychischen Probleme, die hinter der Fehlgeburt standen, aktivieren sich trotzdem. Ich empfehle Frauen, die ein Kind wollen, herauszufinden, was gegen eine Schwangerschaft spricht, und das analytisch in freier Assoziation zu verarbeiten. Erst wenn eine echte Basis für Mutterschaft besteht, sollte sie sich den Wunsch nach einem Kind erfüllen.

FERTILITÄTSSTÖRUNG
(Sterilität und Zeugungsunfähigkeit)

Diagnose

Fertilität ist Fruchtbarkeit. Fertilitätsindex ist die Beurteilung der Samenqualität nach Spermienzahl, Spermienbeweglichkeit und Prozentzahl der normalen Kopfformen. Eine Fertilitätsstörung ist demnach eine vorübergehende oder dauernde Zeugungsunfähigkeit.

Organsprache

Meine Frau wünscht sich ein Kind, und ich trau' mich nicht, Vater zu werden.

Die Zeugungsunfähigkeit des Mannes muß sehr differenziert betrachtet werden, ebenso wie die Sterilität der Frau. Vor allem deshalb, weil es sich um ein unbewußtes Kommunikationssystem zwischen Mann und Frau handelt. Es ist immer eine Frage der Fertilität beider Partner. So gibt es Frauen, die enorm fruchtbar sind, so fruchtbar, daß sie ohne Probleme mit einem Mann, dessen Fertilität als sehr gering angesehen werden muß, Kinder bekommen kann. Andere Frauen aber sind eher durchschnittlich fruchtbar

und müssen einen Mann haben, der sehr zeugungsfähig ist und mit ihr leicht ein Kind zeugen kann. Das soll zeigen, daß man bei Kinderlosigkeit nie eindeutig sagen kann, es liege am Mann oder es liege an der Frau. Die seelische Gesamtgestimmtheit beider Partner spielt hier eine große Rolle (siehe Sterilität, funktionelle).
Wenn von völliger Fertilitätsstörung beim Mann die Rede ist, dann ist eine Aspermie gemeint, die besagt, daß in der Samenflüssigkeit überhaupt keine Spermien vorhanden sind. Es gibt eine Reihe von Krankheitsbildern, die zur völligen Aspermie führen können. In den meisten Fällen sind aber psychopathologische Ursachen für die Zeugungsunfähigkeit vorhanden.

Familiengeschichtlicher Hintergrund

Der Eisprung bei der Frau und die Samenreifung beim Mann sind nur auf den ersten Blick rein körperliche Vorgänge. Es gibt eher viele Beweise dafür, daß äußerer Druck, zum Beispiel berufliche Sorgen, innerer Streß und unbewußte Ängste oder Partnerschaftskonflikte, die Fruchtbarkeit blockieren können. Denn zwischen den Hirnbereichen, die die Fruchtbarkeit steuern, und den Zentren, die die Gefühle verarbeiten, gibt es eine enge Wechselwirkung. Sie werden u. a. durch körperliche Botenstoffe, etwa durch Endorphine, übermittelt. Streß und innere Konflikte stören diese Übertragungsprozesse. Die Folge: Die für die Eireifung und Samenbildung wichtigen Hormone werden in zu geringen Mengen ausgeschüttet. Streß kann aber auch die Produktion bestimmter Hormone wie zum Beispiel Prolaktin zu stark ankurbeln. Auch das stört das hormonelle innere Gleichgewicht und verringert die Fruchtbarkeit. Außerdem ist inzwischen nachgewiesen, daß sich

bei Frauen durch Streß die Eileiter so verkrampfen können, daß sie nicht mehr durchgängig sind. Ei- und Samenzellen kommen nicht mehr zusammen, wie auch Mann und Frau im Gefühlsleben nicht mehr zusammenkommen. Eine Befruchtung ist unmöglich.
Zwei Drittel der Frauen mit Sterilitätsproblemen gehen zum Arzt, aber nur ein Viertel der Männer. Daraus zu schließen, die Männer würden nicht leiden, wäre falsch. Sie leiden anders, auch weniger bewußt und intensiv. Denn Kinderwunsch und Fruchtbarkeit sind dem Mann weniger bewußt als der Frau. Hinter den Fertilitätsstörungen der Männer kann Ablehnung des weiblichen Geschlechts überhaupt bestehen. Es ist nicht selten eine verdrängte unbewußte Aggression gegen die Mutter vorhanden. Unbewußte Rache und Feindseligkeitsgefühle können bei beiden Partnern wirksam sein. Häufig verbirgt sich hinter der Fertilitätsstörung bei Mann und Frau die unbewußte Angst, Vater oder Mutter zu werden. Innerlich mögen sie noch in neidvoller Konkurrenz zu Geschwistern stehen, die sie nie verwunden haben.

Therapievorschlag

Da Kinderlosigkeit eine Angelegenheit von beiden Partnern ist, sollten sie beide gemeinsam in eine Familientherapie gehen. Hier wird abgeklärt, was tiefstinnerlich gegen Schwangerschaft und Kinderwunsch steht.

DYNAMISCHE KÖRPERTHERAPIE (Übung)

Suchen Sie sich einen Raum, in dem Sie ausreichend Platz haben. Wenn die Temperatur es zuläßt, öffnen Sie bitte ein wenig das Fenster. Die Kleidung sollte leicht und bequem sein. Wenn Sie alleine sind, können Sie diese Übung auch unbekleidet machen. Die Übung, die ich Ihnen hier anbiete, hat uralte Tradition im tibetischen Raum.
Stellen Sie sich auf, und verteilen Sie Ihr Körpergewicht gleichmäßig auf beide Füße. Die Füße stehen etwa 30 Zentimeter auseinander. Spüren Sie, inwieweit Sie Bodenkontakt haben? Wieweit berühren Ihre Fußsohlen den Boden? Haben Sie das Gefühl von »Erdung«? Stehen Sie aufrecht, lassen Sie die Arme locker an beiden Seiten des Körpers herunterhängen. Lassen Sie den Atem kommen, durch die Nase einatmen, durch den Mund nach entsprechender Pause tief ausatmen, bis Sie das Gefühl haben, daß die Lungen leer sind.
Nun beginnen Sie, die Arme langsam zu heben. Das sollte im Zeitlupentempo geschehen, millimeterweise heben Sie die Arme, bis sie senkrecht nach oben stehen. Die Bewegungen im Zeitlupentempo sind das Geheimnis dieser Übung. Wenn Sie genügend Erfahrung mit dieser Übung haben, spüren Sie die Verspannungen im Arm- und Schulterbereich, mehr noch, Sie beginnen zu ahnen, zu fühlen, welche Emotionen und Affekte Sie in den Arm- und Schulterbereich geschoben haben. Hände, Arme und Schultern sind Werkzeuge des Handelns, des Zupackens, der Abwehr und des Angreifens. Vieles von unserem Flucht-und Angriffs-Muster haben wir in diese Körperteile verdrängt.

Nun beugen Sie sich beim Ausatmen ganz langsam nach rechts. Die Bewegung geht bogenförmig von den gestreckten Armen aus. Halten Sie die Knie gerade, aber nicht durchgedrückt. Das Becken bewegt sich beim Beugen ein wenig nach links, so daß Ihr Körpergewicht gleichmäßig auf beide Füße verteilt bleibt und die Beugung auf beiden Seiten des Körpers so lang und geschmeidig wie möglich ist. Lassen Sie es zu, daß sich die Muskulatur an der Hüfte lockert; auch die Muskulatur an Nacken und Schulter sollte locker werden. Bitte nicht vergessen: Die Bewegungen sollten ganz langsam durchgeführt werden.
Fühlen Sie in Hüften, Nacken und Schultern hinein. Diese Körperpartien haben Ihnen etwas zu »sagen« über das Lebendigsein und das Unlebendigsein. Überlassen Sie sich diesem Prozeß, der Körper will Ihnen etwas sagen. Lassen Sie es zu, daß die linke Hüfte und die Rippen sich wie ein Fächer öffnen. Spüren Sie in dieses Sichöffnen hinein.
Führen Sie den linken Arm dicht ans Ohr, und senken Sie den rechten Arm ein wenig. Halten Sie den Mund ein klein wenig geöffnet, und lassen Sie den Atem fließen.
Nun richten Sie sich ganz langsam wieder auf. Lassen Sie die gleichen Bewegungen zur entgegengesetzten Seite zu. Lassen Sie den Bauch leer sein. Bewegen Sie sich so langsam wie möglich. Es handelt sich um eine sanfte Körperarbeit. Nichts soll anstrengen oder gar stressen. Es soll nicht in den Bereich »Leistung« hineingehen.
Wenn Sie diese Übung oft genug gemacht haben, werden Sie erfahren, welche Gefühle und Empfindungen Sie in diese Körperbereiche geschoben haben.

Führen Sie sich einmal vor Augen, wo eine Mutter hinpackt, wenn sie einen Säugling hochhebt. Dann haben Sie auch eine Ahnung, welche Art von Gefühlen hier stecken können.

Führen Sie den vollständigen Bewegungsablauf nach rechts und dann nach links aus. Machen Sie das bitte dreimal hintereinander. Entspannen Sie jedesmal noch mehr.

Legen Sie sich danach irgendwo bequem hin. Fühlen Sie in Ihren Körper hinein, spüren Sie dem nach, was sich da öffnen möchte. Legen Sie die linke Hand auf Ihren Bauch, und spüren Sie den Atem ein- und ausströmen. Allmählich – wenn Sie täglich üben – werden Sie erfahren, was Ihr Körper Ihnen sagen möchte. Es kann beispielsweise sein, daß Sie das Bedürfnis zu weinen verspüren. Lassen Sie es zu. Es sind längst verdrängte Tränen, die endlich herauswollen. Schämen Sie sich Ihrer Tränen nicht. Sie sind ja mit sich allein.

FIBROMYALGIE
(Weichteilerkrankungen)

Diagnose

Die Bezeichnung Weichteilrheumatismus wird als Sammelbegriff für eine Vielzahl schmerzhafter Befindungsstörungen oder Erkrankungen nichtentzündlicher Natur im Bereich der Weichteile vom Körper verwendet. Man sagt auch psychogener Rheumatismus, Myalgie-Syndrom oder »Hexenschuß«.

Ich stehe unter Druck. Etwas drückt mich nieder.

Leitsymptom ist ein schlecht lokalisierbarer Schmerz im Bewegungsapparat. Menschen mit dieser schlecht definierbaren Erkrankung klagen nicht selten: »Mir tut es überall weh.« Es ist eine Art Muskel- und Nervenrheumatismus. Rückenschmerzen können hierher gehören, auch Schmerzen im Schulterbereich. Sie können in allen Körperpartien auftreten. Es ist dieses schmerzhafte Gefühl: »Ich bin krank – überall tut es mir weh, ich weiß nicht, was ich machen soll.« Auffallend ist, daß diese Art Schmerzen häufig während der Freizeit und Ferien geringer werden. Es ist eine Belastungskrankheit. Die Patienten stehen unter einem inneren Druck. Analysiert man diese Beschwerden, dann fällt auf, daß sie um die Zeit beginnender innerer Belastungen auftreten. Das Leben ist schwer, etwas drückt nieder. Symptome der Fibromyalgie stehen im Zusammenhang mit einer larvierten Depression (siehe larvierte [maskierte] Depression).
Arzt und Patient stehen diesem Beschwerdebild gleichsam hilflos gegenüber. Hilfreich können alle in Band I und II beschriebenen Körperübungen sein.

Familiengeschichtlicher Hintergrund

Menschen mit diesem Krankheitsbild haben es nie gelernt, sich mit einer Konfliktsituation auseinanderzusetzen. Sie schlucken alles runter, anstatt auszusprechen, was sie bedrückt, was ihnen Kummer bereitet. Nach außen zeigen sie sich überwiegend beherrscht, sind zwanghaft perfektionistisch, sie haben ihrer eigenen Definition nach »alles im Griff«. Ihr Körper ist wie ein Panzer, und dahinter haben sie

alles versteckt, was ihnen psychisch einmal weh getan hat. Aber auch Wut und Trauer sind hinter diesem Körperpanzer eingesperrt. Sie stehen im Konflikt zwischen Fremd- und Selbstbeherrschung auf der einen Seite und einem Verhalten auf der anderen, das man »soziale Aufopferung« nennen könnte. Diese Ambivalenz führt zu chronischer Aggressionshemmung. Das Angriffs-und-Flucht-Muster ist stark blockiert. Menschen, die mit Weichteilsymptomen reagieren, meinen immer, sie müssen ihr »Gesicht wahren«.
Trauer, Verzweiflung und Mutlosigkeit werden nach außen kompensiert in dem Sinne: »Wie es da drinnen aussieht, geht niemanden etwas an.« Sie tragen ihr Leid gekränkt – von schmollend bis bockig – mit sich herum. Die stolze, aufrechte Haltung soll bei Männern nicht selten einen aufgerichteten Penis symbolisieren, wobei der Penis selbst aber nicht so stolz und aufgerichtet ist. Diese Männer sind eher schwach, fühlen sich in ihrem Sexualverhalten gehemmt und kraftlos. Wenn man solche Kranke einmal genauer beobachtet, dann fällt auf, daß sie häufig mit geballter Faust umherlaufen.

Therapievorschlag

Jede Form von Körpertherapie wie Bioenergetik nach Lowen, Leibtherapie nach Dürkheim, Deep-Draining nach Gerda Boyesen, dynamische Körpertherapie.

FIEBER, psychogenes

Diagnose

Erhöhte Temperatur ohne ersichtlichen Grund.

Organsprache

Ich fühle mich hilflos.

Menschen mit psychogenem Fieber befinden sich häufig in einer scheinbar ausweglosen Situation. Sie reagieren einfach mit »Kranksein«. Schon früh in der Kindheit machten sie die Erfahrung, daß sich durch Erkrankung Vorteile einhandeln ließen. So kann man dieses Fieber vor bestimmten Arbeiten in der Schule bekommen. In Prüfungssituationen kann es auftreten, ebenso bei schwierigen Aufgaben auf der Arbeitsstelle und nach Streitereien mit anderen Menschen. Diese Patienten leiden unter leichteren bis schwereren Störungen in zwischenmenschlichen Beziehungen. Es kommt vor in zerrütteten Familien, auch dort, wo ein Elternteil fehlt. Andere fühlen sich offen abgelehnt und reagieren mit Fieber als einer Art Hilfeschrei.

Familiengeschichtlicher Hintergrund

Es fehlt eine natürliche Ich-Entwicklung und Ich-Stärke. Gehemmte Aggressionen, das Fehlen von gesundem Durchsetzungsvermögen sind zu beobachten. Diese Kranken zeigen depressive Rückzugstendenzen. In der Sexualität sind sie eher »gefühlskalt«. Das Fieber ist häufig von weiteren Körpersymptomen begleitet, etwa Müdigkeit, Erschöpfungszustände, manchmal Schwindelgefühle und Schlafstörungen. Diese Symptome weisen alle auf eine larvierte Depression hin (siehe larvierte [maskierte] Depression).

Therapievorschlag

Jede Art von Gruppentherapie kann hilfreich sein.

FLATULENZ
(Blähungen)

Diagnose

Darmblähungen, Darmgasbildung, Winde oder Blähungen können im Magen oder Darm vorkommen. Tritt eine abnorme Gasbildung gleich nach der Nahrungsaufnahme ein, ist bereits im Magen eine Gasbildung entstanden, sonst im Darm. Die Flatulenz hängt von der aufgenommenen Nahrung ab. Es kann sich ebenfalls um eine Nahrungsmittelallergie handeln. Abnorme Gasbildungen können aber auch psychogen sein.

Organsprache

Ich möchte vor Wut explodieren.

Die psychogene Flatulenz ist eine Aggressionshemmung. »Ich habe eine Mordswut im Bauch, traue mich aber nicht, es dir offen zu zeigen« ist die Grundhaltung (Hemmung im Flucht-und-Angriffs-Muster). Wut und Ärger werden verdrängt, sozusagen runtergeschluckt. Wer häufig unter Blähungen leidet, sollte erst einmal einen Nahrungsmittelallergietest machen, und wenn dabei nichts herauskommt, sich prüfen, welchen Ärger er runterschluckt.
»Ärger ist wie ein offener Gashahn ohne Flamme«, sagt man. Gerade bei der Flatulenz können wir die Bedeutungskoppelung zwischen Körpervorgängen einerseits und Interaktionen mit anderen Menschen erkennen. So sind Blähungen und die damit herausgestoßenen Winde ein passiv aggressiver Akt. Man hat nicht den Mut, die Aggression offen herauszulassen; man getraut sich nicht, sich einzugestehen, daß die Interaktion mit einem anderen zu einem

gewaltigen Ärger geführt hat. Statt dessen signalisieren dann die Winde: »Du kannst mich mal, ich bin ganz schön wütend auf dich.«

Familiengeschichtlicher Hintergrund

Es handelt sich hier vor allem um Menschen, die in der Kindheit lernen mußten, ihren Ärger nicht offen herauszulassen. Kinder lehnen sich irgendwann auf. In dieser sogenannten Trotzphase werden sie dann von den Eltern gebremst. Sie lernen, sich zu beherrschen, bekommen nur Lob, wenn sie »pflegeleicht und handsam« werden, also sich anpassen. Die gestauten Emotionen werden von jetzt an hinuntergeschluckt.
In der frühen Entwicklung verbinden sich Aggression und Schmerz im Erleben. Das Kind lernt, daß es durch aggressive Handlungen anderen Schmerz zufügen kann und daß die anderen auf sein Verhalten mit Zufügung von Schmerz antworten, den es dann als Strafe empfindet. Es kann sich nicht wie der Erwachsene gedanklich mit Handlungen und Verhalten auseinandersetzen. Dabei verbinden sich bei ihm nicht nur aggressive Verhaltensweisen mit Bestrafungen in Form von Schmerz, sondern es verbinden sich schon aggressive Gedanken mit Schmerz. So kann eine Demütigung für ein Kind bedeuten, daß es nun die Zähne zusammenbeißen müsse. Aber nicht nur die Zähne werden zusammengebissen, sondern auch der After wird zugemacht. Die Wut darf oben, verbal, nicht heraus und hinten erst recht nicht. Das führt dann zu heftigen Leibschmerzen, die Gase sind so gewaltig, daß mancher sich wie ein Luftballon aufblähen kann. Erst wenn die Blähung abfließen darf, gibt es eine Erleichterung im Bauch, der Schmerz läßt nach, und die Wut ist auch für den Moment jedenfalls draußen.

Therapievorschlag

Menschen mit derart gestautem Ärger und angehäufter Wut sollten in eine Gruppentherapie gehen, um zu lernen, Aggressionen offen auszutragen. Jede Form von Gruppenarbeit ist hier geeignet.

FLUOR GENITALIS
(Scheidenausfluß)

Diagnose

Ausfluß aus der Scheide und höhergelegenen Genitalzonen, Hauptsymptom der Kolpitis (Entzündung der Scheide), bedingt durch Störungen der physiologischen Scheidenflora. Farbe und Konsistenz sind unterschiedlich. Teils anatomisch-physiologisch, teils infektiöse Ursache, wie Trichomonaden, Pilze, Gonorrhoe. Bei blutigem Fluor stets nach Krebserkrankungen forschen.

Organsprache

Ich weine über die Genitalien.

Es gibt Fluor-genitalis-Formen, die überwiegend somatogen sind, das heißt, Frauen sind irgendwie durch Ansteckung zu dieser Krankheit gekommen. Unsere Aufmerksamkeit gilt der Fluor genitalis mit psychogenem Hintergrund.
Die subjektiv individuelle Einordnung und Bewertung der Wahrnehmung des eigenen Körpers von Frauen mit Fluor genitalis müssen genau geprüft werden, will man zu einem objektiven Bild dieser Erkrankung kommen. Der Begriff

Körperbewußtheit umschreibt die Aufmerksamkeit, die man seinem eigenen Körper generell und bestimmten Regionen oder Funktionen schenkt. Die Beziehung zum eigenen Körper heißt Körpereinstellung. Hierunter versteht man die subjektive, auf den eigenen Körper bezogene Zuschreibung von Eigenschaften. Wir unterscheiden dabei den Körper als ästhetisches Erleben in seiner Ganzheit, als »Fahrzeug« der Sexualität und als Ort von Krankheit und Schmerz.

Die Wahrnehmung vom Körper als »Fahrzeug der Sexualität« und die Wahrnehmung vom Körper als Krankheitsträger verschmelzen häufig miteinander. Das Schmerz- und Krankheitserleben wird auf die Sexualität projiziert.

So besehen bedeutet der Fluor genitalis nicht selten eine Übersekretion im Sinne einer psychogenen Funktionsstörung. Zum psychogenen Ausfluß kann es durch Hypersekretion der Zervix- oder Scheidenflüssigkeit bei Erregung kommen.

Frauen reagieren verständlicherweise sehr übersensibel im Genitalbereich. Gerade hier begegnen sich ja Liebe und Sexualität sehr nahe. So sind Enttäuschungen und Verletztsein psychologische Tatsachen, die sich auf das Scheidenmilieu auswirken. Vorübergehende innere Aufregungen und Emotionen schlagen sich sozusagen auf die Scheide nieder. Man könnte sagen, die betreffenden Frauen weinen über ihr Genital. Eheschwierigkeiten, Streitereien, generell jedes Unlusterleben gehören hierher.

Familiengeschichtlicher Hintergrund

Frauen, die psychogen über die Genitalien reagieren, sind in ihrer Weiblichkeitsrolle verunsichert. Ambivalente Einstellungen den Müttern gegenüber führen in eine Grundhaltung, in der die Seele über die Scheide zu weinen beginnt. Auch Väter, vor allem wenn sie ständig abwesend sind, haben schon die Kinderseele verletzt. Wenn Frauen sich sehr verletzt fühlen, dann sind sie meist in erster Linie in ihrer Weiblichkeit gekränkt; und die Scheide ist ein Symbol der Weiblichkeit.

Therapievorschlag

Gruppentherapie in Frauengruppen. Da die Verletzungen überwiegend von der männlichen Seite kamen, fühlen sich Frauen in Frauengruppen sicherer. Sie erfahren dabei, wie andere Frauen mit diesen Verletzungen umgehen.

FRIGIDITÄT

Diagnose

Kälte, geschlechtliche Gleichgültigkeit, Unvermögen der Frau, im Zusammenspiel mit dem Partner in geschlechtliche Erregung zu geraten. Derartige Störungen sind überwiegend psychopathologisch.

Organsprache

Du kriegst mich nicht. Ich gebe mich zwar hin, du sollst aber keine Freude an mir haben.

Frigidität wird definiert als die teilweise oder vollständige Unfähigkeit, zum Orgasmus zu kommen. Frauen sind frigide, wenn sie niemals Spaß am Koitus haben oder den Koitus genießen und niemals zum Orgasmus kommen. Diese Definitionen geben aber nur einen Teil einer Wahrheit wieder.

Bei der Sexualität spielen die Liebe und emotionale Befriedigung eine große Rolle. Hier sind sich zwei Menschen sehr nahe. Bei vielen Frauen steht die emotionale Befriedigung und nicht die Fähigkeit zum Orgasmus im Mittelpunkt; sie berichten von einem Gefühl der Wärme und Erfüllung, wenn ein Mann sie einfach nur im Arm hält. Sex ist ein Zugang zu Nähe und Wärme und erfüllt ein Bedürfnis, das noch von der Kindheit offengeblieben ist. Für diese Frauen ist der sexuelle Akt weniger wichtig als das Gefühl von Sicherheit, das sexuelle Intimität gibt.
Auch Männer benutzen häufig Sexualität für andere Zwekke als den Ausdruck von Liebe. Manche Männer und Frauen ziehen aus der Sexualität eine narzißtische Befriedigung, durch die Männlichkeit oder Weiblichkeit bestätigt wird. Wer Sexualität für egoistische Zwecke einsetzt, bei dem bleibt die Liebe draußen, das »Herz bleibt kalt«. Wenn wir davon ausgehen, daß Frauen frigide sind, dann geht es beim Koitus nicht um Liebe, sondern um das Ausagieren der verschiedensten gemischten Gefühle wie alten Haß, Rachsucht, Wut, Ärger, Neid und vieles mehr. In vielen Frauen, die sich frigide zeigen, lebt noch eine alte Bestrafungssucht Männern gegenüber. Sie benutzen die Sexualität als Machtmittel, um bestimmte Ziele zu erreichen.

Familiengeschichtlicher Hintergrund

Bei frigiden Frauen arbeiten Kopf, Herz und Genitalien nicht zusammen. Obwohl diese Spaltung jeden Aspekt menschlichen Verhaltens beeinträchtigt, ist sie jedoch nirgends schwerwiegender als beim sexuellen Akt. Frigide Frauen hatten ein gestörtes Verhältnis zu ihrem Vater. Der Vater wurde als Autorität und dominant erlebt. Auch die frigide Frau hat in ihren Träumen vom Traumprinzen geträumt. Nach der Heirat hat sie dann feststellen müssen, daß der Ehemann sich im wesentlichen nicht vom Vater unterscheidet. Sie ist sozusagen ihren eigenen inneren Programmen aufgesessen. Frustration und Bitterkeit schleichen sich schnell ein. Sie hat das Gefühl, alles beginnt noch einmal. Der Orgasmus einer Frau wird nicht erreicht, weil sie irgendwo tief in der Seele nicht bereit ist, sich ganz herzugeben. Gewissermaßen verweigert sie sich selbst. Auf dem Gipfelpunkt des Orgasmus wird das Ich überwältigt und von einer Flut von Empfindungen weggeschwemmt. Ein tiefes Gefühl von Zufriedenheit, Befriedigung und Wohlsein folgt auf eine solche Reaktion. Bei einer totalen orgastischen Reaktion löst das Ich-Bewußtsein sich in der Verschmelzung mit dem Partner auf. Auf diese Weise erreicht die Liebe ihr endgültiges Ziel, die Vereinigung von Gegensätzen. Das Ausbleiben dieses Ziels kann von Fluor genitalis über die Eierstockentzündung und sogar den Unterleibskrebs zum Ausdruck kommen.

Therapievorschlag

Frigidität ist eine ernstzunehmende Persönlichkeitsstörung. Sie sollte in jedem Fall psychoanalytisch angegangen werden.

FRÜHGEBURTEN

Diagnose

Wiegt ein Kind bei der Geburt weniger als 2500 Gramm oder kommt es vor der 37. abgeschlossenen Schwangerschaftswoche zur Welt, nennt man es eine Frühgeburt. Meist kommen Frühgeborene ein paar Wochen vor der

Zeit. Sie stellen eine besondere Risikogruppe dar, da ihnen die letzten Wochen der Entwicklung im Uterus fehlen.
Eine Frühgeburt kann durch eine Toxämie oder eine schwere Infektion der Mutter, aber auch durch eine frühe Lösung der Plazenta ausgelöst werden. Manchmal kann man auch keinen Grund finden. Sehr häufig stellen Familienkrisen, Krisen am Arbeitsplatz sowie Tod oder Trennung den Hintergrund einer Frühgeburt dar.

Organsprache

Ich habe Angst vor der Niederkunft und Angst vor der Mutterschaft.

Eine Frühgeburt hat gravierende psychologische Folgen für die Eltern. Die plötzliche und unerwartete Geburt, die Angst um die Zukunft des Kindes, um seine Lebensfähigkeit, die möglichen Schuldgefühle seitens der Eltern, besonders der Mutter, machen es schwer, sich mit Frühgeburten abzufinden. Für das Kind selbst sind die Folgen schwerwiegender. Frühgeborene Menschen sind in den ersten Jahren ihres Lebens wesentlich häufiger krank. Sie tragen Beschwerden im Nasen-Rachen-Raum aus. Besonders in den ersten Lebensjahren tritt dieser Unterschied zu normal geborenen Kindern deutlich zutage. Die Sinnesfunktionen Frühgeborener Kinder sind stärker entwickelt als bei voll ausgetragenen Kindern, sie sind jedoch in der sprachlichen und manuellen Entwicklung etwas zurückgeblieben. Bemerkenswert ist auch, daß frühgeborene Kinder erst später zur Herrschaft über Darm- und Blasenschließmuskeln gelangen und Schwierigkeiten bei der Kontrolle dieser Funktionen haben.
Frühgeborene leiden ebenso unter Konzentrationsmangel.

Sie sind leichter erregbar, nervös, furchtsam und häufig schüchtern. Im Vorschulalter zeigen sie sehr viel häufiger Verhaltensstörungen. Dazu gehören gesteigerte Aktivität, verspätete Beherrschung von Stuhlgang und Wasserlassen, Bettnässen, enorm leichte Ablenkbarkeit, Befangenheit, Daumenlutschen und Überempfindlichkeit gegenüber Geräuschen. Den frühgeborenen Kindern hat die Zeit gefehlt, die Reaktionen auszubilden, die die Geburt vorbereiten und begleiten.

Von seiten der Mütter kann man sagen, daß sie unbewußt ihre Kinder »rausgeschmissen« haben. Es gibt viele Gründe für diesen »Rausschmiß«. Zunächst einmal müssen wir uns die Motivation für Schwangerschaft und Geburt anschauen. Manche Frauen und Männer wünschen sich ein Kind, weil sie glauben, erst dadurch wirklich Frau oder Mann zu sein. Sie fühlen sich in ihrer Geschlechtsrolle durch die Geburt eines Kindes bestätigt. Andere wünschen sich ein Kind, weil sie dann endlich daheim bleiben können und nicht mehr zur Arbeit gehen müssen. Das sind häufig unbewußte Prozesse. Innerlich kann sich bei den Frauen ein Widerstand gegen den Partner entwickeln. Manchmal sind die Mütter selbst innerlich noch Kinder und fühlen sich der kommenden Aufgabe als Mutter nicht gewachsen. Nicht selten haben sie auch Angst vor der Niederkunft und wollen alles schnell hinter sich haben. Eigene unbewußte Ängste übertragen sich auf das Kind. Dieses signalisiert seinerseits: »Laß mich schnell raus, ich fühle mich in dir nicht wohl.« Erkennbar sind diese Kriterien häufig daran, daß die Mütter innerlich sehr in Eile scheinen, das Thema Mutterschaft schnell hinter sich zu bringen. Nicht nur, daß die Kinder vorzeitig den Mutterleib verlassen müssen, diese Kinder werden auch häufig frühzeitig von der Mutterbrust entwöhnt. Sie werden schneller durch die Sauberkeitserziehung geführt. Das alles macht den Müttern zuviel Arbeit. Sie wollen zwar ein »süßes Baby«, aber nicht die damit verbundene Verantwortung und Arbeit.

Familiengeschichtlicher Hintergrund

Es gibt keinen einheitlichen Persönlichkeitstypus, der zu Frühgeburten neigt. Aber auffallend ist, daß es sich fast immer um Frauen handelt, die als Kind von ihren Müttern übermäßig verwöhnt wurden. Erkennbar sind auch folgende Tendenzen: Wer überwiegend gelangweilt und träge, wer unfähig ist, sich tiefer für etwas zu interessieren, wer Schwierigkeiten hat, sich zu engagieren, der kann in die Situation kommen, Frühgeburten zu bekommen. Wer immer gegen das ist, was andere Leute wollen, wer dazu neigt, übertrieben zu klagen und zu jammern, wer unfähig ist, sich echte Ziele zu setzen, der wird mit dem Kinderkriegen Schwierigkeiten bekommen (siehe auch Frühgeburt). Frauen, die in der Kindheit zu sehr verwöhnt wurden, neigen dazu, sich der Verantwortung der Geburt und der Mütterlichkeit weitestgehend zu entziehen. Darum finden wir hier auch häufig die Kaiserschnittgeburten: Auf der einen Seite haben die Frauen das Bedürfnis, das unbewußt »lästige« Kind »rauszuschmeißen«, auf der anderen Seite machen sie vor Angst innerlich dicht, und die Ärzte sind gezwungen, eine Kaiserschnittoperation durchzuführen. Frauen, die in der Kindheit verwöhnt wurden, erwarten ständig von der Umwelt, daß diese sie weiter verwöhnt. Ein Kind kann diese Leistung zumindest im Säuglings- und Kleinkindalter nicht erbringen. Darum verlieren diese Mütter innerlich das tiefere Interesse an ihnen. Gleichermaßen fühlen sie sich ständig schuldig und beginnen nun ihrerseits, das Kind etwa ab dem dritten Lebensjahr zu verwöhnen.

Therapievorschlag

Es ist schwer, therapeutisch auf verwöhnte Frauen einzugehen. Sie erwarten ja keine echte Hilfe, sondern wünschen sich vom Therapeuten, daß er sie seinerseits verwöhnt. Erfolgreich sind am ehesten Frauengruppen.

FUNKTIONSSTÖRUNGEN, sexuelle

Diagnose

Sexuelle Funktionsstörungen können sowohl überwiegend somatisch sein, aber auch entsprechende psychogene Hintergründe aufweisen. Nicht selten sind sie Folgen oder Begleiterscheinungen von Krankheiten im Genitalbereich oder auch bei Allgemeinerkrankungen. So können beispielsweise Depressionen, Streß und Abneigung gegen einen Partner des anderen Geschlechts Funktionsstörungen nach sich ziehen.

Organsprache

Ich gehe auf Abstand, ich halte über meine Störung Distanz zu dir.

Falsche Vorstellungen und/oder Erwartungsängste können den funktionellen Ablauf von sexuellen Kontakten stören, beeinträchtigen oder gar unmöglich machen. Die Störungen können hauptsächlich schon in der Pubertät ihren Anfang nehmen und dann in sexuelle Erfahrungen münden, die als unangenehm erlebt werden. Ebenfalls kann sich hier die Einstellung der Ursprungsfamilie durch falsch ausgelegte Religiosität, durch Puritanismus oder andere Geschlechtsfeindlichkeit auswirken. Darüber hinaus kann die Störung Anlaß, Verstärker oder auch Folge einer Bezugsstörung sein. Eine funktionierende oder auch nicht funktionierende Sexualität kann ein Barometer dafür sein, wie Paare verbal und nonverbal miteinander kommunizieren. So ist beispielsweise der Vaginismus bei Frauen immer psychogen (siehe Vaginismus). Leistungsdruck und Versagensangst gehören ebenfalls in diese Kategorie.

Familiengeschichtlicher Hintergrund

Wenn wir von sexuellen Funktionsstörungen sprechen, dann ist in erster Linie eine Beziehungsstörung gemeint. Diese Beziehungsstörungen haben schon in früher Kindheit ihren Anfang genommen. Meist handelt es sich um Familien mit einer ausgeprägten Körperfeindlichkeit. Ängste der Eltern, was Körperlichkeit und Intimität angeht, übertragen sich schon früh auf Kinder. Liebe und Liebesverlangen lernen Kinder bereits im Kindergartenalter. Wenn kleine Kinder sich schon im Alter von drei oder vier Jahren »verlieben«, dann wird das von Eltern mit Besorgnis betrachtet. Solche frühen Beziehungen werden dann kategorisch unterbunden – mit dem Erfolg, daß dem Kind die Lernschritte in Sachen Sexualität und Liebe vorenthalten werden. Wenn diese Kinder dann erwachsen geworden sind, wird ihnen dann »plötzlich« etwas abverlangt, was sie niemals gelernt haben: Sie sollen die »hohe Kunst« der Sexualität beherrschen, sollen heiraten und gefälligst Kinder in die Welt setzen. Über die Entwicklung, über negative Einflüsse von Bezugspersonen hat sich aber bereits ein derartiges Angstpotential entwickelt, daß es zwangsläufig zu Entgleisungen kommen muß (siehe auch Depression, larvierte [maskierte]).

Therapievorschlag

Als wichtigste Therapieform sei hier die Psychoanalyse genannt, weiterhin Verhaltenstherapie, klientenzentrierte Gesprächstherapie nach Rogers, Coping-Training, analytische Imaginationstherapie.

G

GALLENSTEINE

Diagnose

Konkrementbildung innerhalb der Gallenblase oder der Gallengänge. Es werden im allgemeinen drei Formen unterschieden, wobei häufig Rinde und Kern der Galle verschieden zusammengesetzt sein können:

1. Cholesterinsteine (siehe auch Hypercholesterinämie), die zu 99 Prozent aus Cholesterin bestehen, groß, gelbweiß, meist in der Einzahl in nichtentzündlich veränderten Gallenblasen.
2. Am häufigsten sind Cholesterin-Pigment-Kalksteine: in größerer Zahl erbsen- bis bohnengroß, dunkel gefärbt. Sie bestehen bis zu 94 Prozent aus Cholesterin, 3 Prozent Gallenfarbstoffen, ferner Kalziumkarbonat und Phosphat.
3. Pigment-Kalksteine: schwarze, harte, unregelmäßig geformte Steine mit den Hauptbestandteilen Kalzium-Bilirubinat in der Gallenblase, die 18 Prozent Trockensubstanz und 4 bis 5 Prozent Cholesterin hat.

Organsprache

Ich kann mich nicht öffnen, ich habe Schwierigkeiten im Geben und Nehmen.

Etwas staut sich in der Galle. Das Gallensteinleiden stellt die weitaus häufigste Erkrankung des Gallensystems dar. Die darauf beruhenden Beschwerden können äußerst wechselnd sein. Die Gallenblase hat funktionell etwas mit Verdauung und Ausscheidung zu tun. Jede Art von Gallenerkrankung ist von einen Stau begleitet. Das heißt, Menschen, die in diesem Bereich erkranken, haben psychologische Störungen im Bereich von Geben und Nehmen. Ebenso ist das Zurückhalten durch diesen Symptomenkomplex gekennzeichnet. Was sich hinter diesem Stau im Sinne von Geben und Nehmen zeigt, ist vor allem die Schwierigkeit, Gefühle zu geben, von anderen Gefühle anzunehmen, sie zu akzeptieren. Es sind aber nicht nur positive Gefühle, die hier zurückgehalten werden, sondern ebenso unbändige Wut, Haßgefühle und auch Neid verbergen sich hinter diesem Krankheitsbild.
Menschen mit Gallenwegserkrankungen reißen sich zusammen, sind stark kontrollierte Menschen und können selten aus sich herausgehen. Der Gallenpatient beansprucht Versorgung, will bemuttert werden und hat doch gleichzeitig Schwierigkeiten, Fürsorge durch andere anzunehmen. Der Gallenblasenkranke kann schwer etwas hergeben. Wie seine Galle, so ist er in sich im ganzen gestaut. Der Konflikt tritt dann deutlich hervor, wenn der Kranke in seinem Bedürfnis, zu geben oder zu empfangen, gehindert wird (siehe aus Frigidität, Impotenz).

Familiengeschichtlicher Hintergrund

Menschen mit Gallenbeschwerden haben häufig das Gefühl, nichts zu taugen oder »schlecht« zu sein. Sie ertappen sich oft dabei, sich selbst zu bestrafen. Sie suchen sich Arbeiten, bei denen man etwas ertragen oder aushalten muß. Dahinter stehen haßerfüllte Wünsche, das Bedürfnis, sich zu rächen und »Satisfaktion« zu erlangen. Diese Haltung resultiert aus einer Familienstruktur, in der ständig gestraft wurde. In Schule und Familie ist jeder einem bestimmten Bestrafungssystem ausgeliefert, aber bei Menschen mit Gallensteinen war es eben immer etwas mehr Bestrafung. Nicht selten sind sie die Sündenböcke einer Familie oder Gruppe. Die strenge, züchtende Haltung von Eltern und Lehrern erklärt weitgehend die Bestrafungsängste und Schuldgefühle dieser Patienten. Das Bestrafungssystem setzte schon sehr früh ein, meist bei der Sauberkeitserziehung: Wer auf dem Topf sitzt, soll etwas hergeben; der Patient entwickelt aber schon sehr früh einen Widerstand gegen das Hergeben, der sich bis ins Erwachsenenalter hinzieht und schließlich in die Gallenerkrankung mündet.

Therapievorschlag

Jegliche Form von Gruppentherapie, progressive Entspannung nach Jacobsen, auch Coping-Training, Psychoanalyse.

GASTRITIS
(Magenschleimhautentzündung)

Diagnose

Magenkatarrh oder Magenschleimhautentzündung. Kann primär oder sekundär, akut oder chronisch auftreten. Die Symptome sind verminderter Appetit, Druck und Völlegefühl, Erbrechen, belegte Zunge, Schwindel. Die Magensekretion ist vermehrt oder vermindert. Der Stuhlgang kann vermehrt oder diarrhöisch sein. Auch eine Obstipation, eine Verstopfung, kann vorliegen.

Ich habe seelischen Hunger und kann es nicht zeigen.

Die Schleimhäute des Magens entzünden sich. Die Entzündung dringt teilweise bis in die Muskulatur der Magenwand ein. Wenn zuviel Magensaft absorbiert wird, schädigen Salzsäure und Pepsinsekretion die Schleimhäute. Die Salzsäure kann besonders zerstörerisch dann einwirken, wenn eine Stelle der Magenschleimhaut mangelhaft durchblutet ist. Es kommt zu einer Art Selbstverdauung des Magens.
Daß der Magen bei seelischen Erlebnissen mitreagiert, können eine Reihe von Menschen an sich selbst erfahren. Der Volksmund kennt eine Menge von Aussagen, die den Magen betreffen: »Das liegt mir schwer im Magen.« – »Er frißt alles in sich hinein.« – »Er reagiert sauer.« – »Da dreht sich mir der Magen um.« Gefühlsregungen beeinflussen den Magen. Der Magen reagiert also besonders auf die Neid-Ärger-Situation. Es kann so weit führen, daß es zu spastischen Krämpfen kommt. Konflikte im Arbeitsbereich und in der Familie sind die häufigsten Ursachen: Magenkranke fühlen sich von anderen abgelehnt; so ist die Gastritis häufig eine Folge von Kündigungen am Arbeitsplatz, bei Versetzungen, auch in der Familie, bei Todesfällen, Trennungen und Geburten von Kindern. Ebenso kann ein Umzug in eine andere Gegend eine Magenschleimhautentzündung mit sich bringen. Wenn es sich um psychische Dauerkonflikte handelt, wenn also Partnerkonflikte, berufliche Konflikte, Neid, Wut, Ärger und Eifersucht ständig weiterschwelen, ohne aufgedeckt und bearbeitet zu werden, ohne daß sie in ein der Gefühlsregung entsprechendes Handeln übergehen, kommt es zu Magenerkrankungen. Die seelische

Dauererregung läßt die körperlichen Fehlfunktionen des übersäuerten Magens und der mangelhaft durchbluteten Schleimhäute nicht mehr zur Ruhe kommen.

Familiengeschichtlicher Hintergrund

Der Magenkranke weiß um seine innere Abhängigkeit, um sein Verlangen nach Sicherheit und Geborgenheit. Wenn andere das haben, was er offensichtlich nicht hat, dann »wurmt« ihn das.

Es gibt beim Magenkranken aber noch ein anderes Reaktionsmuster, nämlich das Streben, überaktiv zu sein. Solche Menschen können nicht in sich ruhen. Sie verfolgen aggressiv ihr Ziel durch kompensatorisches Unabhängigkeitsstreben und ständiges Suchen nach einem Selbstbeweis der Stärke. Eine solche Bestätigung braucht der Magenkranke, weil er keine andere Sicherheit entwickeln kann als diejenige, erfolgreich zu werden. Viele ehrgeizige Menschen sind auch magenkrank. Sie suchen nach Erfolg und enden häufig im Mißerfolg, weil der Gegenstand des Erfolges eigentlich Zuneigung und Prestige ist. Es geht nicht um die Sache, sondern um das eigene Geltungsstreben. Es sind die ewigen Frauenjäger, die letztlich immer allein auf der Strekke bleiben. Es sind die, die in der Arbeit immer Überstunden machen, sich enorm einsetzen, um dann bei der Beförderung übergangen zu werden.

Aufgrund tiefster Bedürfnisse nach Abhängigkeiten und Umsorgtsein lebt in diesen Menschen immer wieder tiefe Frustration. Das Umsorgtsein erfüllt sich nicht in dieser Weise oder Intensität, wie es gewünscht wird. Der Magenkranke ist der Prototyp für psychosomatisches Kranksein. Menschen mit Magenerkrankungen sind im Gefühlsbereich leichter verletzbar, unsicher und gehemmt. Sie

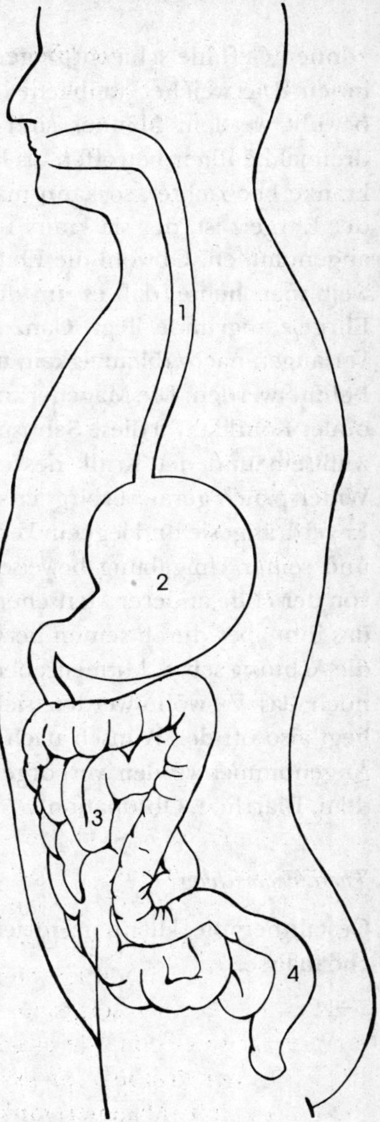

Die Hauptteile des Verdauungstraktes

können Gefühle schlecht zeigen und verarbeiten sie nach innen. Die weiche »weibliche« Seite in ihnen darf nicht bewußt werden. Männer sind von Magenerkrankungen dreimal häufiger betroffen als Frauen. Wenn man Magenkranke beobachtet, so kann man feststellen, daß es nicht der Ehrgeiz ist, der sie krank macht. Das hat man früher angenommen. Obwohl die Ehrgeizhaltung vorhanden ist, weiß man heute, daß es um den Konflikt geht, der dem Ehrgeiz zugrunde liegt. Ganz tief in der Seele liegt das Verlangen nach Abhängigkeit, nach der Mutterbrust, nach Behütetwerden. Die Magenerkrankung ist immer auch ein oraler Konflikt. Da diese Sehnsucht aber mit dem Selbstbewußtsein und der Kritik des erwachsenen Menschen in Widerspruch gerät, verbirgt er sie sorgfältig vor sich selbst. Er verdrängt sie und legt ein Verhalten an den Tag, das ihm und seiner Umgebung beweisen soll, wie unabhängig er von der Hilfe anderer Menschen ist. Er zeigt ein Verhalten, das ihm aber durch seinen beruflichen Erfolg doch noch die Achtung seiner Mitmenschen und auf diesem Weg auch noch das Verwöhntwerden sichert. Hinter dem Ehrgeiz liegt also oft der Wunsch nach kindlichem Umsorgt- und Angenommenwerden verborgen (siehe auch Ulcus duodeni, Diarrhoe, Obstipation).

Therapievorschlag

Gestalttherapie, klientenzentrierte Gesprächstherapie, Psychoanalyse.

GEBÄRMUTTERKREBS

Diagnose

Die Gebärmutter (Uterus) besteht aus dem Gebärmutterkörper (Corpus uteri) mit der Gebärmutterhöhle (Cavum uteri), dem Gebärmutterhals (Cervix uteri) mit dem Zervikalkanal (Canalis cervicis) und dem in die Scheide ragenden Teil der Cervix, der Portio vaginalis uteri oder kurz Portio genannt. Krebsgeschwüre können in allen Bereichen der Gebärmutter entstehen.

Organsprache

Ich fühle mich als Frau allein gelassen.

Man sagt immer, daß Frauen bei einer Krebserkrankung ihr Gefühl, eine Frau zu sein, verlieren würden. Sehr häufig ist es aber gerade umgekehrt: Die tiefe innerliche Verunsicherung am eigenen Frausein, dieser tiefe Zweifel läßt Frauen erst erkranken. Wenn Frauen sich erfolgreich mit dieser Thematik auseinandersetzen, haben sie gute Chancen, wieder voll am Lebensprozeß teilzunehmen. Die Krebserkrankung selbst ist ein seelisches Trauma, und wer sich an diesem Punkt durchhängen läßt, verfällt schließlich in Resignation. Viele Untersuchungen haben ergeben, daß das emotionale Trauma, das mit dem Unterleibskrebs verbunden ist, ebenso vernichtend für das Dasein der Frau sein kann wie die physischen Folgen der Krebserkrankung. Frauen, die sich nicht das seelische Trauma, das zur Krebserkrankung geführt hat, anschauen, klagen noch nach Jahren über unbestimmte Beschwerden wie Schlaflosigkeit, Alpträume, Appetitlosigkeit, Konzentrationsschwäche, Schwierigkeit bei der Bewältigung des Haushalts und plötzliche Anfälle von Traurigkeit, die sich in Weinkrämpfen äußern: sichere Zeichen dafür, daß das Grundtrauma nicht gelöst wurde (siehe auch Henry G. Tietze: »Blockierte Liebe«, München 1992).

Die schwersten psychischen Behinderungen dieser Frauen sind Depressionen, verändertes Körperbewußtsein und sexuelles Versagen. Darum ist es wichtig, die eigene Lebensgeschichte zu erforschen.

Die meisten an Krebs Erkrankten liegen altersmäßig etwa um die Fünfzig, also in jener Zeit, in der die Weiblichkeit weniger hinterfragt wird. Viele verlieren in dieser Zeit den Ehepartner durch Tod, in der Firma sind sie ebenfalls nicht mehr gefragt, die Mutterrolle ist beendet, die Kinder sind groß. Aus dieser Position entsteht das Gefühl, als Frau nichts mehr wert zu sein. Sexuell werden sie nicht mehr so begehrt wie in jüngeren Jahren. All das führt zu tiefen inneren Krisen. So gesehen ist die Krebserkrankung auch eine Verlustkrankheit, die sich tief ins Selbstbewußtsein und ins Selbstwertgefühl eingräbt.

Familiengeschichtlicher Hintergrund

Frauen, die irgendwann einmal in ihrem Leben an Krebs erkrankten, haben sich zeitlebens ständig abgelehnt gefühlt. Häufig wurde in der Familie ein Junge erwartet, und dann kam »nur« ein Mädchen in die Welt. So fühlten sie sich sich ständig ins zweite Glied geschoben. Sie wollten aber genauso wie die Buben anerkannt sein, also eiferten sie den Buben nach, erbrachten tolle Leistungen, kämpften, waren voller Ehrgeiz (siehe Gastritis). Unbewußt meinten sie, sie müßten ihre Weiblichkeit verstecken, müßten sein wie die Buben, um Anerkennung zu bekommen. Als sie heirateten, war Jungenhaftes nicht gefragt. Jetzt war ihre

Weiblichkeit angesprochen: Geliebte sein, Mutter sein, Haushälterin sein. Das brachte Verunsicherung mit sich. Später, als dann der Mann verstorben war, waren sie wieder nicht mehr als Frau gefragt, jetzt hieß es für viele, sich selbst durchs Leben zu schlagen. Männliche Durchsetzungskraft war nun wieder gefragt. Sie fühlten sich als Frau nicht mehr attraktiv genug, der Ehemann begehrte sich nicht mehr. Wenn die Kinder aus dem Haus waren, war die Mutterrolle nicht mehr gefragt. Alle ihre sozialen Fähigkeiten verloren ihren Wert. Krebserkrankung ist so betrachtet auch Bestandteil des Klimakteriums. Nicht etwa, weil die Hormone sich umstellen, sondern weil die Frau sich tiefstinnerlich in ihrer Frauenrolle verunsichert fühlt. Sie versucht, wieder das Leben durch Leistung zu meistern, und der Organismus läßt sie dann im Stich. Es ist so, daß die Krise in die Erkrankung mündet, Hilflosigkeit breitet sich aus.
Wer sich selbst aufgibt, der betreibt eine Art unbewußten Selbstmord. Solange keine Metastasen da sind, kann man selbst noch eine Menge tun, um sich aus der gesamten Krisensituation wieder herauszuziehen. Hilfsangebote gibt es genügend.

Therapievorschlag

Die krebskranke Frau kann lernen, daß sie die Resignation aufgeben und aus der Isolation wieder herausfinden kann. Es gilt, sich mit der Rolle als Frau auseinanderzusetzen. Psychoanalyse wäre zumindest am Anfang nicht anzuraten, weil sie zuviel Zeit beansprucht, um in den therapeutischen Prozeß hineinzukommen. Ich empfehle analytische Imaginationstherapie.

GICHT

Diagnose

Erhöhter Harnsäurespiegel. Bei der Gicht handelt es sich um eine Stoffwechselerkrankung. Adipositas und Alkoholexzesse können zur Gicht führen. Aber auch psychische Prozesse spielen eine Rolle.

Organsprache

Ich fühle mich in meinem Sicherheitsbedürfnis bedroht.

Gichtkranke Menschen weisen sich durch ein hohes Leistungsniveau aus. Sie sind ehrgeizig (siehe auch Gastritis), und vor allem sind sie dominante Menschen. Der ständige Ehrgeiz und das Dominanzstreben halten diese Kranken in einem ständigen Spannungszustand. Wenn beispielsweise heutzutage Firmen in den Konkurs gehen und Arbeitsplatzverlust für die gesamte Belegschaft bevorsteht, dann reagieren, so die Beobachtungen, eine ganze Reihe von Mitarbeitern mit einem erhöhten Harnsäurespiegel. Sobald diese Menschen einen neuen Arbeitsplatz fanden, gingen die Werte wieder auf Normalzustand zurück. Gicht ist eine Verlusterkrankung. Arbeitsplatzverlust, drohender Verlust der Gesundheit, Verlust von Menschen, Heimat: all das kann den Harnsäurespiegel steigen lassen.

Familiengeschichtlicher Hintergrund

Obwohl der Gichtpatient ehrgeizig ist, wertet er ständig seine eigenen Leistungen ab und treibt sich selbst zu unbeugsamer Forderung an, es noch besser zu machen. Es geht in jedem Fall darum, Anerkennung zu finden. Gichtkranke

Menschen verlangen von sich Vollkommenheit. Sie wollen einfach perfekt sein, alles muß an seinem Platz stehen, die Farben in der Wohnung müssen zueinander passen, die Vorhänge richtig drapiert sein. Die Wohnung muß wie geleckt aussehen. Die Gichtkranken gehen ihrer Arbeit methodisch, systematisch und voller Eifer nach, oft bis zur völligen Erschöpfung. Gichtkranke haben auch Schwierigkeiten mit dem Geben und Nehmen (siehe Obstipation, Gallenerkrankungen), das kann bis zum Geiz gehen.

Objektiv gesehen hat das hartnäckige Leistungsstreben, dem sich der Gichtkranke unterwirft, zur Folge, daß man ihn nach den meisten sozialen und materiellen Normen als sehr erfolgreich ansieht. Aber sein Leistungsstreben hinterläßt in ihm ein Gefühl der Leere und Unbefriedigtheit, obwohl es ihm doch einen gewissen Status eingebracht hat. So besehen ist er eine Art erfolgreicher Versager.

»Sei ein Mensch, entspanne dich«, mögen Freunde zum Gichtkranken sagen; aber das können diese Menschen nicht tun. Sie müssen immerfort streben und streben, trotzdem werden sie nicht zufrieden sein. Darum findet man auch häufig nörglerische Menschen unter ihnen. Den Forderungen des Elternhauses entsprechend haben sie sich immer wieder zu Leistungen angetrieben, haben sie sich immer wieder angepaßt. Sie wollen in Wirklichkeit aber nicht arbeiten um der Leistung wegen, sie wollen Anerkennung, sie wollen Liebe, sie wollen Belohnung.

Darum zählt man diese Menschen auch zu den »oralen Typen«. Auf irgendeine Weise »verleiben« sie sich die Arbeit ein. Ihr Geiz läßt es aber nicht zu, wieder etwas herzugeben. Ihnen wird ebenso eine gewisse Arroganz nachgesagt. Sie fühlen sich leicht anderen überlegen. Sie schauen lieber auf weniger erfolgreiche Menschen herab. Andere, die genauso oder noch mehr erfolgreich sind, beachten sie weniger.

Gichtkranke gehören zu den Zwangsmenschen, und sie entziehen sich leicht einer Therapie. Einen tüchtigen Therapeuten können sie kaum akzeptieren. Ich empfehle Gruppenarbeit, denn in der Gruppe lernen sie Sozialverhalten und einen anderen Umgang mit den Mitmenschen.

CHAKRENENTSPANNUNG BIG RELAX (Übung)

Sprechen Sie den folgenden Text aufs Band, dann haben Sie keine Mühe, sich ganz der Entspannung hinzugeben. Später werden Sie den großen Entspannungscode nicht mehr benötigen. Nach etwa vierzehn Tagen können Sie zur vereinfachten Form übergehen, zu der Sie dann keine Kassette mehr benötigen. Zum Üben sollten Sie sich bequem hinlegen, die Schuhe ausziehen, zu enge Kleidung lockern. Fühlen Sie bitte in sich hinein, wo Sie noch verspannt sind. Lassen Sie den Atem dorthin fließen, und warten Sie ab, bis Sie ruhiger geworden sind. Erst dann schließen Sie die Augen.

Big Relax, die große Entspannung

Atmen Sie tief ein, konzentrieren Sie sich auf das Ende des Steißbeins. Stellen Sie sich vor, es entwickelt sich dort ein winzig kleiner roter Punkt; Sie brauchen das nicht innerlich zu sehen. Es genügt, daß Sie sich auf diesen Punkt konzentrieren, fühlen Sie und vertrauen Sie darauf, daß an dieser Stelle ein winziger roter Punkt ist, der allmählich immer größer wird. Der rote Punkt beginnt intensiv zu leuchten, er vergrößert sich immer mehr, bis alles rot zu sein scheint. Das Rot strahlt in die Beine hinein, und Sie spüren, wie die Beine zu entspannen beginnen. Sie spüren, wie Sie dort loslassen, die Beine werden müde, schwer und warm.

Atmen Sie wieder tief ein, und während Sie ausatmen, konzentrieren Sie sich auf jenen Punkt der Wirbelsäule, der dem Venushüge gegenüberliegt. Dort entwickelt sich ein winzig kleiner orangefarbener Punkt. Er beginnt zu leuchten, zu strahlen und wird immer größer. Das orangefarbene Licht strahlt in den Beckenraum hinein. Sie spüren Schwere, Müdigkeit und Wärme in diesem Bereich. Alle Muskeln werden locker.

Sie entspannen auch die inneren Organe im Beckenraum. Sie bekommen Platz und Raum in diesem Bereich.

Atmen Sie wieder tief ein, und beim Ausatmen konzentrieren Sie sich auf einen Punkt an der Wirbelsäule gegenüber dem Bauchnabel. Dort entwickelt sich ein winzig kleiner gelber Punkt, er wird größer und beginnt wie ein Scheinwerfer zu strahlen. Er leuchtet den ganzen Bauchraum aus. Sie spüren, wie die inneren Organe im Bauch entspannen, wie der Bauchraum locker und weich wird. Das Sonnengeflecht strömt warm.

Atmen Sie erneut tief ein, und beim Ausatmen stellen Sie sich vor, daß an der Wirbelsäule, gegenüber dem Brustbein, in der Höhe des Herzens ein winziger kleiner grüner Punkt sich öffnet. Dieser grüne Punkt wird immer größer. Die grüne Leuchtkraft strahlt in den Brustraum hinein. Sie entspannen alle inneren Organe des Brustraumes, insbesondere das Herz, Sie lassen es frei, weit und offen werden. Grün strahlt ebenfalls zu den

Schulterblättern hoch, in die Arme bis in die Fingerspitzen hinein. Sie spüren, wie diese Partien weich und geschmeidig werden, wie Sie lockerlassen, alles beginnt zu fließen, immer mehr breitet sich in Ihnen eine große Ruhe aus.
Atmen Sie tief ein, und beim Ausatmen spüren Sie, wie sich an der Wirbelsäule, gegenüber dem Kehlkopf ein winzig kleiner hellblauer Punkt öffnet, zu strahlen beginnt, den ganzen Halsbereich ausstrahlt, alles öffnet, weich und locker macht.
Atmen Sie tief ein, und beim Ausatmen spüren Sie, wie sich an der Wirbelsäule gegenüber der Nasenwurzel ein winziger lilafarbener Punkt entwickelt. Der beginnt zu leuchten, zu strahlen; wie ein Scheinwerfer strahlt er von innen das ganze Gesicht aus. Gleichzeitig strahlt er nach innen zum Gehirn. Sie entspannen die Augenpartie und reinigen im Gehirn das Sehzentrum. Sie entspannen die Nasenpartie und reinigen im Kopf das Geschmacks- und Sprachzentrum. Sie entspannen die Ohrenpartie und reinigen im Kopf das Zentrum des Hörens.
Atmen Sie nochmals tief ein, und beim Ausatmen stellen Sie sich einen violetten Punkt in der Mitte der Schädeldecke vor. Je stärker dieser Punkt zu strahlen beginnt, desto mehr öffnen Sie die feinstofflichen Kanäle, werden offen, transparent. Sie erleben sich im Hier und Jetzt. Die violette Farbe beginnt jetzt zu wandern, legt sich wie ein Schutzmantel um den ganzen Körper. Spüren sie, wie tief entspannt sie jetzt sind. Der Zustand der Entspannung breitet sich immer mehr aus. Früher oder später kommen Sie zu einer totalen inneren Leere. Es ist, als würde Ihre gesamte Seele ausatmen. Wir lassen Ihrem Unbewußten Zeit,

die eigene Zeit, die Dinge für Sie zu erledigen. Lassen Sie es zu, daß Sie bei jedem Atemzug, den Sie tun, Gesundheit einatmen.
Sie sind jetzt tief entspannt, nichts Ungutes kann jetzt von außen in Sie eindringen. Sie sind entspannt, geborgen und geschützt.
Überlassen Sie sich dieser Entspannung. Sie wollen nichts, Sie tun nichts. Letzte Gedankenfetzen ziehen wie Wolken vorüber. Sie sind ruhig und entspannt im Hier und Jetzt.
Nach etwa fünfzehn Minuten bereiten Sie sich darauf vor, wieder ins Wachbewußtsein zu gelangen. Sie zählen langsam bis fünf:
Eins, zwei: Sie kommen immer höher und höher, Ihr Wachbewußtsein übernimmt wieder die Regie.
Drei: Alle Körperfunktionen sind intakt, sie harmonieren untereinander.
Vier: Sie werden immer wacher.
Fünf: Öffnen Sie die Augen.

Jetzt recken Sie sich, Sie strecken sich, gähnen kräftig und liegen noch fünf Minuten still.
Üben Sie diese Entspannung etwa zwei Wochen täglich etwa fünfzehn Minuten. Wählen Sie eine Tageszeit, in der Sie noch nicht zu müde sind.

Die Kurzform der Übung

Nach zwei Wochen können Sie zu der vereinfachten Form übergehen und dabei erleben, daß die Kurzform nun exakt genau so tief geht wie die große Entspannung. Der neue Entspannungstext heißt jetzt:

Rot öffnet sich.
Orange öffnet sich.
Gelb öffnet sich.
Grün öffnet sich.
Hellblau öffnet sich.
Lila öffnet sich.
Violett öffnet sich.

Auch hier zählen Sie nach fünfzehn Minuten von eins bis fünf, um wieder ins Wachbewußtsein zurückzukehren.

GLAUKOM
(grüner Star)

Diagnose

Sammelbegriff für alle Augenkrankheiten mit dauernder oder zeitweiliger Erhöhung des intraokularen Druckes. Obere Grenze: 20 bis 26 mm Hg. Die Erkrankung führt in die Frühinvalidität und kann Erblindung zur Folge haben.

Organsprache

Ich habe über die Augen den Kontakt zur Welt verloren.

Die Augen sind der Spiegel der Seele, sagt man. Andere meinen, die Augen wären das Fenster, durch das man von außen nach innen schauen kann. Beim Glaukom ist es so, als legte sich ein Schleier vor die Augen. Der Kranke kann nicht mehr richtig in die Welt hinaussehen, aber auch von außen kann man nicht mehr richtig hineinsehen. Die Fenster der Seele sind sozusagen trüb geworden.

Jemand verbirgt sich über die Erkrankung vor anderen. Augen haben eine starke Aussagekraft. Mancher hat leere Augen. So wirken vor allem die Augen von Menschen, die eine Augenkrankheit haben. Augen glänzen, wenn ein Mensch erregt wird. Sie zeigen etwas von der inneren Flamme, die in uns brennt. Die Pupillen werden größer, wenn wir Schmerzen oder Angst empfinden; sie werden kleiner, wenn wir Freude oder Lust erleben. Augen dienen nicht nur als Sehorgan, sondern auch als Kontaktorgan. Wenn sich die Augen zweier Menschen treffen, dann sind sie sich nahe. Die Art des Kontaktes richtet sich nach dem Blick der Augen.

Wenn die Augen trüb und verschwommen werden, dann wird der Kontakt zu den Menschen immer mehr gestört. Es ist, als würden augenkranke Menschen sich immer mehr von der Außenwelt zurückziehen. Ein Mensch mit einem starken Ich besitzt die Fähigkeit, einem anderen Menschen gerade in die Augen zu sehen. Er ist ich-stark genug, und daher fällt es ihm leicht, anderen per Augenkontakt zu begegnen.

Wenn ein Mensch sich vor der Welt über die Augen zurückzieht, muß man bedenken, daß er Angst hat. Angst vermindert auf Dauer die Sehkraft. Diese Patienten haben innerlich längst resigniert, sie wollen der Wahrheit ihres Lebens nicht mehr »ins Auge sehen«. Mit Verbitterung haben Sie innerlich zugemacht. Häufig gab es im Erleben dieser Menschen ein oder mehrere Erlebnisse, die sie in einen Schockzustand versetzt haben. So ein Schock kann durch Feindseligkeit der Eltern ausgelöst werden. Der betreffende Mensch wurde unter Umständen so haßerfüllt angeschaut, daß er nicht mehr hinschauen mochte. Es war für ihn nicht mehr zu ertragen gewesen.

Die unter Glaukom bezeichneten Krankheitsbilder verra-

ten aber noch mehr. Da das Kardinalsymptom ein gesteigerter Innendruck des Auges ist, können wir diesen Begriff Innendruck wörtlich nehmen: Der Betreffende steht unter einem starken inneren Druck. Wir gehen von einem Angst- und Aggressionsstau aus.
Der erhöhte Augendruck beruht auf einem Mißverhältnis zwischen Zu- und Abfluß des Kammerwassers. Wir können also von einem energetischen Stau ausgehen, denn unsere Körperflüssigkeiten reagieren auf unsere Körperenergien.
Das akute Glaukom ist eine sich innerhalb von Stunden entwickelnde anfallsmäßige Erhöhung des Augeninnendrucks auf das Drei- bis Fünffache der Norm.
Glaukompatienten sind, wie bereits gesagt, besonders ängstlich, sie sind hypochondrisch, auch depressiv (siehe Hypochondrie, Depression).

Familiengeschichtlicher Hintergrund

Glaukompatienten wurden in Familien groß, in denen die Familienmitglieder ziemlich zurückgezogen lebten, weil sie sich nicht wohl fühlten. Ständig klagte jemand über Müdigkeit. Ständig wurde an einem der Familienmitglieder herumgedoktert, selbst dann, wenn der Arzt keine eindeutige Diagnose stellen konnte.
Ein großer Teil dessen, was unsere Gesamtbevölkerung für Arzneimittel im Jahr ausgibt, ist eher ein Tribut an die Angst vor Krankheit als für eine Krankheit selbst. Die ständige Beschäftigung mit körperlichen Leiden ist der Umgang mit Krankheit in Familien mit hypochondrischer Neigung.
Wer in der Kindheit der ängstlichen und furchtsamen »Krankenzimmeratmosphäre« ausgesetzt war, die von hypochondrischen Eltern geschaffen wurde, wird seinerseits

dafür »sorgen«, daß jedes körperliche Symptom seine Beachtung erhält. Ein Leben lang sind diese Menschen voller Beschwerden. Der Kopf tut weh, der Magen knurrt, der Darm ist verstopft, der Rücken schmerzt. All diese Krankheitssymptome leben zusätzlich im Glaukompatienten. Er sieht und erlebt die Welt nur noch durch die »Augen der Krankheit«.
Der Glaukomkranke fühlt sich stets krank und hilflos, weil er ständig gefordert wird, die Verantwortung für sich selbst zu übernehmen. Das hat er als Kind nie gelernt. Über die Krankheit holen sich diese Menschen ihre Aufmerksamkeit. Sie stehen grundsätzlich ihr ganzes Leben lang an einer Klagemauer.

Therapievorschlag

Die Augensituation kann sich über Bioenergetik bessern, auch über Deep-Draining nach Gerda Boyesen, überhaupt jede Form von Körpertherapie. Es kann hilfreich sein, Seminare zu besuchen, die ein »Sehtraining« anbieten.

H

HALSENTZÜNDUNG
(Angina)

Diagnose

Infektiöse Entzündung des lymphatischen Rachenringes, insbesondere der Gaumenmandeln.

Organsprache

Ich kann es nicht schlucken. Die Krise drückt mir den Hals zu.

Krisen haben immer etwas Bedrohliches. Da wird uns bewußt, »was wir so alles im Halse haben«. Halsentzündungen weisen uns stets auf etwas hin, was wir nicht »schlucken« können. Die Halsentzündung entsteht sozusagen als Stellvertreter für einen Konflikt. Es handelt sich um Krisen und ungelebtes Leben. Das heißt, wir trauen uns an bestimmte Lebenssituationen nicht heran. Häufig sind Halsschmerzen mit der Unfähigkeit verbunden, überhaupt einen Laut herauszubekommen. Wir können das, was die innere Krise ausmacht, nicht herausbekommen; und wenn wir einen Ton sagen können, ist das ein Gekrächze, das mit enormen Schmerzen verbunden ist. Der Schmerz steht dann für den inneren, seelischen Schmerz, den die Krise in uns verursacht. Halsentzündungen sind auch mit einer Störung des

Schluckreflexes verbunden. Was uns hier die Krankheit sagen möchte, ist: »Diese Geschichte kann ich nicht schlukken, sie tut mir viel zu sehr weh.«

Familiengeschichtlicher Hintergrund

Hier gibt es keine Eindeutigkeit. Jeder kann einmal Halsschmerzen bekommen, und jeder hat einmal Krisensituationen, mit denen er zunächst nicht fertig wird. Solche Krisen können Schwangerschaft, Geburt, Tod, Trennung, Umzug oder Arbeitsplatzverlust sein.

Therapievorschlag

Eine Krisenintervention ist nötig. Empfehlenswert ist eine allgemeine Lebens- bzw. eine Familienberatung.

HARNVERHALTEN

Diagnose

Erstens: akute völlige Unmöglichkeit der Harnentleerung infolge eines mechanischen Abflußhindernisses (große Prostata, Blasenstein, akut verschwollene Struktur, Harnröhrentrauma).
Zweitens: chronische unvollständige Harnentleerung, Restharn, Überlaufblase, das heißt immerzu laufendes Abtropfen von Urin aus der übervollen Blase.

Organsprache

Ich stehe unter Druck und habe Angst. Diese Angst kann ich aber nicht zeigen.

Nicht jedes Harnverhalten ist, oberflächlich betrachtet, psychosomatisch. Andere Erkrankungen spielen hier mit hinein, wie zum Beispiel Prostataleiden, Krebs- oder auch Herzerkrankungen. Betrachtet man diese Krankheiten dann unter dem psychosomatischen Aspekt, kann man auch hinter ihnen seelische Ursachen erkennen. Aus dieser Sicht sind Blasenleiden ebenfalls psychogene Erkrankungen. Die Vielzahl der Variationen und Kombinationsmöglichkeiten seelischer Blasenstörungen wird schon aus der engen anatomischen Verknüpfung zwischen den Genitalien als Sexualorgan und dem Harntrakt verständlich. Das »Pinkeln« ist unserem Willen insofern unterworfen, als wir bis zu einem gewissen Punkt selbst bestimmen können, wann wir die Blase entleeren wollen. Hier zeigt sich deutlich, daß Harnverhalten etwas mit Hergeben bzw. Nichthergeben zu tun hat. Die Harnproduktion selbst aber läuft reflektorisch ab.

Im Harnverhalten spiegelt sich ein gewisses Machtverhalten wider. Das Kleinkind, das »auf den Topf muß«, kann über Harnverhalten die Mutter beeinflussen. So besehen kann es auch Hinweise auf Impotenz und Frigidität geben. Auch hier geht es um die Unfähigkeit, etwas herzugeben. Unter der gleichen Schwierigkeit steht ebenfalls der Prostatakranke. Ein wichtiger Aspekt der Harnverhaltung weist auf die Unfähigkeit zu weinen hin. Es drückt sich die Unfähigkeit aus, bestimmte Gefühle zu zeigen. Auch Angst und Aggressionsstau gehören hierher.

Von Harnverhalten Betroffene sind vor allem auch Menschen, die in psychosexueller Sicht »unterentwickelt« sind. Sie haben die Bewältigung von Triebkonflikten auf eine infantile Ebene verlagert.

Familiengeschichtlicher Hintergrund

Im allgemeinen spiegeln die elterliche Einstellungen zur Sexualität die Ansichten unserer heutigen Gesellschaft wider. Dies allgemeine soziokulturelle Einstellung, die eine Kehrtwendung gemacht hat von den strengen Verboten des Puritanismus zur gegenwärtigen Billigung der sexuellen Stimulierung der Massen – ohne jungen Menschen auf dem Gipfel ihrer Potenz sexuelle Befriedigung zuzugestehen –, schafft eine explosive Situation.
Menschen mit Schwierigkeiten der Blase neigen dazu, die körperliche Seite der Sexualität zu betonen. Eine liebevolle sexuelle Beziehung können sie schlecht herstellen und aufrechterhalten. Eher versteigern sie sich in sexuelle Phantasien, und im allgemeinen halten sie ihr Sexualleben für unbefriedigend und schal. Sie sollten dann ihre Aufmerksamkeit auf ihre Sauberkeitserziehung lenken.

Therapievorschlag

Um das Harnverhalten zu therapieren, ist idealerweise eine Psychoanalyse zu empfehlen, in der die psychischen Probleme hinter dieser Krankheit entdeckt werden.

HAUTALLERGIE

Diagnose

Das Wort Hautallergie dient landläufig als Oberbegriff für alle möglichen Arten von Hauterkrankungen (siehe auch Dermatose).

Bitte faß mich nicht an.

Den Zusammenhang von Haut und Konflikt kann man schon bei Säuglingen beobachten. Es sind jene Säuglinge, die getrennt von ihren Müttern in Waisenhäusern leben. Damit weist die Hautallergie ein Grundthema auf: die anaklitische Säuglingsdepression (siehe Depression, anaklitische Säuglingsdepression). Die Hauterkrankungen haben sehr viel mit vorläufiger oder vorübergehender Trennung und mit Verlust zu tun. Auch Mütter, die sich die Kinder irgendwie vom Halse halten, müssen feststellen, daß die Kinder an Hautallergien erkranken. Es gibt Mütter, die ihre Kinder nicht gerne berühren. Dahinter verbirgt sich die Angst, die Kinder nicht richtig versorgen zu können. Es ist eine makabre und beeindruckende Situation, wenn man bedenkt, daß die anaklitische Depression sich irgendwann ins Leben hineinschiebt und zur endogenen bzw. larvierten Depression wird. So führt diese Depressionsform nicht nur zu vielen Formen von Hauterkrankungen, sondern sie verbirgt sich im Laufe des Lebens auch hinter vielen anderen Krankheitsformen.

Kein Organ des menschlichen Körpers zeigt spontan so schnell psychosomatische Reaktionen – Erröten, Erbleichen, Schwitzen, sensorische Mißempfindungen als Ausdruck der jeweiligen Gefühlslage – wie die Haut. Konflikte werden mit Hautkrankheiten beantwortet. Es ist ein Erregungszustand, der vom Patienten mit Sichberühren, mit Scheuern und Kratzen beantwortet wird.

Dermatologen sprechen manchmal von der bundesdeutschen Kratzstunde, wenn sich zum Beispiel nach neunzehn Uhr die Neurodermitiker zu kratzen beginnen. Es handelt

sich um eine Ersatzhandlung. Ersatz wofür? Ersatz für erhoffte Zärtlichkeit, die man Tag für Tag nicht bekommt und die man eigentlich auch nicht zulassen kann. Der eine hat eine dünne Haut, ein anderer ein dickes Fell. Hautkranke sind unbewußt aggressiv geladene Menschen, und gleichzeitig sind sie zutiefst verzweifelt. Ganz innerlich spüren sie: Es fehlt mir etwas, das ich nie genau benennen kann.
Hauterkrankungen haben immer etwas mit Berührung zu tun. Was im Säuglingsalter als dringend für die Entwicklung angesehen, aber nicht ausreichend zur Verfügung gestellt wird, erlebt der Erwachsene nicht selten als unangenehm, manchmal sogar als bedrohend. Ihm fehlt die Erfahrung mit Hautkontakt, und so beginnt er, sich zu ängstigen, wehrt jeden Kontakt ab. Dabei bezieht sich die Angst nicht nur auf den Hautkontakt, sondern auch darauf, diesen Kontakt irgendwann wieder zu verlieren. Im Grunde genommen reagieren sich hier Bindungs- und Verlustängste ab.
Kommen wir auf die Depression zurück. Depressionen treten im Erwachsenenalter auf, wenn es dem Betreffenden nicht gelingt, seine Aggressionen auszuleben. Bestimmte Hauterkrankungen stehen eng im Zusammenhang mit verdrängten Aggressionen. Solche Hauterkrankungen sind mit einem Juckreiz verbunden. Hier holt sich die Aggression über den Juckreiz die Aufmerksamkeit, die benötigt wird. Die unbewußte Aggression tritt gelegentlich auch mit Haß auf.

Familiengeschichtlicher Hintergrund

Menschen mit Hauterkrankungen unterliegen nicht selten einem enormen Selbstbestrafungsdrang. Auf selbstzerstörerische Weise kratzen sie sich häufig blutig. In ihnen lebt das Gefühl, nichts wert zu sein (»Wer kann schon etwas taugen, wenn die eigene Mutter einen derart im Stich läßt?«). Man könnte meinen, diese Kranken geben sich ständig noch eins drauf. Mütter, die ihre Kinder auf irgendeine Weise ständig von sich fernhalten, sie sozusagen am »längeren, ausgestreckten Arm verhungern lassen«, erzeugen in ihren Kindern Angst und Schuldgefühle. Das Verhungernlassen ist hier mehr psychisch gemeint. Das Distanzverhalten der Mütter wird vom Kind als Bestrafung erlebt. Wir finden hier vor allem die gefühlskalten Mütter vor. Die Bestrafungen müssen nicht unbedingt körperlich sein. Ständiges Nörgeln und Moralisieren führen in Minderwertigkeitsgefühle. Zärtlichkeiten, Hautkontakt, auch Streicheln oder sonstige Berührungen haben diese Kinder kaum erlebt. Immer fühlen sie sich zu kurz gekommen. Es fallen aber auch jene Kinder darunter, die an Kontaktlosigkeit litten, weil die Mütter tagsüber ihre Zeit in der Arbeit verbringen mußten.

Menschen die unter Hauterkrankungen leiden, können das Leben nicht richtig genießen. Sie können sich bitterlich beklagen, wie schlecht es ihnen geht, wie grausam sie in der Kindheit behandelt wurden und wie unfähig sie sind, Zärtlichkeiten anzunehmen und zu geben. Es gelingt ihnen schwer, Ruhe und Sicherheit in sich hineinzubringen; aber gerade das würden sie benötigen, um von der Hauterkrankung wegzukommen.

Therapievorschlag

Jede Form von Gruppentherapie, Coping-Training, analytische Imaginationstherapie, Psychoanalyse.

DYNAMISCHE KÖRPERTHERAPIE (Energie wecken)

Achtung: Diese Übung bitte nicht bei Schwangerschaft sowie Verletzungen am Rücken, Hals und Nacken durchführen!

Stellen Sie sich hin, spreizen Sie die Beine bequem, halten Sie den Rücken gerade aufgerichtet, und verteilen Sie das Körpergewicht gleichmäßig auf beide Füße. Atmen Sie sanft durch Mund und Nase. Heben Sie die Arme langsam ausgestreckt vor sich hoch, bis sie senkrecht nach oben zeigen. Die Handflächen zeigen nach vorne. Halten Sie die Knie entspannt und gerade, aber nicht durchgedrückt. Beugen Sie sich langsam von der Hüfte aus nach vorne, und strecken Sie dabei die Arme leicht vor. Diese Beugung ist so, als wollten Sie einen Bogen bilden. Beugen Sie sich ganz langsam und gleichmäßig nach vorne und unten, Kopf, Rumpf und Arme bewegen sich zusammen. Lassen Sie alle Verspannungen in der Brust, im Bauch und in den unteren Energiezentren los, während Sie sich nach unten beugen.
Lassen Sie Ihren Kopf die Bewegung beherrschen. Entspannen Sie die Nackenmuskulatur, so daß der Kopf frei und locker ist. Fühlen Sie die Empfindungen im Rücken, vor allem entlang der Wirbelsäule und auf der Rückseite der Beine. Halten Sie die Knie gerade. Wenn Ihre Finger dicht über dem Boden sind, dann verharren Sie kurz in dieser Haltung und konzentrieren sich leicht auf Ihren Rücken. Spreizen Sie die Finger langsam ein wenig. Atmen Sie tief aus, und lassen Sie alle Verspannungen im Bauch los, so daß der Fluß der Energie unbehindert ist.

Heben Sie nun ganz langsam die Arme wieder hoch. Atmen Sie dabei gleichmäßig und sanft, und halten Sie den Kopf zwischen den Armen. Achten Sie beim Aufrichten auf die Kehle – vielleicht können Sie dort ein Gefühl des Sich-Öffnens empfinden. Wenn Sie sich wieder ganz aufgerichtet haben, dann beugen Sie sich, ohne anzuhalten, leicht nach hinten. Halten Sie dabei die Arme dicht neben dem Kopf. Bewegen Sie sich sehr langsam und sanft. Halten Sie die Knie gerade, und entspannen Sie den Bauch, die Genitalien und das Gesäß. Beugen sie sich nur ein klein wenig nach hinten, so daß Sie sich dabei nicht zu sehr anstrengen müssen. Atmen Sie in dieser Stellung sanft aus, und empfinden Sie das Gefühl der Offenheit auf der Vorderseite Ihres Körpers, vor allem im Bauch, in der Brust und in der Kehle.

Richten Sie nun langsam den Nacken und die Wirbelsäule wieder auf, und konzentrieren Sie Ihre Aufmerksamkeit auf das Genick; vielleicht spüren Sie dort eine gewisse Wärme oder das Gefühl von Verbundensein und Frieden, als ob Sie endlich wieder nach Hause zurückgefunden hätten. Beugen Sie sich wieder in der gleichen Weise nach vorne. Bewegen Sie sich so sanft und langsam wie möglich, und entspannen Sie dabei Bauch, Nacken und Rücken. Verstärken Sie die heilende Eigenschaft der Vorwärtsbewegung, vor allem im unteren Bereich der Wirbelsäule. Empfinden Sie die Öffnung und Befreiung der einzelnen Wirbel. Während des ersten Teils dieser Bewegung werden Sie besonders den oberen Bereich des Rückens fühlen. Wenn Sie sich dann weiter nach unten beugen, spüren Sie, wie sich der mittlere Teil des Rückens öffnet. Kommen Sie mit den Händen immer dichter zum

Boden, dann wird die heilende Energie am stärksten im unteren Bereich des Rückens fühlbar sein.
Bewegen Sie sich beim Aufrichten ganz langsam und fast unmerklich. Auf diese Weise können Sie die feinen Verspannungen fühlen, die sich im Körper befinden. Wenn sie irgendwo eine Verspannung bemerken, erforschen Sie sie mit cen Gefühlen so genau wie möglich. Vielleicht können Sie in dieser Verspannung eine Einstellung oder einen Aspekt Ihres Selbstbildes erkennen. Vermögen Sie die Verspannung vollständig zu empfinden, dann werden Sie eins mit Ihren Gefühlen; lassen Sie sie bewegen und Ihre Energie in jedes Molekül Ihres Körpers dringen, bis schließlich Ihr »Ich« nicht mehr existiert und nur noch Gefühl vorhanden ist.
Führen Sie diese Übung dreimal aus. Nehmen Sie danach für fünf oder zehn Minuten still eine Sitzhaltung ein. Dehnen Sie die durch diese Bewegung wachgerufenen Empfindungen aus. Die Übung lokkert Verspannungen im Nacken, entlang der Wirbelsäule und auf der Rückseite der Beine. Sie verteilt Energie und Gefühle über den ganzen Körper.

HEPATITIS
(Leberentzündung)

Diagnose

Leberentzündung durch Virusinfektion oder fortgeleitet von Gallenwegsentzündungen oder durch Einbringen des Virus durch Reste menschlichen Serums in die Blutbahnen.

Ich schlucke allen Ärger runter. Ich kann mich nicht wehren, weil ich niemanden verlieren will.

Die Leber hat nicht nur eine Funktion zu erfüllen, sondern sehr viele verschiedene Aufgaben. Zunächst einmal dient sie als Filter zwischen Darm und Körper. In dieser Rolle ähnelt sie einem großen Einfuhrhafen. Alle Blutgefäße vom Darm her laufen in einer großen Vene zusammen, der Pfortader, die an der Pforte der Leber mündet. Innerhalb der Leber teilt sich dieses Gefäß auf in Millionen kleiner Blutgefäße zwischen den Leberzellen. Durch »Sperren« aus Leberzellen muß das Blut hindurchfließen wie durch Zoll- und Paßkontrollen. Das Blut enthält die Aminosäuren und den Traubenzucker als Abbaustoffe des Eiweißes und der Kohlenhydrate sowie die vielen weiteren Stoffe aus der Nahrung. Eine Ausnahme bildet nur das Fett, das mit der Lymphe im Lymphgefäßsystem an der Leber vorbeifließt wie das Öl, das durch die Pipelines vom Tanker direkt zu den Raffinerien geleitet wird. Die Leberzellen prüfen alle »Importwaren« und entscheiden, ob sie in den Körper aufgenommen werden sollen oder nicht. Die Leber wird dann zum Speicher der verdauten Nahrung. Sie entgiftet sie auch und scheidet Gifte mit der Galle aus (siehe auch Gallensteine).
Die Leber ist eine Entgiftungsstation, und symbolisch betrachtet ist sie auch dafür da, unsere »Geistesgifte«, unsere negativen Gefühle »zu verdauen«. Darum ist die Leber besonders anfällig für psychosomatisches Geschehen. Schließlich ist jedem schon einmal »eine Laus über die Leber« gelaufen.
Gallen- und Lebererkrankungen geben kein so eindeutiges Bild im psychosomatischen Sinne wie etwa der kranke Ma-

gen. Es gibt eine ganze Reihe von Möglichkeiten, die zu einer Lebererkrankung führen können. Vor allem spielt dabei jede Form von Depression eine Rolle. Die Leber als Entgiftungsstation muß die gestauten und selbstzerstörerischen Autoaggressionen »verarbeiten«. Wissenschaftler haben herausgefunden, daß ein Gallensaft von einem Menschen, der sich freuen kann, anders zusammengestellt ist als bei einem Menschen, der depressiv oder aggressiv ist. »Ärger ist ein geöffneter Gashahn ohne Flamme«, sagt man. Es gibt eine Reihe von Menschen, die sich mehr über sich selbst ärgern als andere. Leberkranke sind stets »beleidigte Leberwürste«. Das heißt, der Leberkranke ist sehr empfänglich für Kränkungen. Er kann sich nicht wehren.

Patienten mit einer kranken Leber sind Menschen, die sich ständig »halb gelb« ärgern; ihnen läuft die »Galle über«. Leber hat etwas mit »Leben« zu tun. Diesen Patienten fehlt die Fähigkeit, den Ärger wieder auszuspucken. Sie können sich nicht aussprechen und werden dadurch allmählich krank.

Aus diesen Beobachtungen ersehen wir, daß Körperkrankheiten immer ein Aufruf an die Person sind. Bei jeder Erkrankung kann man sich fragen: »Wo bin ich krank? Was fehlt mir?«, wobei das Fehlen etwas ist, was man nicht an sich heranläßt: Heiterkeit, Gelassenheit, Fröhlichkeit, das ist es, was dem Leberkranken fehlt. Ihm fehlt die warme, offene Art, mit anderen freundlich umzugehen. Überall ist er voller Mißtrauen, ständig nagt an ihm Zweifel. Er ver»gällt« sich das Leben sozusagen selbst.

Familiengeschichtlicher Hintergrund

Leberkranke sind Menschen, die sich schon seit früher Kindheit abgelehnt fühlen. Früher schrieb man jegliches Unglück eines Menschen dem Umstand zu, daß er als Kind

abgelehnt worden sei. Totale Ablehnung kommt aber selten vor. Häufiger gibt es dieses Wechselspiel von Anziehen und Wegschieben. Der Begriff Ablehnung wird häufig mißbraucht. Trotzdem gibt es genügend kranke Menschen, die als Kind keine Chance hatten, akzeptiert zu werden, so zu sein, wie sie es gerne gewollt hätten.
Leberkranke hatten schon als Kind die Erfahrung machen müssen, daß sie »ein Ärgernis« waren. Das Gefühl der Ablehnung, und darum geht es hier wirklich, bleibt unvergeßlich. Da diese Kranken für andere in der Kindheit schon ein »Ärgernis« waren, behandeln sie sich als Erwachsene jetzt auch so, als wären sie ein Ärgernis für sich selbst. Die tiefe Wunde der Ablehnung lebt in manchen ständig weiter. So sind sie nicht selten dazu bereit, sich ausnutzen zu lassen. Darunter leiden sie dann, ärgern sich und schlucken dann einfach alles weg. Ihre Leber muß immer auf Hochtouren arbeiten, um mit all dem Ärger fertig zu werden. Ausnutzen kann man sie deshalb, weil in ihnen immer noch ein verzweifeltes Bedürfnis nach liebevoller Zuwendung lebt. Leberkranke sind orale Menschen. Wer in der Kindheit das Gefühl der Ablehnung entwickelte, ist leicht verletzbar. Er reagiert verbittert und feindselig.

Therapievorschlag

Diese Kranken müssen lernen, sich selbst zu akzeptieren. Jede Form von Gruppenarbeit ist hier geeignet.

HERZINFARKT

Diagnose

Das Wort Infarkt bedeutet Verstopfung. Gemeint ist die Verstopfung eines Koronargefäßes, wodurch ein Teil des Herzens abstirbt. Wird ein kleines Gefäß »zugemacht«, stirbt ein kleiner Teil des Herzens ab, bei größeren Gefäßen sind es dann größere Bereiche. Risikofaktoren für einen Herzinfarkt sind Rauchen, zu hoher Cholesterinspiegel (siehe Hypercholesterinämie), Bewegungsmangel, Diabetes mellitus und hoher Blutdruck.

Organsprache

Ich habe Angst, dich zu verlieren.

Die wunde Seele läßt das Herz schmerzen, sagt man. Ein Übermaß an gestauter Aggression zerstört den Herzmuskel. Der Herzinfarkt selbst ist ein somatisches Geschehen. Wer einen Herzinfarkt hinter sich gebracht und überlebt hat, ist ein geschädigter Mensch. Die Blockierung des Herzmuskels läßt sich nicht mehr aufheben. Trotzdem ist es eine lange Lebensgeschichte, die zu dem Infarkt geführt hat; der Herzinfarkt ist sozusagen eine vorläufige Endstation eines längeren Leidensweges.
Ein Kern dieser Erkrankung ist eine tiefverwurzelte Verlustangst, die nicht selten im Säuglingsalter ihren Anfang nahm und zunächst zu einer anaklitischen Depression geführt hat. Aus der anaklitischen Depression wurde im Laufe des Lebens eine larvierte Depression, die schon eine Reihe Krankheitssymptome mit sich brachte, die mit dem Herzen selbst in keinem direkten Zusammenhang stehen. Die Verlustangst ist gekoppelt mit innerer Unsicherheit und Hilflo-

sigkeit. Unsicherheit, Hilflosigkeit und Abhängigkeitsbedürfnis werden jedoch verleugnet und tendenziell sogar überkompensiert. Resultat ist daher ein nie vollkommen zu befriedigendes Bedürfnis nach umfassender Autonomie und Kontrolle der Umwelt. Konkrete Erscheinungsformen dieses fundamentalen Bedürfnisses sind etwa die Neigung, Aktivität an sich zu reißen, Rivalitätstendenzen und der Wunsch vorwärtszukommen.

Perfektionismus bis hin zum Zwangsverhalten ist ein typischer Wesenszug von Infarktpatienten. Auch die deutliche Tendenz, Konflikten aus dem Weg zu gehen, kann wohl als Funktion des Strebens nach Autonomie und Kontrolle über andere gesehen werden. Denn jeder real ausgetragene Konflikt könnte ja die eigene Schwäche aufdecken und damit die mühsam erworbene Autonomie und Kontrolle über andere wieder gefährden.

Familiengeschichtlicher Hintergrund

Der Herzinfarktpatient hat ein frühes Kindheitstrauma erlitten. In der Säuglingszeit, in der Symbiose, wird der später herzkranke Mensch in seinen weichen Gefühlen, in seinen passiven Bedürfnissen nach Hingabe, Geborgenheit und Liebe, sehr verletzt. Als Reaktion auf die Gefühlsarmut der Mutter ist das Kind gezwungen, sich selbst etwas anzutun. Es lernt, seine Gefühle, das Kostbarste, was es besitzt, zu verstecken. Es verbirgt sich hinter der anaklitischen Depression. Dadurch hat das Kind in der zweiten Phase nicht mehr die Kraft, sich von der Mutter abzugrenzen. Es lernt, sich anzupassen und unterzuordnen. Im weiteren Verlauf kommen Scham und Haßgefühle gegen sich selbst ins Spiel, wenn es versagt.

Im nächsten Akt wird das Kind trotzig und bockig. Es wendet

sich von der Mutter ab und geht auf den Vater zu. Wenn der nicht bereit ist, das Kind anzunehmen, beginnt der Weg in die tiefe Einsamkeit des Kindes. Das Kind kann sich jetzt keine »Schwäche« mehr erlauben und macht den inneren Panzer zu. Im Kind entstehen nun innere Machtkämpfe; die männliche Seite beginnt mit der weiblichen Seite zu kämpfen. Mit einer Pseudomännlichkeit, die siegt, wird die innere weibliche Seite abgewertet. Das Endprodukt ist ein Kind, brav und angepaßt, das für seine guten Leistungen und Noten Anerkennung und Bewunderung und jetzt vielleicht endlich die »Pseudoliebe« der Mutter erntet.
Als Erwachsener leidet der Mann dann ständig unter der Angst, den Partner zu verlieren. Kommt es zur tatsächlichen Krise, kann das in den Herzinfarkt münden.
Menschliche Nähe ist ein entscheidender Faktor für Herzkrankheiten. Wenn Herzkranke wieder echte Teilnahme, Liebe und Fürsorge zu spüren bekommen, dann bessert sich im allgemeinen ihr Gesamtbefinden. Dem Herzinfarkt gehen einschneidende Lebensereignisse voraus: eine schwere Kränkung durch einen nahestehenden Menschen, Trennung und Tod des Partners, berufliches Scheitern, Abbruch des Arbeitslebens zum Beginn des Rentenalters. Es sind stets bedeutende Ereignisse, die häufig nach langen Entwicklungsphasen kulminieren. Manchmal brechen sie jedoch auch plötzlich herein. Entweder wird der Herzkranke in seiner Selbstliebe zutiefst gekränkt, oder er wird durch den Verlust anderer Menschen in seinem ewigen Bedürfnis nach Liebe schwer verletzt.

Therapievorschlag

Psychoanalyse, analytische Imaginationstherapie, Körpertherapie.

HERZNEUROSE

Diagnose

Als Herzneurose bezeichnet man funktionelle Herzstörungen ohne organischen Befund.

Organsprache

Bitte laß mich nicht allein. Ich fühle mich so einsam. Aber bitte komm mir nicht zu nahe.

Menschen mit Herzneurose sind anlehnungsbedürftige Patienten. Ständig suchen sie ärztliche Hilfe und stehen permanent unter der Angst, bald sterben zu müssen. Eine weit in die Kindheit hineinreichende Trennungsproblematik verbirgt sich hinter der Herzneurose, und die Krankheitssymptome sind unbewußt dazu eingesetzt, zu demonstrieren, daß man krank ist, Hilfe braucht und daß die anderen sich um einen zu kümmern haben. Über die Krankheitssymptome wird der Versuch unternommen, andere über Schuldgefühle an ihre soziale Pflicht zu erinnern. Aber auch die Aussage, daß man sich am Herzen gekränkt, verletzt fühlt, soll hier symbolisch ausgedrückt werden. Genau wie bei Kranken mit einer somatischen Herzerkrankung, wie zum Beispiel Herzinfarkt (siehe Herzinfarkt) oder Angina pectoris (siehe Angina pectoris), ist larvierte Depression im Spiel (siehe Depression, larvierte [maskierte]). Wie eben bei jeder Trennungsproblematik äußern sich verdrängte Bindungs- und Verlustängste über funktionelle Herzstörungen. Die Sprache des Herzens ist von jeher die Sprache der Liebe. So gesehen hat die Herzneurose etwas mit Liebe zu tun. Man befürchtet, Liebe zu verlieren

– oder noch schlimmer: Man befürchtet, sich zu verlieben, um dann im Stich gelassen zu werden.

Wer mit solchen Ängsten leben muß, hat seine Ängste in sich verschlossen. Seine Gefühlswelt ist hinter dicken Mauern versperrt.

Der Herzneurotiker hat Schwierigkeiten, auch nur andeutungsweise über Ängste, Kränkungen oder Enttäuschungen zu sprechen. Doch seine Beschwerden – und diese sind nicht eingebildet: der beklemmende Druck auf seiner Brust, der rasende Herzschlag und die damit verbundenen Todesängste – lassen es im psychotherapeutischen Gespräch gelegentlich gelingen, daß solch ein Herzneurotiker sich seiner Krankheit gegenüber zu öffnen beginnt und versucht, sich seinem Wesenskern anzunähern. Es ist ein schmerzhafter Prozeß, der viel Zeit und Geduld erfordert. Es ist jedoch der einzige Weg, sich von der Herzneurose zu befreien.

Familiengeschichtlicher Hintergrund

Die Herzneurose gehört in den Bereich der Hypochondrie. Diese Patienten wuchsen in einer Atmosphäre auf, in der die Kommunikation häufig über Konflikte geführt wurde. Das bedeutet, man war nicht fähig, sich gefühlsoffen über Konflikte und Probleme zu äußern. Es fand eine Verschiebung auf die körperliche Ebene statt. Man klagte und jammerte, sprach viel über Krankheiten, versicherte sich des Mitleids der anderen Familienmitglieder. Über Krankheiten kann man von morgens bis abends reden, ohne auch nur ein Sterbenswörtchen über Gefühle zu äußern, ohne zu zeigen, wie es einem wirklich geht, was wirklich »fehlt«. Über Krankheitssymptome redete man sozusagen um eine Sache herum. Man will sich nicht dem Kernproblem stellen, man will klagen, jammern und Aufmerksamkeit bekommen.

Therapievorschlag

Verhaltenstherapie, Gestalttherapie, Coping-Training, analytische Imaginationstherapie. Dazu täglich Entspannungsübungen.

HERZPHOBIE

Diagnose

Unter Herzphobie versteht man zwanghafte Ängste als Ausdruck einer Zwangsidee oder einer primären, elementaren Angst, häufig verbunden mit Phobophobie, der Angst vor der Angst. Die Herzphobie ist sozusagen eine panikartige Steigerung der Inhalte der Herzneurose (siehe Herzneurose). Die Ursachen dieser Erkrankung sind für den Kranken ohne Hilfe absolut nicht mehr zu erkennen.

Organsprache

In mir ist Todesangst. Ich sterbe, wenn du mich verläßt.

Die Hypochondrie ist bei diesen Patienten deutlich gesteigert gegenüber den Patienten mit einer Herzneurose. Der Herzphobiker leidet unter starken Angstanfällen mit nervösen Herz- und Atembeschwerden. Die Angst zeigt sich deutlich als Todesangst. Geistig können diese zwanghaft veranlagten Menschen sich nicht von ihrer Krankheit lösen. Sie pendeln hin und her zwischen akutem Angstanfall und einer übertriebenen Selbstbeobachtung. Sie entwickeln regelrecht eine Erwartungshaltung, wann der nächste Angstanfall kommen wird. Sie erkennen ihn aber nicht als Angstanfall, sondern erleben die Panik als »Herz-

anfall«. Übertrieben zwanghaft beobachten sie den eigenen Gesundheitszustand und fürchten sich davor, unheilbar krank zu werden und an Herzversagen zu sterben.
Auch hier steht, genau wie bei der Herzneurose (siehe Herzneurose), der Trennungsaspekt hinter der Angst. Diese Menschen haben frühe Trennungen meist sehr dramatisch erlebt; sie spürten Todesängste. Es ist ganz natürlich, wenn ein Säugling Trennungen von der Mutter mit Todesängsten verbindet, weil mit dem Wegbleiben der Mutter nach dem Empfinden des Säuglings die Grundbedürfnisse nicht mehr erfüllt werden.
Diese Todesängste steigern sich zur Panik und bleiben als Grundmuster erhalten. Mit der ständigen Selbstbeobachtung im späteren Leben kommt der Zwang hinzu, und über Verhaltensänderung läßt sich das Problem nicht mehr lösen. Derartige Phobien werden meist dann akut, wenn entweder eingebildet oder real eine Bezugsperson sich zurückzieht. Die Persönlichkeit des Kranken wird angstvoll erschüttert und zeigt deutlich, wie schwach das Selbstwertgefühl ausgeprägt ist.

Familiengeschichtlicher Hintergrund

Menschen, die an einer Herzphobie leiden, waren in der Kindheit daran gehindert worden, Selbstsicherheit zu entwickeln. Die Patienten hatten Mütter, die ihre Kinder eng an sich binden mußten, um sie damit einzuschüchtern. Wenn diese Kinder dann die Mütter zwischendurch als abwesend erlebten, gerieten sie in Panik. Durch Anziehung und Abstoßung wurden die Beziehungen zu den Müttern als verunsichernd erlebt. Diese Mütter konnten ihre Kinder später nicht aus der Symbiose entlassen. Das führte dazu, daß dieses Anziehungs-und-Wegschiebe-Band bis ins Erwachsenenalter bestehenblieb. Der Patient lebt dann ständig in der Angst, jemanden, vor allem aber auch die Mutter, zu verlieren.

Therapievorschlag

Psychoanalyse. Während dieser Therapie neigen angstbesetzte Menschen dazu, die ängstlich-beherrschende Mutterrolle auf den Therapeuten zu verlagern. Dabei wiederholen sie das symbiotische Rollenspiel, das sie in der Kindheit nie überwunden hatten. In der therapeutischen Arbeit wird die Bindung allmählich gelöst.

HERZSYNDROM, hyperkinetisches
(unbestimmte Herzbeschwerden)

Diagnose

Beim hyperkinetischen Herzsyndrom klagen die Patienten über unbestimmte Herzbeschwerden. Sie fühlen sich geschwächt, die Leistungsfähigkeit ist gesunken. Manchmal ist die Pulsfrequenz erhöht. Angstgefühle treten dabei selten auf. Hier liegt der Unterschied zur Herzneurose und zur Herzphobie.

Organsprache

Ich habe Angst vor Nähe. Ich fühle mich unsicher. Du verwirrst mich.

Eine allgemeine Apathie und Müdigkeit weisen darauf hin, daß es sich um eine Form der larvierten Depression handelt (siehe Depression, larvierte [maskierte]). Auffällig ist eine charakteristische Hemmung im motorisch-aggressiven Bereich. Das zeugt von einem energetischen und vegetativen Stau. Das Angriffs-und-Flucht-Muster ist gebremst. Diese Gehemmtheit im Erwachsenenalter steht im Gegensatz zu einer oft sehr lebhaften und expansiven Motorik in der Kindheit. Die Bremsung in der Motorik entwickelt sich erst in der Pubertät. Es handelt sich also um eine Unsicherheit in der eigenen Geschlechtsrolle, die diese Menschen mit Depression reagieren läßt. Eindeutig handelt es sich hier um ein psychogenes Muster. Im hyperkinetischen Syndrom fallen Herzrhythmusstörungen besonders auf. Man spricht hier auch von einer Pubertätsneurose. Die Pubertät bringt bei beiden Geschlechtern eine ganze Reihe von Veränderungen mit sich, denen die Jugendlichen nicht immer gewachsen sind. Sie fühlen sich dann schlecht angepaßt, sind in ihrer Geschlechtsrolle unsicher, und daraus entsteht nicht selten ein defensives Verhalten. Die jungen Leute verweigern irgendwie den gewaltigen Schritt ins Erwachsenenleben und in die Sexualität. Das beunruhigt sie. Sie nehmen sich die Entwicklungsstörung zu »Herzen« und verdrängen und verschieben alles.

Familiengeschichtlicher Hintergrund

Vielen jungen Menschen fehlt es an einfühlender Aufklärung, was den Prozeß der Frauwerdung oder Mannwerdung insgesamt für sie bedeutet. Neue Gefühle, wie sie sich während der Pubertät zeigen, können erschrecken. Sie bringen den betreffenden Menschen in Verlegenheit; alte Schuldgefühle und Bestrafungsängste aktivieren sich. In der Pubertät treten Traurigkeitsgefühle auf, weil Pubertät auch allmählichen Abschied von den Eltern bedeutet. Aus der Traurigkeit wird mit der Zeit die larvierte Depression, die dann einhergeht mit Apathie und Abgeschlagenheit. Dabei hatten diese Jugendlichen sich ebenso auf diese Zeit der »letzten Reifung« gefreut wie andere. Aber niemand war da, der ihnen half, diesen Reifeschritt richtig zu vollziehen.

Der Pubertierende findet seine neuen Gefühle wenig angebracht. Er schämt sich ihrer, versucht sie zu verstecken und mit ihnen das starke innere Unbehagen, das sie verursachen. Er schämt sich seiner ungeordneten Gefühle und nennt sie beispielsweise »blöd«. Solche Versuche, die Gefühle zu unterdrücken und zu verschieben, machen die Unzufriedenheit in diesen Menschen noch größer. Darüber hinaus fühlen sie sich allein und isoliert. Diese Bemühungen, mit den eigenen Gefühlen in verächtlicher Weise umzugehen, sind zum Scheitern verurteilt. Es handelt sich meist um »herzliche Gefühle«, und sie gehen unbewußt »zu Herzen«. Menschen mit hyperkinetischem Syndrom sind wie Rennautos, die vor einem großen Portal stehen und vor lauter Faszination vergessen, aufs Gaspedal zu treten. Mit den Jahren vergessen sie, warum sie dort stehen.

Therapievorschlag

Diese Menschen müssen den versäumten Schritt der Pubertät nachholen lernen. Dazu verhilft ihnen klientenzentrierte Gesprächstherapie, Psychoanalyse und Verhaltenstherapie. Alle Entspannungstechniken unterstützen den therapeutischen Prozeß.

HODENKREBS

Diagnose

Seminom (großzelliges Karzinom, ausgehend von den samenbildenden Epithelzellen der Hodenkanälchen).

Organsprache

Ich habe keine Zeit, ich muß etwas leisten.

Männer mit Störungen im Urogenitalbereich haben nicht erst mit ihrer Erkrankung das sexuelle Begehren aufgegeben. Vielmehr verhält es sich umgekehrt: Zuerst verschwand das Begehren, danach begannen sie, allmählich zu erkranken. Der tägliche Leistungsstreß und die Gewöhnung an die Partnerin führen oft dazu, daß ein Mann sich ganz aus der Sexualität herauszieht.
Aber auch mit dem Tod des Ehepartners oder nach Trennungen, vornehmlich bei älteren Männern, wird das Sexualleben eingestellt, und es kommt zu einem innerlichen Stau. Grundsätzlich liegt das Begehren (Libido) – nicht nur in der Sexualität – zwischen Genuß und Bedürfnis, Gewinn und Verlust. Begehren ist zuallererst ein Verlangen nach Belohnung und kann in einem Gewinn bestehen, der aus einer Leistung resultiert.
Das ist die Erfahrung, die der junge Mann mit seiner Sexualität macht. Beim älteren Mann hat Sexualität nicht mehr den gleichen Stellenwert. Sexualität ist ihm längst zur Routine geworden. Der junge Mann erregt sich an vielem, dem älteren Mann ist das alles längst zur Gewohnheit geworden, ihm fehlt der Reiz des Neuen, der Jugend. Er muß sich nicht mehr anstrengen, häufig will er das auch nicht mehr. Für den älteren Mann ist Begehren nicht mehr

alles. Er kennt andere Genüsse, ein lustvolles Essen, eine gute Zigarre, einen hervorragenden Tropfen Wein. Sein Begehren hat er häufig längst verlagert.

Älteren Männern fehlt häufig das Bedürfnis nach sexueller Erfüllung. Der lange Lebensprozeß hat manche Frustration mit sich gebracht. Auf der anderen Seite waren Männer, die im Begehren nachlassen, immer schon sehr schwach in ihrem Verlangen. Sie haben sich hinter Arbeit und Karriere versteckt, waren abends zu müde, um sich ihrer Partnerin zu widmen.

Wenn ältere Männer kein Begehren, keine Libido, mehr haben, bedeutet das, daß sie nicht mehr mit ihren Frauen – oder überhaupt mit einer Frau – zu schlafen wünschen. Das Problem liegt darin, daß sich die Libido- bzw. Sexualenergie bei einigen Männern nach innen richtet und dort selbstzerstörerisch wirkt. Nicht die urogenitale Erkrankung läßt die Sexualität zwischen zwei Menschen einschlafen, sondern der Rückzug aus der aktiven Sexualität kann in die Erkrankung führen.

Außerdem tritt der Hodenkrebs häufig im sogenannten Pensionsalter auf. Der Mann spürt, daß er in seiner Leistungsfähigkeit, auch in seinem Arbeitsbereich, nachläßt. Er spürt, daß er auch hier mit den jüngeren Männern nicht mehr mitkommt, und fürchtet, durch sie in seinem Arbeitsbereich eingeschränkt zu werden. Schlimmer noch: Die Pensionierung steht vor der Tür. Sein ganzes Leben lang hat sich mancher Mann überwiegend der Arbeit, der Leistung und der Karriere gewidmet. Jetzt soll alles vorbei sein. Vom Abteilungsleiterposten fällt er zurück ins Nichts, ist nur noch der Karl, der Wilhelm oder der Franz. Das Leben daheim in der Familie hat er nie gelernt, er war ja selten da. Jetzt verbringt er Tag für Tag nur noch mit seiner Frau. Die Lebenslage deprimiert ihn. Er fühlt sich

zu nichts mehr tauglich. Libido, Lust, Begehren – das sind Themen, die ihn im Augenblick überhaupt nicht interessieren.
Diese Menschen haben längst verlernt, in ihre Gefühle hineinzuhorchen. Die »Kumpane der Unlust« sind Angst, Zorn, Depression und Leid. Wenn Männer das Begehren aufgeben, dann gesellen sie sich zu den Gefolgschaften der Unlust. Die Kumpane der Lust sind Freude, Übermut, Froh- und Leichtsein. Männer im Pensionsalter nehmen das Leben aber schwer. Diese Einstellung ist das Resultat der lebenslangen Vermeidung der Sexualität und des Begehrens.
Karriere, Ansehen, Leistung waren ihnen wichtig. Die Familie, vor allem die Ehefrau, kam häufig an zweiter Stelle. Sie sorgte für das Haus, er für Mammon und Ansehen. Die Libido wurde ein Leben lang geknechtet.

Familiengeschichtlicher Hintergrund

Männer, die unter Hodenkrebs leiden, fühlten sich schon in der Kindheit vernachlässigt; sie wollen aber von ihren Bezugspersonen anerkannt werden. So entwickelte sich in ihnen ein ehrgeiziger Leistungsdrang, über den sie Anerkennung und Aufmerksamkeit zu bekommen hofften. Sie flüchteten in die Leistung und lebten über die Sexualität das aus, was sie als Kind zu Hause erlebt hatten. Sie können keinem Menschen wirklich nahe sein. Was sie wiederum dazu veranlaßt, vor der Sexualität in die Arbeit, in die Leistung, in die Karriere zu fliehen.
Mit dieser Flucht haben sie das Spiel der eigenen Kindheit praktisch umgedreht. Waren sie selbst als Kind vernachlässigt, so sind sie es jetzt, die über ihren Leistungsanspruch die Familie vernachlässigen. Sie spielen das gleiche Spiel wie

ihre Eltern. Vernachlässigung ist gewöhnlich eine Haltung, die sich in überwiegender Beschäftigung mit Arbeit oder »Verpflichtungen« äußert. Sie hat zur Folge, daß keine Zeit für andere, aber auch keine Zeit für sich selbst übrig bleibt. »Sexualität? Ich habe keine Zeit dafür; ich bin zu müde.«
Im Elternhaus hat der betreffende Mensch von den Erwachsenen keine mitfühlende Unterstützung bekommen. Das Kind hat nie erfahren können, daß jemand hinter ihm steht. Was dem Kind fehlte und was es dann als Erwachsener selbst nicht vermitteln kann, ist eine ständig vorhandene Gelegenheit, die enge, das Kind bestätigende Bindung an die Erwachsenen zu bilden und aufrechtzuerhalten. Es fehlt ihm das Gefühl, ein »besonderes«, einzigartiges Kind zu sein. Es entwickelt in bezug auf sich selbst und andere dumpfe, unsichere, verzerrte und inhaltsleere Gefühle, die letztlich in der »Sack«gasse, im Hodenkrebs, enden können. Als Erwachsener vermag der Mann nicht zu fühlen, daß er wichtig ist, und er vermag auf andere und ihre Gefühle weder zu reagieren noch sich einzulassen. Dadurch wird der Kontakt zu anderen oberflächlich und unergiebig.

Therapievorschlag

Ein Mann mit Hodenkrebs wird aller Wahrscheinlichkeit nach operiert werden. Psychotherapie wird demnach die Sexualität nicht wieder herbeizaubern können. Aber sie vermag die Depressionen, die diese schwere Erkrankung begleiten, zu lindern und kann dem Betreffenden zu einem neuen Lebenssinn kommen lassen.
Meist haben diese Männer sich nicht auf das Altern vorbereitet; die Psychotherapie kann hier Hilfestellung leisten. Psychoanalyse, klientenzentrierte Gesprächstherapie und analytische Imaginationstherapie können helfen.

HÖRSTÖRUNGEN, psychogene

Diagnose

Unter psychogenen Hörstörungen versteht man zentrale beiderseitige Schwerhörigkeiten oder Taubheiten, die im Unterschied zu organischen Hörstörungen auf psychosomatischer Grundlage beruhen.

Organsprache

Ich kann das nicht mehr hören, es bringt mich aus dem Gleichgewicht.

Die Kranken erleben sich als schwerhörig oder taub, um das nicht hören zu müssen, was sie nicht hören wollen. Meist handelt es sich um das Verdrängen von unangenehmen Situationen am Arbeitsplatz, in der Familie oder im Freundeskreis. Dieses unbewußte Verhalten kann Flucht aus einer belastenden Situation sein. Menschen mit psychologischen Hörstörungen nehmen sich aus einer Konfliktsituation, aus einer bestimmten Problematik, unbewußt heraus. »Ich *kann* das nicht mehr hören« bedeutet ein Protest, der eigentlich »Ich *will* das nicht mehr hören« heißen müßte. Darin verborgen ist ein passiver Aggressionsvorgang. Nicht mehr hinhören wollen bedeutet auch: »Du bist es mir nicht wert, daß ich dir zuhöre! Ich habe mich über dich geärgert, du hast mich gekränkt.«
Zwei ungemein feine Sinnesorgane sind im inneren Ohr tätig: Das eine vernimmt Schallwellen und formt sie in Töne um, das andere sorgt dafür, daß wir uns stets im Gleichgewicht befinden. So können wir auch sagen, daß ein Mensch, der nicht hören »will«, auch innerlich aus dem Gleichgewicht gerät. Das Problem Hören ist größer, als

mancher wahrhaben will. Wir sagen zwar, daß wir mit den Ohren hören; in Wirklichkeit aber tun wir es mit dem Gehirn. Denn genau wie das Sehen ist das Hören nicht ein physikalischer Vorgang, sondern ein psychisches Geschehen.
Die Bedeutung des Ohres als Gleichgewichtsorgan liegt darin, daß es den Menschen befähigt, sich aufrecht zu halten. Wenn Menschen psychosomatisch erkranken, dann geraten sie innerlich irgendwie aus dem Gleichgewicht. Und damit verlieren sie auch die innere Orientierung.

Familiengeschichtlicher Hintergrund

Menschen mit Schwerhörigkeit und Taubheitsgefühlen sind in der Kindheit ständig herumkommandiert worden. Nörgeleien, ständige Ermahnungen, keifende Mütter führen dazu, daß schon in der Kindheit ein Prozeß des allmählichen Zumachens beginnt.
Diese Menschen ziehen sich in eine innere Stille zurück, wenden sich von der Welt ab und flüchten nicht selten in eine Traumwelt. Es wird mit der Zeit ein absoluter Rückzug, weil sie am Ende auch keinerlei Therapie mehr zugänglich sind; sie »hören« ja nicht, was der Therapeut mit ihnen besprechen will. Da diese Menschen eigentlich keinen starken Leidensdruck kennen, werden sie kaum Interesse an einer Psychotherapie zeigen. Ihr Leiden ist ja »irgendwie organisch«, sonst müßten sie ja hören können, glauben sie.

Therapievorschlag

Einzige Möglichkeit wäre das Deep-Draining nach Gerda Boyesen, weil Worte bei dieser Therapieform nicht wichtig sind.

HÖRSTURZ

Diagnose

Der Hörsturz ist ein funktionelles Ohrsymptom; charakterisiert durch eine plötzliche, einseitige, periphere, ausschließlich sensorische Hörminderung ohne erkennbare organische Ursache. Betroffene Patienten klagen über einen unangenehmen Pfeifton, den sie im Ohr vernehmen.

Organsprache

Ich halte diesen Terror nicht mehr aus.

Als Hörsturz wird eine plötzlich, ohne ersichtlichen Grund auftretende, meist einseitige, hochgradige Innenohrschwerhörigkeit oder Taubheit bezeichnet. Starker psychischer Streß oder Krisensituationen – wie etwa Arbeitsplatzverlust, plötzlicher Todesfall, Trennungen, Geburten, Umzüge oder Heimatverlust – können solche Krisen auslösen. Sehr hoher und plötzlicher Ärger, Ohnmachtsgefühle, Hilflosigkeit führen ebenfalls in diese Erkrankung.
Die Krankheit trifft die Patienten wie ein Blitz aus heiterem Himmel. Der Hörsturzpatient steht ständig unter einem emotionalen Spannungszustand. Wir können daher ebenso davon ausgehen, daß sich auch noch ein vegetativer Stau angehäuft hat. Der Kranke kann sich zwar gewaltig ärgern, aber er ist nicht imstande, diesen Ärger aus sich herauszulassen. Lieber »hört er weg«, anstatt sich dem Konflikt zu stellen. Diese Patienten lenken ihre Aufmerksamkeit immer auf das, was sie im Leben nicht erreicht haben. Es gelingt ihnen nicht, sich über das freuen zu können, was sie erfolgreich abgeschlossen haben. Sie ärgern sich über jedes Versagen, geraten in Panik, wenn sie sich innerhalb ihres

Leistungsstrebens beobachtet fühlen. Kommt nun zu diesem inneren Dauerstreß ein krisenhaftes Ereignis, erfolgt sozusagen eine vegetative Explosion.

Familiengeschichtlicher Hintergrund

Die Grundproblematik ist ähnlich wie bei den psychogenen Hörstörungen (siehe Hörstörungen, psychogene). Es zeigen sich Patienten, die in der Kindheit täglich einem verbalen Sperrfeuer ausgesetzt waren. Es ist eine Art von elterlicher Angst und Sorge um das Kind, die sich in ständigen penetranten Ermahnungen etwa der folgenden Art ausdrückt: »Mach jetzt deine Hausaufgaben.« – »Mach das Radio aus.« – »Kein Wunder, daß deine Noten nicht besser sind.« – »Geh endlich ins Bett.« Auf diese Weise geraten schon Kinder in einen ständigen Spannungszustand. Das führt dazu, daß die Noten in der Schule mittelmäßig sind, und schon geht die Schimpfkanonade der elterlichen Ermahnungen wieder los. Es entsteht dann im Kind eine Versagensangst, die es nie mehr ganz losläßt. Ein Kreislauf von Befehl und Widerstand ist in Bewegung geraten. Das Kind antwortet auf den beängstigenden Druck der Eltern mit ständig wachsendem Widerstand. Es beginnt mit Verzögern und Aufschieben und mit Trödelei. Das hat dann noch strengere Vorschriften, Ermahnungen und Bestrafungen zur Folge.
Aus Vorschriften werden irgendwann Befehle und schließlich die Gleichgültigkeit, es kommt das Gefühl des Nicht-mehr-hinhören-Könnens, des Nicht-mehr-hinhören-Wollens. Diese Spannung bleibt im Erwachsenen erhalten. Kommt es dann zu größeren Ärgernissen oder gar zur Krise, kann der Hörsturz eintreten.

Therapievorschlag

Ein Hörsturz ist fast immer einseitig. Das bedeutet, der Patient kann auf einem Ohr noch hören. Dadurch ist er für eine Psychotherapie geeignet.

DYNAMISCHE KÖRPERTHERAPIE (Atemübung)

Legen Sie sich hin und schließen Sie die Augen. Erinnern Sie sich an die Atemübung auf Seite 78. Versuchen Sie zunächst, sich an den Ruhepunkt heranzubringen.
Nun ziehen Sie einen Fuß über den Boden an den Körper heran und beugen das Knie so, daß Ihr Bein bequem ruht. Es gibt eine Stelle, wo sich das Bein im Gleichgewicht befindet. Die müssen Sie herausfinden. Nun beugen Sie das andere Bein genauso. Beobachten Sie, wie die Teile des Körpers auf dem Boden liegen, vor allem der untere Teil Ihres Rückens und Ihre Hüften.
In der Atempause stellen Sie sich vor, daß Sie in Ihr Becken hineinatmen, indem Sie durch den Mund einatmen und durch die rechte Hüfte ausatmen. Was für ein Gefühl hätten Sie wohl, wenn Sie Ihren Atem tatsächlich dorthin schicken könnten? Können Sie bloß vom Atmen her Ihr rechtes Hüftgelenk am Becken spüren?
Jetzt machen Sie zusätzlich eine kleine Bewegung. Spannen Sie jedesmal beim Einatmen die Muskeln Ihrer rechten Hinterbacke, und lösen Sie die Spannung, wenn Sie ausatmen. Wenn Sie die rechte Hinter-

backe anspannen, dann prüfen Sie einmal, ob Sie die Muskeln dort so isolieren können, daß Sie keine anderen Teile des Körpers zur selben Zeit anspannen. Falls Sie das dennoch tun, so finden Sie heraus, wo diese zusätzliche Spannung ist. Erlauben Sie Ihrer rechten Seite, sich beim Ausatmen tatsächlich zu entspannen und in den Boden zu versinken. Versuchen Sie, diese Bewegung eher geschmeidig als ruckartig auszuführen, mit dem eigenen Atem zu koordinieren. Die Bewegung braucht nicht groß zu sein. Sie kann sogar sehr schwach sein. Ziehen Sie die Muskeln gerade zusammen, daß Sie spüren können, wie sich die rechte Hüfte sanft hebt, während Sie einatmen, und sich beim Ausatmen wieder senkt. Verweilen Sie eine Atemlänge dazwischen, ohne sich überhaupt zu bewegen. Jetzt wiederholen Sie die Bewegung bei jedem zweiten Atemzug, machen Sie das bitte fünfzehnmal.

Nun hören Sie mit der Bewegung auf; ruhen in Ihrer Mitte, aber Sie atmen weiter in der gleichen Weise. Während Sie ruhen, achten Sie darauf, wie sich Ihre rechte Seite anfühlt. Spüren Sie einen Unterschied zur linken Hüfte? Kommt sie Ihnen größer oder kleiner vor? Wärmer oder kälter? Leichter oder schwerer? Haben Sie das Gefühl, daß Ihr Becken auf die eine oder andere Seite geneigt ist? Oder merken Sie überhaupt keinen Unterschied zur linken Hüfte?

Jetzt wiederholen wir den gleichen Vorgang auf der linken Seite. Atmen Sie in die linke Seite der Hüfte hinein, und bewegen Sie die Muskeln der linken Hinterbacke. Wenn Sie eine Weile die linke Hinterbacke angespannt haben und eingeatmet haben, dann ruhen Sie sich aus und versuchen zu vergleichen, wie sich die beiden Hälften anfühlen.

Nun lassen Sie die Füße heruntergleiten, so daß beide Beine wieder auf dem Boden ruhen.
Jetzt setzen Sie sich mit geschlossenen Augen auf. Bedecken Sie die Augen mit beiden Handflächen, und schauen Sie in dieses Dunkel. Ziehen Sie langsam nacheinander erst die eine Hand, dann die andere Hand vom Gesicht weg.

HORMONE

Ohne Hormone gäbe es keine Liebe. Unser Körper würde ohne sie verkümmern. Aber sie können viel mehr. Sie greifen positiv oder negativ in den psychosomatischen Prozeß ein. Um aufzuzeigen, wie die Hormone psychisch-geistige Prozesse beeinflussen, müssen wir die Wirkung dieser Botenstoffe einmal anschauen. Hormone können uns schützen oder verderben, sie können bei der Entstehung einer Krankheit mitbeteiligt sein oder bei der Heilung eine Rolle spielen (siehe auch Östrogenmangel).

Hormontherapien

Hormone sind Alleskönner. Sie verhüten und helfen umgekehrt bei Unfruchtbarkeit. Sie glätten die Haut und schützen vor Osteoporose, dem Knochenabbau. Sie lindern Migräne und helfen, chronische Blaseninfektionen zum Verschwinden zu bringen. Viele Bundesbürger vertrauen auf eine Hormontherapie, mit deren Hilfe Symptome verschwinden können. Das Ganze ist aber eine Augenwischerei. Denn bei der Entstehung von psychosomatischen Erkrankungen

spielen die Hormone zwar eine größere Rolle, das heißt, in unserem Hormonhaushalt verändert sich etwas, und mit der Gabe von Hormondosen können bestimmte Krankheitssymptome verschwinden, aber die Krankheit selbst ist damit nicht geheilt. Wie wir bisher sehen konnten, stehen bestimmte Konflikte, Probleme und innere Widerstände im Hintergrund der Erkrankung. Solange die nicht gelöst sind, kann die Krankheit auch nicht verschwinden. Sobald die Hormontherapie beendet ist, können innerhalb kürzester Zeit dieselben Krankheitssymptome oder andere wiederauftauchen. Man nennt das dann eine Verschiebung.
Ausnahmen bilden wohl der Einsatz von Hormonen bei manchen Frauenleiden. Hier können Hormondosen manchmal Wunder wirken. Doch das Grundproblem können sie auch hier nicht lösen. Aber – und das ist wichtig dabei – eine Therapie mit Hormonen nach Operationen ist in vielen Fällen überflüssig. Vor allem Myome, Zysten und Eileiterschwangerschaften behandelt man heute mit sanften Methoden.
Myome zum Beispiel zählen heute zu den häufigsten gynäkologischen Erkrankungen. Es sind gutartige Tumore, die von der Muskelschicht der Gebärmutter ausgehen. Ihr Wachstum wird durch Östrogene angeregt. Frauen mit Konflikten im Bereich ihrer Gefühle zur eigenen Weiblichkeit sind im Östrogenhaushalt gestört. Gelbkörperhormone regulieren die Östrogene.
Die Ursache von Eierstockzysten – vielen kleinen Eibläschen – ist ein Überschuß an männlichen Hormonen. Dagegen hilft die »Pille«. Sie bringt oft das Wunder zustande, daß die vielen kleinen Zysten verschwinden. Das eigentliche Problem, nämlich die Identifikation

mit einer männlichen Rolle, kann sie nicht zum Verschwinden bringen. Und so können die Probleme beim Absetzen der Pille wiederauftauchen.
Auch Brustzysten werden mit Hormonen behandelt. Sie entstehen ebenfalls durch ein Zuviel an Östrogen. Gerade die hier beschriebenen Krankheitsbilder lassen sich auch ohne Hormongaben beschwichtigen. Mit der analytischen Imaginationstherapie zum Beispiel lassen sich Veränderungen im Konfliktbereich herbeiführen, und dadurch entspannt sich der Hormonhaushalt. Zysten und Myome verschwinden. Mit dieser Therapieform, die in Trance durchgeführt wird, reguliert sich das Immunsystem, die Hormone kommen wieder in eine Homöostase.

Was sind Hormone denn nun?

Sie sind das »Öl«, das unseren Körper auf Touren bringt. Der Begriff Hormon kommt vom griechischen *horman* (= »antreiben«). Schaltzentrale für alle hormonellen Organe ist der Hypothalamus im Zwischenhirn mit der bohnenförmigen Hypophyse (Hirnanhangdrüse). Sie erteilt die Befehle, die dann von den Boten ausgeführt werden. So zum Beispiel: Hypophyse an Schilddrüse: »Hormone bereitstellen für die Niere, der Phosphorhaushalt der Niere muß reguliert werden.« Die Schilddrüse gehorcht und mobilisiert ihre Hormone, die auf dem Blutweg in die Nieren gelangen. Die Botschaft hat ihren Bestimmungsort erreicht. Nun kann die Phosphorproduktion in der gewünschten Form ansteigen. Unvermittelte Wutausbrüche, Depressionen, Kopf- und Brustschmerzen, das Gefühl, im eigenen Körper wie eine Wurst in der Pelle zu hocken, das sind nur

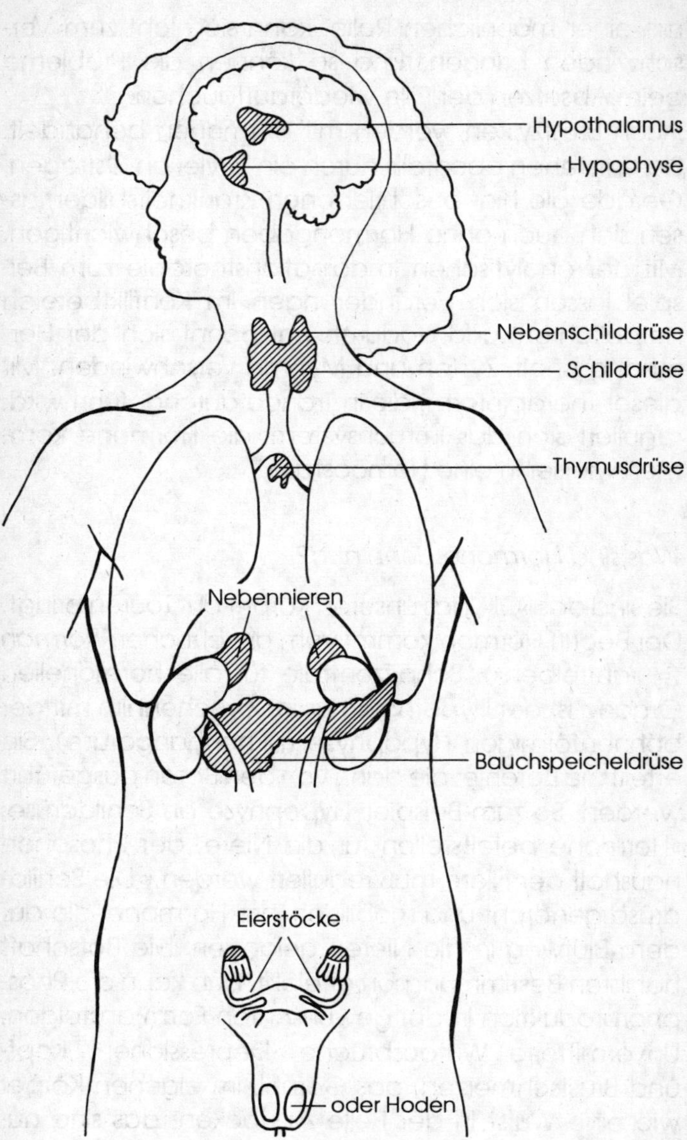
Hypothalamus
Hypophyse
Nebenschilddrüse
Schilddrüse
Thymusdrüse
Nebennieren
Bauchspeicheldrüse
Eierstöcke
oder Hoden

einige von hundertfach möglichen Symptomen, die Hormone in unserem Körper bewirken können. Wenn eine psychosomatische Erkrankung entsteht, sind die Hormone immer dabei, auch dann, wenn solche Erkrankungen verschwinden.

Hormone beeinflussen das Immunsystem

Hormone sind Signalstoffe, die das Verhalten und die Empfindungen eines Menschen entscheidend beeinflussen, wenn nicht sogar insgesamt überhaupt erst ermöglichen. Das gilt für Schockreaktionen ebenso wie für Entwicklungsprozesse, in der Pubertät, für das Eß-, Trink- und Schlafverhalten, die Sexualität, psychogene Störungen und für die Reaktionen auf Krankheiten allgemein. Welcher Signalstoff ein Hormon ist und welcher nicht, ist nur schwer zu definieren.
Wer krank wird und wer Krankheitserregern gegenüber widerstandsfähig ist, hängt davon ab, welche Bewältigungsstrategien wir zur Verfügung haben – wie wir Probleme angehen, bewältigen und verarbeiten. Die psychosomatischen Fachleute erkennen immer mehr, daß Einstellungen und Verhaltensweisen eines Menschen Einfluß auf seine physiologischen Funktionen haben. In den Forschungslabors der Medizin hat eine ungeheure Revolution begonnen. Man erkennt immer mehr den Einfluß unseres Geistes auf unser Immunsystem. Was und wie wir denken, beeinflußt das Immunsystem ebenso wie die Qualität der Gefühle. Das geschieht über Hormonveränderungen, die entweder das Resultat mangelhafter Bewältigungsstrategien sind oder sie auch direkt durch unser Zentralnervensystem ausgelöst werden. Unsere Wahrneh-

mungen oder Erkenntnisse – Gedanken, Glaubenssätze oder Überzeugungen – und die Frage der sozialen Unterstützung, die wir in unserem Leben erfahren, können den Spiegel unserer Hormone und Neurotransmitter verändern, also jener chemischen Botschafter, die die Kommunikation zwischen unseren Zellen bewerkstelligen und in weiten Teilen viele unserer psychischen Abläufe bestimmen.

Wenn wir nach Krankheitsursachen fragen, dann taucht immer häufiger der Begriff »biopsychosozial« auf. Der Begriff will deutlich zeigen, daß das Zusammenspiel von Psyche, Körper und Umwelt ausschlaggebend dafür ist, ob ein Mensch krank wird oder nicht.

Eine Krankheit ist nicht so sehr das Resultat schädigender externer Kräfte – also irgendwelcher Bakterien oder Schreckgespenster in unserem Leben – als vielmehr fehlerhafter Umgang unseres Geistes mit einer bestimmten Situation. Wenn es nach den Bakterien ginge, dann müßten wir neunzig Jahre lang krank sein, weil die meisten von ihnen ständig in uns wohnen. Erst wenn das Immunsystem durch irgendwelche Lebensereignisse geschwächt ist, können diese Bakterien derart angreifen, um uns krank zu machen. Es muß Ordnung in unser psychisch-physiologisches Geschehen bringen. Jeder hat in sich schon beobachten können, daß in Zeiten, in denen es ihm gutgeht, kaum mit Erkältungen, Grippen oder andere Erkrankungen zu rechnen ist. Befindet sich ein Mensch aber plötzlich in einer persönlichen Krise, dann gesellt sich häufig eine Erkrankung hinzu. Reagieren wir zum Beispiel auf Probleme in einer nicht angemessenen Art und Weise oder nicht ausreichend, so wirken das Zentralnervensystem und die Hormone in der Form auf unsere Immunabwehr ein, daß eine Krankheit durch Mikroben begünstigt und beschleunigt werden kann. In jedem Fall ist das Gleichgewicht zwischen unserem Immunsystem und den in uns residierenden Krankheitserregern zusammengebrochen. Der Begriff Krankheitserreger oder Bazillus trifft unser Krankheitsgeschehen nicht voll oder ganz. Viel eher können Krankheitserwartungen und Krankheitsbesorgnis schon allein Auslöser sein.

Das, was an Bakterien und Mikroben in uns »wohnt«, sind niemals Verursacher einer Krankheit. Sie sind aber wie wütende Hunde, die ständig auf der Lauer liegen und uns dann angreifen, wenn wir schwach sind. Das gilt übrigens nicht nur für unser Innenleben. Vielleicht hat der eine oder andere es schon einmal erlebt: Sie geraten in eine Krise. Und schon werden Sie von Menschen in irgendeiner Form angegriffen, die sich das niemals getraut hätten, als es Ihnen noch gutging, Sie also alle Abwehrkräfte zur Verfügung hatten.

Was die Mikroben anbelangt, so ist es völlig sinnlos, gegen die Krankheitserreger zu kämpfen. Klüger ist es, die eigene Immunabwehr zu kräftigen. Gegen die Feinde im Außen ist es sicherlich klüger, sie »im Geiste zu beherrschen«, anstatt die Kräfte im Kampf zu verschleißen.

Wenn wir mit den Dingen schlecht fertig werden, von außen im Freundeskreis, in der Familie, am Arbeitsplatz nicht ausreichend Unterstützung erfahren und sehr hohem Streß ausgesetzt sind, kann das innere Gleichgewicht des Körpers zusammenbrechen, und unsere Widerstandskraft steht auf wackeligen Füßen. In Zei-

ten eines solchen Zusammenbruchs können Krankheitserreger fruchtbaren Boden in uns finden.
Nun gibt es eine ganze Reihe von Krankheiten, die mit Bakterien und Mikroben nichts zu tun haben. Wie man heute weiß, muß bei der Entstehung der meisten Krankheiten ein ganzes Ursachenbündel in Erwägung gezogen werden, wobei es von den Genen bis zur Umwelt, von den Hormonen bis zur Ernährung und von den Zellen bis zum Streß viele Möglichkeiten gibt. Krankheit entsteht grundsätzlich durch die Interaktion biologischer, psychischer und sozialer Einflüsse, durch ihre gegenseite Hemmung oder Verstärkung. Eine Krankheit kann viele Wurzeln haben. Eine Organschwäche kann sich auswirken oder eine genetisch bedingte Stoffwechselstörung, der Kontakt mit einem aggressiven Erreger, das Lebensalter, eine einschneidende Lebensveränderung. Alkohol, Zigaretten oder Drogen, eine ungesunde Ernährung und sogar manchmal das Wetter, all das hat Einfluß auf unsere Hormone und auf unser Immunsystem.
Körper oder Psyche? So gestellt, ist die Frage nicht eindeutig. Wer das eine sieht, verliert das andere aus den Augen. Spaltung heißt Abtrennung. Erst wenn beide Punkte berücksichtigt werden, kommt man der Sache näher.
Es wurde gesagt, daß unser Geist mitentscheidet, ob wir gesund bleiben oder krank werden. Aber was ist Gesundheit? Es fällt schon den meisten schwer, Gesundheit klar für sich zu definieren. Es wird viel über Gesundheit geredet, aber die meisten denken eher in Begriffen von Krankheit. Wir können sagen, der Geist formt die Krankheit. Formt er auch Gesundheit? Aber wie sollten wir denken, wenn wir in Gesundheitsbegrif-

fen denken wollen? Ich will hier keine umfassende Definition von Gesundheit hinzufügen, nur soviel: Für viele ist Gesundheit einfach nur die Abwesenheit von Krankheit. Aber ist Gesundheit so zu definieren?
Jeder sollte Gesundheit für sich individuell definieren, so wie sie für ihn wichtig wäre. Lachen gehört dazu, Fröhlichkeit und aktive Bewegung in frischer Luft, ebenso Zärtlichkeit, liebevoller Umgang und Vertrauen. Nicht gegen etwas zu sein gehört dazu, auch für etwas zu sein. Überlegen Sie selbst einmal weiter, was für Sie persönlich Gesundheit wäre!

HOSPITALISMUS

Diagnose

Gesamtheit der körperlichen und psychischen Veränderungen, die bei disponierten Kindern aller Altersstufen als Folge längeren Aufenthaltes in Krankenhäusern und Heimen beobachtet werden.

Organsprache

Laß mich nicht allein!

Unter Hospitalismus leiden Kinder, die einen sogenannten Trennungsschock erlitten haben. Die Trennung von der Mutter führt bei vielen Kindern zu einem schweren Trauma und zur anaklitischen Depression (siehe Depression, anaklitische). Beim Hospitalismus kommen mittlere bis schwere Gedeihstörungen hinzu. Hier handelt es sich nicht allein um die Trennung von der Mutter, man könnte schon von einer Beziehungsstörung der Mutter zum Kind sprechen.

Die Unfähigkeit der Mütter, in Kontakt mit dem Kind zu treten, führt zu einem sogenannten biopsychosozialen Deprivationssyndrom. Meist handelt es sich um schwer depressive Mütter, die einen psychosozialen Kontakt zum Kind verweigern. Manchmal sind sie aufgrund ihrer Depression nicht einmal in der Lage, Kontakt aufzunehmen. Diese Mütter erwecken nicht selten den Eindruck, daß sie mit dem Kind nicht fertig werden und es deshalb los sein wollen. Es sind meist psychisch schwerstgestörte Mütter, denen die Reife zum Muttersein völlig abgeht. Sie fühlen sich selbst noch als Kinder und verstehen das eigene Kind als Konkurrenz, vor der sie sich fürchten.
Kinder mit Hospitalismus sind innerlich in tiefer Not. Sie brauchen die Aufmerksamkeit der Mutter, und sie brauchen die Pflege der Mutter. Wenn ihnen das nicht in ausreichender Form entgegengebracht werden kann, dann gibt es Gedeihstörungen. Und je älter die Kinder werden, um so schwieriger ist es, sie aus diesem apathischen Zustand wieder herauszuholen.

Familiengeschichtlicher Hintergrund

Hospitalismusgeschädigte Kinder haben selten die Gelegenheit bekommen, eine Beziehung zu einer Bezugsperson aufzubauen. Infolgedessen kommen sie in ihrem Lustprinzip und mit ihrem Aggressionstrieb durcheinander. Sie können beides nicht auf ihre Bezugsperson richten; das wäre die unentbehrliche Voraussetzung für das richtige Ausleben dieser Triebe. Da ihnen eine konstante Bezugsperson in der Außenwelt vorenthalten bleibt, werden sich Lust und Aggressionstrieb gegen sich selbst wenden. Die Folgen davon kommen in dem destruktiven Verfall der Kinder zutage. Da eine echte Gefühlsbindung nie entstanden ist, kann der spätere erwachsene Mensch in seiner Gefühlswelt nicht mit sich umgehen. Anstatt Gefühle zu äußern – auch negative –, werden sie nach innen abgeschoben und wirken gegen den Betreffenden selbst. Hier kann die Wurzel liegen für Exhibitionismus, für sadomasochistische Triebe, für alles, was Erotik, Lust und Freude in einer Form mit Aggression vermischt, die sich dann im Organismus destruktiv auswirkt. Das Hervorzuhebende und Bedeutsame an solcher Entwicklungsstörung ist, daß sich der Aggressionstrieb niemals im Außen zeigen darf, sich nach innen richtet. Und mit dem Lusttrieb geht es ebenso. Niemals kann er sich im Außen zeigen, stets wird er verinnerlicht.

Therapievorschlag

Erwachsene, die als Kinder unter Hospitalismus zu leiden hatten, werden sich im Erwachsenenalter in verschiedenen Krankheitsbildern wiederfinden, die immer klar zu diagnostizieren sind. Es empfiehlt sich, diese Patienten in eine psychosomatische Klinik einzuweisen. Dort wird auch der Therapieplan für die Zeit nach dem Klinikaufenthalt erarbeitet.

HYPERCHOLESTERINÄMIE

(erhöhter Cholesterinspiegel)

Diagnose

Erhöhung des Cholesteringehaltes im Blutplasma auf über etwa 260 mg pro 100 ml. Die Normalwerte differieren aber je nach Geschlecht und Alter.

Ich brauche Nähe. Ich fühle mich allein gelassen.

Die Fettstoffwechselstörung ist gekennzeichnet durch eine krankhafte Erhöhung der Fette und fettähnlicher Substanzen im Blut.
Die Blutfette stammen aus der Nahrung, werden aber auch vom Organismus selbst aufgebaut. Mit dem Blut werden sie bis in jede Körperzelle transportiert, wo sie als Energiequelle dienen. Bei übermäßiger Fettzufuhr entsteht ein Mißverhältnis zwischen Angebot und Verbrauch. Dies führt zu einer Erhöhung der Fette im Blut und Gewebe. Personen mit überwiegend sitzender Tätigkeit neigen bei einer vermehrten Fett- und Kohlenhydratezufuhr zu einer Erhöhung der Blutfette. Über die erhöhten Cholesterinwerte verengen sich die Gefäße, vor allem die Herzkranzgefäße und die Gefäße im Gehirn. Nicht nur die Fettmenge, sondern auch ihre Zusammensetzung ist für derartige Verengungen verantwortlich. Die Triglyzeride dienen dem Körper als wichtige Energiequelle. Sie sind eine Verbindung von drei Fettsäuren mit einem Glyzerinmolekül.
Die Cholesterine sind fettähnliche Stoffe, aus denen im Körper wichtige Substanzen wie Gallensäure (siehe Gallensteine), Hormone und Vitamine gebildet werden. Zusätzlich sind sie für den Stoffwechsel als Energielieferant notwendig. Zufuhr und Ausscheidung von Cholesterin sowie dessen körpereigene Produktion und Abbau stehen in einem Gleichgewicht. Dieses Gleichgewicht wird über einen komplizierten Regelmechanismus gesteuert. Ist dieser gestört, kommt es zu einem Anstieg der Blutfette. Die Höhe des Blutcholesterinspiegels hängt vom Fett- oder Cholesteringehalt der Nahrung ab. Das bedeutet, würde man gesün-

der essen, müßte der Cholesterinspiegel sinken. Das ist aber in vielen Fällen nicht so. Also muß es noch einen anderen Regelmechanismus geben.

Ein weiterer Risikofaktor in Sachen Cholesterin ist das Rauchen. Nikotin regt die Produktion bestimmter adrenalinähnlicher Körpersubstanzen an, was wiederum zur Aktivierung bestimmter Stoffwechselvorgänge führt. Durch das Rauchen werden die gutartigen HDL-Blutfette gesenkt. Das sind Bestandteile im Cholesteringleichgewicht, die das bösartige LDL, den eigentlichen Negativanteil, hochkommen lassen. Durch den hohen Kohlenmonoxidgehalt im inhalierten Zigarettenrauch werden die roten Blutkörperchen teilweise mit Kohlenmonoxid und nicht mit Sauerstoff angereichert. Der Sauerstoffgehalt des Blutes vermindert sich. Als Reaktion darauf bildet der Körper vermehrt rote Blutkörperchen. Das Blut dickt sich ein, die Viskosität erhöht sich. Die Sauerstoffarmut des Blutes und seine erhöhte Viskosität verursachen eine schlechtere Durchblutung der lebenswichtigen Organe, insbesondere des Herzens.

Interessanterweise konnte beobachtet werden, daß bei anhaltender seelischer Belastung das Schutz- oder HDL-Cholesterin abnimmt, während der gefährliche LDL-Anteil ansteigt.

Es ist unbestritten, daß der Cholesteringehalt des Blutes von der Ernährung abhängig ist – deshalb sollte man sich stets cholesterinbewußt ernähren. Aber von gleichrangiger Bedeutung sind die Streßanteile, die zu einem erhöhten Cholesteringehalt führen. Wer in Daueranspannung lebt, wer unter Streß, Angst, Bedrängnis, Aggressionen und vor allem mit larvierten Depressionen leben muß (siehe Depression, larvierte [maskierte]), pumpt chronisch den Cholesterinspiegel hoch. Vor allem die Depressionen stehen mit vielen stoffwechselbedingten Erkrankungen in einem

Kommunikationsverhältnis. Cholesterin und Diabetes mellitus (siehe Diabetes mellitus) kommunizieren ebenso mit der Depression wie hoher Blutdruck und Gallenblasenentzündungen (siehe Gallensteine). Wir müssen davon ausgehen, daß erhöhte Cholesterinwerte auf eine schwere nichtverarbeitete Belastungssituation hinweisen.

Familiengeschichtlicher Hintergrund

Der hohe Cholesterinspiegel muß in der Gesamtsituation des Herz-Kreislauf-Systems betrachtet werden. Nicht alle werden herzkrank, aber vom Persönlichkeitsbild her Herzpatienten, und die Gefahr ist groß, es zu werden.
Menschen mit diesem Symptomenkomplex sind von Anfang an in ihrem Urvertrauen gestört. Eine schwere Herzerkrankung (siehe Herzinfarkt) ist immer auf einer Ebene Kapitulation vor dem Leben. Wie viele Menschen haben schon ein so stabiles inneres Gleichgewicht, daß sie die kleinen und größeren Herausforderungen des Lebens spurlos verkraften können? Gerade Herz- und Stoffwechselkranke geraten unter starken Streß, wenn ihre Wünsche und Träume nicht in Erfüllung gehen und ihr Leben plötzlich eine ungeahnte Richtung einschlägt. Die sogenannten Schicksalsschläge – wie etwa der Kündigungsbrief, der Verlust eines geliebten Menschen, ein lebensbedrohender Unfall, eine schwere Erkrankung in der Familie und finanzieller Ruin – werfen sie völlig aus der Bahn. Herzkrank zu werden bedeutet, die weiße Flagge zu hissen, bedeutet, auf irgendeiner Ebene das zu tun, wovor man sich immer gefürchtet hat: aufzugeben.
Es ist eine Kapitulation vor dem Leben. Wer schon früh reale, konkrete Verluste oder Teilverluste erlebt hat, fällt schon früh in eine Depression (siehe anaklitische Depres-

sion). Fortan fürchtet er einen erneuten Verlust. Viele kleine Verluste des Lebens, mehrmals Abschied nehmen müssen und es eigentlich nicht verkraften können treiben diese Menschen immer weiter in einen unaufhaltsamen Ruin hinein. Die Ärzte sehen die Risikofaktoren – sitzende Tätigkeit, Zigarettenrauch, hoher Cholesterinspiegel und hoher Blutdruck sowie Diabetes mellitus – vordergründig. Das müssen sie vielleicht auch, weil der Kranke ja schnell von den Symptomen geheilt werden und wieder ins Arbeitsleben eingegliedert werden will und muß.

Setzt man sich genügend mit diesen Risikofaktoren auseinander, trifft einen eines Tages die bittere Erkenntnis: All das, was sie als Risikofaktoren bezeichnen, sind nichts anderes als Abwehrmechanismen einer Depression, die der Patient nicht wahrhaben will. Irgendwann haben diese Menschen innerlich aufgegeben, ohne sich dessen voll bewußt zu sein. Man erkennt sie an dem, was sie sagen: »Ich weiß nicht mehr, was ich tun soll.« – »Wofür soll ich mich noch anstrengen.« – »Alles hat ja keinen Sinn mehr.« – »Ich komme mir vor wie ein Tiger im Käfig.« Sind das die Aussagen von Menschen, die noch aktiv im Leben stehen? Nein, das sind Aussagen von Menschen, die unter Depressionen leiden.

Wer glaubt – wie viele Herzkranke –, einem Problem nicht mehr gewachsen zu sein, keine Lösungsmöglichkeit mehr sieht und zu kämpfen aufgegeben hat, steht unter einem hohen Krankheitsrisiko. Das Risiko erhöht sich bei jenen schwer Verzweifelten, die nicht nur den Glauben an ihre eigene Kraft verloren haben, sondern obendrein noch davon überzeugt sind, daß nichts und niemand ihnen noch helfen kann. Sie geben sich auf und wähnen sich doch von anderen aufgegeben.

Therapievorschlag

Nicht der erhöhte Cholesterinspiegel wird behandelt, sondern die Gesamtpersönlichkeit. Die leidet unter Depressionen. Es gilt, die Depression durch Psychoanalyse zu behandeln, damit die Patienten mehr Raum in sich bekommen, mehr Autonomie, neue Hoffnung und Ausgewogenheit. Ernährungsumstellung.

HYPERTHYREOSE
(Schilddrüsenüberfunktion)

Diagnose

Vermehrte Funktion der Schilddrüse, kann zur Basedowschen Erkrankung führen.

Organsprache

Ich stehe unter Druck.

Menschen mit Schilddrüsenüberfunktion stehen ständig unter Spannung. Dabei fehlt es ihnen an Schwung und Energie. Die Hormone der Schilddrüse sind für unseren Energiestoffwechsel zuständig. Sie sorgen außerdem dafür, daß bestimmte Zellen normal heranreifen können, etwa die Gehirnzellen, und dann auch richtig funktionieren.
Zwei Hormone werden von der Schilddrüse produziert: Das Thyroxin und das Trijodthyronin. Wieviel davon in die Blutbahn geschickt wird, hängt von einem komplizierten Mechanismus im Gehirn ab. Dort sitzt nämlich die sogenannte Hirnanhangdrüse (Hypophyse). Sie schüttet das Hormon TSH aus, das die Tätigkeit der Schilddrüse auf

Trab bringt. Dieses Zusammenspiel funktioniert so: Sinkt die Menge der Schilddrüsenhormone im Blut ab, wird die Hypophyse aktiv und gibt mit dem TSH den Befehl, mehr Hormone zu produzieren. Sind genügend Schilddrüsenhormone im Umlauf, verringert die Hypophyse ihre TSH-Produktion. Die Schilddrüse schüttet daraufhin weniger Hormone aus, bis sie von dem Anstieg des Hypophysenhormons wieder angekurbelt wird.

Wenn diese Kommunikation einmal nicht mehr stimmt, dann hängt das ganz selten mit Störungen im Gehirn zusammen, die die Arbeit der Hypophyse beeinträchtigen. Viel häufiger kommt es vor, daß die Schilddrüse zu viele Hormone produziert. Man spricht dann von einer Überfunktion. Ein Jodmangel kann dafür die Ursache sein. Die Schilddrüse gibt ein gutes Beispiel dafür, auf welche Weise Emotionen Funktionsstörungen von Drüsen auslösen und damit Krankheiten verursachen können.

Die akute Schilddrüsenüberfunktion zeichnet sich dadurch aus, daß sich ebendiese Überfunktion im Anschluß an starke Emotionen und schwerwiegende Lebenssituationen entwickelt. Die Disposition dafür wird schon in der Kindheit geschaffen. Todesfälle, Verlusterlebnisse können sowohl auslösend als auch verschlechternd wirken. Wenn akute Ereignisse fehlen, der Patient aber chronisch an Überfunktion leidet, zeigt es, daß diese Menschen unter chronischen Spannungen stehen, verursacht durch Lebensereignisse, die nie richtig verarbeitet wurden.

Die motorische und innere Unruhe, die Erregung und Erregbarkeit der Patienten sind Folge der gesteigerten Hormonproduktion der Schilddrüse. Diese gesteigerte Leistungsfähigkeit ist immer ein Zeichen für die Angriffs-und-Flucht-Situation. Die Spannung wird benötigt, um angreifen oder wegzulaufen zu können.

Hyperthyreosepatienten stehen unter starkem Leistungsdruck. Ständig sind sie in einer Bereitschaft, alles besser machen zu müssen als andere. Ewig wollen sie ihre Aufgaben besonders gut erfüllen. Sie stehen sozusagen unter einem inneren Konkurrenzzwang, der schon in der Kindheit begann und die Aufgabe hat, besser als die anderen sein zu müssen. Schon früh in der Kindheit sind sie zu einer Form der Selbständigkeit genötigt worden, für die sie noch nicht reif waren. Das kann durch den Verlust der Mutter eintreten, aber auch dadurch, daß die Eltern ständig Zwistigkeiten hatten. Die Kinder nahmen sozusagen an den Zwisten der Eltern Anteil und identifizierten sich mit einem Elternteil. Auch Konkurrenzkampf, Neid und Eifersucht zwischen den Geschwistern kann zu der Erkrankung geführt haben.

Häufig trifft das Schicksal jene Kinder, die sich überwiegend mehr Verantwortung haben aufdrücken lassen. Diesem Leistungsdruck hielten sie aber nicht stand. Die Verantwortungsübernahme war mit Angst verbunden. Nicht nur Leistungsangst verbirgt sich hier, sondern auch die Angst vor dem Verlust der Eltern.

Aber auch jene Patienten sind betroffen, die irgendwie per Zufall am Geschlechtsleben der Eltern teilhatten und solche Erlebnisse schwer verkraften konnten. Menschen mit Schilddrüsenüberfunktion führen einen lebenslangen Kampf mit der Angst. Arbeitswut und Leistungsdrang haben die Funktion, die Angst wegzudrücken und sich vom eigentlichen Problem ablenken zu lassen. Das wäre eine Möglichkeit, Angst zu verleugnen und zu verdrängen. Sie wollen um jeden Preis weiterkommen, was man auch anders definieren könnte: Sie wollen um jeden Preis weiter (weg)kommen von der Angst. Ihr Leistungsstreben kann bis zur Erschöpfung gehen.

Therapievorschlag

Dynamische Körpertherapie, analytische Imaginationstherapie. Psychoanalyse ist weniger geeignet, da diese Patienten ein übergroßes Kontrollbewußtsein entwickelt haben und mit dem Kopf alles wegrationalisieren.

DYNAMISCHE KÖRPERTHERAPIE (Atemübung)

Indem wir so manche Äußerung dessen, was in uns vorgeht, verhindern, greifen wir in unser eigenes Verhalten ein. Sie können lernen, dem Körper die Führung zu überlassen, so daß er sich von solchen Eingriffen befreit. Legen Sie sich auf dem Boden auf den Rücken. Die Knie sind so weit angezogen, daß die Füße gut auf dem Boden ruhen. Die Knie berühren sich leicht. Schließen Sie die Augen, und nehmen Sie mit Ihrem Körper Fühlung auf. Liegen Sie wirklich bequem? Vielleicht möchten Sie Ihre Lage noch ändern?
Nun nehmen Sie Ihren Atem wahr. Achten Sie auf Einzelheiten Ihres Atems. Spüren Sie, wie die Luft in die Nase oder in den Mund geht, hinunter in den Hals, in die Lungen? Beobachten Sie im einzelnen, wie sich Brust und Bauch bewegen, wenn die Luft ein- und ausströmt. Nun nehmen Sie wahr, wenn Gedanken und Bilder auftauchen. Beachten Sie, wie diese Wörter und Bilder auf die Wahrnehmung der physischen Atemempfindungen einwirken. Geben Sie auf die

Gedanken und Bilder acht, und nehmen Sie wahr, was geschieht, wenn Sie versuchen, sie festzuhalten. Was erleben Sie dabei? Was empfinden Sie jetzt in Ihrem Körper?
Nun aber etwas anderes. Statt daß Sie versuchen, die Gedanken abzustellen, konzentrieren Sie sich ganz auf Ihren Atem. Sobald Sie merken, daß die Aufmerksamkeit zu Gedanken und Bildern abschweift, verstärken Sie sich auf die physischen Empfindungen des Atems. Aber Sie sollen nicht darum ringen und kämpfen, sondern Sie kehren einfach nur zum Atmen zurück, wenn Sie merken, daß Wörter und Bilder die Oberhand gewinnen.
Nun widmen Sie sich Ihrem Körper und beachten, welche Teile des Körpers spontan in die Wahrnehmung treten. Welche Teile tauchen auf? Welche nehmen Sie weniger deutlich wahr. Prüfen Sie Ihren Körper genau, und beachten Sie, welche seiner Teile Ihrer Wahrnehmung leicht zugänglich sind und von welchen Sie eine klare, deutliche Empfindung haben. Welche Körperteile empfinden Sie unklar und undeutlich, selbst dann, wenn Sie Ihre Aufmerksamkeit dorthin richten? Können Sie einen Unterschied zwischen der linken und der rechten Seite feststellen? Wenn Sie sich irgendeines physischen Unbehagens bewußt werden, dann richten Sie Ihre Aufmerksamkeit dorthin. Befassen Sie sich tiefer damit, und nehmen Sie das Unbehagen im einzelnen wahr. Wenn Sie sich dieses Erlebnis tiefer bewußtmachen, werden Sie möglicherweise finden, daß es sich langsam entwickelt oder verändert. Eine Bewegung, ein Gefühl, ein Bild kann sich aus dem entwickeln, was Sie aufmerksam betrachten. Lassen Sie diese Veränderung und Entfaltung zu, ohne Ihre Mitwir-

kung, und beobachten Sie weiterhin genau, was hier auftaucht. Lassen Sie Ihren Körper tun, was er mag, und lassen Sie geschehen, was geschehen will. In den nächsten Minuten achten Sie darauf, wie sich Ihre Aufmerksamkeit entwickelt, wenn nur im Feld der Wahrnehmung etwas auftaucht.

HYPERVENTILATION

(schnelle Atmung)

Diagnose

Übermäßige Atmung beispielsweise bei Sauerstoffarmut: Man spricht von Hyperventilation, wenn eine vom Patienten oft unbemerkte beschleunigte und vertiefte Atmung, verbunden mit dem Gefühl von Luftnot, Enge in der Brust und mit dem Zwang, tief durchatmen zu müssen, auftritt. Gefühl wie bei Angina pectoris, Beschwerden im Darm, Blähungen.

Organsprache

Ich ersticke an meiner Wut.

Es handelt sich um ein Anfallsgeschehen, das ohne physische Ursache entsteht. Es stehen immer massive Ängste dahinter. Konfliktsituationen sind Kränkungen, angstauslösende Frustrationen. Meistens handelt es sich um eine Verlustangst um eine Person, mit der man in einem Abhängigkeitsverhältnis verbunden ist. Die Anfälle erfolgen meist dann, wenn die Lebenssituation eine nach außen gerichtete aggressive Handlung erfordert hätte. Es geht dabei um Selbstbehauptung und Durchsetzungsvermögen. Gefühle von Hilflosigkeit und Ohnmacht verhindern die Durchsetzung. Die Angst bezieht sich auf eine Person, die zwar Macht ausübt, aber auch irgendwie schutzgewährende Person ist. Der Verlust würde Schutzlosigkeit bedeuten.

Familiengeschichtlicher Hintergrund

Menschen, die zu einem Hyperventilationssyndrom neigen, sind in ihrer Grundhaltung eher ängstlich-depressiv auf Verlust ausgerichtet (siehe anaklitische Depression). Es sind Zwangspersönlichkeiten, wobei die Ängste schon eher phobisch sind. Sie gehören zum hypochondrischen Typ (siehe Hypochondrie). Diese Kranken halten sich an Normen. Sie suchen sich ihre Aufmerksamkeit als nette, pflichtbewußte und anpassungsfähige Leute. Eigene Ansprüche unterdrücken sie. Es handelt sich um jene Kranke, die das »Ich-will-lieb-sein-Spiel« spielen und sich auf Kosten der eigenen Lebensqualität unterwerfen. Sie sind eher stark blockiert und gehemmt. Es fällt ihnen schwer, ihre aggressiven Triebe wie auch Lusttriebe zu erleben und auszudrücken (siehe Hospitalismus). Jeden Kummer, jedes Problem, jeden Konflikt fressen sie in sich hinein. Sie haben in ihrem Leben »viel zu schlucken«. Ihren Hang, das, was andere ihnen zumuten, wehrlos wegzustecken, und die Unfähigkeit, sich durchzusetzen, erleben diese Kranken als Beengungsgefühl im Brustbereich.
Bei der Partnerwahl werden meist dominante Personen erkoren. Damit setzen sie das Beziehungsmuster fort, das sie in der Kindheit erlebt haben. Die Eltern zeigten sich nach außen fürsorglich und emotional, aber auch mit einer hohen Frustration. Die Erziehung verlief in einer Form, in der bestimmte feste Regeln und Normen aufgeboten waren. Die Führung in einen Individualismus war verpönt.

Die Anbindung an einen meist schwächeren Elternteil war fester, weil dieser die besseren Beziehungsmöglichkeiten anbot. Aggressive Regungen dem dominanten Elternteil gegenüber wurden in der Regel unterdrückt, weil dieser Elternteil existenzbedrohend wirkte. Daraus zog man dann die Erfahrung, wenn man für den Preis der vermeintlichen Sicherheit die eigenen Ansprüche zurückstellen mußte, gab es mehr Aufmerksamkeit.

Therapievorschlag

Atemtherapie, funktionale Entspannung nach Marianne Fuchs, wobei durch die langsame Entspannung einzelner Körperteile und -funktionen ein bestimmter Rhythmus erreicht wird.

HYPOCHONDRIE

Diagnose

Abwegig ängstliche, häufig depressive, zur Selbstbeobachtung neigende, um ihre Gesundheit sehr besorgte Menschen, die immer in der Furcht leben, krank zu werden, oder überzeugt sind, krank zu sein.

Organsprache

Wenn ich krank bin, bekomme ich eure Aufmerksamkeit

Jeder von uns kennt Zeiten und Augenblicke, in denen er sich in seiner Haut nicht »zu Hause« fühlt, in denen er nicht auf der »Höhe« ist und sich mit mancherlei Wehwehchen herumplagen muß. Erkältungen, Kopf- und Muskelschmerzen plagen uns. Wir spüren Müdigkeit, fühlen uns erschöpft und tun uns dabei manchmal selber leid. Trotzdem versuchen wir, schnell wieder auf die Beine zu kommen; wir lassen uns einfach nicht unterkriegen. Anders der Hypochonder. Der übertreibt gewissermaßen seine Wehwehchen und gibt sich seinen Krankheitssymptomen hin. Er erlaubt seinen Symptomen, »Herr in seinem Haus« zu werden. Er läßt es zu, daß seine Krankheitssymptome ihn aus den Aktivitäten seines Lebens herausreißen. Für den Hypochonder werden kleine Anzeichen von Unwohlsein zu einer schweren Krankheit.

Der kleinste Schmerz veranlaßt ihn, sich ins Bett zu legen und nach dem Arzt zu rufen. Mit der Zeit wird diese Art von Umgang mit sich selbst und mit der Krankheit zu einem Zwangsverhalten. Er beginnt in der ständigen Besorgnis zu leben, krank zu werden. Jeder kleine Anlaß läßt ihn Schlimmstes befürchten. Er fühlt sich schwach und hilflos, den Mächten des Lebens ausgeliefert. Hypochonder haben Schubladen, Schränke und Vitrinen voller Pillen, Pulver, Salben und Säfte. Viele Pseudokranke sind sich ihrer hypochondrischen Einstellung und der Art, wie sie mit der Krankheit umgehen, kaum bewußt, weil die Schmerzen für sie Wirklichkeit sind. Wirklichkeit ist, was wirkt. Und so gesehen sind sie »wirklich« krank. Sie übersehen nur dabei, daß sie ihre Krankheiten über bestimmte Erwartungshaltungen anziehen. Durch eine aufmerksame Beachtung dessen, was sie nicht leisten können – und wie oft sie dies ihrer mangelhaften Gesundheit zuschreiben –, könnten sie aus dem Teufelskreis herauskommen. Aber solche Einstellungen kommen ihnen kaum. Es ist, als würden die Hypochonder ihr Leben lang an einer Klagemauer stehen und nicht erkennen, daß ihr Leben mehr durch Klagen bestimmt wird als durch tatsächliche Krankheiten.

Warum ist das Leben dieser körperlich gesunden Menschen mit der endlosen Klageformel von schlechter Gesundheit versehen? Dieses Klagen, Jammern und Sich-schlecht-Fühlen ist nur ein Wurmfortsatz, ein »Blinddarm ohne Ende« ihrer Kindheitserlebnisse. Sie klagen, um zu klagen, weil der Vater eine symbolhafte »Hiobsfigur« war oder die Mutter sich als echtes »Klageweib« darstellte. Klagen und Jammern gibt ihnen sozusagen ein Gefühl von »Zuhausesein«: Sie führen etwas weiter, was sie nie anders gelernt haben. Sie machten die Erfahrung, daß derjenige, der am lautesten klagen konnte, das Mitleid der anderen erwarten durfte. Hypochonder verbreiten eine Atmosphäre von Selbstmitleid und wollen, daß andere ihnen ihr Mitleid schenken. Sie nötigen die anderen sozusagen dazu, sich mit ihnen zu beschäftigen.

Familiengeschichtlicher Hintergrund

Hypochonder hatten Eltern, die übergroße Vorsicht walten ließen, was die Gesundheit der eigenen Kinder anbetraf. Ständig wurden besondere Vorsichtsmaßnahmen gegen irgendwelche Witterungseinflüsse gefordert. Sobald sich eine leichte Erkältung zeigte, mußten diese Kinder von der Schule fernbleiben. Über Krankheitserreger wurde endlos lang debattiert. Wenn ein Arzt die Erfahrung macht, daß die Beschäftigung mit Krankheiten zu seinen beruflichen Pflichten gehört, ist das normal. Wenn es in Familien etwa zugeht wie bei einem Arzt, dann können familiäre Situationen einer Privatklinik gleichen. Eine solche übersteigerte Beschäftigung mit körperlichen Leiden und das »An-sich-Herumdoktern« werden zur Hauptbeschäftigung eines Lebens. Wo andere, häufig echte Kranke ihrem Körper zuwe-

nig Aufmerksamkeit schenken, da tut der Hypochonder zuviel »des Guten«.
Man muß nicht erst darauf hinweisen, was die Hypochonder die Krankenkassen im Jahr kosten, ohne einen Gewinn davon zu haben. Auch am Arbeitsplatz zeigt sich Hypochondrie sehr deutlich. Den Hypochondern wird dabei nicht klar, daß sie über ihre Hypochondrie den Arbeitsprozeß stören. Sie verlieren dann nicht nur den Arbeitsplatz, sondern auch den engen Kontakt zu guten Kollegen. Irgendwie zwingen sie sich über ihr Krankheitsgehabe in eine Einsamkeit hinein, die nicht sein muß.

Therapievorschlag

Hypochonder sind therapieresistent. Sie würden über eine Psychotherapie das verlieren, was ihnen wichtig ist: ihr Publikum. Sie sind Kranke mit Krankheitsgewinn. Den geben sie ungern her.

DIE HYPOPHYSE (Hirnanhangdrüse)

Die Hypophyse hat den Umfang und Umriß einer besonders großen Erbse. Trotz ihres unbedeutenden Formats ist sie aber die Hauptschaltstelle für den ganzen Körper. Sie produziert eine Vielfalt von Hormonen. Einige davon sind bekannt, eines konnte bereits in reiner Form dargestellt werden, verschiedene andere vermutet man, konnte sie jedoch nicht nachweisen. Sie sind wissenschaftlich noch nicht erforscht.
Wir wissen, daß einige Hormone der Hypophyse den Blutdruck erhöhen, ein anderes lockere Muskeln zur Kontraktion bringt, daß ein weiteres die Urinbildung in

den Nieren unterbindet und eins sie fördert. Eine andere Hormongruppe reguliert die Tätigkeit der übrigen endokrinen Drüsen. Diese produzieren zahlreiche weitere Hormone, durch die so ziemlich alles reguliert wird, was im Organismus passiert.

Die Hypophyse kann mit einer Schlüsselindustrie verglichen werden, die still und emsig Tag um Tag arbeitet, um den wesentlichen Bedarf für das körperliche Wohlergehen zu produzieren. Von ihrer reibungslosen Tätigkeit hängt das Wohlbefinden des ganzen Körpers ab. Aber diese Fabrik – die Hypophyse – hat noch eine größere Bedeutung. Sie kontrolliert nicht nur die körperlichen Vorgänge in Zeiten der Ruhe und des Friedens, sie wird sozusagen auch zum Hauptverteidigungsbetrieb, sobald der Organismus auf irgendeine Weise gefährdet ist. Bei jeder Art von Bedrohung der Sicherheit in unserem Körper stellt diese Schlüsselindustrie die Bedarfsgüter zur Verfügung, die notwendig sind, um die Abwehr unserer Bedrohung zu mobilisieren. Diese Bedrohung (die Stressoren) und die durch sie ausgelösten Vorgänge (Streß) können in die psychosomatische Erkrankung führen.

Die Hypophyse reagiert auf eine Menge von Stressoren, die unser Wohlergehen irgendwie bedrohen. Diese Stressoren sind außerordentlich zahlreich. Durch den einen Stressor wird die Hypophyse zu übermäßiger Produktion eines Hormons oder einer Hormongruppe angeregt, durch einen anderen wird wiederum die Ausschüttung eines anderen Hormons vermehrt.

Zu den Stressoren gehören Bakterieninvasionen und Virusinfektionen, auf welche die Hypophyse mit der Absonderung eines Hormons oder einer Hormongruppe, das die Abwehrkräfte des Körpers mobilisiert, antwortet. Andere Stressoren sind Hitze, Kälte, übermäßige Feuchtigkeit oder Trockenheit, schwere Beanspruchung der Muskeln, die Wirkungen von Drogen, Verletzungen, Operationen und vieles andere mehr. Eine große Gruppe von Stressoren, die schwer belasten können, sind ungelöste Konflikte. Die Hypophyse reagiert darauf ebenso wie auf andere Stressoren. Die größeren Stressoren sind die psychischen wie zum Beispiel die bremsenden Unlustgefühle. Eine sehr heftige Erregung wird viel tiefgreifendere und unmittelbarere Wirkung nach sich ziehen als andere Arten von Stressoren. Die psychischen Stressoren können Reizwirkungen auf fast alle Hormone ausüben.

Noch wichtiger ist der für seelischen Streß charakteristische Umstand, daß dieser viel länger wirksam bleibt als jede Art von Streß, oft über Monate oder Jahre hinaus. Der Streß durch eine Infektion hält dagegen gewöhnlich nur eine oder zwei Wochen an, die körperlichen Nachwirkungen muskulärer Überbeanspruchung sogar noch kürzere Zeit. Das harntreibende Hormon ist relativ unwichtig, aber es veranschaulicht, wie sich seelische Stressoren, einschließlich der seelischen Belastung, auswirken. Dieses Hormon reizt die Nieren zu vermehrter Harnbildung. Angst zum Beispiel setzt die Hypophyse in Alarmbereitschaft, und sie treibt die Niere dazu an, daß Urin ausgeschieden wird. (Der Mensch früherer Zeiten war in der freien Wildnis vielerlei Gefahren ausgesetzt. Er konnte im Kampf verletzt werden. Würde die Blase verletzt werden, könnte der auslaufende Urin verheerende Folgen haben. Was einst eine weise Voraussicht des Organismus war, kann heute zur psychosomatischen Erkrankung werden.)

DER HYPOTHALAMUS

Wer oder was bewirkt psychosomatische Zusammenhänge in unserem Körper? Was veranlaßt innere Veränderungen und sorgt dafür, daß ein System seine Funktion einstellt, während das andere mit Volldampf arbeitet? Wenn wir das wüßten, hätten wir die Frage schon zum größten Teil gelöst, ob Wut und Aggressionswunsch unbeherrschbare Empfindungen sind, die uns einfach überkommen, oder ob sie der Herrschaft des Verstandes unterliegen.
Es zeigt sich, daß die merkwürdigen Netze der beiden autonomen Steuerungssysteme bis tief ins Gehirn reichen. Von dort sind sie mit bestimmten Anhäufungen von Nervenzellen in einem Organ von der Größe eines Fingergelenkes verbunden, das hinter unseren Stirnhöhlen tief unten im Gehirn liegt. Es handelt sich um den Hypothalamus. Eine weitere Frage stellt sich: Wer oder was steuert den Hypothalamus? Unsere Vernunft oder ungezügelte Emotionen?
Eigentlich müßte man sagen, weder das eine noch das andere. Denn ein Großteil dessen, was der Hypothalamus tut, geschieht vollautomatisch. Durch ihn strömt mehr Blut als durch irgendeinen anderen Teil des Gehirns, und aus ihm tauchen kleine Sensoren mit ihren schrumpeligen Außenflächen ins Blut, etwa so, wie ein Badender vorsichtig einen Fuß ist Wasser hält. Wenn sie Zeichen zu geringer Aktivität oder eine zu geringe Temperatur wahrnehmen, werden automatisch die beiden Zweige des autonomen Nervensystems, Sympathikus und Parasympathikus, sowie verschiedene Hormonsysteme der Hypophyse angeregt, damit sie die Dinge in Ordnung bringen. Diese Reak-

tion ist in uns angelegt. Niemand kann viel dagegen unternehmen. Wir sollten uns eine solche Fähigkeit auch gar nicht wünschen, denn mit einem stark beschädigten Hypothalamus würde man auch in einem gut geheizten Zimmer beständig mit Atemnot kämpfen, frieren, schniefen, keuchen, zucken, sich kratzen und sich überhaupt rundum unwohl fühlen.
Bei den Steuerungselementen für Wut und Zorn sieht das anders aus. So wissen wir über den Antrieb, der hinter einem Aufdrehen des sympathischen Systems steht, weit mehr, da dieser in unserem Gehirn verankert ist. Uns ist bekannt, welche Teile im Gehirn den Hypothalamus steuern können. Schon ein Blick auf den wichtigsten von ihnen, die Mandelkerne, bringt die Lösung in greifbare Nähe. Noch bis vor kurzem hielt man die Mandelkerne einfach für ein Zornzenturm. Wurden diese Zentren in Labortieren angeregt, tobten und wüteten diese.
Ein zweiter gründlicher Blick auf die winzigen Mandelkerne hat Bedeutsameres zutage geführt. Sie senden Impulse aus, wenn wir uns ärgern; doch bedeutet das nicht unbedingt, daß in ihnen der Ursprung für unseren Ärger liegt. Bei anderen Körperteilen ist uns die Beziehung klar. Niemand käme auf die Idee zu sagen, Beine veranlassen uns zum Gehen, nur weil wir mit ihrer Hilfe gehen. Aber wenn es um die Funktion des Gehirns geht, wird das häufig vergessen.
Man hat sich den letzten Jahren die Nervenfasern genauer angesehen, die sich aus den Tiefen des Gehirns bis in die Mandelkerne erstrecken und sie steuern. Dabei hat man Erstaunliches entdeckt. Die Aggressionen kommen weder aus unseren emotionalen Zentren noch den mit unseren Sinnesorganen ver-

knüpften sensorischen Zentren, sondern von unserer für das rationale Denken zuständigen Großhirnrinde und aus unseren Gedächtnisspeichern. Hier schließt sich der Kreis. Hinter unseren aggressiven Reaktionen stehen wir selbst. Der kühle, vernunftbegabte Mensch löst sie aus. Diese letzte Verbindung ist die entscheidende. Unser Gehirn ist so angelegt, daß wir imstande sind, unsere Empfindungen mit Hilfe des Verstandes zu beherrschen. Dafür sorgen die Verbindungen von der Großhirnrinde bis zu den Mandelkernen und weiter bis zum Hypothalamus und Sympathikus. Überlegen wir einmal: Immer wenn wir in eine Situation kommen, die uns aufregen könnte, sausen genau differenzierte Folgen elektrischer Ladungen (Impulsserien) in den Mandelkernen tief hinter unserer Nase herum, um die Entscheidungen zu treffen, wie wir uns fühlen wollen. Ob wir uns aufregen wollen, ob wir uns gekränkt, beleidigt fühlen wollen oder die Situation richtig einstufen. Über Verdrängungs-, Vermeidungs-, Verschiebungsmechanismen gehen wir der Auseinandersetzung aus dem Weg, und die Energien setzen sich durch falsche Reaktionen im Hypothalamus-Hypophysen-System erregend in unserem Körper fest.
Die übergeordnete Steuerung der inneren Körperchemie erfolgt also über den Hypothalamus und über Zentren im Rückenmark. Der Hypothalamus liegt in der Mitte des Gehirns und ist vor allem verantwortlich für die Aufrechterhaltung der Homöostase, also des Gleichgewichts der inneren Prozesse. Der Hypothalamus ist eine der Schaltstellen zwischen Gesundheit und Krankheit.

HYPOTHYREOSE
(Schilddrüsenunterfunktion)

Diagnose

Unterfunktion der Schilddrüse und unzureichende Versorgung der Körperzellen mit Schilddrüsenhormonen, auch Myxödem genannt.

Organsprache

Ich bin traurig. Noch nie hat sich jemand wirklich um mich gekümmert.

Eine Unterfunktion der Schilddrüse entsteht dann, wenn der Körper einen Jodmangel nicht ausgleichen kann. Bei der Unterfunktion ist der Stoffwechsel verlangsamt. Das Herz schlägt langsamer, man friert schnell, die Haut wird dicker, die Haare werden struppig und trocken, man leidet unter Verstopfung und fühlt sich müde und energielos. Die Unterfunktion der Schilddrüse betrifft mehr Frauen als Männer. Diese Erkrankung bedingt eine Verlangsamung des gesamten Stoffwechsels. Antrieb und Motorik sind stark herabgesetzt. Sie können Depressionen begleiten. Schon der gesamte verlangsamte Stoffwechsel und die mäßige Motorik weisen auf Depressionen hin. Die Intelligenz ist eingeschränkt.
Menschen mit diesem Krankheitsbild klagen mehr sich selbst als die Umwelt für alles mögliche an. Das heißt, die Patienten leiden unter starken Schuldgefühlen. Innerer Rückzug und Apathie führen in diese Krankheit hinein. Es sind vor allem deutliche Zeichen für Aggressionsstau vorhanden. Hypothyreosen können auch gelegentlich mit Psychosen einhergehen. Diese Psychosen sind vermutlich

durch schwere Stoffwechselveränderungen entstanden. Auch bei den Hypothyreosepatienten finden wir starke Abwehr von phobischen Verlassenheitsängsten, verbunden mit bestimmten Abhängigkeitswünschen.

Familiengeschichtlicher Hintergrund

Menschen, die überwiegend an einer Unterfunktion der Schilddrüse leiden, fühlten sich in der Kindheit allein gelassen. Es ist für diese Kranken schwer zu definieren, was mit ihnen los ist. Im wahrsten Sinne des Wortes »fehlt« ihnen etwas. Sie waren als Kinder vernachlässigt, und es ist schwierig, für etwas einen Begriff zu finden, was eigentlich nie da war.
Darum können sie auch nur sehr unklar definieren, was ihnen eigentlich »fehlt«. Was einem solchen Kranken in seiner Ursprungsfamilie sicherlich gefehlt hat, war eine Bindung an einen Erwachsenen, der ihm das Gefühl geben konnte, ein besonderes, einzigartiges Wesen zu sein. Aber das war nicht da, und so entwickelte ein solcher Mensch dumpfe, verzerrte und unsichere Gefühle in bezug auf sich selbst. Da ihm nie echte Gefühle entgegengebracht wurden, fällt es ihm in der Gegenwart schwer, sich auf die Umwelt gefühlsmäßig einzulassen. Dadurch wird der Kontakt mit anderen oberflächlich und wenig tragend.

Therapievorschlag

Psychosomatische Klinik. Schon deswegen, damit organisch von den Klinikärzten alles genau abgeklärt werden kann. Weitere Therapieempfehlungen kommen von der Klinik.

HYSTERIE

Diagnose

Syndrom abnormaler Verhaltens- und Reaktionsweisen, die durch eigenartig übersteigerte Ausdruckserscheinungen mit Durchscheinen von Wunschtendenzen gekennzeichnet sind. Zu unterscheiden sind:

1. Hysterische Psychopathie. Dabei am ehesten zu finden, was früher als hysterischer Charakter definiert wurde.
2. Hysterische Neurosen: Hysterische Symptome entstehen zum Teil durch bedingt reflektorische Fixierung und affektive Erregung nach schreckhaftem Erlebnis.
3. Hysterische Erscheinungen bei Psychosen, wie etwa Schizophrenie.
4. Hysterische Begleiterscheinungen bei zerebralen Erkrankungen wie etwa bei Epilepsie oder multipler Sklerose (siehe Epilepsie, siehe multiple Sklerose).

Organsprache

Ich will, daß du tust, was ich will.

Hysterische Erkrankungen – und um die geht es hier in erster Linie – wurzeln in unbewußten, tiefen Konflikten. Vor allem Verdrängung sexueller Inhalte hängen damit zusammen. Ihren Anfang nehmen hysterische Prozesse etwa im Alter von vier bis sechs Jahren. Es ist das Alter, in dem Kinder die frühkindliche Phase ihrer sexuellen Entwicklung erleben. Geschlechtserziehung, Neugier auf das andere Geschlecht, die Entdeckung der eigenen Geschlechterrolle, Entwicklung der psychischen Geschlechtsrolle, Triangulierungen mit dem Elternpaar (siehe Henry

G. Tietze: »Die Fallen der Liebe«, München 1992): das sind Stolpersteine in der Entwicklung.
Durch eine leibfeindliche Erziehung kommt es häufig zu Störungen mit körperlichen Symptomen. Dabei drückt das körperliche Krankheitsgeschehen häufig das aus, was tief im verborgenen bleiben soll. Ein typisches hysterisches Krankheitssymptom wäre ein steifer Hals anstelle eines erigierten Penis, aber auch starke psychogene Schluckbeschwerden, wie sie ein Mann hatte, der stets unterwürfig und liebevoll mit seiner sechs Jahre älteren Ehefrau umging. In Wirklichkeit wollte er mit ihr nicht schlafen, weil sie ihm zu unattraktiv geworden war. Das konnte er nicht »schlucken«. Er hatte sozusagen den Hals zugemacht, obwohl er eigentlich den Penis zumachen wollte.
Wir haben es hier bei hysterischen Symptomen mit der Umsetzung seelischer Erregung in körperliche Symptome zu tun. So wollte sich ein Mann von seiner Frau trennen und forderte sie auf, die gemeinsame Wohnung zu verlassen. Die innere Erregung der Frau führte dazu, daß sie drei Stufen einer Treppe hinunterstolperte, sich das Fußgelenk brach und so nicht ausziehen konnte. Was ein seelischer Schmerz hätte werden sollen, verwandelte sich so in einen körperlichen. Der Mann, der sie loswerden wollte, mußte sie dann sogar pflegen. Man spricht auch von Konversionssymptomen, was soviel wie Umwandlung oder Umkehrung bedeutet. Unerträgliche seelische Vorstellungen gehen in körperliche Erkrankungen über.

Familiengeschichtlicher Hintergrund

Man könnte von hysterischen Menschen meinen, sie hätten die Regeln gegen die Mitmenschen erfunden. Im täglichen Leben, im Spannungsfeld zwischen Anziehung und Abstoßung, Aktion und Reaktion, entwickelt der hysterische Mensch seine »Arena«. Die emotionalen Kräfte der Menschen lassen sich generell in zwei große Kategorien einteilen; in jene, die Menschen voneinander trennen, und in solche, die sie zusammenführen. So sind zum Beispiel Zorn und sexuelle Frigidität emotionale Kräfte, die die Menschen voneinander trennen. Hier beginnt das Spiel, wo hysterische Menschen manipulativ auf andere einwirken. Hysterische Menschen sind immer erpresserische Menschen, die verbal oder über Krankheiten andere manipulieren und erpressen möchten. Es sind häufiger Frauen als Männer, die aus dem Leben ein Drama machen. Männer begegnen Krisen meistens kaltblütiger als Frauen.

Dieses Leiden, die hysterische Konversion von Angst in ein körperliches Symptom, war per definitionem immer mehr ein weibliches Problem. Der Name leitet sich schon von dem griechischen Wort für Gebärmutter (hystéra) her. Der hysterische Mensch ist ein Zwangskranker, und aus seinem Zwang heraus muß er die anderen erpressen, manipulieren und traktieren. Hysteriker wirken wie große, trotzige, bockige Kinder. In der Kindheit haben sie die Erfahrungen machen können, daß sie mit ihren Erpressungen bei den anderen ankamen. Später verfeinerten sie diese Strategien noch.

Nach dem heutigen Sprachgebrauch ist Hysterie überhaupt keine Krankheit. Hinter den erregten Aggressionszuständen verbergen sich viele zwanghafte Ängste. So ist die Hysterie nicht selten verbunden mit Angst vor engen Räumen, mit Angst vor Spinnen und Kleintieren. Es kann sich auch ein übertriebener Reinlichkeitszwang darin verbergen, hinter dem wiederum eine Angst vor Sexualität steckt. Hier kommt Sünde und Sühne unbewußt ins Spiel. Hypochonder können häufig hysterische Züge aufweisen (siehe

Hypochondrie). Des weiteren finden wir bei Hysterikern starke Schuldgefühle und Bestrafungsängste.

Therapievorschlag

Dem Hysteriker ergeht es wie dem Hypochonder. Er zieht einen Gewinn aus seinen hysterischen Zuständen. Über Manipulation und Erpressung versucht er, sich seine Vorteile zu verschaffen. Hysteriker zeigen sich eher therapieresistent. Mit einem Therapeuten würden sie genauso manipulierend umgehen wie mit anderen Menschen.

I

IMMUNDEPRESSION

Daß Kummer krank macht und Lachen die beste Medizin ist, das ist hinlänglich bekannt. Mittlerweile hat es sich herumgesprochen, daß Emotionen irgendwie unsere Gesundheit beeinflussen können. Fast jeder hat das schon erlebt: Ärger im Büro, Ärger in der Partnerschaft, und zu guter Letzt kommt eine Grippe mit hohem Fieber. Eigentlich wollte man gerade ein paar Tage Urlaub machen. Jetzt bricht es von allen Seiten auf uns herein. William Shakespeare läßt König Heinrich verkünden: »Kummer und Sorgen schwellen den Leib auf.« Und Mark Twain riet: »Reiß deine Gedanken von deinen Problemen fort – an den Ohren, an den Fersen oder wie immer. Das ist das Beste, was der Mensch für seine Gesundheit tun kann.«
Psychiater, Psychologen, Gehirnexperten und Immunologen haben sich in den letzten Jahren zusammengeschlossen, um zu ergründen, was krank macht. So entstand die neue Wissenschaft von der Psychoimmunologie.
Krankheiten nur im Psychischen sehen zu wollen, wie es viele Gesundheitsapostel tun, wäre ebenso falsch, wie die Ursache der Krankheiten nur in der falschen Lebensweise zu suchen, wie es wiederum andere tun. Zu viele Einflüsse sind heutzutage für die Entstehung

von Krankheiten zu berücksichtigen. Bei den Ursachen zur Krankheit geht es von den Genen bis zu den Umwelteinflüssen. Hormone und Ernährung spielen ebenfalls eine Rolle (siehe Hormone, Hypophyse, Hypothalamus, Hyper- und Hypothyreose). Krankheit entsteht ursächlich im Zusammenwirken biologischer, psychischer und sozialer Einflüsse. Ein bereits geschwächtes Organ ist ebenso daran beteiligt wie der altersmäßige Abbau der Zellen. Aber all diese Fakten scheinen eine gemeinsame Begegnungsstätte zu haben: das Immunsystem.

So wird das Immunsystem über Hormone beeinflußt, vor allem bei Streß. Doch weder der Streß noch das Immunsystem sind für die Krankheit verantwortlich, sondern einzig und allein, wie wir mit dem Streß umgehen (siehe »Der Hypothalamus«).

Streß dämpft das Immunsystem. Aber noch etwas anderes dämpft unser Immunsystem: Depression! Es ist in den letzten Jahren augenfällig geworden, daß Menschen mit Depressionen an einer Immunschwäche leiden. Eine konstante Erhöhung der Corticosteroide gehört zum Befund einer schweren Depression, bei der die Funktion der gesamten Achse vom Hypothalamus über die Hypophyse bis zur Nebenniere gestört ist.

Es sind aber nicht nur die Stoffe Adrenalin, Noradrenalin und Kortisol alleine, die den »Tanz der Hormone« veranschaulichen. Es ist, als wären alle »Hexen vom Blocksberg« mit von der Partie: Es wurden bis zu vierzig verschiedene Neurotransmitter, Peptide und Hormone festgestellt, darunter auch die bekannten Endorphine. Dadurch ergeben sich die unterschiedlichsten Auswirkungen auf unser Immunsystem mit gegenseiti-

gen Verstärkungen und Hemmungen und positiven oder negativen Rückmeldungen.
Schon in der Wiege wird der Grundstein für Kompetenz und Selbstvertrauen gelegt. Idealerweise spiegelt die Mutter das Verhalten des Babys wider: Das Baby lächelt, die Mutter lächelt zurück. Das Baby macht Geräusche, die Mutter antwortet. Das Baby hat Hunger, die Mutter gibt ihm Milch. Durch dieses Zusammenspiel, durch dieses Geben und Nehmen, werden die Bedürfnisse des Kindes erfüllt, und es macht die wichtigste Erfahrung, daß es Einfluß auf seine Welt nehmen kann und daß es kompetent ist.
Fehlt diese frühe Erfahrung, so kann sie später nur sehr schwer nachgeholt werden. Es kommt zu einem Teufelskreis: Die Gewißheit, hilflos zu sein, führt in die frühe anaklitische Depression (siehe anaklitische Depression). Hilflos sein wird immer wieder durch neue Mißerfolge bestätigt. Werden einmal positive Erfahrungen gemacht – und natürlich kommen die auch immer wieder einmal im Leben eines hilflosen Menschen vor –, so werden sie ausgeblendet und höchstens als Ausnahme von sonst miesen Regeln angesehen. So ein Mensch entwickelt sich zum Pessimisten, gequält und verfolgt von seinen Depressionen. Der Mangel an Selbstvertrauen wird zu einem grundsätzlichen Verhaltensmuster.
In Forschungslabors wurden Ehemänner beobachtet, deren Frauen an Krebs litten und dem Tode nahe waren. Das Immunsystem dieser Ehemänner blieb stabil, solange sie am Kampf der Frauen innerlich teilnahmen. Aber sofort nach dem Ableben des Ehepartners veränderte sich ihr Immunsystem. Sie bekamen schwere Depressionen, und mit der Schwere der De-

pression korrelierte der Zustand des Immunsystems. Je älter und je schwerer die Depression, desto schwerer sind die Auswirkungen auf das Immunsystem. Erst nach einem Jahr normalisierten sich die Werte wieder: »Wenn der eine stirbt, stirbt der andere mit«, diese traurige Weisheit des Volksmunds scheint sich hier zu bestätigen. Noch etwas anderes wird über das Immunsystem erkennbar: die Verbundenheit von zwei Menschen. Forscher haben feststellen können, daß auch in anderen Lebenssituationen die Immunsysteme miteinander kommunizieren. Das beste Beispiel ist die große Verliebtheit in der Jugend, wo alles »rosarot« aussieht. Da geht ein gewaltiger »Tanz der Hormone« in Gang, und von beiden Verliebten gehen die Pegel der Immunsysteme hoch. Da ist keine Depression, da ist Lachen, Frohsinn, Energieaustausch.

Das Gegenteil ist dann der Fall, wenn ein Paar sich trennt. Solche Menschen sind nicht nur traurig, sondern sie fühlen sich auch körperlich schlecht, und das ist auf das Immunsystem zurückzuführen.

Die wichtigsten Immunzellen

Name	Funktion
Monozyten	nichtaktivierte, sogenannte Freßzellen im Blut
Makrophagen	ausgereifte Freßzellen in Gewebe und Lymphflüssigkeit
Granulozyten:	
Neutrophile	Freßzellen gegen Bakterien, Viren und Pilze im Blut

Name	Funktion
Eosinophile	Abwehrzellen gegen Parasiten
Basophile	Abwehrzellen gegen Parasiten, schütten entzündungsfördernde Substanzen aus, reagieren vor allem auf Immunglobulin E
B-Zellen:	
B-Lymphozyten	leben im Knochenmark und in den lymphatischen Organen; Vorläufer von Plasmazellen
Plasmazellen	spezialisierte antikörperproduzierende Zellen
B-Gedächtniszellen	auf ein Antigen geprägte B-Zellen, die sich bei Antigenreiz sofort zu Plasmazellen differenzieren und Antikörper produzieren
T-Zellen:	
T-Helferzellen	erkennen Antigene auf antigenpräsentierenden Zellen, aktivieren Plasmazellen und Killerzellen
T-Suppressor-Zellen	bremsen die Immunantwort, hemmen die Lymphokinausschüttung
T-Gedächtniszellen	auf spezielle Antigene ausgerichtete, langlebige T-Helferzellen
Antigenpräsentierende Zellen	Makrophagen. Langerhans-Zellen, in der Haut, präsentieren den T-Zellen Antigene und starten damit eine Reduktionskaskade
Zytotoxische T-Killerzellen (APZ)	erkennen und zerstören von Viren befallene Körperzellen und wahrscheinlich Tumorzellen
Natürliche Killerzellen (NK)	greifen virusinfizierte Zellen und Tumorzellen an

IMPOTENZ

Diagnose

Unter Impotenz versteht man erstens die Unfähigkeit, den Beischlaf zu vollziehen. »Mannesschwäche«, entweder infolge organischer Fehlbildungen des Penis, neurologische Störungen bei verschiedenen Rückenmarkserkrankungen, die die Erektion oder Ejakulation unmöglich machen, schwere Allgemein- und Stoffwechselkrankheiten (Anämien, Diabetes), oder aber rein funktionell infolge psychischer Hemmungen. Auch bei Depressionen.
Zweitens bezeichnet Impotenz das Zeugungsvermögen des Mannes (Infertilität meist als Folge entzündlicher Erkrankungen der Hoden, Prostata und Samenblasen).

Organsprache

Mein Körper ist nicht in Ordnung. Ich bin nicht in Ordnung. Ich bin nicht so geliebt, wie ich bin.

Das Wort Erektionsschwierigkeiten wird heute statt des älteren Wortes Impotenz gebraucht. Erektive Probleme, erektive Hemmung und erektives Versagen sind andere Begriffe im Sprachgebrauch.
Zwei Arten der Erektionsschwierigkeiten sind zu unterscheiden. Ein Mann, der nie in der Lage gewesen ist, eine Erektion zum Koitus zu erreichen, hat ein primäres Problem. Ein Mann, der früher einmal erfolgreich Erektionen gehabt hat, die zum Koitus geeignet waren, aber während einer gewissen Zeit nicht zur Erektion kommt, leidet unter sekundärer Impotenz. Diese ist viel häufiger verbreitet und läßt sich weit besser behandeln. Viele Männer haben irgendwann einmal Erektionsversagen. Erschöpfung, Angst,

Krankheit, Medikamente oder Alkohol können dafür verantwortlich sein. Erektionsschwierigkeiten sollte man nicht als gesondertes Problem betrachten, außer wenn sie lange genug auftreten, um für das Paar oder speziell für den Mann eine Belastung zu bedeuten.
Erektion ist ein automatischer Prozeß, ein Reflex, unterliegt daher also nicht der Kontrolle des Mannes. Leidet er unter Erektionsschwierigkeiten, so fließt das Blut, das sonst in den Penis geht, diesen vergrößert, nicht dorthin, auch wenn er erregt und stimuliert ist. Die Ursachen dafür können körperlicher, psychologischer oder gemischter Natur sein.
Eines ist klar: Auch bei gesunden Männern kann das Geschlechtsleben zu gewissen Problemen führen. Unter sexueller Dysfunktion beim Mann verstehen wir:

— Erektionsstörung: Impotentia coeundi,
— vorzeitiger Samenerguß: Ejaculatio praecox,
— verzögerter oder ausbleibender Samenerguß: Ejaculatio retarda.

Körperliche Faktoren für sexuelle Dysfunktionen sind Rückenmarksverletzungen, Erkrankungen wie Diabetes und multiple Sklerose, der Mißbrauch von Drogen wie Alkohol, Heroin oder zentralnervös dämpfende Substanzen, Operationen, beispielsweise Prostataoperationen oder Testosteronmangel.
Psychogene Faktoren können sein: Ärger über den Partner oder konfliktauslösende Probleme, Bewertung von Sexualität in Richtung Sünde, Schmutzigsein, Kastrationsangst, Langeweile, Überdruß, Angst vor Versagen, früher sexueller Mißerfolg, Schuldgefühle.
Was hier in Stichworten gesagt wurde, ist natürlich ein

gewaltiger Prozeß. Nirgendwo sind die wechselseitigen Abhängigkeiten zwischen seelischen und körperlichen Prozessen so stark wie im Bereich der Sexualität, denn Sexualfunktionen sind der Willkür des Menschen weitgehendst entzogen. Wissentlich können wir nur entscheiden, ob wir unserer Sexuallust nachgeben wollen oder nicht. Alles Weitere hängt von unserer Gemütslage ab, der seelischen Temperatur, die über das vegetative Nervensystem den körperlichen Vorgang weitestgehend beeinflußt. Deshalb ist der störungsfreie Ablauf nur möglich, wenn die Energie ohne Beeinträchtigung durch negative Gefühle frei fließen kann.

Familiengeschichtlicher Hintergrund

Die enorme Mannigfaltigkeit, die das sexuelle Erleben für die verschiedenen Menschen besitzt, ist in hohem Maße vom früheren taktilen Erleben mitbestimmt, denn dies ist ja die Sprache, in der man dem anderen mitteilen kann, was sprachlich sonst nicht mitteilsam ist: Berührungen können dem Austausch von Liebe und Zärtlichkeit dienen, aber auch den anderen verletzen und ausnutzen. Sie können eine Form der Selbstverteidigung darstellen und der Selbstverletzung, der Selbstverleugnung dienen. Vor allem aber stellen taktile Erlebnisse eine Bejahung oder Verneinung der eigenen Männlichkeit oder Weiblichkeit dar.
Solche taktilen Erfahrungen kennen wir schon aus der Kindheit, in der wir etwas über Liebe und Zärtlichkeit erfahren haben oder auch nicht. Gerade in diesem Bereich spielen Übertragungen eine wesentliche Rolle. Hat die Mutter mit Ekel und Abscheu bei der Pflege des Kindes reagiert, dann war die Erfahrung dieses Kindes: »Mein Körper ist nicht in Ordnung – ich bin nicht in Ordnung.« So ein Mensch wird es als Erwachsener schwer haben, sich

vertrauensvoll zu öffnen. Wenn die Mutter – und das kommt oft genug vor – die Genitalien ihrer Söhne mit Widerwillen anfaßt, dann wird der Penis negativ besetzt sein. Ein Gefühl von Zurückgestoßensein entsteht in dem Buben, er fühlt sich voller Scham und Schuldgefühle; er spürt, daß etwas mit ihm nicht in Ordnung ist, er fühlt: »Ich bin nicht so geliebt, wie ich bin.«

Wenn ein Mann sich durch nichts bedroht fühlt, sich im Zustand des Wohlbefindens erlebt, dann senden die Neuronen Acetylcholin aus, ein Hormon, das die Blutgefäße im Penis erweitert. Blut läuft ein und staut sich im Penisschaft. Der Mann ist erregt – aber nur, wenn keine Angst im Spiel ist. Angst trocknet die Schleimhäute im Mund aus, läßt das Herz schneller schlagen und läßt den Penis leer werden. Denn jetzt wird über die Angst eine Flucht-und-Angriffs-Situation geschaffen. Der Organismus fühlt sich bedroht, und für sexuelle Erlebnisse bleibt kein Raum mehr.

Egal, ob es sich um Erektionsschwierigkeiten, um Ejakulationshemmungen oder um einen zu schnellen oder zu schwachen Orgasmus handelt, immer ist Angst mit im Spiel.

Da, wo Angst aufkommt, ist auch die Aggression nicht weit. Wie generell beim Flucht-und-Angriffs-Syndrom ist das Hormon Adrenalin an den körperlichen Prozessen beteiligt, die Lustempfinden und Sexualität blockieren. Solche Aggressionen können oft mit kastrierendem Verhalten von Müttern zu tun haben. Sexuelles Vermeidungsverhalten kann sich außerdem in einer Aggressivität äußern, hinter der inzestuöse Wünsche stehen, die über bestehende Tabus nicht ausgelebt werden können und die jetzt auf die jeweiligen Sexualpartner projiziert werden.

Impotent sind nicht nur solche Männer, die keinen Geschlechtsverkehr haben können, sondern auch manchmal

Männer, die irgendwie nicht wollen. Dahinter können unbewußte Haß- und Rachegefühle gegen die Mütter stehen, die auf den gegenwärtigen Partner projiziert werden.

Therapievorschlag

Psychoanalyse, analytische Imaginationstherapie, Gestalttherapie, klientenzentrierte Gesprächstherapie.

INFEKTIONSKRANKHEITEN

Unter Infektionskrankheiten versteht man im allgemeinen Erkrankungen, die durch Eindringen von pathogenen Mikroorganismen in den Körper verursacht werden.
Was versetzt uns in den traurigen Zustand eines Kranken? Erreger, die eine unbedeutende Infektion in Form einer Erkältung oder leichten Grippe herbeiführen und uns damit vor die Aufgabe stellen, zu entscheiden, ob wir krank sind oder nicht, gehen ihrer Aufgabe in äußerst eigentümlicher Weise nach. Sie sind alle Schmarotzer von einer Art, die den kältesten Ausbeuter als Waisenknaben erscheinen lassen. Solange die richtige Nahrungsmenge zur Verfügung steht, wachsen sie immer weiter, bis sie alle Nährstoffe verbraucht haben und einer unter dem Gleichgewicht des anderen zu ersticken droht. Wer sie mit der Luft einatmet, in der sie dahintreiben, oder ihnen durch einen kaum spürbaren Kratzer Zutritt zu seinem Körper gewährt, bei dem machen sie sich oft sogleich mit großer Bereitwilligkeit ans Werk. Auf denselben Wegen, über die Erkältungs- und Halsentzündungs-

erreger in unseren Organismus eindringen, gelangen auch die noch weit weniger erfreulichen Erreger von Milzbrand, Lungenentzündung, Tuberkulose und Beulenpest hinein.

Maßgeblich für unser Krank- oder Gesundsein sind nicht die eingedrungenen Erreger, sondern entscheidend ist die Stärke oder Schwäche unseres Immunsystems. Und die wiederum hängt davon ab, inwieweit wir uns im seelischen Gleichgewicht, in Homöostase, befinden.

Unser Abwehrsystem hat sich über viele Tausende von Jahren hinweg ständig weiterentwickelt. Mit seiner Hilfe konnte sich der Mensch auf einem Planeten behaupten, auf dem es von feindseligen Viren, Bakterien und allen möglichen anderen Krankheitserregern geradezu wimmelt. Der Angriff all dieser gefährlichen Mikroben wurde von unserem Immunsystem immer wieder abgewehrt. Es behielt die Kontrolle, und wir wurden »immun«. Aber ständig geht dieser Kampf weiter. Unser Abwehrsystem muß sich nicht nur gegen feindliche Erreger bewähren, es spielt bei vielen anderen Krankheiten, vom Krebs bis zur Allergie, eine ebenso wichtige Rolle.

Wer glaubt, ein Erreger sei allein schuld bei einer Erkrankung, befindet sich in guter Gesellschaft. Die meisten Bundesbürger glauben mehr dem Virus als an sich selbst. Man glaubt, Krankheiten seien das Wirken von Keimen, die so klein sind, daß man sie mit dem bloßen Auge nicht sehen kann. Als Pasteur die Keime entdeckte, hatte man endlich ein Alibi für derartige Erkrankungen.

Heute ist die Wissenschaft weiter. Nicht die Keime allein verursachen eine Erkrankung, sondern ein über

Streß und Depressionen geschwächtes Immunsystem kann die Keime nicht mehr genügend abwehren. Wir haben der Krankheit sozusagen nichts entgegenzusetzen. Betrachten wir einmal, wie schwer es ein Erreger wirklich hat, in unseren Körper einzudringen. Daraus wird auch ersichtlich, daß unser Körper gut geschützt ist, wenn unser Immunsystem funktioniert. Im allgemeinen reicht die Anwesenheit eines Erregers nicht aus, um uns krank zu machen. Er muß schon einen ganzen Verteidigungswall durchbrechen. Der Erreger muß zunächst den äußeren Verteidigungsring durchstoßen, mit dem sich der Körper an seinen Grenzen umgibt. Erst dann, wenn der Erreger uns unter die Haut gegangen ist, beginnt der Kampf mit dem Immunsystem.

Ebenso ergeht es den Erregern, die wir mit der Luft einatmen. Sie müssen unsere Rachenmandeln passieren. Unser Verteidigungsring besteht aus Haut und Schleimhäuten. Die Haut ist eine äußerst effektive Barriere, nicht nur eine Hülle, sondern ein aktives Organ, das mit einem Säuremantel Bakterien und Pilze zersetzt. Die Schleimhäute sind nicht weniger effektiv. Sie schützen beispielsweise die Atemwege mit einer Schleimschicht. Zusätzlich enthalten die Atemwege kleine Härchen, die ständig Fremdstoffe nach oben bürsten, so daß sie ausgehustet oder geschluckt werden können. Wenn ein Erreger bis zum Magen vordringt, versetzt ihm die Magensäure einen unüberwindlichen Schlag. Sollte er mit dem Leben davonkommen und bis zum Darm vordringen, könnte er sich wie im Schlaraffenland vorkommen, denn der Darm bietet Bakterien günstige Wachstumsbedingungen. Aber der Darm ist bereits von einer reichen Bakterien-

flora besetzt. Diese arbeitet mit uns zusammen und macht einem Neuankömmling ungern Platz. Hatte der Eindringling bisher mit unseren inneren »Politessen« zu tun, tritt jetzt die Kampfgruppe auf den Plan. Jetzt kommen nämlich die Freßzellen und vernichten die Eindringlinge restlos.
Wie wir sehen können, ist unser Immunsystem gut abgesichert. Selbst unsere Augen sind geschützt. Mit jedem Wimpernschlag werden sie von Tränenflüssigkeit gereinigt, die antibakterielle Wirkstoffe enthält.
Ein seelisch ausgewogener Mensch, dessen Immunsystem gut arbeiten kann, ist Infektionskrankheiten kaum ausgesetzt.

DYNAMISCHE KÖRPERTHERAPIE
(den Körper beleben)

Es gilt zu lernen, den Körper wieder als Verbündeten zu betrachten. Schließlich ist er es, der uns durchs Leben trägt. Wieder ein Körperbewußtsein zu erlangen, das könnte bedeuten, mehr über unser »In-der-Welt-Sein« zu erfahren. Den Körper wieder fühlbar zu machen bedeutet, wieder ein Stück Lebendigkeit zurückzuerlangen.
Stellen Sie sich bequem hin, die Schultern sollten entspannt sein, lassen Sie die Arme locker herunterbaumeln. Geben Sie sich einem regelmäßigen Atemrhythmus hin. Schauen Sie, ob Ihr Gewicht gleichmäßig auf beide Füße verteilt ist und ob Ihr Körper leicht nach rechts oder links gedreht ist. Wir betrachten nun nacheinander mit den Augen den ganzen Körper und fühlen gleichzeitig in die Körperpartien hinein,

denen wir im Augenblick unsere Aufmerksamkeit schenken.
Beobachten Sie zuerst Ihre Füße. Fühlen Sie, wie die Füße den Boden berühren. Haben Sie den Eindruck, Ihre Füße hätten Kontakt mit dem Boden? Wie fühlen sich Ihre Fußsohlen an. Wie berühren Sie den Boden? Um das genau wahrnehmen zu können, sollten Sie Ihre Aufmerksamkeit zuerst auf einen Fuß lenken. Beginnen Sie mit dem rechten Fuß, wenn Sie Rechtshänder sind, oder nehmen Sie den linken Fuß zuerst, wenn Sie Linkshänder sind. Spüren Sie hinein: Welche Fläche des Fußes berührt tatsächlich den Boden? Liegt das Gewicht mehr auf den Fersen, den Fußballen oder den Kanten?
Nun verlagern Sie Ihr Gewicht einmal so, daß Sie soviel Fußbodenfläche als möglich zu fassen bekommen. Was ändert sich im Fußgefühl, wenn Sie mehr Bodenkontakt bekommen? Machen Sie das gleiche mit dem anderen Fuß. Versuchen Sie, soviel Wahrnehmung, wie es irgend geht, über Ihre Füße zu bekommen. Was bedeutet es für sie, Füße zu haben? Stellen Sie sich für einen Augenblick vor, sie hätten keinen Bodenkontakt mehr. Machen Sie sich bewußt, wie wichtig ihre Füße für Sie sind. Wo haben dieses Füße Sie schon überall hingetragen? Zu vertrauten Menschen, zu Begegnungen, in denen es Ihnen gutging. Oder vielleicht zur Arbeit, wo Sie gar nicht gerne hingegangen sind. Haben Sie das Gefühl, daß diese Füße weglaufen möchten? Oder verleihen sie Ihnen Standhaftigkeit, wenn Sie angegriffen werden? Es gab auch einmal einen Film mit dem Titel »Soweit die Füße tragen«. Denken Sie an die leidvollen und freudigen Wege. Erinnern Sie sich daran, daß es überwie-

gend Ihre Entscheidungen sind, wohin sich der Weg auch wendet. Die Füße tragen Sie überall dorthin, wo der Kopf Sie hinschickt. Die Füße gehen nicht allein. Es ist Ihr Kopf, der das Kommando gibt. Der Kopf kann entscheiden, ob es ein guter Weg wird oder ein Weg voller Plagen und Widerwillen.

Jetzt spüren Sie einmal die Verbindung mit den Hüften. Ist eine Seite höher als die andere? Sind sie nach innen oder außen gedreht? Machen Sie die Beine weit auseinander, und spüren Sie dabei, wie offen Sie der Welt begegnen können. Richten Sie sich dabei gerade auf und fühlen Sie: Das bin ich, der so aufrecht der Welt begegnet. In dieser Haltung kann alle Energie fließen. Jetzt lassen Sie die Schultern nach vorn knicken und gehen dabei leicht in die X-Bein-Haltung. Den Kopf lassen Sie gesenkt. Kommt da nicht ein trauriges, jämmerliches Gefühl auf? So fühlte sich einer, der immer wieder mit »Nackenschlägen« kämpfen mußte, der es nicht leicht hatte im Leben. Einer, der längst resigniert hat. Jetzt breiten Sie wieder die Beine aus, richten Sie sich auf, den Kopf gerade. Fühlt sich das nicht ganz anders an? Zaubern Sie heitere Gelassenheit auf Ihr Gesicht. Sie benutzen täglich die verschiedensten Körperhaltungen und liefern sich dabei die passenden Gefühle »frei Haus«. Und dies ist Ihnen den ganzen Tag nicht einmal bewußt. Denken Sie an einen Menschen, der Ihnen unlieb ist, vor dem Sie sogar Angst haben, Sie können spüren, wie der Körper richtig zusammensackt.
Wenn Sie mit der dynamischen Körpertherapie täglich arbeiten, können Sie es lernen, diesem Menschen eines Tages aufrichtig gegenüberzutreten.

Spüren Sie jetzt einmal die Verbindung der Oberschenkel zum Becken. Im Becken sind Sie dem Leben erstmalig begegnet. Ein körperbewußter Mensch holt sich aus dem Becken die Lebenskraft und die Lebenslust sowie die Lebensfreude, um gesund durchs Leben zu gehen. Denken Sie an die Sexualität. Das Becken verleiht einem Mann die Manneskraft, um freudvoll und dynamisch zustoßen zu können. Wenn die Stöße schlapp und kraftlos sind, was fehlt Ihnen dann: Lust fehlt Ihnen, Lebensfreude fehlt Ihnen. Stellen Sie sich dann die bange Frage: »Wie bin ich in der Welt?«
Bei den Frauen ist es nicht anders. Hier ist das Becken noch viel wichtiger. Das Becken ist zusätzlich Träger des Lebens. In der Sexualität federt und wiegt die Frau dem Mann mit Lust und Freude entgegen, um zu empfangen, was er ihr anbietet, einen Teil von sich selbst, seinen Samen, ein Stück des Lebens, das sie einst gebären wird. In der Schwangerschaft kommt es auf die Kraft des Beckens an, wie gut sie das neue Leben trägt.
Lassen Sie sich Zeit, atmen Sie hinunter zum Becken, erleben Sie, daß Sie selbst es bestimmen können, wo es weit oder eng, gelockert oder verkrampft ist.
Wußten Sie, daß Sie das Becken lockern müssen, wenn Sie Verspannungen in den Schultern haben? Weil Sie unten verkrampft sind, spüren Sie in den Schultern die Last. Atmen Sie in das Becken hinein, geben Sie sich Raum, Weite, Offenheit. Spüren Sie in Ihr Becken hinein. Was könnte es Ihnen alles erzählen, wenn es reden könnte. Es redet vielleicht von Ihrer Lust, die Sie weit weggeschoben haben. Es redet von Enge (= Angst), von Verwirrung und Krankheit. Fühlen

Sie einmal hinein, wie schön es wäre, wenn es locker wäre, warm und weich. Fühlen Sie, wie sich die Lust dort ausbreiten könnte?
Worauf es bei der dynamischen Körpertherapie ankommt, ist, den Körper wieder erlebbar und erlebnisfähig zu machen. Ohne den Körper, ohne eine gesunde Körperwahrnehmung leben Sie nicht richtig, Sie vegetieren, sind stumpf und gefühllos sich selbst gegenüber.
Spüren Sie aber nicht nur ins Becken allgemein. Das Becken hat auch Genitalien. Sie gehören zu Ihnen. Mit ihnen leben Sie Ihr Leben als Mann oder als Frau. Wenn die Genitalien mit Schuld- und/oder Schamgefühlen belastet sind, dann sind sie nicht lebendig. Die Genitalien sind gewissermaßen Tempel der Menschlichkeit. Mit ihnen zeugen Sie und empfangen Sie. Das sind die nächsten Berührungsstellen mit dem anderen. Hier geben Sie das Leben weiter. Gäbe es keine Genitalien, würden Sie nicht leben, und Sie könnten keine Kinder zeugen. Kinder, die Ihren Geist weiter in die Welt tragen. Sie geben und empfangen Lust und Freude. Wenn zwei Menschen sich lieben, dann gibt ihnen ihre Seele ein Gefühl von Innigkeit, von Beieinandersein. Aus diesen Erlebnissen ziehen sie die Kraft und die Energie für die nächsten Tage – für ihr Leben schlechthin.
Angst, Aggression, Schuld- und Schamgefühle gehören nicht hierher. Wenn Sie die Genitalien und Ihr Herz öffnen können, dann ist Einsamkeit ein Begriff der Vergangenheit.
Wenn Sie die Gesetze des Lebens kennen, dann begreifen Sie, daß es in Ihrem Entscheidungsbereich liegt, ob Sie in Lust oder in Frust leben möchten.

Fragen Sie nicht: Wie »prall« oder »schlapp« ist mein Gesäß? Wie unschön sind möglicherweise meine Genitalien? Sie gehören nicht in den Bereich der Wertungen, Vergleiche, Beurteilungen oder gar Verurteilungen. Fragen Sie sich: Wieviel Lust, Freude, Innigkeit und Liebe kann ich hier erleben?
Wußten Sie, daß mancher gar kein Körperbild von seinem Unterleib hat? Was ist wohl wichtiger? Einen malerischen schönen Po zu haben? Das mag für die Gemäldegalerie gelten. Für Sie ist einzig wichtig, offen zu sein und sich zu freuen, in der Begegnung den anderen hier warm zu spüren.
Machen Sie das Becken weit. Beginnen Sie mit kreisenden Bewegungen, sich hier zu fühlen. Spüren Sie, wie die Energie im ganzen Körper zu pulsieren beginnt? Wenn Lust und Freude, Innigkeit und Fließen von diesem Seinszentrum ausgehen, dann erfahren Sie, wie Sie allmählich lebendiger werden.

Fühlen Sie jetzt die Wirbelsäule, ausgehend vom Steißbein bis hin zu der Stelle oberhalb des Nackens, wo die Wirbelsäule in die Halswirbel übergeht. Nehmen Sie Ihre Krümmung wahr.
Die Wirbelsäule ist mehr als eine Anhäufung von Wirbeln und Bandscheiben. Bis hin zur Oberfläche ziehen Nerven, Ganglien zu beiden Seiten des Rückenmarks in Form von Anschwellungen der hinteren Wurzeln der 31 Rückenmarksnerven. Beachten Sie, wie dünn das Rückenmark ist: Es wiegt in seiner Gesamtheit lediglich 30 Gramm – weniger als 4 Prozent der Gehirnmasse. Verschiebungen von Wirbeln und Bandscheiben können Reizungen des Nervensystems verursachen und die Strukturen, Organe und deren Funktionen beein-

trächtigen. Dies kann zu einer ganzen Reihe von Beschwerden führen.
Beugen Sie sich einmal ganz langsam nach vorne, und lassen Sie die Wirbelsäule sozusagen Wirbel um Wirbel abrollen. **Diesen Teil der Übungen sollten Sie nicht mitmachen, wenn Sie schwanger sind oder Schäden an der Wirbelsäule haben.** Fühlen Sie einmal hinein, was Sie alles in die Wirbelsäule hineingeschoben haben. Ganz langsam, Wirbel um Wirbel. Tränen können in Ihnen aufsteigen, verdrängte Kränkungsgefühle. Die Wirbelsäule steht für unsere Persönlichkeit. Über diesen Teil der Übung können Sie auch die Rückenmuskeln lockern und dabei spüren, wie neue Lebendigkeit in sie hineinkommt.
Jetzt richten Sie sich bitte wieder gerade auf. Beobachten Sie nun das Zwerchfell, wie es sich im Rhythmus Ihres Atems ausdehnt und wieder zusammenzieht. Konzentrieren Sie sich ganz auf das Atmen. Lenken Sie Ihr Bewußtsein auf den Brustkorb und die Rippen. Lassen Sie die Atmung langsam vom Bauch hochsteigen bis zu den Schlüsselbeinen. Bei vielen Menschen fühlt sich der Brustkorb sehr gepanzert an. Hier sind Sie besonders stark gepanzert. Es ist jener Bereich, in dem wir empfindlich sind. Im Brustkorb haben wir unsere feinen Gefühle versteckt. Verletzungen im ganz persönlichen Bereich, Kränkungen – aber auch Rachegefühle und das Verlangen von Satisfaktion sind hier »eingepanzert«. Unsere ersten Liebeserlebnisse haben wir weggeschoben, aber auch unsere Trennungen. Trennungen, Todesfälle, Abschiednehmen, das alles sind Herzensangelegenheiten, und die wohnen nun einmal alle im Brustkorb. Betrachten Sie, während Sie in Ruhe ein- und ausatmen, was

Ihnen da alles im Brustraum begegnen könnte. Es kann sein, daß Sie spüren, wenn Sie sich hier öffnen, daß Ihnen alte Traurigkeiten begegnen. Wenn Sie in den Brustraum hineinspüren, begegnen Sie Ihrem »Haus der Liebe«. In diesem Haus der Liebe steckt nun einmal alles, was Sie erlebt haben. Schöne Stunden sind dort ebenso aufbewahrt wie ungute Erlebnisse. Aber über das Öffnen des Brustkorbes können Sie manches wieder herauslassen. Alles, was in diesen Bereich nicht hineingehört, sollten Sie mit jedem Ausatmen ins Freie führen.

Fokussieren Sie jetzt Ihre Schultern. Spüren Sie deren Weite und Breite. Unsere Schultern sind nicht dazu da, schwere Lasten zu tragen. Erleben Sie das einmal, indem Sie sich ganz bewußt aufrecht hinstellen. Wir sind keine Sklaven, sondern freie Menschen, die tun und lassen können, was sie wollen, die hingehen können, wo immer sie auch hingehen wollen. Denken Sie nochmals an das Becken. Erinnern Sie sich, daß Sie sich hier Raum geben können. Spüren Sie, wie sich das Gewicht verlagert, wenn Sie sich unten öffnen. Niemand erwartet von Ihnen, daß Sie ein Lastenträger sein sollten. Das ist eine Doppeldeutung. Fragen Sie sich bei dieser Gelegenheit einmal, warum Sie sich Ihre ganze Vergangenheit auf die Schultern geladen haben. Versuchen Sie einmal die Verbindung von den Schultern bis zu den Füßen herzustellen. Wenn die Schultern beladen sind, müssen Sie das Becken anspannen; das heißt, auch dort machen Sie automatisch zu. Und die Beine, die stemmen sich dagegen, die sind total verkrampft. Sie leben dann nach dem Prinzip: Zähne zusammenbeißen, den Hals steif ma-

chen, die Schultern anziehen, den Bauch hart machen, die Pobacken zusammenkneifen und sich mit den Beinen dagegenstemmen.
Was glauben Sie, wie Sie hier Kraft und Energie verbrauchen? Manche Leute sind geizig, wenn es um die Lichtrechnung geht, aber bei der eigenen Energie verschwenden sie diese so, als hätten sie ein unendliches Reservoir. Aber irgendwann sinkt der Pegel nach unten, und sie beginnen, sich krank zu fühlen. Nochmals: Werfen Sie die Lasten der Vergangenheit ab. Tragen Sie keine »alten Leichen« im Herzen.

Lassen Sie jetzt Ihre Empfindungen die Arme und Finger entlanggleiten. Vergegenwärtigen Sie sich dabei, wozu Sie Arme, Hände und Finger haben. In den Armen steckt unsere Stoßkraft, wenn es darum geht, uns zu verteidigen. Arme fühlen sich lahm und schwer an, wenn wir unsere Abwehrkraft, unsere Aggressionen verdrängen. Das kann bis zu Lahmheitsgefühlen hingehen. Mit den Händen und Fingern »ergreifen« wir, »begreifen« wir, handeln wir, tun wir etwas. Wenn wir gewissermaßen handlungsunfähig sind, dann fühlen sie sich schwer und müde an. Während Ihre Empfindungen jetzt an Armen und Händen sowie den Fingern entlangwandern, spüren Sie einmal, was Sie gerne tun würden, wie, wann und wo Sie gerne zupacken würden. Hände sind darüber hinaus segnend, helfend, beruhigend und beschwichtigend. Mit den Händen berühren wir und werden wir berührt. Halten Sie einen Augenblick inne, und spüren Sie einmal: »Ich bin berührt.« Es ist nicht die Sprache, die hier die Dinge formt, es ist der Geist, der alles beseelt. Spüren Sie hinein, was sich in Ihnen tut, wenn Sie

berührt werden oder wenn Sie berühren. Kommt da Abwehr auf? Oder Widerwillen oder Angst? Sind Sie ein »hand«lungsfähiger Mensch? Wissen Sie, was Sie mit Ihren Händen alles tun können? Haben Sie Kinder, können Sie die streicheln, Ihnen all das geben, wonach Sie selbst Sehnsucht haben? Haben Sie kalte oder warme Hände? Stellen Sie sich vor, Sie hätten keine Hände mehr. Wie leer wäre Ihre Welt?
Wenn Sie das nächstemal Ihren Partner streicheln, tun Sie das einmal ganz bewußt, und spüren Sie, welche Botschaft Sie von anderen durch die Fingerspitzen erhalten.

Wenn Sie ein vollständiges Bild von Händen und Fingern in sich haben aufleben lassen, gehen Sie über zu Ihrem Hals. Beachten Sie einmal sein Format. Haben Sie sich schon einmal überlegt, was der Hals alles tragen muß? Vor allem, wenn Sie immer den Kopf so voll haben? Depressionen, Kummer, Probleme, und – vor allem Ihr Anliegen, alles über den Kopf lösen zu wollen und zu müssen. Das belastet den Hals zumindest symbolisch. So ein großer Kopf und ein so dünner Hals: Wundert es Sie, wenn er immer gebeugt ist? Wenn es Ihnen gelingt, die schweren Gedanken durch fröhliche zu ersetzen, wenn Sie sich vornehmen, das Leben nicht mehr so schwer zu nehmen, etwas »erleichtert« durchs Leben zu gehen, dann könnte der Hals sich auch wieder aufrichten.
Fühlen Sie einmal hinein, daß eigentlich nicht der Kopf sich so schwer anfühlt als viel mehr der Hals. Wundert es Sie da, wenn der Hals überwiegend verkrampft und verspannt ist? Lassen Sie den Kopf einmal herunterfallen, ganz langsam, die Kinnspitze berührt den Brust-

korb. Jetzt beginnen Sie ganz langsam Kreise zu ziehen. Lassen Sie den Kopf langsam nach links abdrehen. Gehen Sie mit dem Kopf weit nach hinten. Der Kopf darf dabei nicht aufgerichtet sein. Eher wie bei einer Kasperlpuppe, drehen Sie dreimal den Kopf nach links und dreimal nach rechts im Zeitlupentempo. Beugen Sie danach den Oberkörper nach vorne. Lassen Sie den Kopf einmal richtig »hängen«, und spüren Sie, welche Gefühle sich dann zeigen möchten. Hinter all unseren Bewegungen stehen Gefühle.

Wenden Sie sich jetzt, nachdem Sie sich wieder aufgerichtet haben, Ihrem Kopf zu. Erfühlen Sie innerlich Ihr Gesicht. Es ist Ihr Gesicht. Mit ihm begegnen Sie der Welt. Aus der Begegnung mit anderen Menschen wissen Sie, wie ein Gesicht aussehen kann. Es ist Spiegel unserer Empfindungen. Es kann lachen und jubeln, weinen und traurig sein und vor Wut sich verzerrt zeigen. Es kann teilnahmslos und voller Anteilnahme sein.
Versuchen Sie einmal, wie ein Pantomime die einzelnen Gefühlsregungen darzustellen. Spüren Sie hinein, wie ein bestimmter Gesichtsausdruck das Grundgefühl verändern kann. Stellen Sie sich einmal einen tieftraurigen Menschen vor. Erkennen Sie die Verzweiflung in seinem Gesicht? Oder einen wütenden Menschen bzw. einen hämischen. Möchten Sie Leuten mit solchen Gesichtern gern begegnen? Oder spüren Sie Unbehagen, und machen Sie lieber einen Bogen? So ergeht es auch anderen Leuten mit Ihnen. Wenn Sie stets mit einem unguten Gesicht herumlaufen, dann beginnt man Sie zu meiden, denn die Stimmung, die Sie verbreiten, steckt an. Anders ist es, wenn Sie mit

einem fröhlichen, herzlichen Gesicht in der Welt sind. Sie verbreiten Zuversicht, Freude, und andere Menschen fühlen sich in Ihrer Nähe wohl. Es ist Ihre Entscheidung, wie Sie der Welt begegnen möchten.

Als letztes nehmen wir die Bauchpartie. Über den Bauch schwingen wir mit der Welt. Unser Sonnengeflecht hat so viele feine Nervenfasern! Mit dem Bauch denken wir nicht, wir spüren, berühren, erfassen. Im Bauch sein bedeutet, ein intuitiver Mensch zu sein. Stellen Sie sich vor, im Bauch wäre ein großer Scheinwerfer. Wenn Sie den einschalten, erwärmen Sie nicht nur sich selbst, sondern die anderen spüren das. Man kommt Ihnen sympathisch entgegen. Im Bauch sein bedeutet, viel Gespür für sich und andere zu haben.

Was passiert in dieser Übung? Je öfter Sie diese Übung machen, um so mehr klärt sich Ihr Selbstbild. Sie lernen sich realer kennen. Sie spüren aber ebenso, daß Sie den inneren Kräften nicht wehrlos ausgeliefert sind. Sie erleben sich allmählich lebendiger und entdecken sich selbst. Sie dürfen wieder leben.

ISCHIAS
(Kreuzschmerzen)

Diagnose

Ein Syndrom, bei dem Schmerzen im Vordergrund stehen, die aus der Kreuzbeingegend über die Außenseite des Oberschenkels in den Fuß ziehen. In den weitaus meisten Fällen besteht keine Affektion des Ischiasnervs, wie man früher angenommen hat, sondern eher Reaktion auf den Bandscheibenvorfall. Sehr viel häufiger handelt es sich um psychogene Spasmen.

Organsprache

Du bist mir in den Rücken gefallen – das wirst du noch bereuen.

Neben der Ischiaserkrankung, die durch einen Bandscheibenvorfall entstanden ist, gibt es auch über Lumbago (siehe Lumbago [Hexenschuß]) eine Form von nervöser Ischiaserkrankung. Diese Erkrankungsform hat etwas mit Verspannungen im Rücken zu tun. Der Volksmund kennt dafür eine Reihe Bezeichnungen, die den Zusammenhang zur Psyche erkennen lassen. »Ich habe einen breiten Rükken«, meint vielleicht jemand und zeigt an, daß er recht stur sein kann. Man spricht von »Halsstarrigkeit«, »Hartnäckigkeit« und vom »Katzbuckeln«, vom »Zu-Kreuze-Kriechen.« All diese Redensarten bezeichnen einen Menschentypus, der seine ganzen Verdrängungen in der Rücken schiebt. Der »Hexenschuß« gehört ebenfalls hierher. Im Altertum ist mit dem Hexenschuß ein »stolzer, aufrechter« Mann gemeint, der durch Hinterlist von hinten von Frauen auf irgendeine Weise aufs Kreuz gelegt wurde, nach unserem Sprachgebrauch sexuell betrogen wurde. Auf diese Weise wurde er in seiner »aufrechten Haltung« gebrochen. Gemeint ist hier ein Machtkampf zwischen Frau und Mann, zwischen Macht und Ohnmacht. Da Frauen von dieser Krankheit genauso betroffen sind, können wir davon ausgehen, daß ein Machtkampf zwischen zwei Menschen stattfindet. Aber das gibt es viel häufiger, ohne daß Rückenerkrankungen auftreten. Es ist vor allem die Disposition, die mitgebracht wird.

Ischias- und Lumbagopatienten haben das Gefühl, als ob eine große Last sie niederdrücke. Die Krankheitssymptome sind Spannungs-, Druck-, Steifheits- oder Engegefühle im unteren Rücken. Diese Menschen fühlen sich vom Leben »gebrochen«, wollen das aber nicht akzeptieren.

Von der Lebensweise her handelt es sich um aktive, ruhelose Menschen, die durch diese Erkrankung erstmals genötigt werden, zur Ruhe zu kommen, nichts mehr in der Außenwelt abzureagieren. Konnten sie vorher Müßigkeit kaum ertragen, so werden sie nun über die Schmerzen gezwungen, ihre Überaktivität aufzugeben. Es sind Menschen, die auf Lob und Anerkennung angewiesen sind. Sie versuchen Sympathie und Wohlwollen zu erringen und werden furchtbar wütend, wenn die erwünschte Anerkennung ausbleibt. Sie haben Angst vor einer Abhängigkeit, in der sie die Unterlegenen sind, und sie hassen Unterwürfigkeit. Ohne sich dessen aber bewußt zu sein, haben sie paradoxerweise in bestimmten Lebenssituationen gerade ein Unterwürfigkeitsverhalten, das ihnen nicht einmal auffällt. Sie leiden unter Autoritätsproblemen mit Fluchttendenzen. Bei Frauen zeigt sich das in einer Form von Identifikation mit männlichen Vorbildern. Die Verspannungen in den unteren Rückenpartien sind eine Ersatzabwehr gegen Angst vor Zusammenbruch. Angst und seelischer Schmerz verwandeln sich in schmerzhafte Muskelverkrampfungen.

Familiengeschichtlicher Hintergrund

Bei diesen Patienten handelt es sich um Verweigerer seit früher Kindheit. Krampfhaft halten sie an allem fest und sind zu »stolz«, um etwas herzugeben. Darüber hinaus wollen sie den »Rücken nicht beugen«. Sie verweigern sich zu »dienen«, also einen gewissen Tribut zu zahlen. Trotzdem sind sie häufig »Dienende«. Das Verhalten dieser Patienten ist eine Antwort auf die Unstillbarkeit narzißtischer und oraler Bedürfnisse in der Kindheit. Es steht die Neigung im Vordergrund, tiefe Konflikte durch Hypermotorik und Muskelverspannungen zu lösen. Je älter diese Menschen werden, um so mehr versuchen sie, ihre Konflikte auf anal-aggressive Weise zu lösen. Es sind jene Verhaltensweisen, die der Ich-Abgrenzung dienen und zur Eigenständigkeit führen sollen. Begonnen hat das in der analen Phase, wo konkret verweigert wurde, Stuhlgang oder Urin herzugeben. Es sind die ständigen Neinsager, die ständig »Ich-will-nicht«-Sager. Es handelt sich also um eine typische Bocksituation, Menschen, die ständig gegen etwas sind, sich aber selten für etwas einsetzen. Aus ihrer narzißtischen Ohnmacht flüchten diese Leute sozusagen an einer Depression vorbei in eine bestimmte »Größenwahnposition« hinein. Andere wenden sich gerade darum von ihnen ab. Sie sind immer die »Größten«. Das, wofür sie sich einsetzen, das ist immer »big«, grandios, phantastisch, umwerfend...

Therapievorschlag

Meistens sind diese Leute therapieresistent. Weil sie selbst die Größten sind, kann ein Therapeut sie natürlich nicht führen und leiten. Sie wissen alles besser und haben immer recht. Höchstens über Körpertherapie kann man an sie herankommen. Empfehlenswert: Deep-Draining nach Gerda Boyesen.

K

KARZINOMERKRANKUNGEN
(Krebs)

Diagnose

Unter dem Begriff Karzinomerkrankungen sind eine Reihe von Krebsformen zusammengefaßt.

Organsprache

Ich bin so allein und verzweifelt.

Die immer wieder auftauchende Frage lautet: Führen unterdrückte Gefühle zu Krebs? Die Fachleute streiten sich schon seit Jahren, um Klarheit zu bekommen. Aber immer mehr schält sich heraus: Krebs ist eine psychosomatische Erkrankung. Man hat viele Krebskranke untersucht, ihre Persönlichkeit erforscht und herauszufinden versucht, was zu ihrer Erkrankung geführt haben mochte. Was dabei herauskam, war, daß Krebskranke zunächst am Sinn des Lebens zweifeln. Diese Sinnlosigkeit wird schon lange vor der eigentlichen Erkrankung erfahren. Nach Ausbruch der Krankheit empfanden sie nur noch die Sinnlosigkeit bestätigt. Krebskranke befinden sich in einer ständigen Kampfposition. Sie kämpfen innerlich gegen alles und jedes. Darüber hinaus fühlen sich Krebskranke sehr schuldbeladen. Man könnte sagen, daß die aggressive Krebszelle die aggressiven nicht nach au-

ßen gelebten Impulse in sich »aufgesogen« hätte. Krebskranke sind meist unfähig, Wut und Aggression auszudrücken. Auf gewisser Ebene empfinden diese Patienten Abneigung und Mißtrauen sich selbst gegenüber. Obwohl sie sehr leistungsorientiert sind, achten sie eigene Leistungen sehr gering. Das führt zur Selbstentfremdung.
Die Unfähigkeit, zur eigenen Verteidigung aggressiv zu sein, ist eng verknüpft mit einem noch wichtigeren und wirklich grundlegenderen Lebensgefühl: Verzweiflung. Auch ohne die Krebserkrankung wohnt diesen Menschen eine tiefe Verzweiflung inne. Wohlgemerkt, die Verzweiflung ist nicht die Folge der Krebserkrankung, sie war vorher schon da. Sie ist ein Grundzug der gefühlsmäßigen Verfassung, ein Grundzug, der ein ganzes Leben lang in ihnen lebte. Für manche ist es so, daß es keinen anderen Weg aus diesem emotionalen Gefängnis gibt als die Selbstaufgabe, den Tod. Es ist jene Hoffnungslosigkeit, jemals einen Sinn in ihr Leben zu bringen. Es ist wie in einem Haus ohne Wärme. Krebskranke haben häufig das Gefühl, ständig zu geben, ohne etwas zurückzubekommen.

Familiengeschichtlicher Hintergrund

Ein grundlegendes emotionales Muster weist auf drei Hauptaspekte hin: Erstens ist die Kindheit von Gefühlen der Einsamkeit gekennzeichnet. Die Krebspatienten hatten immer das Gefühl, daß intensive und bedeutsame Beziehungen gefährlich sind und Leiden mit sich bringen. Sie erlebten nicht selten, daß es schwierig ist, eine warme Beziehung zu den Eltern herzustellen. Der zweite Punkt ist die Entdeckung, daß es in ihrer Kindheit oder Jugend eine Beziehung gab, die schließlich doch das Gefühl für einen Lebenssinn gab. Und der letzte entscheidende Punkt ist dann wie-

derum der Verlust dieser Person. Dieses Verlustgefühl wiederholt sich bei vielen älteren Frauen, wenn sie um die Fünfzig sind. Die Kinder sind aus dem Haus, ihre Rolle als Mutter ist nicht mehr gefragt, oder der Partner stirbt. Wieder stehen sie allein da und wissen nichts mit sich anzufangen. Arbeitsplatzverlust gehört ebenfalls in diese Kategorie.
Leider kann die Psychosomatik des Krebskranken im Rahmen dieses Buches nicht umfangreicher behandelt werden. In meinem Buch »Blockierte Liebe« (München 1992) habe ich dieses Thema ausführlicher behandelt.

Therapievorschlag

Für Krebskranke ist es zunächst wichtig, eine sogenannte Nachsorgetherapie zu erfahren. Das heißt, schwere Operationen, das Erlebnis, ein »Gezeichneter« zu sein, müssen aufgearbeitet werden. Aber auch die Grundmuster der Vergangenheit müssen einer Wandlung zugeführt werden. Analytische Imaginationstherapie hilft hier gründlich. Es ist immer wieder erstaunlich festzustellen, daß Krebskranke – stellen sie sich erst einmal einer Therapie – schnelle und gute Fortschritte machen.

KEHLKOPFERKRANKUNGEN
(plötzlicher Stimmverlust)

Diagnose

Plötzlicher Stimmverlust tritt überwiegend bei Frauen auf. Bei Schreckerlebnis, häufiger jedoch infolge eines schlecht verarbeiteten Traumas, verbunden mit starken Gefühlserlebnissen oder einem Empfinden von Ausweglosigkeit, bei chronischen Konflikt- und Belastungssituationen.

Mir hat es die Stimme verschlagen. Ich kann mich nicht ausdrücken.

Menschen mit diesem Erscheinungsbild kennzeichnen sich durch hypochondrische Persönlichkeitsanteile (siehe Hypochondrie), Züge von Hysterie (siehe Hysterie) sind ebenfalls vorhanden wie depressive Züge (siehe Depressionen). Diese Patienten haben Schwierigkeiten mit der Erlebnisverarbeitung, aber auch mit einer starken Überbewertung körperlicher Symptome.
Ein Mensch kann sich vor uns per Maske verbergen. Die Stimme kann schwerer »lügen«. Sie ist ein Werkzeug des Selbstausdrucks und weist direkt auf unser Innenleben hin. Die Stimme verrät die »Stimmung«, und wenn jemand auch nur kurzfristig die Stimme verliert, dann hat es ihm die »Stimme verschlagen«. Eine Stimme kann flach sein, ohne Tiefe oder Resonanz. Sie kann auch leise sein, als fehlte es ihr an Energie, aber auch dünn und substanzlos. Jede Stimmqualität hängt irgendwie mit der Persönlichkeit des Betreffenden zusammen. Wem es die Stimme verschlägt, der traut sich nicht, seine Wut, seinen Haß und seine Aggression herauszulassen. Er kann nichts »sagen«, manchmal will er es auch nicht, weil ihm die Worte in der Kehle steckenbleiben.
Verspannungen behindern die Erzeugung von Tönen. Wem die Stimme wegbleibt, der leidet unter starken Spannungen. Es handelt sich erstens um die Luft, die unter Druck auf die Stimmbänder geleitet wird und diese zum Schwingen bringt, zweitens um die Stimmbänder, die wie Saiteninstrumente arbeiten, und drittens um die Resonanzräume, die den Ton verstärken. Verspannungen, die unsere

Atmung behindern, besonders Verspannungen in der Zwerchfellgegend, führen dazu, daß die Töne irgendwie verzerrt klingen. Das steigert sich zu einem Krächzen und kann bis zu Stimmverlust führen. Begriffe wie »Der hat sein Gesicht verloren« oder »Der hat keine Stimme mehr« bedeuten immer Persönlichkeitsverlust. Keine Stimme zu haben heißt, nichts zu sagen zu haben. Für dieses »Nichts-zu-sagen-Haben« gibt es zwei Richtungen:

1. Jemand leidet unter Minderwertigkeitsgefühlen. Ihm wurde schon als Kind ständig der Mund verboten, so daß er sich auch als Erwachsener nichts zu sagen traut. Das kann sich so weit steigern, daß der Betreffende unter starken Spannungen, meinetwegen vor Angst, keinen Ton mehr herausbringt.
2. Ein Mensch ist so voller Wut- und Haßgefühle, voller Neid und Eifersucht, daß er fast in seinen gewaltigen Affekten irgendwie zu ersticken droht.

Da die Stimme so eng mit dem Gefühl verbunden ist, führt ihre Befreiung dazu, daß unterdrückte Gefühle mobilisiert und durch Töne ausgedrückt werden. Für die verschiedenen Gefühle gibt es natürlich auch verschiedene Töne. Wenn jemand Stimmschwierigkeiten hat, arbeite ich mit ihm mit der dynamischen Körpertherapie. Im Bereich Atem und Stimme führt das dann dazu, daß uralte Gefühle aufbrechen und alte Verspannungen sich lösen können. Ich kann Ihnen diese Übungen hier nicht vorstellen, da sie stets unter Aufsicht eines Therapeuten durchgeführt werden müssen. Wenn wir mit Atem und Stimme arbeiten, passiert folgendes: Jeder Ton ist in einem bestimmten Körperbereich eingelagert. Das I sitzt mehr oben im Kopf, und das O und das U sitzen tief im Keller, in unserem Unterleib. Indem wir über einen gewissen Zeitraum die Töne klar und deutlich singen, entstehen in den bestimmten Körperpartien Resonanzen, und die damit verbundenen Vibrationen lösen festsitzende Gefühle in den entsprechenden Körperpartien aus. Nach derartigen Sitzungen werden Stimmblockaden geöffnet, und die unterdrückten Gefühle, die sich dahinter angestaut haben, entladen sich.

Familiengeschichtlicher Hintergrund

Kleine Kinder sehen ihre Eltern als allmächtig. Sie brauchen deren Billigung für viele Entwicklungssituationen. Wenn sie älter werden und wenn sie entdecken, daß auch Eltern Wesen sind, die Fehler machen können, dann schwindet die Achtung vor ihnen dahin. Sie wandelt sich manchmal in eine »Verächtlichkeit«. Alte Wut- und Haßgefühle stauen sich an.
Es ist ein Zeichen von Reife, wenn man die Schwierigkeiten der Eltern akzeptieren kann. Es gibt eine Reihe von Menschen, die das aber nicht begreifen wollen. Für diese Leute werden die Eltern zum Sündenbock für alles. Gehen diese Patienten Partnerschaften ein, dann überträgt sich die Sündenbockrolle auf den Partner. Das sind jene Leute, die sich ihren Ärger ständig »warm« halten, bis sie quasi daran ersticken.

Therapievorschlag

Für Psychotherapie sind diese Patienten nicht geeignet, da sie sich jeder Psychotherapie entziehen werden. Die hysterischen und hypochondrischen Strukturen können das nicht zulassen. Körpertherapien können aber eine wesentliche Besserung bringen. Empfehlung: dynamische Körpertherapie.

KIEFERERKRANKUNGEN

Diagnose

Mund- und Kiefererkrankungen. Mund und Lippenregion gehören in der Bereich der Intimsphäre. Sie sind deshalb unmittelbar mit Gefühlen verbunden und daher in positiver wie auch negativer Weise affektiv besetzt. Krankheiten und Eingriffe werden daher persönlichkeitsnah erlebt.

Organsprache

Ich beiße mich durch.

Man sollte Mund- und Kiefererkrankungen nicht unterschätzen. Immer mehr zeigt sich, daß die Verstärkung von Muskelspasmen im Kieferbereich und die Fehlsteuerungen von Reflexmechanismen zu einer Verschiebung der Stoffwechsellage führen können. Es gibt im Mundbereich etwa dreißig Bewegungsreflexe. Beobachtungen haben gezeigt, daß die seelischen Entwicklungen auch in ihrer Fehlentwicklung nicht vor dem Mund-und-Kiefer-Bereich haltmachen. In vielen Familien gibt es Familienmitglieder, die vor allem nachts mit den Zähnen knirschen. Dahinter verbirgt sich eine Autoaggression in der Form, bestimmte Gefühle nicht herauszulassen. Man »beißt die Zähne zusammen« und demonstriert damit, daß man etwas aushalten kann, sich »durchbeißen« kann.
Die Intensität von Streß variiert bei einzelnen Personen unterschiedlich. Jeder kennt die inneren Widerstände und Ängste von Zahnextraktionen. Unbewußt wird das immer als ein Angriff auf die körperliche Unversehrtheit erlebt. Auf der anderen Seite sind Menschen, die Probleme mit

den Zähne haben, zum Zeitpunkt des Schmerzes immer stark emotional negativ besetzt.
Es gibt Gewohnheiten wie Lutschen, Zungen- und Wangenbeißen, also Versuche, das innere Gleichgewicht wiederherzustellen. Es handelt sich hier um Patienten, die sozusagen innerlich »Daumen lutschen«, ohne es zeigen zu wollen. Hier kommen frühorale unbewußte Bedürfnisse nach Sicherheit und Geborgenheit zum Ausdruck. Diese dürfen aber nach außen nicht gezeigt werden.
Den Zähnen, dem Mund-und-Kiefer-Bereich kommen übergeordnete Bedeutungen zu. Die Bauern prüfen auf dem Roßmarkt die Gebisse der Pferde, um etwas über deren Gesundheit zu erfahren. Frühe Sklavenhändler besahen sich die Gebisse derjenigen Menschen, die sie käuflich erwerben wollten. Tatsächlich kommen einem gesunden Zahn- und Kiefer-Bereich die Zuordnung von Kraft und Potenz zu. Einen »zahnlosen Wolf« muß man nicht mehr fürchten. Gäbe es keine Zahnprothesen, würde für viele Menschen das Sexualleben vorbei sein. Einem Zahnlosen traut man nichts mehr zu. Im Vollbesitz seiner Zähne zu sein bedeutet immer auch, ein Zeichen von Schönheit, Jugend und Anmut zu zeigen. Das wiederum hat etwas mit unserem Selbstbild, mit unserem Selbstvertrauen zu tun.

Familiengeschichtlicher Hintergrund

Bei Menschen mit größeren Zahnproblemen, mit Problemen im Kieferbereich gab es in der Kindheit und Jugend immer stärkere Konkurrenzkämpfe mit Geschwistern. Es war eine Art Überlebenskampf, sich unter den Geschwistern durchzusetzen. Man mußte die Zähne »zusammenbeißen«, lernen, sich durchzusetzen. Menschen mit solchen Konflikten entwickeln sich zu »verbissenen« Zeitgenossen. Sie wollen alles um jeden Preis. Häufig geht es dabei nicht um die Sache, sondern darum, um jeden Preis durch eine Geschichte zu kommen: »Ich beiße mich durch alles durch, selbst auf die Kosten der Gesundheit.«

Therapievorschlag

Kaum ein Mensch wird wegen Schmerzen und Fehlentwicklung im Mund- und Kiefer-Bereich zu einem Psychotherapeuten gehen wollen. Zuständig sind Zahnarzt und Kieferorthopäde. Für die verbissene Lebenshaltung und die dahinterstehenden Aggressionen empfehle ich trotzdem jegliche Gruppentherapie, auch Primärtherapie nach Janov.

KLIMAKTERIUM der Frau

Diagnose

Wechseljahre der Frau. Durchschnittsalter fünfzig Jahre. Aufhören der Menstruation, da Follikel im Eierstock nicht mehr reifen. Ausgelöst durch Wegfall der Bremswirkung des Follikelhormons auf die übergeordnete Hypophyse. Oft ist zunächst ein Auftreten von unregelmäßigen Blutungen als Folge des Nachlassens der Eierstockfunktion festzustellen.

Organsprache

Ich habe Angst, keine Frau mehr zu sein.

Das Klimakterium ist ein natürliches Ereignis des Alterns. Allmählich wird die Menge an weiblichen Sexualhormonen, die die Eierstöcke produzieren, weniger. Langsam verschwindet auch der Eisprung und damit die Monatsblutung. Hört die Monatsblutung auf, so ist die Frau unfruchtbar. Man kann diesen Augenblick aber nicht festlegen. Die Verminderung der Hormonproduktion läuft über mehrere Jahre. Die Eierstöcke jedoch stellen immer noch ein wenig Östrogen her, ebenso wie die Nebenniere und andere Drüsen. Ovulation und Menstruation werden unregelmäßig wie bei vielen Mädchen in der Pubertät; und auf einmal ist es ganz damit vorbei.

Die hauptsächlichen körperlichen Veränderungen während der Wechseljahre sind Hitzewallungen und verminderte Gleitfähigkeit in der Vagina. Beides aber hat keinen Einfluß auf den Sexualtrieb. Einige Frauen, die nicht mehr vor Schwangerschaft Angst haben müssen, entspannen sich und genießen sogar sexuelle Aktivitäten mehr als zuvor. Alle Frauen behalten die Fähigkeit, an Sex ihre Freude zu haben und einen Orgasmus zu erleben. Die Wechseljahre ändern nichts daran.

Der größte Teil der Beschwerden im Klimakterium hat mit der psychischen Situation zu tun; geht es doch um die Frage: Welche Rolle will und kann ich in den nächsten Jahren leben? Eine Frau, welche die Wechseljahre als Unglück, als Ende ihrer Weiblichkeit, ja, ihres Wertes als Mensch ansieht, wird auf das körperliche Geschehen mit Angst und Depression reagieren. Eine andere Frau, die diese Zeit als natürliche Phase ihres Lebens annimmt und die sich ihrer Rolle und Beziehung sicher ist, erlebt kaum negative Reaktionen.

Das Klimakterium wird vielfach als Krise und Rückschritt erfahren. Dabei stehen die Frauen hier vor einem neuen Reifeschritt. Körperliche Rückbildungserscheinungen werden durch psychische Weiterentwicklung aufgewogen. In unserer Kultur werden Schönheit und Jugend, sexuelle

Aktivität, Leistungsfähigkeit, Energie und Konzentrationsfähigkeit hoch bewertet. Alter und Erfahrung hingegen werden weniger gewürdigt. Das sich ändernde Körperbild entspricht daher in zunehmendem Maß nicht mehr den sozialen Erwartungen, was zu einer Beunruhigung des Selbstwertgefühls führt. Nachlassende körperliche Attraktivität führt bei vielen Frauen dazu, daß sie sich vom Mann abhängiger fühlen. Ein Gefühl – das auch dadurch begünstigt wird, daß biologisch das Klimakterium des Mannes später einsetzt und weniger auffällig verläuft.
Daß alternde Menschen häufiger krankheitsanfällig sind, hat auch mit den großen seelischen Umbrüchen dieser Zeit zu tun. Die Wechseljahre belasten das Immunsystem stark, und so kann es zu vielfältigen Erkrankungen kommen. Auffällig ist dabei jedoch, daß diese Krankheiten vor allem die primären und sekundären Geschlechtsmerkmale betreffen. Wenn zum Beispiel bei Frauen viele Beschwerden zeitlich mit der Menopause und ihren hormonellen Umstellungen zu tun haben. Es gilt, zwischen den entwicklungsgeschichtlichen Veränderungen und den damit einhergehenden seelischen Belastungen durch Erfahrungen im mittleren Lebensalter einerseits und der Menopause andererseits zu unterscheiden. Denn es kommt ganz wesentlich darauf an, wie die Gesamtsituation von den Betroffenen akzeptiert und verarbeitet wird.
Wenn man biologische Veränderungen bei älteren Frauen in Betracht zieht, denkt man natürlich in erster Linie an den Ausfall der Sexualhormone. Aber allein schon die Tatsache, daß die Aktionsfähigkeit in der Sexualität bis mindestens in das sechzigste Jahr hinein gleichbleibt, bei manchen Frauen nach der Menopause sogar noch ansteigt, spricht gegen einen unmittelbaren Einfluß der Östrogene auf die sexuelle Erlebnisfähigkeit. Gleichwohl vermindert

sich die physiologische Reaktionsfähigkeit der Frau über sechzig auf sexuelle Reize in dem Sinne, daß sie dann eine längere Stimulierung benötigt. Ein einfühlsames Vorspiel und eine als angenehm empfundene Atmosphäre sind gerade für die Frau von besonderer Bedeutung. Depression und Angst aber beeinflussen auf dem Weg über das Immunsystem auch die Hormonproduktion und umgekehrt.

Familiengeschichtlicher Hintergrund

Die psychischen Probleme bei den Wechseljahren beginnen nicht erst mit der Hormonumstellung und der Menopause, sondern bereits vorher. Vieles weist darauf hin, daß die Symptome mit der inneren Reaktion der Frau auf die Umstellung der Wechseljahre zu tun haben. Immer sind es die kritischen Lebensereignisse, die uns in Chaos und Krise führen. Entscheidend ist die Art und Weise, wie wir solche Erlebnisse wahrnehmen und verarbeiten und welchen Stellenwert wir ihnen geben. Wahrnehmungs- und Wirkmechanismus, die hierbei zum Tragen kommen, sind in unserer Lebensgeschichte verankert. *Was* uns in der Kindheit mit auf den Weg gegeben wurde, hat zu unserem Lebenskonzept genauso beigetragen wie die Art, *wie* wir das damals wahrgenommen und verarbeitet haben. Mit diesem grundlegenden Konzept leben wir unser Alltagsleben. Werden wir nun in unserem Leben mit außergewöhnlichen Problemen konfrontiert, macht es einen großen Unterschied, ob wir uns grundsätzlich nicht in der Lage sehen, das Problem zu lösen, oder ob wir nur momentan dazu nicht in der Lage sind. In beiden Fällen sehen wir gleich das Problem in ganz bestimmten Beurteilungskategorien als lösbar an. Sobald wir aber das Gefühl haben, eine bestimmte Aufgabe nicht

lösen zu können, entsteht in uns Verwirrung, Niedergeschlagenheit und schließlich gar Resignation.
Menopause, das kann für die Frau auch bedeuten, die Mutterrolle aufgeben zu müssen, da die Kinder aus dem Haus gehen. Als Mutter ist sie nicht mehr gefragt. Was nun? Nicht nur der »Verlust« der Kinder kann Sinn und Wert des eigenen Lebens für viele Frauen zutiefst erschüttern, sondern auch beispielsweise der Tod des Partners im Pensionsalter. Viele Ehen sind um die Lebensmitte nicht mehr sehr stabil. Frauen, die ihre Frauenrolle zu hinterfragen beginnen, fühlen sich verunsichert und fragen sich: »War das alles?«

Therapievorschlag

Die Krise des Klimakteriums ist eine schwere Krise. Psychoanalyse, klientenzentrierte Gesprächstherapie, Frauengruppen sind am besten geeignet, hier zu helfen.

KLIMAKTERIUM des Mannes

Diagnose

Einige Männer erleben, daß sexuelle Lust und Potenz zwischen dem vierzigsten und sechzigsten Lebensjahr abnehmen. Das gilt besonders für die Erektion, die unvollständig wird und unter Umständen ganz versagt, was dazu führen kann, daß der Mann letztlich impotent wird. Gleichzeitig beobachtet man Müdigkeit, Verstimmungen, Gereiztheit und gelegentlich sogar Tendenzen zu Hitzewellen. Aus diesen Gründen haben Ärzte untersucht, ob es auch beim Mann wie bei der Frau ein Klimakterium gibt. Alle Untersuchungen haben aber ergeben, daß unter normalen Verhältnissen beim Mann im mittleren Alter keine Änderung im Organischen passiert. Die Hoden gehen nicht zugrunde wie die Eierstöcke. Im Gegenteil, die Spermienproduktion setzt sich bis ins hohe Alter fort, und alte Männer können sehr wohl Kinder zeugen. Auch die Testosteronproduktion geht weiter, wenn sie auch im Laufe der Zeit etwas abnimmt. Männer im mittleren Alter haben kaum einen hormonellen Einbruch. Es gibt also kein Klimakterium wie bei den Frauen, bei denen sich die Hormone umstellen.

Organsprache

Ich werde alt und fühle mich als Mann selbst unsicher.

Psychisch machen die Wechseljahre den Männern mehr Probleme als den Frauen. Ein Mann, der sich seiner Rolle als Mann nicht mehr sicher ist, gerät in diesen Jahren leicht in Panik. Weil die Männlichkeit hinterfragt wird, müssen solche Männer sich beweisen, »daß sie noch ganze Kerle sind«. Sie wollen das Nachlassen der Kräfte nicht wahrhaben und schaffen sich gerade dadurch erst Probleme und Konflikte, die eine Midlife-crisis begründen. Es kommt beispielsweise zu Partnerschaftskrisen, weil der Mann sich eine junge Geliebte genommen hat. Dies beschwört eine Dreieckssituation herauf, bei der die Ehepartnerin sich allein gelassen und ausgeschlossen fühlt.
Dem »reifen Mann«, ganz gleich, von welchem kalendarischen Datum an man dieses Prädikat für sich beansprucht, wird eine Konstanz der Persönlichkeit zugeschrieben: Gleichmäßigkeit, Beständigkeit und Souveränität. Von außen betrachtet, sieht alles wie aus einem Guß aus. Wie jeder Lebensabschnitt hat aber auch dieser seine Ängste und Krisen. Allein schon die negativen Erwartungen in bezug

auf den Status als Rentner oder Pensionär bringen Angst mit sich. Die schleichende negative Selbst- und (vermutete) Fremdbeurteilung verunsichert. Das Gefühl des Nicht-mehr-gebraucht-Werdens, die Entlassung aus Macht und Verantwortung, der Verlust von Perspektiven, das Ende von beruflichen Entwicklungen, eine mögliche große Diskrepanz zwischen Erhofftem und Erreichtem – das sind die weitaus schwierigeren Begleiterscheinungen der männlichen »Wechseljahre«.
Dabei ist es eine allgemein gesicherte wissenschaftliche Erkenntnis, daß rege geistige Tätigkeit auch über das sechzigste und siebzigste Lebensjahr hinaus den Menschen jung und gesund erhält. Wem die Pensionierung nicht ungelegen kommt, wer gerne auf »Rente« geht, der ist eben noch nicht unbrauchbar. Was er braucht und meistens auch hat, ist eine Aufgabe bis ins hohe Alter hinein. Auf der anderen Seite aber muß jeder Mann auch körperlich durch die Wechseljahre hindurch.
Die Produktion des männlichen Hormons Testosteron erreicht im fünfundzwanzigsten Lebensjahr ihren Höchststand. Danach sinkt sie ständig ab. Die Menge des im Blut zirkulierenden Testosterons läßt sich mit modernen Laboratoriumsuntersuchungen genau messen. Bei einer Minderung des Testosterons kommt es bei vielen Männern zu unangenehmen Symptomen, wie verminderte Leistungsfähigkeit, psycho-vegetativen Störungen, (Schweißausbrüchen, Herzsensationen, Kreislaufbeschwerden, Nachlassen von Gedächtnis und Potenz, rascher Ermüdung, depressiven Stimmungslagen, Reizbarkeit und Schlafstörungen).
Da Männlichkeit für viele Männer mit Potenz, Macht, Leistung und Leistungsvermögen gleichgesetzt wird, ist es auch begreiflich, daß der Verlust solcher Pseudomännlichkeiten in die Erkrankung führen kann. In die Midlife-crisis

fallen die meisten Herzinfarkte (siehe Herzinfarkt). Psychosomatische Untersuchungen machen deutlich, welche seelischen Merkmale zu den Risikofaktoren gehören. Körperliche Anlagen, lebensgeschichtliche Erfahrungen und individuelle Lebenssituationen spielen hier immer zusammen. Gerade unter Herzinfarktpatienten sind solche, die besonders intensiv und andauernd nach Erfolg streben. Sie verfolgen ihre Ziele ohne Abweichungen, sind ehrgeizig und hungern nach Bestätigung. Außerdem setzen sie sich unablässig unter Druck, aktiv sein zu müssen, neigen zu Ungeduld, wenn sie nicht rasch ein großes Arbeitspensum schaffen. Das Bild des typischen Herzinfarktpatienten stimmt in vielem bedenklich mit dem »Idealbild« des kraftvollen, dynamischen Mannes in der Leistungsgesellschaft überein. Pensionierung und Arbeitsplatzverlust lassen dieses Bild von »Männlichkeit« zusammenbrechen. Für den Mann gilt es genau wie für die Frau. Auch für ihn ist es wichtig, sich sexuell attraktiv zu halten.

Familiengeschichtlicher Hintergrund

Bei seiner Pensionierung wird der Mann zum letztenmal mit der Männlichkeitserziehung seiner Kindheit konfrontiert, die für den Jungen eine Art Härtedressur darstellen kann. Körperliche Kontakte, Schmusen und Küssen werden ihm dabei frühzeitig abgewöhnt, was vermutlich bei einem Teil der Jungen (und bei rigider Anwendung) zu einer Häufung männlicher Aggressionshandlungen führt. Die Jungen werden schon früh in eine pseudomännliche Rolle hineingeführt. Mit dieser Pseudomännlichkeit gerät später das sexuelle Interesse am Partner in die Krise. Bei sehr vielen Ehepaaren ist der Sexualverkehr im Alter ganz

und gar eingeschlafen, und so wird das Essen, das Genießen zum Sexualersatz.
Die Wechseljahre treiben manchen Mann dann nochmals in die Arme einer jüngeren Frau. Dort möchte er noch einmal seine Männlichkeit unter Beweis stellen. Die Angst vor der Pensionierung läßt ihn nochmals dem Ideal nachstreben, ein junger Mann zu sein, der in den Armen der jungen Frau sein Glück findet. Er möchte das Rad der Zeit zurückdrehen, um noch einmal Mann zu sein. Dabei ist diese Angst und Pseudomännlichkeit überhaupt nicht nötig. Der Mann kann bis ins hohe Alter Sexualität haben. Er möchte sich in den Armen einer attraktiven Frau als Mann erleben. Zu verdenken ist ihm das nicht. Schließlich liegt es in den Möglichkeiten einer Frau, sich für ihn attraktiv zu erhalten. Es gibt heute viele Frauen, die über fünfzig und sechzig immer noch sexuell attraktiv sind.

Therapievorschlag

Psychoanalyse, klientenzentrierte Gesprächstherapie können dem Mann über die Krise hinweghelfen.

KNOCHENKREBS

Diagnose

Die Knochen sind neben den Zähnen die einzigen Hartgebilde des Körpers, die den Weichteilen Stütze und Halt geben und schützende feste Hüllen für Knochenmark, Gehirn, Rückenmark und Sinnesorgane darstellen. Alle Knochen zusammen nennt man das Skelett. Die Härte der Knochen ist bedingt durch Einlagerung von Kalksäuren in eine organische Substanz.

Drei Teile bilden am lebenden Knochen eine biologische Einheit: Knochenhaut, Knochensubstanz und Knochenmark. Die Knochensubstanz bildet an der Oberfläche der Knochen eine dicke Schicht. Im Innern des Knochens ist ein feines schwammiges Gerüstwerk von Knochenbälkchen. Die Form ist verschieden. Es gibt lange Röhrenknochen oder platte und kurze.
Die häufigsten in das Knochensystem metastasierenden Tumoren sind Mammakarzinome (etwa 47 Prozent) und Prostatakarzinome (etwa 43 Prozent). Betroffen sind besonders die Wirbelsäule (etwa 80 Prozent) und die Oberschenkelknochen (etwa 40 Prozent). Knochenkrebs tritt vor allem bei jungen Menschen auf.

Organsprache

Das ist mir in die Knochen gefahren

Daß wir bei Knochen gewöhnlich an etwas Weißes und Steriles denken, hängt wohl damit zusammen, daß die zu Demonstrationszwecken verwendeten Skelette durch Auskochen sorgfältig von allen an ihnen haftenden Teilen befreit worden sind. Bei einem gesunden lebendigen Menschen enthalten die Knochen pulsierendes Blut. Die Knochen sind in unseren Blutkreislauf einbezogen und haben ihm eine Menge zu bieten. Tief in einigen der kräftigen Knochen – Rippen sowie Schädel und Wirbelknochen – entstehen pro Minute durchschnittlich etwa zehn Millionen weiße Blutkörperchen. Diese ungeheure Anzahl von Blutzellen braucht der Blutstrom. Sie kreisen in ihm und schließen sich zusammen, um gefährliche Keime zu bekämpfen, die sich an unerwünschten Stellen Zutritt verschafft haben. Viele unterschiedliche Zellen sind an unserem Immunsystem beteiligt. Sie entwickeln sich erst langsam innerhalb der ersten sechs Lebensmonate. Beim Ungeborenen wandern aus der Leber besondere Zellen ins Knochenmark. Aus einer pluripotenten, also »vielkönnenden«, blutbildenden Stammzelle entstehen die roten Blutkörperchen, die Blutplättchen und alle Immunzellen. Vereinfacht gesagt gibt es zwei Entwicklungslinien. Aus Stammzellen werden Freßzellen und Granulozyten. Aus lymphatischen Stammzellen werden B-, T- und Killerzellen.

Alle diese Zellen haben lebenswichtige Funktionen im Abwehrkonzept. Sie bilden die Kampftruppe, auf die es bei Krebs ankommt. Man muß sich also fragen, warum sich der Krebs gerade dort festsetzt, wo die Abwehr entsteht. Knochen verleihen uns Stabilität und Standfestigkeit. Knochen verhelfen uns zur Aufrichtigkeit. Sie bilden das Gerüst des Lebens. Was ist mit dem Menschen los, wenn er gerade hier erkrankt?

Der Gedanke, bei Krebskranken handle es sich um Menschen, bei denen eine Grundstörung vorliegt, verbreitet sich immer mehr. Vor allem Patienten mit Knochenkrebs reagieren stark auf Verlusterlebnisse: »Das ist mir in die Knochen gefahren«, hört man nicht selten, wenn es sich bei dem beschriebenen Ereignis um ein schockartiges, eben plötzlich und unvorhersehbar auftretendes Verlusterlebnis handelt. Diese Menschen leiden schon grundsätzlich unter Mangelzuständen ihrer persönlichen Versorgung. Sie fühlen sich im Leben zu kurz gekommen, und Trennung und Tod können ihnen wirklich an die Substanz gehen, bis ins Knochenmark sozusagen. Sie sind in ihrer Persönlichkeit, in ihrer Standhaftigkeit erschüttert.

Der typische Krebspatient ist zwischen Hoffnung und Verzweiflung hin und her gerissen. Aufgrund eines für ihn schockierenden Erlebnisses verfällt er in eine Art Regression, auf eine ambivalente Stufe. Es ist immer ein traumatisches Erlebnis in der Vorgeschichte dieser Kranken zu finden.

Familiengeschichtlicher Hintergrund

Schon ganz früh wird die symbiotische Mutter-Kind-Bindung nur sehr mangelhaft erreicht. Aus dieser ersten unerreichten Symbiose entsteht eine enge, ungelöste Mutterbindung; häufig auch als Resultat eines real oder emotional fehlenden Vaters. Weiter entspringt aus dieser mangelhaften ursprünglichen Symbiose das beständige Bestreben, eine erfüllende Symbiose doch noch zu erleben. Daraus ergibt sich, daß der Patient gleichsam lebensnotwendig ständig jemanden braucht, der sich um ihn oder um den er sich kümmert.
Hieraus resultiert zwangsläufig eine Wiederholung des Beziehungskonflikts im Erwachsenenalter. Der Beziehungskonflikt wird nicht als Konflikt erlebt, sondern als Defekt. Es fällt den Patienten sehr schwer, über ihren inneren Konflikt zu sprechen.

Therapievorschlag

Psychoanalyse wäre eine passende Form, den Konflikt aufzudecken, auch analytische Imaginationstherapie.

KÖRPERBEWUSSTSEIN

Haben wir nicht ein gutes Gesundheitsgefühl, wenn wir spüren, in uns »funktioniert« alles, wenn wir er»leben«, in uns ist alles lebendig, wir leben? Und steckt

nicht in jedem die Angst, irgendwann und irgendwie abzubauen, krank und hilflos zu werden?
Wir gehen davon aus, daß unser Körper locker, elastisch und beweglich ist. Wir spüren aber auch sehr schnell, wie der Körper aus dem Gleichgewicht geraten kann. Ein Mensch, der Phasen der Furcht, des Kummers oder der Wut durchläuft, drückt das über eine bestimmte Körperhaltung aus. Das ist leicht erkennbar. Das können wir an uns selbst und an anderen leicht bemerken.
Wenn der betreffende Mensch aber an solchen Zuständen festhält oder sie immer wieder über seine Affekte herholt, formt sich etwas wie ein Verhaltensmuster. Das bedeutet, daß Muskelpartien im verkrampften Zustand verbleiben, was dazu führt, daß wir allmählich eine ganz bestimmte Körperform erhalten oder besser in sie hineinwachsen. Das bedeutet, daß unser Körperausdruck etwas über unsere festgefahrenen Emotionen auszusagen beginnt. Wenn wir einmal in so einem Panzer stecken, dann ist das so ohne weiteres nicht beeinflußbar; jedenfalls nicht durch die herkömmlichen Psychotherapien. Der Körper muß von einer anderen Ebene, also vom Körper direkt her beeinflußt werden, wie es beispielsweise bei der dynamischen Körpertherapie geschieht. Das sogenannte emotionale Muster verspannt den Körper derart, daß Energien sich abblocken und der freie Energiefluß nicht mehr gewährleistet ist. Dadurch, daß die Verengungen im Körper nicht mehr aufgelöst werden, kommt es jetzt umgekehrt auch dazu, daß die Grundemotionen, die diesen verhärteten Zustand geschaffen haben, sich nicht mehr verändern können.
Körpertherapien schaffen es, den verhärteten Körper

aufzuweichen und die Emotionen dem Bewußtsein zu offenbaren. Entspannungstraining wie zum Beispiel das Coping-Training verschaffen sich einen hervorragenden Zugang.
Emotionale Stimuli können also einen Effekt auf den Körper erzielen und diesen verhärten. Der betreffende Mensch macht gewissermaßen gegen die Umwelt zu und sperrt sich hinter seinem Körperpanzer ein. Die Panzerungen führen häufig zu bestimmten Abtrennungen in unserem Körper. Es gibt eine Rechts-links-Trennung, als verliefe von oben bis unten eine unsichtbare Trennlinie durch den gesamten Körper. Andere verspüren eine »Vorne-hinten-Trennung«, und wiederum gibt es eine Trennung zwischen Oberkörper und Unterleib. Bei anderen fühlen sich Arme und Beine so an, als gehörten sie nicht zu ihrem Körper.
Was vielen, vor allem kranken Menschen abgeht, ist ein Gespür für den eigenen Körper. Der ist manchmal derart eingepanzert, daß es erst eines körperlichen Schmerzes bedarf, um sich als Körper überhaupt wieder zu spüren.
Manche meinen, wie sich sich freuen würden, wenn sie über Nacht sozusagen einen funkelnagelneuen Körper bekämen. Was, glauben sie, würde passieren? Es wäre zu schön, wenn sich alles änderte. Aber die meisten Menschen würden sich in ihrem neuen Körper genauso verhalten wie in ihrem alten. Es dauerte nicht lange, und der Körper bekäme die gleiche Form wie der alte. Warum? Der Geist hat Einfluß auf den materiellen Leib. Die gleiche Angst, Wut, der gleiche Kummer, die gleiche Verzweiflung, die schon den alten Körper verfestigt hatten, würden das mit dem neuen Körper genauso tun.

Warum das so ist? Weil unser Geist ein Körperbild entworfen hat, in das der Körper hineinwächst. Der einzige Weg, um etwas anderes mit unserem neuen Körper zu tun, würde darin bestehen, daß wir eine neue Seinsweise in unserem neuen Körper zu leben begännen. Diese neue Bewußtheit und dieses veränderte Selbstbild entstehen nur im Zusammenhang mit einer Veränderung des Seins, des Fühlens, des Denkens und der Überzeugung. Es scheint also so, daß ohne eine entsprechende Veränderung der Gewohnheiten und Haltungen sich auch im Körper nichts ändern kann. Ohne eine neue geistig-seelische Struktur, die in uns Wurzeln schlägt, geht nichts. Deshalb kann die »dynamische Körpertherapie« gute Hilfe anbieten, weil sie erlaubt, sich und die innerhalb eines eigenen Körperbewußtseins möglichen Veränderungen langsam und bewußt zu erfahren. Der wesentliche Schritt dabei ist, daß der Therapeut zwar Hilfestellung anbietet, der Patient es aber selbst ist, der alles tun muß, um sich selbst bewußt in einem lockeren Körper zu erfahren.
Das entscheidende in einem körperorientierten Prozeß ist, daß der Energiespiegel steigt, wenn die Atmung aktiver wird. Allerdings – man kann den Energiespiegel eines Menschen nicht einfach dadurch steigern, indem man ihn veranlaßt, tiefer zu atmen. Die Wege zum Selbstausdruck durch Bewegung, Lösung von Verhärtungen müssen erst mal erschlossen werden, damit sich Energie entladen kann. Atmung und Stimme lösen alte Emotionen, langsame Bewegungen lehren die Muskeln, entspannter zu reagieren. Atmung und Stimme öffnen die Kehle, den Brust- und den Beckenraum mit den Genitalien. Das Öffnen bewirkt mehr Energie, mehr Libido, mehr Lust und Freude.

Da Ladung und Entladung einen zusammenhängenden Prozeß darstellen, benutzen die Körpertherapien beide, um den Energiespiegel eines Menschen zu heben, seinen Selbstausdruck zu ermöglichen und den Gefühlsfluß in seinem Körper wiederherzustellen. Die Betonung liegt auf Atmung, Fühlen wiederherzustellen. Die Betonung liegt auf Atmung, Fühlen und langsamem Bewegen. Gleichzeitig bemüht man sich jedoch darum, die gestauten Gefühle wieder in Fluß zu bringen. Bei diesem doppelten Ansatz werden allmählich die inneren Kräfte und die daran hängenden Konflikte aufgedeckt. Jedesmal wenn ein Konflikt gelöst ist, steigt der Energiespiegel des Betreffenden: Er nimmt mehr Energie auf und gibt mehr Energie bei kreativen Tätigkeiten ab, die er als angenehm und befriedigend findet.

Nicht wenige Menschen verleugnen ihren Körper auf irgendeiner Ebene, und manche verleugnen ihn ganz. Seinen Körper verleugnen heißt aber, sich selbst zu verleugnen. Ein »toter« Körper hat nicht mehr genügend Geist. Er hat seinen Lebensgeist verloren und häufig auch seine Seele.

Der Körper drückt aus, was und wer wir sind. Er stellt unser Verhältnis zur Welt dar. Je lebendiger der Körper ist, desto mehr sind wir auf der Welt. Wenn der Körper einen Teil seiner Lebendigkeit einbüßt, beispielsweise bei einer Erschöpfung, neigen wir dazu, uns aus der Welt zurückzuziehen. Manchmal hat man sogar den Eindruck, die Welt hätte sich von uns zurückgezogen. Aber ebensogut kann es passieren, daß wir uns voller Energie spüren, die Welt rückt wieder auf uns zu, wir selbst öffnen uns der Welt, und wir bekommen das Gefühl, wieder bei uns zu sein.

DYNAMISCHE KÖRPERTHERAPIE (Körperwahrnehmung)

Stellen Sie sich hin, und verteilen Sie das Körpergewicht auf beide Füße. Stellen Sie die Füße so auseinander, daß es für Sie noch bequem ist. Die Arme hängen entspannt und locker an der Seite herab. Sie atmen sanft ein und aus. Schließen Sie jetzt die Augen, und lassen Sie alle Spannungen den Körper hinunterrieseln und durch die Füße in den Boden abfließen. Achten Sie darauf, daß Sie vor allem die Kehle und den Brustraum loslassen, entspannen. Nehmen Sie sich Zeit zu beobachten, was es allein im Körper tut, wenn Sie Kehle und Brustraum loslassen, wenn gestaute Energien abfließen dürfen. Öffnen Sie nun wieder die Augen, und beginnen Sie ganz langsam zu gehen. Den Blick richten Sie bitte geradeaus. Machen Sie aber nur winzig kleine Schritte, etwa zwischen fünf und zehn Zentimeter pro Schritt. Gehen Sie also so langsam wie möglich. Hinter Ihnen hängt keine Uhr. Körperwahrnehmungen werden nicht von der Zeit bestimmt. Denken Sie daran, jedes Heben und Senken der Füße kann Ihnen die Gelegenheit bieten, eine neue Erfahrung über sich selbst zu machen. Jeder Schritt kann Ihnen eine neue Körperwahrnehmung offenbaren. Lassen Sie Brust und Bauch locker werden, und spüren Sie die Energie, die hier fließen möchte. Entspannen Sie in dem Augenblick die Knie, in dem der betreffende Fuß aufsetzt. Spüren Sie in die Zehen und in die Finger hinein. Ihr ganzer Körper ist beteiligt, wenn Sie gehen.

Spüren Sie, wie jeder Teil Ihres Körpers warm werden kann. Lassen Sie den jeweiligen Fuß sehr »leichtfüßig«

und sanft den Boden berühren, wenn er auftritt. Achten Sie darauf, daß Sie immer im Gleichgewicht bleiben, und die Wirbelsäule ist gerade aufgerichtet. Versuchen Sie mit Ihrem Bewußtsein, den ganzen Körper zu erfassen, links/rechts, vorne/hinten, oben/unten, Kopf, Körper, Arme/Beine. Seien Sie bei sich zu Hause, und spüren Sie einmal in dieses Bewußtsein in sich hinein: »Ich bin bei mir zu Hause.« Vielleicht können Sie festhalten, daß Ihr Körper sich allmählich ganz von selbst in der gewünschten Weise bewegt.
Können Sie feststellen, daß zwischen Heben und Senken der Füße eine andachtsvolle Stille entstehen kann? Verspannungen in den Energiezentren wie beispielsweise dem Kehlkopfzentrum können diese Stille unmöglich machen. Entspannen Sie daher immer wieder in dem Augenblick, in dem ein Fuß den Fußboden berührt, Ihr Kehlkopfzentrum. Achten Sie auch immer wieder darauf, daß Bauch und Knie sich entspannen. Spüren Sie die Energieströme entlang der Wirbelsäule. Spüren Sie so lange in sich hinein, bis Sie bemerken, daß Ihr ganzes Sein sich lockert. Ihre Aufmerksamkeit sollte nicht gespannt nur auf einen Punkt fixiert sein, sondern locker viele Körperprozesse wahrnehmen können. Das schaffen Sie zwar nicht sofort, aber je mehr Sie diese Übung täglich wiederholen, desto mehr bemerken Sie, daß sich etwas in Ihrem Körper zu ändern beginnt. Achten Sie darauf, und nehmen Sie es wahr, daß nicht nur Beine und Füße sich bewegen. Viele Muskelpartien im gesamten Körper sind beteiligt. Nehmen Sie sich für jede Bewegung viel Zeit. Oder besser: Die Zeit spielt für Sie während Ihrer Übung keine Rolle mehr, Sie unterliegen nicht der Zeit; Ihre Wahrnehmung ist nur auf Ihre langsamen Bewe-

gungen konzentriert, auf Körperprozesse, die dabei in Gang kommen. Öffnen Sie Ihre Sinne derart, daß Sie sich nicht auf einen Sinn konzentrieren, sondern alle Sinne wie ein Orchester wahrnehmen.
Das Sehen tritt beispielsweise nicht stärker hervor als das Hören. Achten Sie genauso entspannt auf Ihre Gefühle wie auf das, was Sie sehen, hören, denken. Fühlen Sie genauso, wie Sie denken. Lassen Sie Körper, Sinne, den Geist, die Gefühle wie eine Einheit sein. Spüren Sie: *Ich bin!*
Üben Sie so lange, bis Sie spüren, daß Sie in sich in Harmonie sind, und alle Probleme, Konflikte treten zugunsten der körperlich-geistigen Einheit zurück.

KREISLAUFERKRANKUNGEN

Diagnose

Die Blutstrombahn besteht anatomisch aus zwei hintereinandergeschalteten Teilen, die jeweils mit einem der beiden Herzventrikel beginnen. Der kleine oder Lungenkreislauf erhält seinen Antrieb vom rechten, der große oder Körperkreislauf wird energetisch vom linken Ventrikel gespeist. In jedem Kreislauf trennen Arteriolen, Kapillaren und Venolen den arteriellen vom venösen Schenkel. Abgesehen davon können zwischen arteriellem und venösem Gebiet arteriovenöse Kurzschlüsse wirksam werden. Während im Lungenkreislauf in den arteriellen Gefäßen sauerstoffarmes Blut fließt, führen die entsprechenden Strombahnen des Körperkreislaufs sauerstoffreiches Blut.

Organsprache

Ich stehe innerlich unter Druck

Die vegetativen Regulationsstörungen des Herz-Kreislauf-Systems können als Folgen oder als Begleiterscheinungen allgemeiner Störungen des psychovegetativen Gleichgewichts angesehen werden. Sie stellen einen Teilbereich möglicher Funktionsstörungen dar, die durch emotionale oder somatische Belastungsmomente ausgelöst werden können. Der Kreislauf wird nicht nur über psychische Begebenheiten (psychischer Streß), sondern auch über Einwirkungen von außen beeinflußt. So können bestimmte Witterungseinflüsse genauso Kreislaufbeschwerden verursachen wie zuwenig Bewegung.

Die allgemeinen Leistungen des vegetativen Nervensystems beziehen sich auch auf die Regelungen von Schlaf, Temperatur, Schmerzempfindlichkeit und in den speziellen Bereichen von Atmung und Kreislauf, Magen-Darm-, Nieren-, Sexual- und Hautfunktionen. Es ist verständlich, daß psychosomatische Funktionsstörungen gerade über diesen Bereich ablaufen. Man spricht vom kreislauflabilen Menschen und trifft damit schon genau ins Zentrum. Diese Kreislaufstabilität sagt aus, daß es sich um Menschen mit larvierten Depressionen handelt. Es ist dieses für Depressionen (siehe Depression, larvierte [maskierte]) typische Lähmungsgefühl, das hier stark mit hineinspielt. Schwankungen in den Witterungseinflüssen können kreislauflabile Menschen unter diversen Beschwerden leiden lassen. Dabei fühlen sie sich matt und leiden unter Schwindelgefühlen. Bluthochdruck (siehe Blutdruck, hoher) und Blutniederdruck (siehe Blutdruck, niedriger) können auftreten. Mangelnde Bewegung kann ebenfalls auf Depression zurückgeführt werden. Depressive Menschen sind äußerst sparsam in ihrem Antrieb. Ob Hoch- oder Niederdruck, in beiden Fällen haben wir es mit dem sprachlichen Begriff Druck zu tun. Die besondere Gestimmtheit des »Unter-Druck-Stehens« erschließt sich bereits aus dem Krankheitgeschehen. Nicht von ungefähr spricht man von Hoch- oder Niederdruckkranken.

Auf kreislauflabilen Menschen liegt nicht nur ein Druck von außen, noch viel weniger liegt in den meisten Fällen eine rein arterielle Verkrampfung vor, sondern ein existentieller, stimmungsmäßiger Spasmus. Diese Patienten geben dem Druck, der auf ihnen lastet, nicht nach. Menschen mit Hochdruck stehen in einer Art Überforderung. Sie stehen unbewußt auf Verteidigung, nicht auf Flucht. Die Niedergedrückten, also die Niederdruckkranken, flüchten in die Krankheit. Sie fliehen. Die »Hochdruckler« gehen immer in Angriffs- oder Verteidigungsposition.

Familiengeschichtlicher Hintergrund

Kreislauflabile Menschen sind häufig in moralisch rigiden, puritanischen Familien groß geworden. Die häusliche Atmosphäre war eher unterkühlt, manchmal auch unfreundlich. Die Patienten haben weder zum Vater noch zur Mutter ein echtes tieferes Verhältnis. Es sind meistens Väter, die mit ihrem Beruf verheiratet zu sein scheinen, die Mütter sind nicht selten chronisch unzufrieden, mürrisch und verhalten sich in einer Form, die eine Annäherung seitens der Kinder kaum zuläßt. Die Kinder wachsen häufig als Einzelkinder auf, oder der Altersunterschied zwischen den Geschwistern ist so groß, daß man sie schon wieder als Einzelkinder betrachten muß. Nächtliche Alpträume während der Kindheit sind immer wieder möglich.

Therapievorschlag

Psychoanalyse, auch Körpertherapien. Kneipp-Kuren, viel Bewegung.

Anhang

Psychosomatische Kliniken in Deutschland

(Dieses Verzeichnis erhebt keinen Anspruch auf Vollständigkeit.)

7753 Allensbach
Kliniken Schmieder
Gailingen und Allensbach
Neurologisches Rehabilitationskrankenhaus
Tel.: 0 75 33/8 08

7297 Alpirsbach
Klinik Reinerzau, Fachklinik
für sozio-psychosomatische Medizin
Reinerzau 9
Tel.: 0 74 44/6 15-0

Rehabilitationseinrichtung, psychosomatische Erkrankungen (mit und ohne Organläsionen), insbesondere Colitis ulcerosa, Morbus Crohn, peptische Ulcera des oberen Intestinaltraktes, Anorexia nervosa, Bulimie etc.; funktionelle Störungen und psychovegetative Reaktionen; Neurosen unterschiedlicher Ausprägung, einschließlich Identitätsstörungen und Borderline-Neurosen; neurotische Depressionen, Erkrankungen mit somatopsychischen Beeinträchtigungen.

7960 Aulendorf
Schussental Klinik
Safranmoosstr. 5
Tel.: 0 75 25/79-1

Fachklinik für innere und psychosomatische Medizin.
Psychosomatische Erkrankungen im weiteren und engeren Sinne, Neurosen nichtpsychotische psychische Störungen, Psychosen, Suchterkrankungen.

5582 Bad Bertrich
Kurklinik Elfenmaar
Auf der Sees
Tel.: 0 26 74/1 81-1

Psychovegetative Störungen.

Kurklinik Am Römerkessel
Am Römerkessel 1
Tel.: 0 26 74/18 30

Fastenkuren, Nachsorge, Neurologie, Rehabilitationsmaßnahmen, Naturheilverfahren, AHB.

3118 Bad Bevensen
DIANA-Klinik, Fachklinik
für physikalische Medizin
und Rehabilitation
Dahlenburger Str. 2a
Tel.: 0 58 21/8 00

Geriatrie, innere Medizin, Psychosomatik/Neuropsychiatrie.

7325 Bad Boll
Kurhaus Bad Boll
Kurklinik
Tel.: 0 71 64/81-0

Hauterkrankungen, funktionelle Herz- und Kreislaufkrankheiten, körperliche und psychische Erschöpfungszustände.

8733 Bad Bocklet
Kurklinik – Psychosomatische Abt.
Frankenstr. 36

8788 Bad Brückenau
Privatklinik Dr. von Weckbecker
Rupprechtstr. 20
Tel.: 0 97 41/8 30

Psychosomatische Erkrankungen, Rheuma, Arthritis, Arthrose.

7737 Bad Dürrheim
Klinik »Am Lindenplatz«
Lindenplatz 9
Tel.: 0 77 26/66 00-0

Akutkrankenanstalt, Fachklinik für Psychosomatik, psychosomatische Erkrankungen.

6702 Bad Dürkheim
Kurpfalzklinik
Sonnenwendstr. 86

Psychosomatische Fachklinik
Kurbrunnenstr. 12

3064 Bad Elisen
Kurklinik Erich Bokeloh
Arensburger Str. 3
Tel.: 0 57 22/8 88-0

Erkrankungen des vegetativen Nervensystems, Frauenleiden.

4515 Bad Essen 1
Paracelsus-Berghosklinik
Empter Weg 5
Tel.: 0 54 72/8 38/8 39

Rehabilitationsklinik für Abhängigkeitskrankheiten.

Paracelsus-Wiehengebirgsklinik
Kokenrottstr. 71
Tel.: 0 54 72/8 51

Rehabilitationsklinik für Abhängigkeitskrankheiten.

Paracelsus-Wittekindsklinik
Am Mahnmal 5
Tel.: 0 54 72/8 97

Fachklinik für psychosomatische Erkrankungen.

7506 Bad Herrenalb
Klinik Bad Herrenalb
Fachklinik für psychosomatische Medizin
Bernbacher Str. 33
Tel.: 0 70 83/20 71

Rehabilitationseinrichtung. Psychosomatosen, Psychoneurosen, psychovegetative Störungen und Abhängigkeitserkrankungen, funktionelle und reaktive Störungen in Vergesellschaftung anderer Erkrankungen.

6430 Bad Hersfeld
Klinik am Hainberg
Klinik für Psychosomatik
und Psychotherapie
Ludwig-Braun-Str. 32
Tel.: 0 66 21/1 73

6380 Bad Homburg v. d. H.
Klinik Dr. Baumstark GmbH
Viktoriaweg 18
Tel.: 0 61 72/4 07-0

Behandlung von psychovegetativen Erkrankungen.

5340 Bad Honnef
Rhein-Klinik
Fachkrankenhaus für psychosomatische
Medizin und Psychotherapie im
Evangelischen Johanneswerk e. V.
Luisenstr. 3
Tel.: 0 22 24/1 85-0

8730 Bad Kissingen
Klinisches Sanatorium Fronius GmbH
Bismarckstr. 52–62
Tel.: 09 71/12 81

Psychosomatische Erkrankungen.

6123 Bad König
Odenwald Kurklinik
Dr. Wolf-Zimper GmbH
Waldstr. 7
Tel.: 0 60 63/50 50

Psychosomatische und psychovegetative Erkrankungen.

8112 Bad Kohlgrub
Kurhotel Rochusbad
Kehrerstr. 23
Tel.: 0 88 45/9 80

Frauenleiden und Störungen des vegetativen Nervensystems.

7812 Bad Krotzingen
Kursanatorium Wolf
Herbert-Hellmann-Allee 30
Tel.: 0 76 33/32 50/36 97

Psychosomatische Erkrankungen, insbesondere Erschöpfungszustände.

Werner Schmidder-Klinik
für psychos. Medizin
Kirchhofner Str. 4
Tel.: 0 76 33/20 92

Fachkrankenhaus für psychisch bedingte Erkrankungen.

6990 Bad Mergentheim
Hufeland Klinik für ganzheitliche
immunbiologische Therapie
Bismarckstr. 16
Tel.: 0 79 31/70 82

Durchblutungsstörungen, Störungen des Immunsystems, allgemeiner Leistungsabfall, psychologische Abteilung.

Arkan-Klinik
Löffelstelzer Str. 30

Psychosomatisch orientierte Schmerzklinik

Kurhaus König
Sanatorium
Tel.: 0 79 31/54 40

Psychovegetative Syndrome und Kreislauferkrankungen.

Privatklinik Dr. Ketterer KG
Denni-Hofmann-Str. 15
Tel.: 0 79 31/53 13 80

Psychosomatische Therapie.

6350 Bad Nauheim
Burghof-Klinik Dr. Dickhaut
GmbH & Co. KG
Burgallee 22
Tel.: 0 60 32/60 32

Sonderkrankenhaus, Psychiatrie, Psychotherapie, Beschäftigungstherapie, Krankengymnastik, physikalische Therapie.

5483 Bad Neuenahr-Ahrweiler
Dr. v. Ehrenwall'sche Klinik
Walporzheimer Str. 2
Tel.: 0 26 41/3 86-0

Psychiatrie, Neurosenpsychologie, Psychosomatik, Neurologie.

5483 Bad Neuenahr-Ahrweiler
Psychosomatische Fachklinik für
Kinder und Jugendliche
DRK Nordrhein
Lindenstr. 4
Tel.: 0 26 41/2 40 14/2 40 15

8740 Bad Neustadt
Psychosomatische Klinik Bad Neustadt
Salzberger Leite 1
Tel.: 0 97 71/90 60

6482 Bad Orb
Reha-Kliniken Küppelsmühle
Am Orbtal 1
Tel.: 0 60 52/82-1

Psychosomatik, Neurologie. Chirotherapie, Neuro-Orthopädie.

7605 Bad Peterstal-Griesbach
Schlüsselbad Klinik
Renchtalstr. 2
Tel.: 0 78 06/86-0

Psychosomatisch-psychovegetative Erkrankungen.

3280 Bad Pyrmont
Psychosomatische Fachklinik Bad Pyrmont
Bombergalle 8
Tel.: 0 52 81/61 90

6927 Bad Rappenau
Kraichgau-Kurklinik
Fritz-Hagner-Promenade 15
Tel.: 0 72 64/8 01-0

Hauterkrankungen (Schuppenflechte und endogenes Ekzem) sowie psychosomatische Störungen.

Kurklinik Bad Rappenau AG
Salinenstr. 14
Tel.: 0 72 64/83-0

Psoriasis, Neurodermitis und Allergien, Anschlußheilbehandlungen, psychosomatische Erkrankungen.

Salinen-Klinik GmbH
Salinenstr. 43
Tel.: 0 72 64/82-0

Psychosomatische Erkrankungen.

7525 Bad Schönborn
Gantner Klinik GmbH & Co. KG
Waldparkstr. 20
Tel.: 0 72 53/80 80

Erkrankungen der Stimmorgane, psychosomatisch-psychovegetative Erkrankungen, psychische Erkrankungen bei Unfall- und Verletzungsfolgen.

Sigmund Weil-Klinik
Fachklinik für Orthopädie,
Rheumatologie und Rehabilitation
Kraichgaustr. 17
Tel.: 0 72 53/85-0

Psychosomatisch bedingte Beschwerden des Bewegungsapparates.

6232 Bad Soden am Taunus
Kurklinik Weisses Haus
Parkstr. 3
Tel.: 0 61 96/20 30

Orthopädische und psychosomatische Erkrankungen.

6483 Bad Soden-Salmünster
Reha-Klinik Bellevue
Brüder-Grimm-Str. 20
Tel.: 0 60 56/7 20

Stoffwechselerkrankungen und Diabetes, Herz- und Kreislauferkrankungen, Diät, Rheuma, Arthritis und Arthrose, Psychotherapie.

8170 Bad Tölz
Kursanatorium Haus Otto Fleischer KG
Wilhelmstr. 2–6
Tel.: 0 80 41/80 40

Psychosomatische Erkrankungen.

8182 Bad Wiessee
Privatklinik Dr. Dohrn
»Haus am Kirschbaumhügel« und
Sanatorium Haus Dohrn
Driessenstr. 15 und 16
Tel.: 0 80 22/8 49-0

Psychosomatische Erkrankungen.

Privatklinik »Im Sonnenfeld«
Sonnenfeldweg 10
Tel.: 0 80 22/8 44 02

Nervliche und körperliche Erschöpfungszustände, Leistungsknick, berufs- und umweltbedingte Streßschäden.

Privatklinik Winnerhof
Am Winner 1
Tel.: 0 20 22/86 90

Neurovegetative Störungen, Schlafstörungen, Erschöpfungszustände.

7570 Baden-Baden
Krankenhaus Gunzenbachhof
Klinik für offene Psychiatrie
Psychosomatik und Psychotherapie
Gunzenbachstr. 6
Tel.: 0 72 21/2 21 50

7847 Badenweiler
Reha-Klinik Sanatorium Sonneneck
Kanderner Str. 18
Tel.: 0 76 32/75 20

Rheuma, Arthritis, Arthrose, Orthopädie, psychosomatische Erkrankungen, Psychiatrie, Diät.

5060 Bergisch-Gladbach
Psychosomatische Klinik Bergisch-Gladbach
Fachklinik für Abhängigkeitserkrankungen
BG 2, Am Schlodderdicker Weg 23a
Tel.: 0 22 02/5 20 01

1000 Berlin
Heilpädagogisches Zentrum
Psychiatrisch-heilpädagogisches
Heim für Behinderte
Quastenhornweg 1b
Berlin 22
Tel.: 0 30/3 65 10 01

Krankenheim für geistig behinderte Jugendliche, psychiatrische Betreuung geistig behinderter Jugendlicher.

Privatklinik für psychogene Störungen
Höhmannstr. 2
Berlin 33
Tel.: 0 30/8 26 20 66

Psychosomatische und psychische Erkrankungen mit Ausnahme von Psychosen, Sucht und hirnorganischen Störungen.

8139 Bernried am Starnberger See
IPR-Fachkrankenhaus für Psychosomatik
und Durchblutungserkrankungen
Dorfstr. 18
Tel.: 0 81 58/25 20

7981 Bodnegg
Klinik Wollmarshöhe,
Privates Krankenhaus für Neurologie, Psychiatrie,
psychosomatische Medizin und Psychotherapie
Wollmarshofen 14
Tel.: 0 75 20/20 20

3389 Braunlage
Sanatorium Dr. Barner
Dr.-Barner-Str. 1
Tel.: 0 55 20/80 40

Innere Krankheiten, Neurologie, Psychiatrie, psychosomatische Medizin, Psychotherapie.

2800 Bremen
Klinik Dr. Heines
Fachklinik für Psychiatrie,
Psychotherapie, Psychosomatik und Neurologie
33, Rockwinkeler Landstr. 110
Tel.: 04 21/42 89-0

7500 Bühl 13
Med. Fachklinik Bühlerhöhe
Schwarzwaldhochstr. 1
Tel.: 0 72 26/5 52 00

Psychosomatik.

7260 Calw-Hirsau
Klinik Dr. Römer,
Fachklinik für innere und

Nervenkrankheiten mit Psychosomatik
Altburger Weg 2
Tel.: 0 70 51/5 88-0

Psychosomatik, Psychotherapie mit innerer Medizin, Depressionen, Neurosen, Psychosomatosen, leichte psychotische Erkrankungen, Parkinson, Apoplexiefolgen.

6783 Dahn
Pfälzer Felsenland-Bick-Klinik
Krankenhaus für offene Psychiatrie
Ingbert-Naab-Str. 6
Tel.: 0 63 91/8 71

Neurosen, Akutkrankenhaus Neurosen, Psychiatrie, Psychotherapie, Psychosomatik, Persönlichkeitsstörungen, Naturheilverfahren, Migräne, Hypno-Analysen und Hypnosetherapie.

7710 Donaueschingen
Baar Klinik
Alte Wolterdinger Str. 68
Tel.: 07 71/8 51-1

Fachklinik für Verhaltensmedizin und Psychosomatik. Ganzheit der neurotischen Störungen, funktionelle und psychosomatische Erkrankungen, spezifische neuropsychologische Störungen, endogene Psychosen.

7295 Dornstetten-Hallwangen
Kurhaus Waldeck Höhler GmbH & Co.
priv. Krankenanstalt
Herdwasenstr. 110
Tel.: 0 74 43/61 30/15 33

Nervliche und körperliche Erschöpfungszustände.

4000 Düsseldorf
Klinisches Institut für Psychotherapie
und Psychosomatik
Moorenstr. 5
Tel.: 02 11/3 11 83 88

4100 Duisburg
Klinik für Psychosomatik und Neurologie
Rheinhausen GmbH
Fachklinik für Psychosomatik und Migräne
14, Ackerstr. 35
Tel.: 0 21 35/42 64

7271 Egenhausen
IGNIS-Fachklinik GmbH für
christliche Psychiatrie und Psychosomatik
Walddorfer Str. 23
Tel.: 0 74 53/60 01-3

Hauptindikationen: Psychiatrie/Psychosomatik.

6345 Eschenburg-Wissenbach
Psychosomatische Klinik Eschenburg
Fachklinik für alkohol- und
medikamentenabhängige Frauen und Männer
An der Hardt 1
Tel.: 0 27 74/60 28

6000 Frankfurt
Zentrum der psychosozialen Grundlagen
der Medizin ZPG
70, Theodor-Stein-Kai 7

8958 Füssen-Hopfen
Fachklinik Enzensberg
Höhenstr. 62
Tel.: 0 83 62/2 01

Psychosomatik.

Kneipp-Kurhaus Eggensberger
Rindweg 6
Tel.: 0 83 62/20 23

Körperliche und nervliche Erschöpfungszustände.

Kneipp-Sanatorium Möst GmbH & Co.
Uferstr. 1
Tel.: 0 83 62/5 04-0

Psychosomatische Erkrankungen.

7487 Gammertingen
Wendelstein Klinik
Reutlinger Str. 20
Tel.: 0 75 74/8 45

Akutkrankenhaus. Psychosomatik.

8100 Garmisch-Partenkirchen
Klinik Dr. Beger
Achenfeldstr. 19/21

Psychosomatische Erkrankungen.

Sierra Tueson Klinik
Garmisch
Von-Müller-Str. 12
Tel.: 0 88 21/7 10 74

Psychosomatische Erkrankungen.

7614 Gengenbach
Klinik Kinzigtal
Fachkrankenhaus für innere und
psychogene Erkrankungen
Psychosomatische Medizin
Wolfsweg 12
Tel.: 0 78 03/8 08-0

Klinische Psychosomatik, klinische Psychotherapie, psychosomatische Differentialdiagnostik und -therapie.

6300 Gießen
Klinikum der Justus-Liebig-Universität
Zentrum für Psychosomatische Medizin
Friedrichstr. 33
Tel.: 06 41/7 02-1

Klinik für Psychosomatik und Psychotherapie

3380 Goslar 2/Hahnenklee-Bockswiese
Psychotherapeutische und
psychosomatische Klinik
»Dr. Schüßler-Sanatorium«
Hahnenkleer Str. 1–7
Tel.: 0 53 25/7 02-0

Neurosen wie depressive, schizoide, zwanghafte, hysterische Neurosen, Angstneurose, Borderline-Störungen; endoreaktive Depressionen, Depressionen im Involutionsalter, Trauerreaktionen, larvierte Depressionen; psychosomatische Störungen: funktionelle Herz- und Kreislaufstörungen, paroxysmale Tachykardie, Herzneurosen, Hypertonie, vasomotorische Kopfschmerzen, Migräne, Spannungskopfschmerzen, Störungen im Magen-, Darm- und Urogenitalbereich, HWS- und LWS-Syndrome; psychovegetative Störungen; Adipositas als psychosomatische Störung und bestimmte Anorexien (mit Einschränkung), Bulimie; chronische Stoffwechselerkrankungen, Diabetes, Gicht, Hepatopathie, Cholecystopathie; psychophysische Erschöpfung, Rekonvaleszenz.

8944 Grönenbach
Kneipp-Sanatorium Bad Clevers
Postfach 11 28
Tel.: 0 83 34/8 66

Psychosomatik.

Klinik für psychosomatische Medizin I
Klinik für psychosomatische Medizin II
Seb.-Kneipp-Allee 4
Tel.: 0 83 34/7 95 35/60 20

4830 Gütersloh
Westfälische Klinik für
Psychiatrie, Psychosomatik
und Neurologie
Herrmann-Simon-Str. 7
Tel.: 0 52 41/5 02 01

8859 Halblech
Psychosomatische Klinik Buching
Rankenbichl
Tel.: 0 83 68/79-0

7824 Hinterzarten
Dr. Wangemann Privatklinik
und Sanatorium GmbH
Erlenbrucker Str. 14
Tel.: 0 76 52/1 20 90

Naturheilverfahren, psychosomatische Erkrankungen.

7821 Höchenschwand
Klinik »im Brühl«
Waldshuter Str. 1
Tel.: 0 76 72/48 08-0

Psychosomatik.

6238 Hofheim/Ts.
Fachklinik Hofheim
Klinik für psychische,
psychosomatische und
neurologische Krankheiten
Kurhausstr. 33
Tel.: 0 61 92/2 50 18

Psychische, psychosomatische und neurologische Krankheiten.

6313 Homberg/Ohm
Klinik Dr. Walb
Am hohen Berg
Tel.: 0 66 33/8 16-8 18

Klinik für Naturheilverfahren, Psychosomatik.

7240 Horb
Pneuma-Institut
Klinik für Naturheilverfahren
Sonnenweg 25
Tel.: 0 74 83/2 32

Neurovegetative und psychovegetative Regulationsstörungen in sämtlichen Indikationsbereichen.

8070 Ingolstadt
Privatklinik Dr. Rudschies
Preysingstr. 3
Tel.: 08 41/16 31/16 96

Schizophrenien, Depressionen, Epilepsien, Alkoholsucht, Hirntumordiagnostik, Diagnostik in der Neurochirurgie, Neurologie, multiple Sklerose, Parkinson.

8221 Inzell
Privatklinik Inzell-Eck
Obereck 20
Tel.: 0 86 65/8 50

Psychosomatik.

7972 Isny-Neutrauchburg
Klinik Alpenblick
Riedstr.
Tel.: 0 75 62/71 14 04

Privatklinik für Psychotherapie und Psychosomatik; alle psychosomatischen Erkrankungen, psychovegetative Störungen, psychophysische Erschöpfungszustände, Psychoneurosen, narzißtische Störungen, Borderline-Störungen, leichte Abhängigkeiten von Alkohol und Medikamenten.

Waldburg-Zeil Kliniken GmbH & Co.
Privatklinik Neutrauchburg für
innere Medizin, konservative
Orthopädie, Rheumatologie,

Psychotherapie und Psychosomatik
Neutrauchburg
Riedstr. 16
Tel.: 0 75 62/71-0

2300 Kiel
Klinik für Psychotherapie und Psychosomatik
Numannsweg 147
Tel.: 04 31/5 97 26 50

6749 Klingenmünster
Pfalzinstitut für Kinder-
und Jugendpsychiatrie
Psychosomatik und Psychotherapie
Weinstr. 100
Tel.: 0 63 49/7 90

6240 Königstein
Migräneklinik Königstein
Dr. med. Joachim Brand GmbH & Co. KG
Ölmühlweg 31
Tel.: 0 61 74/29 04-0

Migräne.

4972 Löhne 3
Berolina Klinik GmbH & Co. KG
Bültestr. 25
Tel.: 0 57 31/8 42-0

Psychische Krankheiten.

3554 Lohra
Klinikzentrum für psychosomatische,
psychosoziale Ganzheitmedizin
Kirchvers
Am Hahnisch
Tel.: 0 64 26/8 51

7140 Ludwigsburg
Klinik Dr. Reischle
Klinik für Psychotherapie, Psychosomatik, Neurologie, Psychiatrie
Mathildenstr. 8
Tel.: 0 71 41/2 05 55

Depressive Verstimmungszustände, neurotische Entwicklungen, psychosomatische Erkrankungen, Psychotherapie von Psychosen, neurologische Erkrankungen.

5882 Meinerzhagen
Klinik Wilkenberg
Fachklinik für psychosomatische Medizin
Tel.: 0 23 58/5 55

4050 Mönchengladbach
Privatklinik Somnia
Fachklinik für Schlafstörungen
Horst 48
Tel.: 0 21 66/8 68 50

Depressionen aller Art, Angsterkrankungen, Narkolepsie, Schlaf-Apmoe-Syndrom.

6933 Mudau
Psychosomatische Klinik
Schloß Waldleiningen
Tel.: 0 62 84/74-0

Psychosomatische Erkrankungen, Versagenszustände, Erschöpfungszustände, Neurosen, Persönlichkeitsstörungen, Depressionen, psychoreaktive Störungen.

8000 München
Institut und Poliklinik für
psychosomatische Medizin, Psychotherapie und med. Psychologie
80, Langerstr. 3/I
Tel.: 0 89/41 40 und 43 10/11

Klinik Dr. Decker
München 40
Tel.: 0 89/38 17 04-0
Psychosomatische Erkrankungen.

Klinik für Dynamische
Psychiatrie München GmbH
München 90
Geiselgasteigstr. 203
Tel.: 0 89/64 40 16/15

Psychosomatische Erkrankungen, Psychiatrie, Psychosomatik, Psychotherapie.

6680 Neunkirchen-Münchweis
Psychosomatische Fachklinik
Turmstr. 50–58
Tel.: 0 68 58/6 91-1
Vorsorge- und Rehabilitationseinrichtung, Psychosomatik.

8632 Neustadt bei Coburg
Krankenhaus Neustadt
Seilersgründchen 8
Tel.: 0 95 68/21 71

Psychosomatische Erkrankungen.

6478 Nidda 11 – Bad Salzhausen
Klinik Rabenstein
Kurstr. 38–42
Tel.: 0 60 43/80 60

Nervöse Erschöpfungszustände.

8980 Oberstdorf/Allg.
Stillachhaus Privatklinik GmbH
Tel.: 0 83 22/6 02-0

Psychosomatische Erkrankungen.

8210 Prien am Chiemsee
Klinik Roseneck GmbH
Am Roseneck 6
Tel.: 0 80 51/6 01-0

Psychosomatische Erkrankungen.

7884 Rickenbach
Klinik am Golfplatz
Privatklinik für innere
Medizin und Psychosomatik
Hennematt 7
Tel.: 0 77 65/88 80

3260 Rinteln 1
Burghof-Klinik
Ritterstr. 19
Tel.: 0 57 51/4 10 54 58

Psychosomatische Erkrankungen.

6442 Rotenburg a. d. Fulda
Herz- und Kreislaufzentrum
Rotenburg a. d. Fulda
Panoramastr. 100
Tel.: 0 66 23/88-0

Herzinfarkt, Angina pectoris, Herzrhythmusstörungen, angeborene und erworbene Herzfehler, psychologische Diagnostik u. a.

8183 Rottach-Egern
Wallberg-Sanatorium
Dr. Horst Endisch
Roßwandweg 22–24
Tel.: 0 80 22/27 60

Psychosomatik.

5948 Schmallenberg
Internistisch-psychosomatische
Fachklinik Hochsauerland
Gredeburg, Zu den drei Buchen 2
Tel.: 0 29 24/73-0

Spezialklinik für Verhaltensmedizin.

8221 Seebruck
Privatklinik für Herz- und
Kreislauferkrankungen
Römerstr. 17, 19 und 25
Tel.: 0 86 67/76-0

Herzoperationen, psychosomatische Behandlung als Ganzheitsbehandlung im Rahmen des Naturheilverfahrens, auch Erstprävention der koronaren Herzkrankheit.

3163 Sehnde 2
Wahrendorffsche Kliniken
Hindenburgstr.
Tel.: 0 51 32/90-1

Psychosen, Neurosen, Verhaltensstörungen, Abhängigkeitskrankheiten, Epilepsie, neurologische Symptomerkrankungen.

5485 Sinzig-Bodendorf
Sanatorium Sonnenberg GmbH
Hauptstr. 166
Tel.: 0 26 42/4 07-0

Psychosomatische Erkrankungen, Migräne.

7822 St. Blasien
Hochschwarzwald-Klinik St. Blasien
Fachklinik für psychosomatische
Erkrankungen mit angeschlossener
separater Jugendlichen-Abteilung
Albtalstr. 32
Tel.: 0 76 72/3 57/3 58/3 59

Kurkrankenanstalt, Belegkrankenhaus, psychosomatische Erkrankungen, Borderline-Syndrom für Erwachsene und Jugendliche.

Kohlwand-Klinik
Fachklinik für Psychosomatik und
Psychotherapie
Johann-Rothmeier-Str. 10
Postfach 13 29
Tel.: 0 76 72/48 30

Psychosomatik und Osychotherapie.

Weissenstein-Klinik St. Blasien
Johann-Rothmeier-Str. 14
Postfach 13 09
Tel.: 0 76 72/48 20

Psychosomatische Erkrankungen, Neurosen, psychische Erkrankungen, Borderline-Syndrom.

7894 Stühlingen
Hans-Carossa-Klinik
Hauptstr. 19
Tel.: 0 77 44/66 32

Psychosomatische Erkrankungen, neurotische Zustandsbilder, Depressionen.

7000 Stuttgart
Psychosomatische Klinik
Fachkrankenhaus für analytische
Psychotherapie und Psychosomatik
70, Christian-Balser-Str. 79
Tel.: 07 11/67 81-0

7820 Titisee-Neustadt
Klinik Haus Vogt GmbH
Fachklinik für Kinder- und
Jugendpsychiatrie
Dennenbergstr. 5
Tel.: 0 76 51/20 08-0

Mittelfristige psychisch-psychotherapeutische Klinik, stationäre Psychotherapie bei psychoreaktiven Erkrankungen des Kindes- und Jugendalters, neurotische Entwicklungen, Neurosen, Borderline-Strukturen, psychosomatische Krankheiten.

7770 Überlingen
Klinik Buchinger am Bodensee
Fachklinik für Heilfasten,
Psychosomatik und Präventivmedizin
Wilhelm-Beck-Str. 27
Postfach 10 11 65
Tel.: 0 75 51/8 07-0

Psychosomatische Störungen und Erschöpfungszustände.

5239 Wied
Kliniken Wied
Mühlental
Tel.: 0 26 62/8 06-0

Psychosomatik, Suchtkrankheiten.

8911 Windach
Psychosomatische Klinik
Windach-Ammersee KG
Schützenstr. 16
Tel.: 0 81 93/7 20

Psychosomatische Erkrankungen, Neurologie, Psychiatrie, Psychosomatik.

7615 Zell/Harmersbach
Klinik Ortenau
Fachklinik für psychogene
Erkrankungen
Wiesenwaldstr. 34
Tel.: 0 78 35/80 91

Neurosen, psychosomatische Störungen und Erkrankungen, psychovegetative Syndrome, sogenannte Grenzfälle, leichte bis mittelschwere Psychosen.

Henry G. Tietze, geb. 1931 in Kiel, studierte nach mehrjährigen Auslandsaufenthalten in Asien und Amerika Betriebswirtschaft, Psychologie und Soziologie. 1978 übernahm er die Leitung des Instituts für Kooperative Psychologie in München. Er veröffentlichte mehrere erfolgreiche Bücher, unter anderem »Imagination und Symboldeutung« (1983), »Entschlüsselte Organsprache« (1987) und »Abschied von dir« (1988).

Von Henry G. Tietze sind außerdem als Knaur-Taschenbuch erschienen:

Botschaften aus dem Mutterleib (Band 3789)
Die Lustkrise (Band 3872)
Entschlüsselte Organsprache (Band 76023)
Meine Lügen – Deine Lügen (Band 4040)
Imagination und Symboldeutung (Band 4436)
Solo-Time (Band 82023)

Alternativ Heilen

Herausgegeben von Gerhard Riemann

Dieses Buch wurde auf chlor- und säurefreiem Papier gedruckt.

Originalausgabe April 1993

Umschlagillustration Susannah zu Knyphausen, München
Satz MPM, Wasserburg
Druck und Bindung Ebner Ulm
Printed in Germany 5 4 3 2 1
ISBN 3-426-76028-2

Henry G. Tietze

Organsprache von A–Z

Durch Körpersymptome seelische Probleme erkennen und behandeln

Band II – L–Z

Knaur®

Inhaltsverzeichnis

Therapeutische Übungen und Übersichtsartikel

EINFÜHRUNG

Kranke, vor allem Schwerkranke, erinnern andere Menschen, besonders Partner und Verwandte, an die eigene Sterblichkeit, zumindest aber daran, daß sie selbst jederzeit auch krank werden könnten. Um sich mit diesen Problemen nicht näher befassen zu müssen, meinen viele, die Krankheit sei halt das Schicksal dieser Patienten, da könne man eben nichts machen. Helfen könne man schon gar nicht, wenn dies selbst den Ärzten nicht gelänge. So werden viele Leiden zu einer Art Isolationskrankheit, und es setzt sich die Kette der Erfahrungen, die der oder die Kranke machen mußte, weiter fort. Schon als Kinder mußten die meisten von ihnen ja erleben, daß sie irgendwie ausgeschlossen waren. Fast jede Krankheit läßt sich als letzter Notschrei der Seele verstehen. Aber die Krankheit treibt die Menschen noch mehr in die Isolation.
Hoffnungslose Kranke befinden sich häufig in einer Ghettosituation. Darüber täuschen auch die vielen Bemühungen von Ärzten und Pflegepersonal nicht hinweg. Selbst jene, die im Umfeld der Erkrankten arbeiten, scheuen den persönlichen Kontakt. Da kommt zum Beispiel nicht die nette Frau Meier auf den Operationstisch, sondern »der Gebärmutterkrebs von Zimmer 148«.
Eine meiner Patientinnen, die vierzigjährig Angelika, wollte vor der Operation noch ein Gespräch mit dem Chirurgen führen. Frühmorgens war aber noch eine Laboruntersu-

chung angesetzt. In dieser Abteilung mußte sie eine volle Stunde warten. Als sie endlich in den Operationssaal kam, wirkten die starken Betäubungsmittel schon, und so konnte sie ihren Wunsch nicht mehr äußern, möglichst brusterhaltend operiert zu werden. Als sie dann aus der Narkose erwachte, mußte sie entsetzt feststellen, daß man ihr die ganze Brust abgenommen hatte. Später, als sie längst aus dem Krankenhaus entlassen war, erfuhr sie schließlich von ihrem Hausarzt, daß es sich nur um ein einziges winziges Karzinom gehandelt hatte, das aber auch lokal hätte entfernt werden können. Hier zeigt sich, wie wenig sensibel und sozial man oft im Krankenhaus mit Menschen umgeht. Deshalb rate ich jedem Kranken, sich genau zu informieren, bevor er die Zustimmung zu einer Operation gibt. Es ist immer besser, nicht nur einen Arzt zu Rate zu ziehen.

Die Ghettosituation, in der sich viele Kranke befinden, erleben sie als »Bestrafung durch die Umwelt«. Operationen, Chemotherapie und Bestrahlungen werden sehr oft als Strafe empfunden. Hier wird rigoros ein Stück Weiblichkeit »zerschnitten«, und man kann sich auch manchmal des Eindrucks nicht erwehren, daß es den Chirurgen an Einfühlungsvermögen in die Psyche weitgehend mangelt.

Das körperliche und seelische Leiden von Kranken hat nichts Heroisches an sich. Und so begegnet man ihnen mit wenig Würde und Achtung, aber andererseits auch nicht mit menschlicher Nähe. Nach einem Leben als Außenseiter wagen sie nicht, ihre Rechte durchzusetzen, wenn es darum geht, was und wie operiert werden soll. Das seelische Leiden der Kranken aber ist erst recht unermeßlich. Neben Schamgefühlen wühlt in ihnen die Angst vor Verfall, Entstellung und Hilflosigkeit. Zur Angst und Hilflosigkeit gesellt sich die Sorge um den Verlust des Arbeitsplatzes hinzu; sie fürchten, Angehörige nicht mehr versorgen zu können.

Es dominiert das Gefühl, ausrangiert zu sein, nicht mehr gebraucht zu werden. Viele Krankheiten treiben die Betroffenen in die Einsamkeit. Als Kranke, denken sie, hätten sie keinen Wert mehr in der Gesellschaft.
Die Diagnose »unheilbar« krank bedeutet im ersten Augenblick für den Kranken einen Schock. Bestimmte Leiden, wie etwa Krebs oder Herzinfarkt, rufen in unserer Gesellschaft bei vielen Beteiligten starke negative Emotionen hervor: beim Kranken selbst, bei der Familie und unterschwellig auch bei den Ärzten. Je besser ein Mensch diese Diagnose verkraften kann, desto besser ist auch seine innere Stabilität für die wohl anstrengendste Therapie. Was ein Herzpatient vor einer Bypass-Operation in den schweren Stunden vor und nach der Operation braucht, ist jemand, der ihn auffängt und eine Weile »tragen« hilft, bis er seine Stabilität wiedergefunden hat.
Im Krankenhaus bekommt er diese Hilfe freilich kaum. Leider besitzt hier selten jemand – weder die behandelnden Ärzte noch die Schwestern, überhaupt das gesamte Krankenhauspersonal – die Fähigkeit, wirklich psychisch zu stützen. Dafür wurden sie nicht ausgebildet. Andererseits haben sich auch kaum Zeit dazu. Dabei ist jede Art von Behandlung auch eine psychosomatische Interaktion. Ein Arzt, der seinem Patienten wörtlich sagt: »Wir müssen Sie am Herzen operieren«, versteht nichts von Psychosomatik. Fragt ein Herzpatient nach seiner vermutlichen Lebensdauer, bekommt er vielleicht zur Antwort: »Zwei Jahre, möglicherweise auch drei, auf keinen Fall mehr.« Ein solcher Arzt gibt seinem Patienten kaum eine Chance. Dabei gibt es genug Fälle, in denen sich alles dauerhaft zum Guten wandelte. Jede Diskussion über Krebs ist genauso eine psychosomatische Interaktion wie ein Gespräch über eine Nierentransplantation.

Aus dem Krankenhaus entlassen, haben Patienten kaum noch Mut und Hoffnung auf eine endgültige Heilung. Es bleibt das Gefühl: Es gibt niemanden, an den ich mich wenden kann. Zu wem kann ich sagen: »Ich habe Todesangst, ich bin verzweifelt, ich sehe keinen Ausweg mehr?«
Was solche Kranken brauchen, ist eine Stütze, ist jemand, der ihnen zutraut, daß sie wieder gesund werden können, jemand, bei dem sie lernen, sich wieder als vollwertige Menschen zu sehen, und spüren, daß die Krankheit nach der Operation vorbei ist, jemand, bei dem sie wieder zu lachen und zu hoffen lernen.
Wenn Kranke unter Depressionen leiden, sollten sie nicht den Rat bekommen, »sich zusammenzureißen«, denn ihre Depression ist ein reaktiver Vorgang. Es gibt ja etwas zu betrauern, denn diese Kranken haben ein Organ, einen Körperteil verloren. Sie haben einen Verlust erlitten, oft einen Teil ihrer Weiblichkeit oder Männlichkeit aufgeben müssen. Damit haben sie auch Selbstachtung und Würde verloren. Doch einiges kann zurückerobert werden. Organische Teile ihres Körpers kann man zwar höchstens mit einer plastischen Operation ersetzen, aber die Kranken können und müssen begreifen lernen, daß sie trotzdem Mann oder Frau bleiben. Wie schwer das Schicksal auch immer war, Selbstachtung und Würde vor sich selbst kann man nicht wegschneiden.
Die innere Auseinandersetzung mit größten Verlusten ist ein schmerzhafter Trauerprozeß, der mit Kummer, Einschränkung von Interesse und Verlust an Liebesfähigkeit einhergeht. Zugrunde liegt ein innerer Konflikt zwischen der realistischen Wahrnehmung des endgültigen Verlustes und dem emotionalen Widerstand gegen diesen Verlust. In der ersten Phase eines Trauerprozesses dominiert Unglaube, daß so etwas passieren konnte; es folgen Gefühle der

Benommenheit, Betäubung und Apathie. Erste Verarbeitungsstadien sind Rückzug, Vermeidung (nicht in die Klinik gehen zu wollen) und Verleugnung (»So krank bin ich doch gar nicht, der Arzt muß sich geirrt haben«).
Auf diese ersten Phasen folgt die Auseinandersetzung mit dem verlorenen Objekt. Auch in dieser Phase können alle möglichen Abwehrmechanismen auftreten. Allmählich bauen sich Gefühle von Traurigkeit, Angst, Hilflosigkeit und Hoffnungslosigkeit auf. Selbstanklagen, Selbstaggression und Schuldgefühle nehmen allmählich ab; das Gefühl der Trauer hingegen nimmt immer mehr zu. Eine weitere in die Krankheit führende Streßsituation ist die Mehrdeutigkeit von Ereignissen. Dieser Begriff bezeichnet Situationen, in denen entscheidende Aspekte nicht eindeutig einzuschätzen sind.
Das können solche Situationen sein, in denen eindeutige Erfahrungswerte fehlen, die also neu für den Betroffenen sind. Es fehlen eindeutige Vorerfahrungen. Eine solche Situation kann gegeben sein, wenn der Arzt sagt: »Sie haben Krebs!« Das ist zunächst ein Hammerschlag für den Betroffenen, macht ihn hilflos. Er weiß nicht, wie er reagieren soll. Da wichtige, objektive Informationen fehlen, treten in einer vieldeutigen Situation subjektive persönliche Überzeugungen auf, etwa: »Ich habe Krebs, also werde ich sterben.«
Mehrdeutigkeit beeinträchtigt unser Vermögen, uns objektiv mit einer Situation auseinanderzusetzen, etwa so: »Ich habe Krebs. Wie weit ist meine Krankheit schon fortgeschritten? Gibt es Menschen, die geheilt wurden und wie? Was kann ich selbst tun, um eine bessere Lebenschance zu bekommen?«
Mehrdeutigkeit liegt vor, wenn jemand wie gelähmt ist und nicht weiß, wie er sich mit der Situation auseinandersetzen soll.

Häufig kommt es auch zu neuen psychosomatischen Symptomen, die mit der Krebserkrankung selbst nichts zu tun haben. Diese Reaktionen werden erst verständlich, wenn man sie mit Reaktionen der übrigen Familienmitglieder in Zusammenhang bringen kann. Krebskranke stehen nämlich nicht nur in psychosomatischer Interaktion mit Ärzten und Schwestern, sondern auch (und vor allem) mit der eigenen Familie. Man kann nicht übersehen, daß eine schwere Erkrankung eines Familienmitgliedes von den anderen als Streßfaktor erlebt wird. Das ist schwerwiegend, weil die Familienstruktur, in sich gefestigt und auf einem bestimmten Reaktionsmuster basierend, sich durch die Erkrankung eines Familienmitgliedes verändert und andere, neue Reaktionsmuster gefunden werden müssen. Innerlich kommt es bei den anderen Familienmitgliedern zu Widerständen. Werden diese unterdrückt, kann es auch bei den Familienmitgliedern zu psychosomatischen Symptomreaktionen kommen.
Dieses Symptomgeschehen bei einigen Familienmitgliedern ist zumindest aus der Sicht verständlich, daß Ängste um das Leben des Erkrankten auftreten. Das ist eine ungute Situation: Die ganze Familie läuft mit besorgten Gesichtern umher, das Radio darf nicht mehr so laut gestellt werden, der Kranke darf ja nicht aufgeregt werden. Nicht selten geschieht es, daß Familienmitglieder den Kranken schon als »tot« ansehen. Damit geraten sie dann in eine sich – möglicherweise – erfüllende Erwartungshaltung. Das Gesündeste, was man einem Krebskranken antun kann, ist jedoch, ihn wie einen gesunden Menschen zu behandeln, also so, wie man ihn vor der Erkrankung behandelt hat. Das ist der beste Nährboden für die völlige Genesung.
Doch die Diagnose »Krebs« führt zweifellos auch in der Familie des Kranken zu großen Belastungen; Gefühle von

Verzweiflung und Verwundbarkeit treten ebenso bei den Familienangehörigen auf. Sobald die Diagnose gestellt ist und der Kranke in eine Klinik kommt, fühlen sich die Angehörigen von der sozialen Versorgung des Patienten ausgeschlossen. Gerade die Tatsache, daß sie vom Krankenhauspersonal nichts Genaues erfahren können, macht sie unsicher. Es ist auch hier das Gefühl von Ohnmacht und Ausgeschlossensein, das die Angehörigen unter erheblichem Streß leiden läßt. Depressionen und Schuldgefühle sind die Folge. Als belastend werden Rollenveränderungen, die Verminderung gemeinsamer Aktivitäten sowie Beeinträchtigungen von Kommunikation und sexuellen Beziehungen erlebt. Angesichts mangelnder Unterstützung bei der Verarbeitung eigener emotionaler Belastungen kommt es zum Teil zu extremen Reaktionen wie Trennung, Alkoholismus oder Suizidversuchen.

Kinder von Krebskranken fühlen sich in solchen Familienkrisen sehr allein. Da sich alles um den Erkrankten dreht, spüren sie verminderte Zuwendung und Verfügbarkeit eines oder beider Elternteile. Familiäre Konflikte und die anderen Prioritäten des Elternpaares können für Menschen sehr belastend und schwer verständlich sein. Die daraus resultierenden negativen Gefühle gegenüber dem erkrankten Elternteil werden wiederum zur Belastung, da sie mit Schuldgefühlen besetzt sind und abgewehrt werden. Nicht selten müssen Kinder in solchen Krisensituationen vermehrt Verantwortung übernehmen; sie leiden an Verhaltensstörungen, bekommen Schulschwierigkeiten, und ihre Freunde ziehen sich von ihnen zurück. Besonders schwierig scheint die Beziehung zwischen brustkrebskranken Müttern und ihren Töchtern zu sein, nicht zuletzt deshalb, weil Frauen in stärkerem Maße von ihren Töchtern Unterstützung erwarten als von ihren Söhnen. Es

treten aber auch verstärkt Rivalitätsprobleme auf: Die Mütter fühlen sich der gesunden Tochter plötzlich unterlegen, denn die wird ja einmal gesunde Brüste haben. Und die Töchter bekommen vermehrt Angst, denn die Erwartung, selbst Krebs bekommen zu können, verstärkt sich. Sogar die Mütter der Brustkrebskranken ziehen sich vermehrt zurück. Hier zeigt sich, wie dramatisch Weiblichkeit und Mütterlichkeit in einer Familie erlebt werden können. Denn wenn die Krebskranke Schwierigkeiten mit der Weiblichkeit hat, ist dies bei der Mutter oder der Tochter vielleicht nicht anders.

Auch über die Angst kann eine Identifikation mit Kranken entstehen. Als seine Frau an Krebs verstorben war, wurde ihr Ehemann krank. Organisch konnte man bei ihm nichts feststellen, aber er lebte mit der Einbildung, er habe Krebs. Als seine Frau noch lebte, hatte er gesagt: »Was soll ich mit einer Frau, der man die Hälfte weggeschnitten hat? Ich habe damals eine ganze Frau ›geheiratet‹, und jetzt?« Ein Jahr nach dem Tode seiner Frau klagte er dann selbst über Schmerzen im Unterleib. Er glaubte felsenfest daran, daß er Krebs im Darm habe. Mehrmals kam er ins Krankenhaus, doch Krebs wurde nie diagnostiziert. Inzwischen ist er auf 48 Kilogramm abgemagert und glaubt immer noch an den Krebs. Doch seine Darmerkrankung verdankt er der inneren Wut darüber, daß ihm die Frau über die Erkrankung »weggelaufen« war. Seinen miserablen Gesundheitszustand verdankt er der Tatsache, daß er den Tod seiner Frau bisher nicht verwinden konnte.

Jeder Schwerkranke braucht soziale Unterstützung, das Gefühl, daß für ihn gesorgt und daß er geliebt wird. Soziale Unterstützung kann den Krankheitsverlauf erheblich beeinflussen. Getragen von emotionalem Vertrauen, von Einfühlungsvermögen und Zuneigung, baut sich Wohlbefinden

wieder auf. Statt negativer (»Er wird wohl bald sterben«) können positive Erwartungshaltungen den Krankheitsverlauf günstig bestimmen. Diese optimistische Grundhaltung dem Kranken und der Krankheit gegenüber kann und soll Bestandteil der alltäglichen Interaktion sein. Die negative Erwartungshaltung macht die ganze Familie krank. Wie eine dunkle Wolke legt sich die Angst über die Familie; ihre Mitglieder fühlen sich gelähmt, hilflos, zornig oder auch traurig.

Eine solche Familie muß begreifen lernen, daß sie selbst nicht krank, aber emotional sehr wohl beteiligt ist. Über ihr Angstverhalten engt sie sich und letztlich den Kranken ein, so daß dieser kaum die Kraft hat, positive Energien aufzubauen. Dort aber, wo die Familie positiv miteinander kommuniziert und lebt, treten schon Krankheiten viel seltener auf, weil die Allgemeinsituation entspannter ist. Wo die Familienstruktur frei von Spannung ist, dort ist auch weniger Streß zu finden. Selbst eine schwere Erkrankung wird in diesem Zusammenhang schneller und besser verarbeitet. Dort jedoch, wo nur scheinbare Harmonie herrscht, wo mehr geschwiegen, geschluckt, verdrängt und verleugnet wird, um einen scheinbaren Frieden aufrechtzuerhalten, sind Gesundheit und Wohlbefinden aller Familienmitglieder bedroht.

Die Zusammenhänge zwischen sozialer Unterstützung, Stressoren, Persönlichkeits- und Umweltvariablen sind allerdings noch komplexer. Dort nämlich, wo die Familienstruktur auseinandergerissen wird, etwa durch Tod, Trennung oder Scheidung, ist die soziale Unterstützung gestört. Ebenso können chronische Streßfaktoren, zum Beispiel im Bereich der Berufsausübung, den Einfluß der Familie vermindern. Jeder kennt Männer, die daheim nie über ihren Ärger in der Firma reden. Hier ist der positive Einfluß an

sozialer Unterstützung gemindert, der Streßabbau wird dadurch erschwert oder gar unmöglich gemacht.

Wie soll die Familie Verständnis aufbringen können, wie hilfreich stützend eingreifen, wenn ihr die Informationen darüber vorenthalten werden, wie groß der Ärger in der Firma ist, und wenn ihr verschwiegen wird, wie weit der Betreffende schon geschädigt ist? Dann wird nur gemunkelt: »Irgendwas ist mit Papa los, der ist in letzter Zeit so komisch.«

Eine solche Situation beeinträchtigt auch die Familienkommunikation. Der Pegel der Harmonie senkt sich. Es liegt »etwas in der Luft«. Jeder spürt das, jeder beginnt, sich anders als vorher zu verhalten. Die Stimmung kann sich jetzt wenden, sich zur »dicken Luft« verändern. Es kann zur Krise kommen. Hier hat es auch zuvor wohl keine wirkliche Harmonie gegeben, denn es fehlte mit Sicherheit ein Grundgefühl: das Vertrauen.

In einem Familiengefüge, in dem Frieden, Frohsinn und Vertrauen vorherrschen, hat eine Erkrankung viel weniger Spielraum. Im entgegengesetzten Fall kann sich eine bereits ausgebrochene Erkrankung durch Interessenlosigkeit oder aber durch Überbesorgnis noch verschlimmern. Selbst wenn die Sorge nicht offen ausgesprochen wird, wenn die Angehörigen also mit »scheinheiligen« Gesichtern herumlaufen und sich insgeheim schon als Witwen und Waisen bedauern, verschlimmert sich die Erkrankung über den »Geist des Todes«, der von der Familie erzeugt wird. Der Kranke benötigt Nähe, Wärme, ein Getragensein durch die Familie. Doch was er bekommt, ist die Isolation, die durch die Angst der anderen entsteht: »Leise, leise, sei doch nicht so laut, Papa ist krank und braucht Ruhe.« Noch schlimmer wird es, wenn uralte Emotionen sich jetzt verstärken, etwa in dem Sinne: »Der Wolf ist krank, jetzt kann

er nicht mehr zurückbeißen.« Der Kranke wird mit Vorwürfen überschüttet und ist kaum in der Lage, sich zu wehren. Seine Lebensführung, seine Art der Kommunikation, sein Umgang mit sich und der Familie werden ihm vorgeworfen, und er schluckt alles verbittert herunter, fühlt sich hilflos.

Die psychologische Literatur beschreibt überzeugend, daß soziale Unterstützungsprozesse ein wesentlicher Bestandteil von Anpassungsprozessen sind und entscheidende Auswirkungen auf subjektive Befindlichkeit, Lebensqualität und körperlichen Zustand haben. Die Forschung der Zukunft wird das Kommunikationsnetz innerhalb einer Familie mehr zu berücksichtigen haben. Dort, wo jedes Familienmitglied seine »eigene Pille« verschrieben bekommt und wo die Erkrankung des Familienganzen nicht berücksichtigt wird, können Gesundheit und Wohlbefinden kaum einkehren.

Wie sehr Krankheit die ganze Familie beeinträchtigen und wie wiederum die Familie eine Erkrankung wesentlich beeinflussen kann, soll folgender Modellfall verdeutlichen: Einer fünfundvierzigjährigen Frau wurde im Krankenhaus die rechte Niere entfernt. Die Frau ist ängstlich: Wie wird es weitergehen? Was meinen die Ärzte? Welche Heilungschancen hat sie? Wie wird das Leben mit nur einer Niere sein? Sie fühlt sich hilflos und unsicher. Sie hofft auf Zuspruch und Hilfe durch ihren Mann.

Aber was weiß sie schon von ihrem Mann? Seit zwanzig Jahren leben beide zusammen, aber kennt sie ihn wirklich? Hoffnung und Zuspruch bleiben aus. Der neunundvierzigjährige Ehemann fühlt sich nämlich mit dieser Situation total überfordert. Er versteht nichts von Krankheit. Was tut man da? Gefühle zeigen? Nett sein, freundlich sein? Das hat er sich längst abgewöhnt. Als Eigenbrötler hatte er sich

schon vor Jahren aus der Familienstruktur abgesondert. Seine Welt ist die Firma, dort fühlt er sich sicher. Hinter Zeitknappheit und Berufsstreß kann er seine Ängste und Kommunikationsprobleme verbergen. Er hat es seit vielen Jahren aufgegeben, sich mit seiner Frau auseinanderzusetzen. Längst haben sie verlernt, miteinander zu reden, sich einander ihre Bedürfnisse mitzuteilen, ihre Ängste und Sorgen wirklich miteinander zu teilen.

Jeder hat scheinbar freiwillig in dieser Beziehung eine bestimmte Rolle übernommen, ohne sich zu fragen, ob das den wahren Bedürfnissen entspricht. Jeder von beiden ist bestrebt, seine Rolle nicht nur gut zu spielen, sondern sie so auszuleben, wie der andere es scheinbar von ihm erwartet. Gegenteilige Signale wurden übersehen, Hilferufe des anderen überhört. Die Kommunikationsstörungen in solchen Beziehungen entwickeln sich meist schleichend: Fehlende Gespräche, vernachlässigte Sexualität werden mit Äußerlichkeiten entschuldigt. Arbeit, Alltag und Kinder werden vorgeschoben, um sich selbst und dem Partner nicht mehr begegnen zu müssen. Dieses Spiel des »Eigentlich-glücklich-sein-Müssens« verlangt im Laufe der Jahre dem Körper enorme Energien ab; das Immunsystem erlahmt, wird anfällig.

In unserem Modellfall war ein halbes Jahr vor der Nierenerkrankung die letzte Tochter aus dem Haus gegangen, wodurch ein Freiraum entstanden war. Die Frau konnte nun ihre Mutterrolle nicht mehr ausleben, eine innere Leere breitete sich in ihr aus. Sie hatte in ihrem Leben nichts anderes gelernt, als Hausfrau und Mutter zu sein. Das war ihre Rolle in der Familie gewesen. Doch nun waren nur noch ihr Mann und sie selbst zurückgeblieben: Ihr Mann verkroch sich immer mehr hinter seiner Arbeit, und sie war allein. Die innere Leere, die Beziehungsstörungen

und der Rollenbetrug – all das führte in die Krise (siehe Nierenerkrankung).
Nierenerkrankungen zeigen Partnerschaftskonflikte an. Im vorliegenden Fall gehörte die Tochter in den partnerschaftlichen Bereich. Ohne die Chance, über einen neuen Beruf oder andere Bereiche ein neues Stück Identität aufbauen zu können, ist der Verlust der Mutterrolle für viele Frauen gleichwertig mit dem Verlust der weiblichen Identität. Die Unbeholfenheit des Mannes in unserem Modellfall, mit dieser Situation umzugehen, ist symptomatisch. Die Krise seiner Frau trifft den Mann an seinem eigenen wunden Punkt, den er in der bisherigen Rollenstruktur verdecken konnte: Er hat Angst, selber nicht männlich genug zu sein. Es bleibt nun keine andere Wahl: Mann und Frau sowie die Kinder müssen sich in dieser Situation den verdrängten Konflikten stellen, wenn die Kranke eine echte Genesungschance haben soll.
Die Frau ist aufgefordert, zu lernen, sich mit ihrer wirklichen Rolle und ihren wahren Bedürfnissen auseinanderzusetzen. Sie kann lernen, Abschied zu nehmen von ihren Kindern, diese in ihre eigene Zukunft gehen zu lassen. Sie kann erfahren, daß sie Kinder und Mann nicht an sich zu binden braucht. Ihr Mann wird über die akute Situation gezwungen, seinen beruflichen Ehrgeiz in Frage zu stellen. Wenn er lernt, zuzuhören und auch mehr auf seine eigenen Bedürfnisse zu hören, können beide, Mann und Frau, einen echten neuen Anfang finden. Für alle Beteiligten wird diese Krise zum Lernbereich für eine veränderte Identität und Rollenidentifikation, die allen Betroffenen mehr Raum für das Wesentliche läßt.
Was aber geschieht, wenn sich an dem inneren Gefüge nichts ändert? Der Mann würde sich wohl vermehrt hinter seiner Arbeit verbergen, um seine eigenen Ängste und

Unsicherheiten steuern zu können. Die Frau, in ihrer weiblichen Identität stark verunsichert, würde über die Angehörigen Hilfe und Bestätigung von außen suchen. Ihr Mann würde versuchen, ihre Angst, keine Frau mehr zu sein, zu beschwichtigen, ihr aber körperlich ausweichen, weil er sich in dieser Situation überfordert fühlen würde. Sie würde die Halbherzigkeit seiner Reaktionen spüren und dadurch noch weiter verunsichert werden.
Auf diese Weise aber kann sich kein Immunsystem stabilisieren. Es wird immer schwieriger, den Krankheitsfaktor in den Griff zu bekommen. Die Kommunikationsebene in der Familie beginnt sich zu verändern: Es gibt keine Frau mehr, die sich in einer Lebenskrise befindet, sondern eine Kranke, die um ihre Gesundheit ringt. Man muß vorsichtig mit ihr umgehen, denn »man weiß ja nicht, wie lange das noch gutgeht«. Außer der Kranken gibt es dann nur noch Gesunde, die längst ihr Urteil gefällt, die Kranke geistig verlassen haben und darauf warten, daß ein »gütiges Schicksal« alles beendet, denn die zweite Niere ist längst auch schon anfällig geworden.
Fragen Sie sich einmal selbst: Können Sie sich erinnern, wie Ihre Familie reagierte, als Sie einmal schwer erkrankt waren? Oder umgekehrt, wie fühlen Sie sich, wenn jemand eine schwere Erkrankung durchmachen muß?
Können Sie zwischen Sorge und fürsorglicher Unterstützung unterscheiden? Ist Krankheit ein Urteil, dem man sich beugen muß, oder herrscht bei Ihnen ein Familiengeist, der in einem solchen Fall zuläßt, daß Sie alle »zusammenrücken«, um diese Krisenzeit zu überstehen?
Überlassen Sie alles den Ärzten, oder unternehmen Sie selbst etwas, um herauszufinden, wo der Patient besser aufgehoben wäre?
Gibt es in Ihrer Familie das Gefühl der lähmenden Erwar-

tungshaltung? Häufig ist es so, daß Familienmitglieder den schwer Erkrankten schon tot sehen, daß sie geistig das Todesurteil längst gefällt haben und dem Erkrankten nicht die Chance einer möglichen Besserung oder Genesung geben.
Sind Ihre Gefühle von Sicherheit und Geborgenheit bedroht, wenn jemand schwer erkrankt ist? Leiden Sie unter Schuldgefühlen, wenn jemand krank ist? Tut jemand in Ihrer Familie so, als ginge ihn oder sie das alles nichts an?
Bei der Beantwortung dieser Fragen können Sie erkennen, welche Einstellungen Sie gegenüber Kranken und Krankheiten haben, aber auch, wie das soziale Netz in Ihrer Familie geknüpft ist.

L

LEBERZIRRHOSE

Diagnose

Chronische Lebererkrankung, bei der eine fortdauernde, mit Faserbildung einhergehende Entzündung des Gefäßbindegewebes und ein schubweiser Untergang von Leberzellen mit nachfolgender Bildung von neuem Leberparenchym (Organgewebe) miteinander verknüpft sind und verschiedene anatomische und klinische Bilder gestalten.

Organsprache

Ich kann meinen Ärger nicht verdauen.

Man sagt dem Alkoholiker nach, daß der Alkohol seine Leber sozusagen zerfresse. Das ist nur teilweise richtig. Der Alkohol begünstigt Prozesse in der Leber in Richtung Zirrhose. Es sind aber auch Menschen an Leberzirrhose erkrankt, die nie einen Tropfen Alkohol getrunken haben. Es gibt jedoch einen anderen Aspekt, der zu bedenken wäre: Wut und Zorn stauen sich nicht nur im Bauchraum, sie gehen nicht nur an die Galle, sie zerfressen sozusagen auch die Leber.

Nicht weit unterhalb unserer rechten Brustwarze liegt die annähernd eineinhalb Kilo schwere Leber. Sie enthält, tief im Gewebe ihrer zahlreichen Zellen verteilt, in Form von

Glykogenmolekülen gespeicherten Blutzucker. Wenn einen Menschen der Zorn überkommt und dieser Zorn nicht abgeleitet wird, überflutet gelöstes Adrenalin aus dem Vorrat der Nebenniere die Umgebung dieser Zellen und trifft auf Rezeptoren, die zugleich das Ihre dazutun, damit der nützliche Zucker bereitgestellt wird für Angriff oder Flucht. Ein chemischer Bote schwimmt aus dem adrenalingefüllten Rezeptor in die Zelle, ein weiterer wird tätig und sorgt dafür, daß der so sorgfältig gebundene Zucker gelöst wird. Bald strömen Billionen Zuckermoleküle aus der Leber, kaum daß das auslösende Adrenalin sie erreicht hat. Der Zucker geht in den Blutstrom und erreicht mit ihm zusammen das Gehirn. Dort liefert er den nötigen Brennstoff, der uns besser und konzentrierter arbeiten läßt. (Ein großer Teil des Blutzuckers liegt auch unmittelbar in den Muskeln bereit; das Adrenalin macht auch diesen Teil verfügbar.) Um dieses Kraftpaket wieder abzubauen, muß dem Zorn die Aktion in Form von Flucht oder Angriff folgen. Das passiert aber häufig nicht. Der Ärger wird ständig runtergeschluckt, Adrenalin und Glykogen stauen sich, und über körperliche Reaktionen werden wir krank. Es ist nachgewiesen, daß bei Menschen, die ihren Zorn nie herauslassen, der Zuckerspiegel nach oben klettert (siehe Diabetes mellitus).

Über den zurückgestauten Ärger gibt es volksmündliche Aussagen. Etwa: »Es frißt ihm an der Leber.« Das sagt aus: Er hat eine ganze Menge Ärger geschluckt, und es gelingt ihm nicht, sich auszusprechen; er hält alles zurück. Wer immer alles in sich hineinfrißt, wird schließlich krank. Wenn wir aber sagen: »Dem ist etwas über die Leber gelaufen«, dann bedeutet das, daß jemand sich gewaltig geärgert hat. Er läuft mit verbissenem Gesicht herum. Früher galt die Leber als Sitz der Lebenssäfte und der Temperamente.

Wenn wir darüber nachzusinnen beginnen, kommen wir zu dem Schluß, daß diese frühen Ärzte nicht unrecht hatten. Schließlich ist die Leber eine Entgiftungsstation, durch die vieles hindurchfließt. Man spuckt Gift und Galle, kann den Ärger jedoch nicht voll herauslassen. – Anders geht es jenen Menschen, die »frei von der Leber weg« reden können.

Familiengeschichtlicher Hintergrund

Leberkranke fühlten sich in ihrer Kindheit vernachlässigt, beiseite geschoben, nicht angenommen. Die Eltern waren beiden ständig mit Arbeit oder eigenen Problemen beschäftigt, konnten sich nicht entsprechend ihren Kindern widmen. So entstand ein großes Verlangen nach Bindung und nach Anerkennung. Wenn Geschwister da waren, entwickelte sich häufig eine Atmosphäre von Neid und Eifersucht. Jemand sei »gelb vor Neid«, ist die gleiche Aussage wie »Er ärgert sich gelb«. Beides sind Einflüsse, die beispielsweise in eine Gelbsucht münden können.
Dem Leberkranken fehlt das Gefühl, daß jemand hinter ihm steht. Dieses Verlangen nach Bindung führt dazu, daß er seine Aggressionen zurückhält. Um nichts in der Welt möchte er es mit seiner Umwelt verderben (siehe Hepatitis). Dabei wacht er eifersüchtig, daß ihm bei seinem Bestreben, Bindungen aufzubauen, keiner in die Nähe kommt.
Eifersucht ist ein Gesamtzustand, von dem ein Mensch in seinen Beziehungen zu seiner Umgebung fundamental erfaßt wird. Sie verzerrt seine ganze Wahrnehmung der Welt, in der er sich bewegt. Die Eifersucht wird gewöhnlich als Emotion angesehen. Es ist wichtig zu erkennen, daß sie eine umfassende Veränderung der ganzen Art des Sehens und Handelns darstellt. Wenn wir sagen, ein Mensch leide unter Eifersucht, dürfen wir nicht glauben, es handle sich um

eine Beunruhigung seiner Gefühle. Der Eifersüchtige ist in einer Fessel gefangen, die sein ganzes Tun einschränkt, so wie die in der Leber gestauten Aggressionen ihn handlungsunfähig machen.

Therapievorschlag

Analytische Imaginationstherapie, Psychoanalyse, jegliche Art von Gruppentherapie.

Das LIMBISCHE SYSTEM – Die physischen Phänomene der Emotionen

Eine moderne Theorie vertritt die Ansicht, daß Emotionen größtenteils als Funktionen des limbischen Systems zu betrachten sind. »Limbus« bedeutet »Rand« oder »Grenze«. Mit »limbisch« wird die zwischen Hirnstamm und Großhirn liegende Region bezeichnet. Reize und Erfahrungen werden vom limbischen System in Form von Empfindungen oder nonverbalen Sensationen interpretiert. Im Gegensatz dazu steht die Verarbeitung in Form intellektueller Symbole, also Wörtern, Schlußfolgerungen, Ideen. Es zählt zu den primitiven Hirnregionen. Veränderungen im limbischen System führen sofort zu emotionalen Reaktionen.

Ein winziger Stromstoß reicht aus, um Furcht oder Furchtlosigkeit, Hunger oder Sattsein, Wut oder sexuelle Impulse auszulösen. Dabei werden völlig verschiedene Effekte erreicht. Das limbische System reagiert gleichermaßen auf äußere Einflüsse und innere Empfindungen. Es ist bei vielen psychosomatischen Prozessen beteiligt. Lust und Unlust, Lust und Schmerz liegen

in diesem System ganz dicht beieinander. Und es beginnt jedesmal auf die gleiche Weise: Eine Mischung aus optischen Reizen, Gerüchen und Erinnerungen durcheilt den Stromkreis der Nervenzellen im ganzen Körper und landet schließlich durcheinanderwirbelnd in einer Ansammlung »verdrahteter« Nervenzellen, die ringförmig nahe der Unterseite des Gehirns an sicherer Stelle angeordnet sind: dem limbischen System. Es ist auch maßgeblich an Lust oder Unlust beteiligt.

Schauen wir uns einmal an, wie das funktioniert: Als erstes erkennt man sexuelles Verlangen stets an den Augen. Das hat seinen einfachen Grund darin, daß man sie als nach vorne verlagerten Teil des Gehirns betrachten kann, den die Augäpfel daran hindern, aus dem Kopf zu »tropfen«. Bei sexueller Erregung steigt der Blutdruck regelmäßig an, und die Pupillen öffnen sich weit. In weniger als einer fünftel Sekunde können sie anfangen, sich zu vergrößern und von einer anfänglichen Stecknadelgröße ausgehend einen Durchschnitt von neun Millimetern erreichen. Die Augen erfassen jetzt blitzschnell den anderen Menschen, zu dem das Verlangen erwacht. Hormone kommen ins Spiel, und der Mensch ist voller sexueller Lust.

Freud sah den Kern der meisten Neurosen im Zusammenhang mit Lust und Unlust. Aus der Sicht des limbischen Systems hatte er sicher recht. Es ist an so vielen körperlichen und seelischen Prozessen beteiligt, es ist auch immer an den körperlichen Reaktionen bei psychosomatischen Erkrankungen dabei.

In den letzten fünfundzwanzig Jahren haben die Hirnforscher ihre Kenntnisse über das limbische System

weiter ausgebaut. Obwohl es nur das untere Fünftel des Hirns ausmacht, übt es doch auf das Verhalten einen sehr großen Einfluß aus. Seine sämtlichen Teile sind in zwei Richtungen mit dem Hypothalamus mit einer Aufhäufung von Zellgruppen verzweigt. Diese stehen ihrerseits mit Außenposten in Verbindung. Vorn mit den Septalregionen und seitlich mit dem Amygdala (siehe Grafiken). Man kann sich das limbische System wie ein Rad vorstellen, bei dem der Kortex den Radkranz und der Hypothalamus mit seinen Außenposten die Nabe und die Speichen bildet. Hirn- und Verhaltensforscher sehen diese Struktur als verantwortlich für die Gedächtnisbildung an.
Daß das limbische System bei emotionalen Reaktionen eine besondere Rolle spielt, wurde an tollwütigen Hunden demonstriert, bei denen es weit mehr in Mitleidenschaft gezogen war als andere Hirnregionen. Tatsächlich handelt es sich um einen Regelkreis, mit dessen Hilfe Botschaften durch fünf limbische Strukturen laufen können: das Ammonshorn, die Corpora mamillaria, den vorderen Thalamus, das Cingulum und den Hypothalamus.
Durch Bewegung im limbischen System können tiefgreifende Veränderungen im Verhalten und dem emotionalen Erleben bewirkt werden. Einfach ausgedrückt, werden Essen, Kämpfen, Fliehen und Sexualität von dort gesteuert. Wenn wir uns an das gestörte Angriffs-und-Flucht-Muster bei vielen Menschen erinnern, dann wissen wir, wo die Fehlsteuerung stattfindet. Aber das limbische System ist nicht dafür verantwortlich zu machen, sondern es reagiert auf unser Denken und Fühlen, zum Beispiel auf unsere Entscheidungsunfähigkeit.

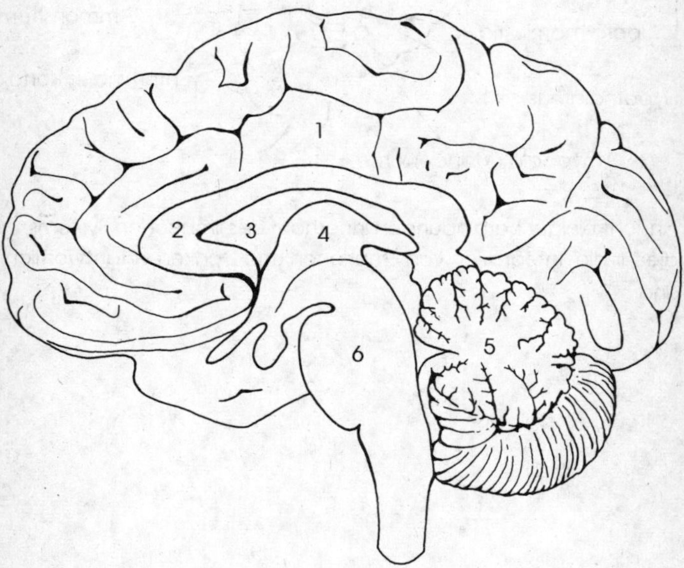

Übersicht über den Aufbau des Gehirns:

1 Großhirn

2 Limbisches System

3 Balken, der aus vielen die Hirnteile miteinander verbindenden Nervenfasern besteht

4 Die tieferen Hirnzentren: Hypothalamus und Thalamus

5 Kleinhirn

6 Stammhirn

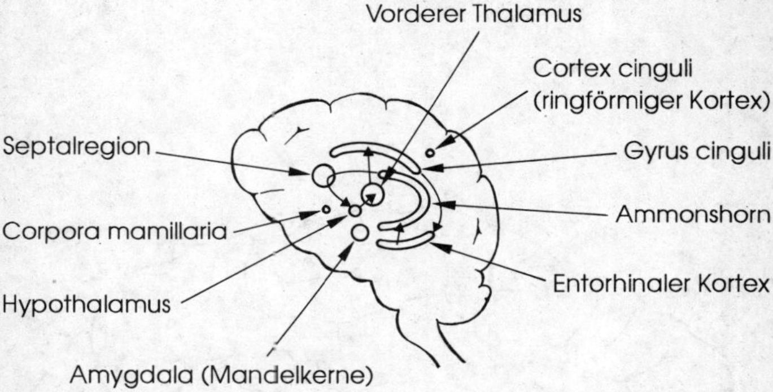

Ansicht einiger Verbindungen innerhalb des limbischen Systems, die für die Integration von Emotionen und Denken verantwortlich sind

Jeder kann unterscheiden zwischen dem, was wir fühlen, und dem, was wir wissen. In der Regel arbeiten diese beiden Richtungen harmonisch zusammen. Wenn wir uns in harmonischer Gesellschaft befinden, in der wir ein Gefühl von Sicherheit und Geborgenheit spüren, lassen wir los, entspannen wir uns, wir fühlen uns wohl, es gibt keine Gefahr, wir müssen weder angreifen noch fliehen.

Umgekehrt ist es, wenn wir beispielsweise vor Gericht stehen. Die Atmosphäre hat etwas Feindseliges an sich. Alle Körperregionen sind gespannt. Über das limbische System haben wir auf Gefahr geschaltet, ohne weglaufen zu können. Wir haben diesen Autounfall verursacht und müssen dafür geradestehen, ohne fliehen zu können. Ein Gefühl von Ausweglosigkeit macht sich breit, das sofort auf unser schwächstes Organ schlägt.

Bei allem, was wir tun, ist immer das limbische System mitbeteiligt. Während der Gerichtsverhandlung befindet man sich in Alarmbereitschaft; das limbische Gehirn liegt sozusagen auf der Lauer, um sofort jeder Reaktion folgen zu können. Wird man freigesprochen, entspannen allmählich alle Systeme. Man kann in eine Kneipe gehen, alles nochmals mit einem Bier runterspülen (wenn man ein oraler Mensch ist). Man kann loslassen. Wird man aber verurteilt, gehen Emotionen hoch. Aggressionen, vermischt mit Schuldgefühlen, klingeln Daueralarm. Vielleicht kann man nicht einsehen, daß man »schuldig« sein soll. Man sieht die Sache anders. Und schon beginnt sich das »psychosomatische Karussell« zu drehen.

LUMBAGO
(Hexenschuß)

Diagnose

Hexenschuß, Ausdruck für »Lendenweh«, indifferente Schmerzen im Lenden- und Hüftbereich.

Organsprache

Die Last des Lebens ist mir zu schwer. Ich diene mich zugrunde.

Mir ist etwas in den Rücken geschossen – das ist die Aussage eines Menschen, der plötzlich einen stechenden Schmerz im Rücken spürt. Falsche Körperhaltung, Verspannung, rasches Bücken, ohne sich aufrichten zu können, definieren ein akutes Geschehen, das der Volksmund mit »Hexenschuß« bezeichnet. Es ereignet sich oft in Begleitung von Wirbelveränderungen; diese sind aber keineswegs Voraussetzung dafür.
Was viel weniger beachtet wird, ist der Umstand, daß derartige plötzliche Schmerzen Ausdruck von seelischen Belastungen sind. Wir begegnen dem Hexenschuß bei Menschen mit Unsicherheitsgefühlen beim Bewältigungsprozeß großer beruflicher Probleme, aber auch bei jenen Patienten, die ihren Widerstand gegen bestimmte Erfahrungen aufgegeben haben. In ihm liegt also eine Resignation zugrunde. Der Kampfdrang hat nachgelassen, und die Last des Lebens liegt »brennend« im unteren Wirbelbereich. Derartige Kreuzschmerzen können auch Ausdruck von Frustration sein. Etwa dann, wenn sich die Erwartungen an das Leben, an den Partner, an die Kinder nicht erfüllen und große innere Unzufriedenheit sich ausbreitet.

Bei Männern ist diese Unzufriedenheit nicht selten von Versagensängsten begleitet. Sie haben das Gefühl, im Beruf nicht zurechtzukommen, oder fühlen sich über Minderwertigkeitsgefühle in ihrer männlichen Leistung beeinträchtigt.
Im Rückenbereich gibt es kaum Schmerzzustände ohne Affektstörungen. Es handelt sich auch hier um eine Störung im Flucht-und-Angriffs-Muster. Aggressionen und Angst können nicht offen ausgelebt werden.

Familiengeschichtlicher Hintergrund

Unsere Sprache drückt viele Einsichten über seelisch-leibliche Zusammenhänge aus. Allerdings begreifen wir die Aussprüche oft nicht mehr in ihrem ursprünglichen Wortsinn. Menschen mit Lumbago laden sich eine Bürde auf, die ihnen schier das Kreuz bricht. Warum tun sie das?
Als Kinder fühlten sie sich nicht anerkannt. Immer stießen sie auf kalte Ablehnung. Wirklichen Kontakt erlebten sie nicht und entwickelten so Schuldgefühle. Es ist erstaunlich, daß man den Hexenschuß häufig bei dem Personenkreis findet, der als »sozial« betrachtet wird. Menschen mit Kreuzschmerzen sind dienende Menschen, so als hätten sie eine Schuld abzutragen. Welche Schuld? Wahrscheinlich – aus ihrer unbewußten Sicht – die, daß sie überhaupt auf der Welt sind. Sie dienen sich zugrunde und hoffen, auf diese Weise doch noch Anerkennung zu finden. Dabei übersehen sie, daß sie lernen müssen, »sich aufzurichten« und gerade das heißt, furchtloser durchs Leben zu gehen. Anderen Menschen aufrecht und mit offenem Herzen begegnen wäre das Ziel. Statt dessen sind sie unterwürfig und »dienen« sich sozusagen ins Rentenalter. Mit Erreichen der Rente gibt es wieder jemand, der für sie sorgt: die Sozialkassen.

Therapievorschlag

Überwiegend Körpertherapie wie etwa Deep-Draining nach Gerda Boyesen oder leiborientierte Therapie nach Dürkheim. Dynamische Körpertherapie sollte nur dann durchgeführt werden, wenn die Wirbelsäule selbst nicht beschädigt ist.

LUNGENKRANKHEITEN, funktionelle
(Rhythmus)

Diagnose

Es können nicht alle Lungenerkrankungen aufgeführt werden, weil die klare Diagnose jeweils dem Arzt überlassen bleiben muß. Es soll hier allgemein etwas zu Lungenkrankheiten, die im psychosomatischen Bereich angesiedelt sind, gesagt werden. Ich möchte ebenso darauf hinweisen, daß auch entzündliche Lungenkrankheiten einen psychosomatischen Zusammenhang haben.

Organsprache

Mir bleibt die Luft weg.

Veränderungen in der Lunge wirken »atemberaubend«. Wer ruhig vor dem Fernseher sitzt, atmet vielleicht eineinhalb Liter Luft pro Minute ein. Wechselt er nun möglicherweise das Programm und landet mitten in einer Horrorszene, würden die Lungenflügel möglicherweise durch einen Adrenalinstoß aktiviert. Wenn wir uns ausmalen, wie wir in das »Kampfgeschehen im Fernsehen« eingreifen, beginnen wir aufgeregt zu atmen. Die Lunge wird nun zehnmal

mehr Luft befördern. Vor dem Fernseher sind wir plötzlich auf Kampf und Flucht eingestellt. Der Körper braucht dazu Adrenalin, und die Lunge benötigt dieses Adrenalin, um mehr Luft zum Weglaufen oder Kämpfen zur Verfügung zu haben. Unsere Hyperventilation, unsere Schnellatmung, würde jetzt etwa fünfzehn Liter Luft verarbeiten. Aber die bloße Beschleunigung der Lungenaktivität wäre nicht imstande, die zusätzliche Luftmenge, die wir benötigen, herbeizuschaffen. Knapp ein Drittel der Luft, die wir einatmen, kehrt ungenutzt in den Raum zurück, da sie gar nicht erst bis zur aktiven Oberfläche der Lungenbläschen vordringt. Die Atemzüge müssen tiefer werden, damit eine große Luftmenge angesaugt werden kann. Das durch alle Blutbahnen stürmende Adrenalin, das sogar auf Muskeln einwirkt, die unterhalb der Lunge und um sie herum liegen, übernimmt diese Aufgabe mit größtem Vergnügen. Unterstützung bekommt die jetzt plötzlich rascher pumpende Lunge von einer sehr hilfreichen Feinabstimmung. Allzeit bereite Sensoren im Gehirn beschleunigen die Abläufe im Körper, wenn sich Kohlendioxid ansammelt und das aus den Lungen weitergeförderte Blut zu sauer ist. Außerdem sind über die Innenwandung der Aorta Sensoren verteilt, die die Atemgeschwindigkeit mittelbar noch stärker beschleunigen können, wenn der Sauerstoffgehalt des Blutes geringer geworden ist. Besondere Blutdruckrezeptoren im Hals, etwa in der Höhe des Kinns, tragen beruhigenderweise das Ihrige dazu bei, daß der Adrenalinstoß so gut wie möglich genutzt wird.

Diese Ausführungen zeigen deutlich, wie sehr die Lunge bei vielen psychosomatischen Zusammenhängen mit im Spiel ist. Sie reagiert sehr schnell und sehr fein innerhalb unseres Flucht-und-Angriff-Musters. Viele psychosomatisch kranke Menschen atmen zu schnell und zu oberflächlich,

bekommen viel zuwenig Sauerstoff. Das Blut wird träge, die Gefäße verkleben.

Veränderungen der Atemtätigkeiten aufgrund von Emotionen und Affekten wurden schon immer beobachtet. Eine veränderte Atemtätigkeit geht bereits mit einer Veränderung der Körperhaltung einher. Während wir liegen, herrscht Flanken- und Bauchatmung vor. Schon während wir das Bein anziehen, verändert sich unsere Atmung. Wenn wir aufstehen, stellt sich der Körper auf Vollatmung um, damit er aktiv werden kann.

Eine plötzliche Anrede führt zur Atemhemmung, wir halten sozusagen die Luft an.

Menschen, die häufig seufzen müssen, drücken eine mißmutige Abgespanntheit aus. Sie ist oft Begleiterin von Depressionen, es ist, als müsse über das Seufzen gestaute Energie abgeleitet werden. Menschen in Erregung und Angstzuständen atmen sehr rasch und können erst über eine Tiefenatmung wieder ruhiger werden. Das ist auch der Grund, wenn bei psychosomatischen Störungen begleitend Atemtherapien angeboten werden. Während Erregungs- und Angstgefühle die Atmung in Richtung Hyperventilation umschlagen lassen, reagieren depressive Menschen, die sich hilflos und hoffnungslos fühlen, eher mit Atmungsverlangsamung.

Zwangsneurotiker müssen ständig die Atemzüge zählen aus Angst, zu sterben.

Die Lunge und die Atmung sind an fast allen psychosomatischen Krankheitsprozessen beteiligt. Beruhigung kann wie gesagt vor allem eine Atemtherapie bringen. Sie kann zwar keine Konflikte lösen, sie kann uns aber dazu verhelfen, innerlich ruhiger zu werden (siehe Asthma bronchiale).

Wie sehr Lungenkrankheiten psychosomatisch sein kön-

nen, erkennen wir an Asthmakranken. Selbst die Lungentuberkulose zeigt psychosomatische Hintergründe. Müßte man hier ein Persönlichkeitsbild entwerfen, dann fiele auf, daß diese Patienten immer ein konfliktreiches Leben geführt haben.
Lungenkranke haben häufig Probleme, sich zu entscheiden und Verantwortung zu übernehmen. Ob es um die Wahl eines Berufs oder um die Wahl des Ehepartners geht, immer fällt es ihnen schwer, die richtige Entscheidung zu treffen. Stetig zermürbende Spannungen, Konflikte und Enttäuschungen, anhaltende Ängste und Zwiespältigkeiten können Lungenkrankheiten beeinflussen. Wenn es diesen Patienten gelingt, lebenswichtige Entscheidungen zu treffen, verbessern sich körperliche Befindlichkeiten meistens. Immer spüren wir bei diesen Kranken eine große Verletzlichkeit durch jeden Entzug von Liebe; stets ist etwas Anklammerndes vorhanden; stets ist da etwas, wo das Loslassen Schwierigkeiten macht. Sie haben ein starkes Bedürfnis nach Zuneigung.

Familiengeschichtlicher Hintergrund

Wegen der Vielfältigkeit der Atemstörungen kann kein eindeutiger familiengeschichtlicher Hintergrund bestimmt werden.

Therapievorschlag

Jede Form von Körpertherapie, verbunden mit Atemtherapie, auch Psychoanalyse.

DYNAMISCHE KÖRPERTHERAPIE (Atemübung)

Atmen ist ein passiver Vorgang, der keine bewußten Anstrengungen von Ihnen verlangt. Dadurch, daß Sie es einfach geschehen lassen, können Sie einen wohltuenden Zustand tiefer Entspannung und distanzierter Wahrnehmung erreichen. Atmen kann zu einem »Mittel« geistiger Erfahrung, zum Mittler zwischen Körper und Geist werden.

Phase 1

Machen Sie sich zuerst bewußt, wie Sie atmen. Atmen Sie in der gewohnten Weise ein und aus. Sie entdecken vielleicht, daß Sie sanft oder zögernd, tief oder flach, rhythmisch oder unregelmäßig atmen. Ändern Sie Ihre Atmungsweise nicht. Achten Sie nur darauf, und lassen Sie es geschehen.
Achten Sie nur ruhig darauf, ob Einatmen und Ausatmen gleich lang dauern. Fließt es ruhig und leicht, oder verläuft es unregelmäßig und verkrampft? Versuchen Sie, Unebenheiten im Atemfluß zu glätten und den Rhythmus ohne Kraftanstrengung auszugleichen. Setzen Sie das Experiment für einige Minuten fort, um eine ungehinderte, tiefe, langsame Atmung zu erreichen. Wenn Sie einatmen, fühlen Sie den Zustrom von Energie, der Ihren ganzen Körper erfüllt. Stellen Sie sich vor, daß diese Energie ein Bündel von Licht ist, das von vorn und oben kommt und auf die Stirn scheint. Während Sie einatmen, stellen Sie sich vor, wie dieses Licht in Ihren Körper hineinfließt. Nach dem Einatmen sehen Sie vor Ihrem geistigen Auge, wie dieses Licht an Ihren

Fingerspitzen wieder hinausfließt. Sie sind vielleicht imstande, Spannungen dadurch zu lösen, daß Sie sich vorstellen, daß beim nächsten Atemzug Ihr ganzer Körper von Licht strahlt. Es beginnt nun allmählich in Ihnen zu fließen.
Experimentieren Sie schließlich mit dieser klassischen Zen-Technik: Beim langsamen Ausatmen denken Sie: »Eins.« Atmen Sie wieder Licht ein, dann atmen Sie wieder langsam aus, denken Sie dabei: »Zwei.« Und so weiter bis zehn.

Phase 2

Wandernde Gedanken und zufällige Unterbrechungen sind unvermeidlich. Der Versuch, sie zu unterdrükken, kann verkrampfen und Sie mehr von Ihrer Atmung ablenken. Versuchen Sie, Ablenkungen nicht zu verhindern. Akzeptieren Sie sie. Wenn Sie abgelenkt wurden, kehren Sie ruhig wieder zur Atmung zurück. Auf diese Weise wird für Sie immer mehr das »Licht«, das Sie einatmen, zur Selbstverständlichkeit.
Versuchen Sie nun allmählich, unpassende Gedanken beim Ausatmen durch die Fingerspitzen abfließen zu lassen. Stellen Sie sich Ihren Geist als einen See vor und Ihre Gedanken als Wind, der auf dem kleinen See Wellen verursacht. Lassen Sie den Wind sich legen und den See klar werden. Jetzt können Sie in seine stillen Tiefen sehen.
Widerstehen Sie der Versuchung, sich vorher auszudenken, was geschehen müßte. Erwartungen sind wie atmosphärische Störungen, und es gibt keinen sichereren Weg, ihre Übung zu blockieren, als zu denken: »Ist das auch richtig so? Strenge ich mich auch genügend an?«

Statt vorwegzunehmen, was geschehen wird, versuchen Sie zu erkennen, was wirklich geschieht. Gehen Sie bereitwillig mit, wohin Sie Ihre Atemübung führt. Kontakt mit Ihrem Augenblick-für-Augenblick-Erleben bewirkt oft eine innere Heiterkeit. Deswegen ist es bei weitem nützlicher, sich einfach der Atmung zu überlassen, als nach einem besonderen Ergebnis zu streben. Wenn Sie suchen, werden Sie es nicht finden!

Phase 3

Normalerweise werden Sie von Gedanken, Eindrücken, Gefühlen und Erlebnissen, die dauernd durch Ihr Bewußtsein fließen, mitgerissen. Eine Erinnerung steigt auf, und Sie werden geistig zum Schauplatz dieser Erinnerung befördert. Ein Plan entwickelt sich, eine Idee, alte, schreckliche Erinnerungen, Erwartungen, daß es wieder so kommen wird. Sie erleben beispielsweise, wie der Freund oder die Freundin intim mit jemand anderem zusammen ist. Geistig sind Sie an diesen »Schauplatz« geeilt und glauben, alles miterleben zu können. Dabei hat Ihr Geist diesen »Schauplatz« erfunden, und es ist Ihr eigener Geist, der Sie quält.
Die dritte Phase der Atemübung gibt Ihnen die Möglichkeit, diesen Bewußtseinsstrom zu beobachten, ohne davon mitgerissen zu werden. Sie müssen erst einmal erfahren, welche Gedanken Ihnen so durch den Kopf gehen.
Lassen Sie die Prozession Ihrer Gedanken den Weg einschlagen, der ihr gefällt, aber seien Sie nur Zuschauer der Szene, nicht Teilhaber.
Bei dieser Übung können Sie in sich hineinsehen. Di-

stanziert und frei können Sie sich »stromaufwärts« von Ihren Gedanken und Phantasien bis zu den Geisteszuständen bewegen, die sie auslösen.
Tun Sie nichts, um diesen Blick nach innen zu erreichen. Machen Sie keine eigene Anstrengung. Entspannen Sie sich völlig, und lassen Sie Geist und Körper los. Verlassen Sie den Strom der sich unaufhörlich ändernden Gedanken und Gefühle Ihres Bewußtseins. Betrachten Sie diesen Fluß wie ein interessierter Beobachter, aber weigern Sie sich, von ihm »überschwemmt« zu werden.
Beobachten Sie, wie Ihre Ideen, Gefühle und Wünsche wie ein Vogelschwarm über Ihr geistiges Firmament ziehen. Lassen Sie sie frei fliegen und be-werten, ver-gleichen, be-urteilen, ver-urteilen Sie nicht. Stellen Sie sich vor, daß Ihr Geist ein Zimmer mit geöffneten Fenstern ist und Ihre Gedanken Vögel sind, die ungehindert ein- und ausfliegen, während Sie drinnen bleiben. Allmählich werden Sie wissen, was Ihnen so alles durch den Kopf geht. Sie werden sich fragen, ob Sie diese Vögel des Geistes noch benötigen und Ihnen Einlaß gewähren wollen. Lassen Sie es zu, daß sie allmählich für immer verschwinden.

LUSTLOSIGKEIT

Liebe – und vor allem sexuelle Liebe – verlangt Gegenwärtigkeit. Gegenwart bedeutet, im Hier und Jetzt zu sein, innerlich mit den Gefühlen beim anderen zu verweilen. Manchmal sind wir mit dem Körper in einem Raum anwesend, aber nicht mit unserem ganzen Sein. Männliches und Weibliches begegnen sich

in der Sexualität. Der Mensch ist ein Ganzes: Er ist Körper und Seele, unaufhörlich unauflöslich gleichzeitig im Kleinsten wie im Größten. Deshalb gibt es keine ganze seelische Erscheinung, die nicht ihre Entsprechung im Körperlichen hätte. Schon die Stimmungslage eines Menschen hat bereits Einfluß auf seine Körperreaktionen.

Stellen Sie sich vor, Sie haben lange geschlafen. Sie stehen auf und gehen als erstes zum Briefkasten. Unter der Post befindet sich ein Abschiedsbrief von einem Menschen, den Sie sehr gerne haben, den Sie lieben. Dieser Brief aber kündigt einen Abschied an. Es sei aus und vorbei, endgültig!

Wahrscheinlich werden Sie zuerst schneeweiß, dann puterrot. Der Schweiß bricht Ihnen aus, das Herz beginnt zu rasen, der Blutdruck schnellt in die Höhe, der Atem geht stoßweise und abgerissen. Jeder einzelne Muskel ist angespannt. Der Hautwiderstand erhöht sich um ein Vielfaches. Das alles geschieht durch die seelische Wirkung des Ärgers und der sich anbahnenden Lustkrise. Durch den Brief hat sich ein starkes Unlustgefühl eingestellt.

Ein starkes Lustgefühl stellt sich dagegen ein, wenn Erotik und Sexualität im Spiel sind. Schon für den Säugling ist das erste Spielzeug der Körper der Mutter, ebenso wie sein eigener. Es gibt kein schöneres, interessanteres und kein angenehmeres Spielzeug als den Körper.

Auch der Erwachsene kennt – wenn er ehrlich sich selbst gegenüber ist – kaum eine schönere Beschäftigung als die, einen weichen, warmen Körper zu berühren. Damit kehrt der Erwachsene in die Stadien seiner Kindheit zurück.

Eine der schönsten Tatsachen ist, daß wir im sexuellen Spiel wieder zum Kind werden dürfen. Lust ist das Höchste, was dem Menschen widerfahren kann. Es gibt viele Arten, die Lust – und damit auch die Lebenslust – zu leben.
Eine ganze Reihe von Menschen haben nie richtig erleben können, was Lust ist. Schon sehr früh wurden sie von ihrem Lustpotential abgeschnitten und wissen eigentlich gar nicht, was es heißt, ein lustvoller Mensch zu sein.
Selten suchen sie die Ursachen dieser Lustverfehlung im Eisgewölbe der eigenen Seele. Sie suchen die Ursachen für Einsamkeit, für Glückslosigkeit, für Langeweile, eben für Lustlosigkeit im gegenwärtigen Partner. Sie projizieren sozusagen ihre Unlust auf den anderen. Sie leiden unter alter Unlust, alten Trennungen, alten Einsamkeiten.
Diese seltsame ambivalente »Impotenz des Herzens« kennt auch noch ein anderes Beispiel: Viele versuchen, die Unlust dadurch zu töten, daß sie abends in Kneipen hocken und glauben, dort den Partner des Lebens zu finden. Häufig dauert dann diese »Partnerschaft fürs Leben« nur eine verklemmte Nacht. Warum ist das so? Weil sie nicht imstande sind, einen Unterschied zu machen zwischen der Begehrlichkeit ihres Körpers und der Sehnsucht ihres Herzens.
Der seelisch impotente Mensch verzehrt sich nach Liebe und weiß oft nicht, wann er Liebe meint und wann Sexualität. Aber statt ganz auf Zärtlichkeiten zu verzichten oder ewig zu warten, gehen sie lieber schon mal Kompromisse ein.
Lustlosigkeit hat etwas mit Bindungsunfähigkeit zu tun. Das gilt selbst für Verheiratete. Denn betrachten Sie

einmal Lustlosigkeit im Hinblick auf Herzensbindung, dann mag auffallen, wie weit einer vom anderen entfernt ist. Wer zu seiner Lust zurückkehren möchte, der muß nicht seine Genitalien fragen, sondern sein Herz. Wenn Liebe leben darf, wenn Bindung und Nähe erlaubt werden, dann kehrt auch wieder das Lachen ein, und wo das Lachen ist, da ist auch die Lust. Der Mensch ist seiner Natur nach Entdecker, und sein erstes anspruchsvolles Erlebnis war und ist immer der Körper. Die »Handhabung« des anderen an mir, meine »Hand«lung am anderen lösen Reaktionen im Körper aus. Es ist nicht möglich, sich der Wirkung eines Streichelns zu entziehen. Das Berühren übermittelt seit früher Kindheit die Botschaft der Liebe. Über die Liebe kommt es zu jener erfüllenden Sexualität, die jeder sich wünscht. Der Streichelnde steigert über die Berührung die Erregung des anderen, und der Gestreichelte vermittelt seine sich steigernde Erregung an die Haut des anderen. Im Streicheln teilt sich der Rhythmus des anderen mit.

Jeder war einmal ein Kind, dieses innere Kind trägt er in sich. In der Partnerschaft äußert das innere Kind seine Bedürfnisse, Wünsche, Haltungen, Verhaltensweisen, Sehnsüchte offener und ausdrücklicher als in jeder anderen Situation. Es bestimmt auch weitgehend die Partnerwahl.

Warum ist das so? Es ist so, weil wir hoffen, daß, sobald wir einen Partner haben, es so angenehm und vertraut weitergehen wird, wie es vielleicht in der Kindheit war oder hätte sein sollen. Aber die Realität sieht oft anders aus, wie jeder weiß. Partnerschaft bedeutet auch, Kindheitswünsche und -bedürfnisse abzulegen und Bedürfnisse zu entwickeln, die dem Erwachsenen

mehr Lust verschaffen. Der Grund für Frust und Unlust in der Partnerschaft ist, daß man nicht zu zweit ist, sondern daß die zwei Elternpaare immer noch im Kopf präsent sind. Jeder bringt von daheim mit, was ihm mitgegeben wurde, und das verträgt sich nicht immer.
Der Schicksalszwang, der in der Geschichte von Romeo und Julia zum Ausdruck kommt, erschüttert die Menschen seit jeher. Es zeigt zweierlei: Erotische Ergriffenheit sprengt die festen Strukturen, mit denen sich das Ich bisher identifiziert hat, seien diese mehr familiärer und gesellschaftlicher oder auch mehr individueller Art. Sie führt jedoch auch in die Selbstzerstörung, wenn es Liebenden nicht gelingt, ihre Beziehung eigenverantwortlich und an ihren Bedürfnissen orientiert zu gestalten und die prägenden Strukturen der Kindheit abzustreifen. Die Partnerschaft zerbricht, und das neue Flußbett, das durch den Strom der Liebe gegraben wurde, vertrocknet und verödet wieder.
Heutige Männer und Frauen müssen nicht mehr am Widerstreit der inneren Figuren scheitern. Wenn sie lernen, ihnen Einhalt zu gebieten, sie dorthin verweisen, wo sie hingehören, und wenn sie statt dessen in ihrem Innern einen neuen Platz für ein »Du« einräumen – Lust verlangt meist Zweisamkeit –, darf Lust wieder leben.

DAS LYMPHSYSTEM

Das lateinische Wort *lympha* bedeutet im eigentlichen Sinn »Quellwasser«. So rein wie das Wasser einer Quelle ist die Lymphe aber beileibe nicht. Sie besteht zu 90 Prozent aus Wasser und ist deshalb in der Regel farblos. Verschiedene Substanzen werden von ihr

transportiert. Vor allem Eiweißkörper, Plasmaproteine, werden von ihr dem Kreislauf des Blutes zugeführt.
Man macht sich selten Gedanken über sein Lymphsystem. Wenn ein Lymphödem aber unsere Beine anschwellen läßt oder wenn wir eine Blutvergiftung bekommen, dann rückt es in unser Interesse. Wer gesund ist, der spürt seine Lymphgefäße nicht. Wenn aber im Körper ein Abwehrkampf stattfindet, dann schwellen die betroffenen Lymphknoten an. Sie sind dann sehr schmerzempfindlich.
Die Ursachen für ein Lymphödem können vielfältig sein. Es kann zu einem Verschluß im Lymphsystem kommen, der unter anderem auch durch ein Krebsgeschwür verursacht wird. Infolge einer Operation setzen sich Krebszellen dort fest. Ein Lymphödem im Arm kann zum Beispiel ein erstes Warnzeichen für Brustkrebs sein, wenn Zellen aus einem Krebsgeschwür Lymphgefäße in der Nachbarschaft einengen: Häufig gibt es Probleme, wenn die Chirurgen während einer Brustoperation auch Lymphgewebe in der Achselhöhle mit ausräumen. Dadurch wird der Lymphe der Abfluß in den Arm abgeschnitten. Oft ist das Entfernen von Lymphgewebe nicht notwendig, es wird routinemäßig bei Brustoperationen mit weggeschnitten. Frauen, die an der Brust operiert worden sind, sollten auf alle Fälle zur sogenannten Lymphdränage gehen. Das ist eine Entstauungstherapie. Mit dieser speziellen Massage kann man den Lymphfluß wieder in Gang bringen.
Die Lymphknoten in unserem Körper haben »Exklusivwert«, sie sind nicht zu ersetzen. Trotzdem hat der Körper die Möglichkeit, wenn es um die Abwehr von Krankheiten geht, noch weitere Organe zu aktivieren.

Die Milz zum Beispiel oder auch die Thymusdrüse haben die gleichen Aufgaben und werden darum auch »lymphatische Organe« genannt.
Am fleißigsten arbeitet dabei die Milz. Das Blut, das die Milz verläßt, hat bis zu sechzigmal mehr Lymphozyten als das Blut, das in sie einströmt. Außerdem enthält das Blut, das aus der Milz kommt, kaum Krankheitserreger. Ihren Sitz hat sie links hinten im Oberbauch zwischen Magen und linker Niere.
Früher glaubten die Ärzte, daß der Mensch gut ohne Milz leben könne, und so wurde sie auch fleißig herausoperiert. Heute weiß man das natürlich besser. Wer keine Milz mehr hat, der ist anfälliger für Infektionskrankheiten. Die Milz ist eben ein wertvolles Organ unseres Immunsystems.
Eine große Bedeutung im lymphatischen System kommt der Thymusdrüse zu. Von ihr werden weiße Blutkörperchen zu den Spezialtruppen, den T-Lymphozyten, ausgebildet. Als Killerzellen vernichten sie auf direktem Wege Erreger, die von außen in uns eindringen. Sie gehen aber auch gegen Krebszellen vor, die in uns entstanden sind. Die T-Helferzellen schlagen Alarm und geben Botschaft an die anderen Abwehrzellen, und als T-Suppressor-Zellen hemmen sie dieselben, wenn die Gefahr für Leib und Leben wieder vorbei ist.
Wer sich innerlich gestaut fühlt, Wasser im Körper staut, der sollte ruhig einmal zur Lymphdränage gehen. Er tut seinem Körper etwas Gutes an. Hinterher ist er dann völlig entspannt und fühlt sich wesentlich besser.

M

MASTHENIA GRAVIS

(abnorme Ermüdbarkeit der Willkürmuskulatur)

Diagnose

Es handelt sich um eine neuromuskuläre Autoimmunkrankheit. Frauen werden eher in jüngeren Jahren davon betroffen, Männer dagegen, wenn sie älter werden. Die Erkrankung äußert sich in einer abnormen Ermüdbarkeit der Willkürmuskulatur unter körperlicher Belastung. Wenn der Patient zur Ruhe kommt, bilden sich die Symptome zurück. Vorzugsweise treten die Erscheinungen an Augenmuskeln auf, es kann zu Doppelbildern kommen. Aber auch die mimische Muskulatur des Gesichts ist beteiligt, wie die Kau- und Sprechmuskeln. Auch Schluckstörungen können vorkommen.

Organsprache

Ich fühle mich eingeengt, ich bin nicht ich selbst.

Derartige Krankheitsbilder manifestieren sich nicht selten nach psychischen Streßsituationen, wie sie nach Heirat, Schwangerschaft oder dem Tod eines Angehörigen auftreten können. So betrachtet, handelt es sich um eine Reaktion des Organismus in Krisensituationen. Auffallend in diesem Krankheitsbild ist eine deutliche Mutterabhängig-

keit. Aggressive Hemmungen und ein Selbständigkeitsstreben befinden sich im Widerstreit. Meistens leiden diese Menschen auch noch unter einem starken Bewegungsdrang. Gelegentlich haben sie ein Gefühl von Fremdbestimmung. Sie sind nicht nur nicht aus der Symbiose entlassen, sie sind durch eine autoritäre Mutter sozusagen »ferngesteuert«. Die Masthenia gravis hat starke selbstzerstörerische Tendenzen. So betrachtet, handelt es sich um eine Autoaggression. Mit dem Ausbruch der Symptome »wehren« sich die Patienten gegen die Fremdbestimmung. Nach Ausbruch der Erkrankung werden phobische Züge sichtbar, es kommt zur zwanghaften Selbstbeobachtung im Sinne einer Hypochondrie (siehe Hypochondrie).

Familiengeschichtlicher Hintergrund

Nichts hilft mehr als ein Mensch, der sich einem Kranken freundlich nähert und ihm Linderung, Heilung und Nahrung bringt. Die Patienten mit Masthenia gravis fühlen sich vom Elternhaus her lieblos, eher dominant behandelt. Es gab für sie kaum Verständnis, eher Bevormundung, Strenge und Unnachgiebigkeit.
Das meiste von dem, was sie taten, konnten sie nicht aus freien Stücken tun, sondern es wurde ihnen vorgeschrieben, was sie zu tun hatten und wie sie es erledigen sollten. Dabei wurde die eigene Persönlichkeit unterdrückt. Sie durften nicht sein, wer sie wirklich waren. Immer mehr wurden sie zur fremdbestimmten »Marionette«.

Therapievorschlag

Die Patienten brauchen viel Zuwendung, dann bessert sich ihr Leiden. Körpertherapien, die mit Massage, mit Berüh-

rung, mit Wärme und Zuneigung zu tun haben, können hier hilfreich sein. Deep-Draining nach Gerda Boyesen, leiborientierte Therapie nach Dürkheim, jede Therapie, die mit Zuwendung arbeitet. Bei klassischen Therapien zeigen sich diese Patienten eher resistent. Sie wollen nicht Eigenverantwortung übernehmen, sie wollen nur Zuwendung. Danach geht es ihnen besser.

MELANCHOLIE

Diagnose

Die *melagcholía* (griechisch für »Schwermut«) wurde von Hippokrates auf das Überfließen der schwarzen Galle zurückgeführt (siehe Gallensteine, Hypercholesterinämie). Das Krankheitsbild zeichnet sich durch dumpfe Grundstimmung, Niedergeschlagenheit und Hoffnungslosigkeit aus. Oft treten somatische Beschwerden im Magenbereich sowie im Herz-und-Kreislauf-System auf.

Organsprache

Ich kann die Last des Lebens nicht tragen.

Von den verschiedenen Depressionsformen hebt sich die Melancholie ab, Symptomatik und Selbsterleben unterscheiden sich. Anders als der sonst Depressive ist der Melancholiker nicht unbedingt traurig. Eher fühlt er sich leer, gleichgültig, versteinert, unlebendig und unfähig zum Fühlen, auch unfähig zum Traurigsein. Da die Patienten unter diesem Zustand leiden, sprechen Fachleute auch von gefühlter Gefühllosigkeit. Während viele Depressive gehemmt sind, erlebt der Melancholische eine durchgreifen-

de Blockierung seines gesamten Antriebs, so daß er sich kaum zu etwas aufraffen kann. Alltägliches erscheint ihm wie ein »Berg«, der Zeitfluß ist verzögert.
Oft werden diese Kranken kritisiert, sie »wollten« eben nicht, aber mit Wollen hat das nichts zu tun. Der Melancholie-Patient ist gleichzeitig körperlich krank. Seine vegetativen und manche Stoffwechselfunktionen sind derart mitbetroffen, wie man es bei anderen psychischen Krankheiten nicht beobachtet. Diese körperlichen Imbalancen können Kreislaufstörungen, Gewichtsverlust, zuweilen eine herabgesetzte Glukosetoleranz und oft eine veränderte Cortisolsekretion sein.
Trotz dieser tiefgreifenden psychischen und körperlichen Störungen zweifeln Menschen mit Melancholie daran, krank zu sein (siehe Depression, larvierte [maskierte]). Statt Krankheit nehmen sie eigenes Versagen und persönliche Schuld an. Diese Form von Krankheitsuneinsichtigkeit gibt es kaum bei einer anderen Erkrankung.
Anders als bei klassischen Depressionen können die Krankheitssymptome schnell wieder abklingen. Nach einer schweren Leidenszeit folgt eine Zeit absoluten Wohlbefindens. Nach der Krankheitsphase knüpft der Patient dort wieder an, wo er vor der Krankheit aufgehört hat. Dann gibt es kaum Schwierigkeiten mit der Umwelt. Es gibt aber auch einen längerfristigen Verlauf. Diese Krankheitsform taucht selten vor dem vierzigsten Lebensjahr auf.

Familiengeschichtlicher Hintergrund

Das tiefe Problem der Melancholie ist ein Problem der Ablehnung. Die daraus resultierende Scham und Schuldgefühle lassen es zu dieser Krankheit kommen. Der Melancholiker ist von der Last des Lebens, von der Last der

ganzen Welt niedergedrückt. Es ist, als trüge er die »Schuld« der ganzen Welt. Die Ablehnungen und die daraus erwachsenen Schuldgefühle haben etwas mit der Lebenseinstellung der Eltern zu tun. Entstanden ist diese Lebenserfahrung aufgrund persönlicher Probleme der Eltern, vor allem die negative Einstellung der Mutter zur Ehe, die ihr eine Anpassung an die Realität unmöglich gemacht hat. Es gibt genügend Mütter, die ihre Kinder ablehnen, häufig deswegen, weil sie von der Ehe enttäuscht sind. Oft sind diese Mütter als Kind selbst abgelehnt worden. Einige sind unreif und auf die Mutterschaft schlecht vorbereitet gewesen.

Menschen, die sich als Kind abgelehnt fühlten, haben auf der einen Seite ein verzweifeltes Bedürfnis nach Zuneigung und Anerkennung, auf der anderen Seite stehen sie jedem Entgegenkommen feindselig gegenüber, weil sie es für unaufrichtig halten. Den Liebesbezeugungen glauben sie nicht, sie sind ewig mißtrauisch, gehen fremd in der Hoffnung, da werde alles besser, und sehen sich wieder getäuscht. Innerlich wird solch ein Mensch immer mißtrauischer, einsamer, verlassener, und für alles gibt er sich die Schuld.

Therapievorschlag

Psychotherapeutisch ist der Melancholie schlecht beizukommen. Da solche Patienten sich ungeliebt, nicht verstanden fühlen und voller Mißtrauen sind, gehen sie auch beim Psychotherapeuten auf Abwehr.

MENSTRUATIONSPROBLEME

Diagnose

Die Monatsblutung wiederholt sich etwa alle 28 Tage und dauert im Mittel vier Tage. Die Blutung erfolgt aus der sekretorisch umgewandelten Schleimhaut, die sich, da keine Befruchtung eingetreten ist, in Fetzen abstößt. Die Regulation der Vorgänge erfolgt durch hormonelles Zusammenspiel und Wechselwirkung mit dem zentralen Nervensystem. Die typische Periodik bei der Menstruation passiert durch die Wechselwirkung von drei Hypophysen- und zwei Keimdrüsenhormonen. Zu den Anomalien der Regelblutung zählen unter anderen Zwischenblutungen, prämenstruelles Vorbluten, Hypo- (schwache) und Hypermenorrhoe (zu starke Blutung) oder das prämenstruelle Syndrom (siehe prämenstruelles Syndrom).

Organsprache

Ich fühle mich in meiner Weiblichkeit verletzt. Ich bin immer noch nicht in meiner Rolle als Frau »zu Hause«.

Von der Pubertät bis zum Klimakterium wechselt eine Frau, die nicht schwanger ist, alle 28 bis 30 Tage die Wandung des Uterus, das Myometrium. Die Menstruation kann im Abstand von nur 21, aber auch bis zu 35 Tagen erfolgen. Meist dauert sie drei bis sechs Tage, gelegentlich noch länger oder kürzer.
Vom Beginn der Menstruation in der Pubertät, der Menarche, bis zu ihrem Aufhören im mittleren Alter, den Wechseljahren, bereitet sich die Innenwand des Uterus jeden Monat für die Aufnahme eines befruchteten Eies vor. Dort wird ein besonderer Platz für das befruchtete Ei bereitge-

halten, das sich, sobald es mit der Wand des Uterus in Kontakt kommt, dort regelrecht einnistet. Ist das Ei nicht befruchtet worden, erübrigt sich diese Vorbereitung, und die Innenwand trennt sich vom Uterus und verläßt diesen durch Cervix und Vagina als Monatsblutung. Die Spitzen der feinen Gefäße, die die innere Wand mit den anderen Schichten des Uterus verbinden, werden dabei angerissen. Daher befindet sich Blut in der »Periode«.

Sobald die Monatsblutung beginnt, entwickelt sich eine neue Innenwand, die die gerade abgestoßene ersetzt und sich für die Aufnahme eines Eies im nächsten Zyklus vorbereitet. Wird dann keine Eizelle befruchtet, findet diese Abstoßung wiederum statt, und es kommt erneut zu einer Regelblutung.

Innerhalb dieses Regelkreises gibt es eine ganze Reihe von Beschwerden, von denen Frauen betroffen sein können. Menstruationsbegleitende Beschwerden können sein: Niedergeschlagenheit, Reizbarkeit, Kopfschmerzen, Übelkeit, Müdigkeit, Brustspannungen, Unterleibsschmerzen, Verdauungsbeschwerden oder Rückenschmerzen. Am häufigsten tritt eine erhöhte Reizbarkeit auf, gefolgt von Rückenschmerzen, Depressionssymptomen und Brustspannungen. Gerade innerhalb des Menstruationszyklus kommen eine Vielzahl von psychosomatischen Wechselwirkungen vor. Innere Erwartungen und auch Einstellungen gegenüber Weiblichkeit und Menstruation führen zu den Begleiterscheinungen innerhalb des Zyklus.

Es gibt eine ganze Reihe von Medizinern, die zum Beispiel das sogenannte prämenstruelle Syndrom, also die Beschwerden vor den »Tagen«, als normal betrachten und diese generalisieren. Dabei ist nicht zu übersehen, daß viele Frauen angstvolle Erwartungen in Richtung Menstruation entwickeln, die sich über das »böse Omen« negativ im

Unbewußten dieser Frauen verankert hat. Wenn die Oma Schwierigkeiten hatte, so geschah das aber nur darum, weil sie selbst Schwierigkeiten mit ihrer Weiblichkeit hatte, die sie wiederum von ihrer Großmutter übernommen hatte. In sehr vielen Familien ist der Unterleib der Frauen über falsche Erwartungshaltungen »negativ besetzt«. Innerhalb des gesamten Beschwerdekomplexes ist immer wieder eine gewisse Körperfeindlichkeit zu beobachten, und die Körperfeindlichkeit wird auch von allen als Problem empfunden. Es geht aber nicht allein darum. Wesentlich bedeutsamer ist es, daß Frauen innere Schwierigkeiten mit ihrer Rolle als Frau haben. Immer dann nämlich, wenn sie eine Auseinandersetzung mit dem Partner haben, können plötzliche Unregelmäßigkeiten innerhalb der Menstruation auftauchen. Über psychische Belastungen gerät der gesamte Zyklus durcheinander. Ebenso sind in der »Regel« starke Schuldgefühle mit im Spiel. Über die »Familiensaga«, daß Sexualität etwas »Unanständiges« sei, entwickelt sich ein tief verwurzelter Widerstand gegen alles, was mit dem Unterleib zu tun hat. Andersherum geraten Frauen manchmal auch mit ihrem Zyklus durcheinander, wenn sie fremdgegangen sind und darüber Schuldgefühle entwickeln.

Familiengeschichtlicher Hintergrund

Wer sich als Frau selbst kennen und verstehen lernen will, muß seine Mutter kennen und verstehen. In den meisten Fällen entscheidet der mütterliche Einfluß, was aus den Töchtern wird. Die Bindungen zwischen Mutter und Kind bleiben ein Leben lang bestehen. Dies trifft auch zu, wenn das Band scheinbar zerrissen ist oder verleugnet wird. Alles, was eine Mutter tut, bleibt im Leben ihrer Nachkommen wirksam. Wenn eine Mutter Schwierigkeiten im Genital-

bereich oder Probleme mit ihrer Menstruation hatte, dann wird es der Tochter wahrscheinlich nicht anders ergehen. Es handelt sich hier nicht um eine »Erbkrankheit«, sondern eben um die schon zitierte »Familiensaga«. Die innere Einstellung zu Liebe, Sexualität und zum Körper überträgt sich von Generation zu Generation jeweils auf die Nachkommen. Wenn eine Mutter Sexualität als etwas »Niedriges« empfindet, wenn sie mit ihrer Weiblichkeit nicht zurechtkommt, dann überträgt sich dies auf die Tochter.
Dieser Prozeß vollzieht sich unabsichtlich und zwangsläufig, aber er wird durch Umwelteinflüsse verändert und modifiziert: durch den Vater, die anderen Familienmitglieder, Freunde, Nachbarn, durch das weitere Umfeld von Schule, durch all jene, die einen jungen Menschen in seiner Entwicklung prägen. Jedes neue Erlebnis, in welchem Stadium auch immer, hat Auswirkungen auf die Entwicklung der Persönlichkeit: auf das Selbst und seine Beziehung zur Umwelt. Es beeinflußt den Sinn für Kontinuität sowohl in bezug auf die Zeit wie in bezug auf die eigene Person, die Einstellung zur Arbeit, die Fähigkeit zum Selbstausdruck, zur Bedürfnisbefriedigung und zum Triebaufschub. Es regelt Spontaneität und Kreativität. Es ist dabei beim Aufbau von Beziehungen, vorübergehenden, oberflächlichen, ebenso dauerhaften und engen. Das alles bildet den Kern des Menschen. Daraus ergibt sich die Fähigkeit, eine Frau zu sein. Ist sie in ihrem Wesenskern als Frau getroffen, wird sie psychosomatisch im Unterleib reagieren.

Therapievorschlag

Psychoanalyse, analytische Imaginationstherapie, funktionelle Entspannung nach Marianne Fuchs, Frauengruppen.

MIGRÄNE
(Spannungskopfschmerz)

Diagnose

Migräne ist eine oft einseitig auftretende Kopfschmerzkrankheit. Diese starken Kopfschmerzen können oft stundenlang anhalten. Sie sind meist mit Übelkeit, Erbrechen und Überempfindlichkeit der Sinnesorgane verbunden. Filmartige Sehstörungen können auftreten. In schweren Fällen kann es zu Dämmerzuständen kommen. Als Ursache im somatischen Bereich wird heute eine abnorme Reaktionsbereitschaft der Kopfgefäße angenommen, der auch Allergien zugrunde liegen können (siehe Allergien).

Organsprache

Eine innere Unruhe treibt mich zu immer größeren Leistungen. Dabei kann ich nicht alles schaffen, was ich will.

Was allgemein nicht bekannt ist, ist der Umstand, daß Migräne etwas mit larvierten Depressionen (siehe Depression, larvierte [maskierte]) zu tun haben kann. Gerade Kopfschmerzen sind häufig bei Menschen anzutreffen, die in einem Dauerkonflikt stehen. Aber auch akute Konflikte können sich über Kopfschmerzen äußern. Das hat fast jeder schon einmal erlebt, daß man auf ein besonders ärgerliches Erlebnis mit Kopfschmerzen reagieren kann. Auch in psychotherapeutischen Sitzungen passiert es immer wieder, daß die Patienten plötzlich mit Kopfschmerzen reagieren. Kurzfristige Kopfschmerzen können die Folge von Ärger, Feindseligkeit und Wut sein. Aber auch bei Übermüdung treten Kopfschmerzen auf. Sie zeigen sich innerhalb eines Konfliktes, der mit Geltungsstreben zu tun hat.

Migräneanfälle kommen in Begleitung bestimmter Fehlentwicklungen vor. Man unterscheidet dabei zwischen einfachen, bewußten seelischen Konflikten und solchen, bei denen die Konflikte unbewußt sind. Oft ist die Migräne mit sogenannten Erschöpfungsdepressionen verbunden. Das ist dann der Fall, wenn der betreffende Mensch unter einem aggressiven Dauerkonflikt leidet. Die Patienten sind dabei reizbar und überempfindlich. Hier begegnet sich die Migräne auch mit Menstruationsstörungen. Fachleute sind sich einig, daß hinter der Migräne häufig sexuelle Konflikte in Verbindung mit Körperfeindlichkeit stehen können (siehe Menstruationsprobleme). In beiden Fällen ist die Symptomatik von depressiven Zügen begleitet. Man kann auch davon ausgehen, daß die Depressionen einen Hauptbestandteil der Erkrankung ausmachen.
Kopfschmerzen können verhindern, daß der Mensch während des Anfalls »geistig auf der Höhe« ist; das Denken kann über den Schmerz eingeschränkt sein. Migränepatienten sind in der Regel überdurchschnittlich intelligent. Über diesen Punkt kann der Betreffende zu kopflastig sein, und der Schmerz verhindert Denken und Grübeln. Manche Menschen sind in ihrem Denken zu negativ eingestellt, und über Kopfschmerz wird diese Art von Umgang mit sich und der Umwelt unterbrochen.
Wer häufig zu Kopfschmerzen neigt, ist darüber hinaus angstbesetzt. Diese Angst steht in Konflikt zu Ehrgeiz und Dominanzstreben. Kopfschmerzmenschen neigen zu Perfektionismus. Das überfordert die Patienten, und die Antwort kann Kopfschmerz sein. Hohe Ansprüche an sich selbst führen in eine Auseinandersetzung mit den realen Möglichkeiten, zu Ängsten, unterdrückten Aggressionen und Frustrationen. Dieses ewige Wegschieben und Ver-

drängen drückt sich in einer körperlichen Grundhaltung aus, die durchgängig gespannt ist. Der klassische Kopfschmerzpatient steht im Widerstreit zwischen Wollen und Können.

Familiengeschichtlicher Hintergrund

Der Migränekranke lebte als Kind in einer Welt von Herabsetzung und dem Streben nach noch besseren Leistungen. Das hat er schon in früher Kindheit gelernt, das mußte er von seinen Eltern als Lebensweise annehmen. Ständige elterliche Forderungen und Erwartungen gegenüber ihrem Kind haben diesen Reaktionstypen geschaffen. Sein Verhalten und seine Entwicklung mußten fortgeschrittener sein als bei gleichaltrigen Kindern.
Kinder brauchen und suchen affektive Anerkennung, indem sie sich bemühen, ihren Eltern zu gefallen. Manche Eltern neigen jedoch dazu, dem Kind die Anerkennung so lange vorzuenthalten, bis es seine Strebsamkeit und seine Leistungen auf die Spitze treibt. Selbst wenn es etwas vollbringt – und das kann vom Stuhlgang bis zu korrekten Manieren und guten Noten sein –, schieben die Eltern die volle Anerkennung und Annahme subtil hinaus und zwingen dadurch das Kind, alles noch »besser« zu machen. Auf diese Weise wird alles, was es geleistet hat, herabgesetzt. Dem Kind wird immer wieder versprochen, es werde am Ende doch anerkannt werden, wenn es seine Sache nur »noch besser« mache.
Würden die Eltern dem Kind volle Anerkennung geben und es ganz annehmen, wäre das Kind mit sich zufrieden und könnte sich und seinen Fähigkeiten mehr vertrauen. Dadurch, daß die Eltern dem Kind ständig Leistung abforderten, entwickelt sich ein Ehrgeiz, es den Eltern noch

mehr recht zu machen, und gleichzeitig entwickelt sich ein Widerstand gegen Leistung. Auf diese Weise kommt es zum Konflikt zwischen Können und Wollen.

Therapievorschlag

Der chronische Migränekranke gehört in eine psychosomatische Klinik, ansonsten: Psychoanalyse.

MORBUS CROHN
(chronische Darmentzündung)

Diagnose

Morbus Crohn ist eine chronische, nichtspezifische Darmentzündung. Die entzündlichen Prozesse betreffen vor allem das terminale Ileum, häufig auch das Colon und den analen Bereich, ganz selten andere Bereiche des Magen-Darm-Traktes (siehe Colitis ulcerosa).

Organsprache

Ich bin auf jeden und alles wütend, aber ich traue mich nicht, es zu zeigen.

Morbus-Crohn-Patienten zeichnen sich durch eine Persönlichkeitsstruktur aus, die bis in einen psychotischen Bereich hineinreicht. Diese Menschen haben starke narzißtisch geprägte Störungen zu anderen. Das gefühlsmäßige Verhalten zeigt sich durch ein starres, zwanghaftes Auftreten. Sie pendeln zwischen starker Aggression und Phasen von Depression. Sie sind stark auf sich bezogen, da sie mehr »Autoerotik« leben, als sich in eine lustvolle partnerschaftliche Sexualität einzulassen. Manchmal wirken sie stark

resigniert, und ein anderes Mal kommt es zu stärkeren aggressiven Ausbrüchen. Es gibt einen starken Zusammenhang zwischen Colitis ulcerosa und Morbus Crohn. Die emotionalen Differenzen entstammen einem tiefsitzenden Abhängigkeits-und-Unabhängigkeits-Konflikt.

Gefühlsmäßig leben diese Patienten mit Gefühlen von Entwurzelung; Verlusterlebnisse werden auf den Körper projiziert. Das heißt, daß die erkrankten Organe vom gesamten Körpererleben abgespalten werden. Der Körper wird nur noch über die erkrankten Organe wahrgenommen. Diese werden aber wieder in hypochondrischer Weise fixiert. Die Patienten beschäftigen sich durchgängig mit ihrer Erkrankung. Ständig leben sie voller Angst, daß sich ihre Krankheit verschlimmern könne. Ängstlich beobachten sie jede Reaktion im erkrankten Organbereich.

Es handelt sich bei diesen Darmerkrankungen um starke autoaggressive Schübe, die Aggression wird nicht im Außen gelebt, sondern gegen sich selbst gerichtet. Der Aggressionsstau wird durch den Abhängigkeits-Unabhängigkeits-Konflikt bewirkt. Die Patienten befürchten, über Aggressionen Kontakte zu Menschen ihrer Umgebung zu verlieren. Infolge der Aggressionsabwehr kommt es dann zur Depression.

Familiengeschichtlicher Hintergrund

Menschen mit chronischen Darmentzündungen fühlten sich als Kind vernachlässigt. Wer in der Kindheit vernachlässigt wurde, wird im Erwachsenenleben oft zum Ausbeuter anderer. Diese Patienten sind unfähig, mit irgend jemandem eine tiefe Beziehung und Bindung einzugehen, und entwickeln sich daher zu Ausnutzern. Sie wissen nur, wie man bei anderen Interesse und Mitgefühl erregt. Sie

fordern Liebe und Zuneigung, ständige Aufmerksamkeit und emotionale Unterstützung in vielen Lebensbereichen. Wenn sie selbst um Unterstützung gebeten werden, brechen sie Kontakte ab.
Viele Forscher haben darauf hingewiesen, daß Kinder, die vernachlässigt wurden, in einigen Situationen »gewissenlos« sind. Der Mangel an Gewissen erleichtert es ihnen, sich von einer Gelegenheitsbekanntschaft zu einer anderen treiben zu lassen; er läßt sie die Ausnutzung anderer als normal und sogar wünschenswert ansehen. Die Gefühle anderer sind in ihren Augen etwas, das man sich nehmen und benutzen soll.

Therapievorschlag

Aufenthalt in einer psychosomatischen Klinik. Neben der medikamentösen Behandlung gibt es eine stützende Therapie. Dabei wird am Anfang eine Entwicklung zur stabilen Objektbeziehung ins Auge gefaßt. Auch Ich-Stärkung ist bei dieser Patientengruppe wichtig. Ambulante Therapien werden diese Patienten kaum in Anspruch nehmen.

MORBUS CUSHING
(Nebennierenrinden-Überfunktion)

Diagnose

Die Nebennierenrinden-Überfunktion kann sich je nach der Art der produzierten Hormone klinisch als Cushing-Syndrom zeigen und durch Ödeme äußern. Auch androgene Störungen sind möglich.

Bitte bleib mir vom Leib, aber sei nett zu mir.

Nebennieren sind die sogenannten Zornganglien. Sie setzen das Flucht-und-Angriffs-Hormon Adrenalin frei. Die Nebennieren liegen im unteren Teil unseres Rückens oberhalb der Nieren. Darum werden sie auch Nebennieren genannt. Beide Nebennieren enthalten jeweils Millionen winziger mit Adrenalin oder Noradrenalin randvoll gefüllter, hauchdünner Bläschen. Durch diese Adrenalinlager führen zahlreiche Blutgefäße, die nur auf eine Adrenalinausschüttung warten. Solange die Bläschen innerhalb ihrer Zellen dicht geschlossen sind, ist alles in Ordnung. Das Blut kann ungehindert vorbeiströmen, ohne auch nur eine Spur des reinen Adrenalins mit sich zu reißen. Erst dann, wenn die Bläschen aufspringen, ändert sich die Sachlage vollkommen. Nahezu das gesamte Adrenalin strömt in die umgebenden Blutkaskaden. Freigesetzt wird es – wie sonst – über einen der vielen Nerven, aus denen unser so sorgfältig gesteuertes Sympathikus-Alarmsystem besteht. Wenn viel Adrenalin gebraucht wird, ist dies für den Körper die bequemste Art, es sich auf diese Weise zu beschaffen.
Das aus diesem großen Lager in unserem Rücken freigesetzte Adrenalin wird mit dem Blut durch einen gekrümmten Tunnel zum Herzen emporgerissen und von dort mit jedem Pulsschlag in den Kreislauf des Körpers eingespeist. Dort verstärkt es alle von den Sympathikusnerven eingeleiteten Wirkungen und erhält alle Veränderungen im Körper aufrecht, von denen wir aus Erfahrung wissen, daß sie zu einem richtigen Zornanfall gehören. Der Mensch ist jetzt zu Angriff oder Flucht bereit. Eine Überfunktion der Nebennierenrinde mit vermehrter Steuerung von Cortisol

führt zu einem Cushing-Syndrom. Dafür können Tumoren oder Störungen des hormonalen Regelkreises verantwortlich sein. Die Tumoren sind überwiegend in den Nebennieren lokalisiert und bilden übermäßige Mengen an Glukokortikoiden und Androgenen. Sie können aber auch ihren Sitz in der Hypophyse oder in anderen Organen, zum Beispiel Lungen, Hoden, Ovarien, haben und zu einer vermehrten Cortisolproduktion führen.

Cortisol tritt bei psychischen Erregungszuständen wie panischer Angst, Depression, aber auch bei Drogenentzug aus. Man kann also sagen, daß bei dieser Krankheit alle »Hunde« losgelassen sind. Flucht und Angriff sind aktiviert, behindern sich aber gegenseitig.

So unausgewogen das Hormonbild bei diesem Patienten ist, so unausgewogen ist auch sein Befinden. Man hat die Krankheit unter dem Begriff »endokrines Psychosyndrom« eingestuft.

Die Kranken wirken irgendwie aufgebläht, sie sind plump und scheinen sich nur mühsam fortbewegen zu können. Ihre Stimmung ist bedrückt und voller Mißbehagen. Das weist darauf hin, daß bei dieser Erkrankung Depressionen mit im Spiel sind (siehe Depressionen). Die in ungestalteten Massen versunkene Persönlichkeit macht einen erschöpften, innerlich schwunglosen Eindruck.

Stetige Unruhe, Durst, Heißhunger und schlechter Schlaf runden das Bild ab. Wenn wir jetzt von den Krankheitssymptomen selbst absehen, gewinnen wir hier das Bild eines Menschen, der tief in sich todunglücklich und mit dem Leben unzufrieden ist.

Vergeßlichkeit kommt hinzu, Konzentrationsmangel und die Unfähigkeit, Emotionen auszuleben. Wenn wir vom Emotionsstau reden, dann zeigt sich hier deutlich, was sich im Innern, im Streßhormonhaushalt abspielt. Die Angriffs-

hormone sind ständig aktiv, werden aber ebenso von anderen Hormonen niedergehalten.
Da selbst der Lebensüberdruß nicht sein darf, werden die Patienten zwischendurch immer wieder von euphorischen Antrieben durchkreuzt. So schwanken bei diesen Patienten ständig die Waagschalen zwischen Über- und Unteraktivität. Grundsätzlich sind aber die depressiven Züge zu beobachten, die innere Lähmung und Schwunglosigkeit mit sich bringen. Selbst in der Sexualität gibt es starke Abweichungen. Es schwankt zwischen übergroßem Verlangen und passiver Lustlosigkeit.

Familiengeschichtlicher Hintergrund

Bei dieser Erkrankung spielt die Trennung von einem der beiden Elternteile seelisch eine große Rolle. Selbst wenn der Verlust nur von kurzer Dauer ist, finden derartige Prozesse des Trauerns und des Erlebens von seelischem Schmerz statt. Der Verlust als solcher und nicht dessen Ursache setzt diese Prozesse in Gang.
Ein Kind durchläuft beim Trauern drei wichtige Phasen: Protest, Verzweiflung und Absonderung. Zuerst verlangt es unter Tränen und Wutausbrüchen lautstark die Rückkehr der Mutter oder des Vaters. Noch ist es voller Hoffnung, daß sein Protest Erfolg haben wird. Das kann mehrere Tage dauern. Aber danach gibt es seine Hoffnung auf, und damit beginnt die Verzweiflungsphase. Es wimmert leise verzweifelt nach dem Menschen, der ihm fehlt. Eine Zeitlang schwankt es zwischen Protest und Verzweiflung hin und her, so wie es als Erwachsener mit dem Cushing-Syndrom zwischen Aktivität und Passivität hin und her schwankt. Danach beginnt das Kind die Bezugsperson zu vergessen und wendet sich anderen Personen zu. Wenn die Mutter zum

Beispiel im Krankenhaus war und dem Kind wieder begegnet, bleibt es uninteressiert, scheint sie nicht zu kennen. Dies ist die Phase der Absonderung. Bei längerer Trennung wird diese Phase verstärkt. Das Kind tut so, als würde ihm die Trennung nichts ausmachen, es hat sich innerlich zurückgezogen.

Dies kann ein Leben lang anhalten. So ein Mensch kann sich fortwährend von Menschen absondern und selbst unter dieser Absonderung tief leiden. Da Cushing-Kranke sehr unförmig sind, signalisieren sie schon über ihre Unförmigkeit: Bleibt mir vom Leibe. Kommt die Mutter rechtzeitig zurück, wird das Kind trotzdem ambivalent. Kinder bekommen dann plötzlich Angstanfälle, werden wütend oder klammern an der Mutter. Als Erwachsene leiden diese Menschen dann unter einer totalen Affektblockierung. Wenn sie krank werden, haben sie nicht einmal eine Krankheitseinsicht.

Therapievorschlag

Psychosomatische Klinik, danach Psychoanalyse.

MORBUS MÉNIÈRE

(Symptomenkomplex Ohr)

Diagnose

Die Ménière-Krankheit ist ein Symptomenkomplex, der Schwindelanfälle mit Erbrechen, Innenohrschwerhörigkeit und Ohrensausen umfaßt. Tritt meist anfallsweise auf (siehe auch den Übersichtsartikel »Ohren, Gehör, Gleichgewicht«).

Ich beschwindle mich selbst, mache mir etwas vor.

Bei dieser Erkrankung mit Ohrensausen, Schwindel und Erbrechen handelt es sich um vegetative Krisen, um anfallsweise auftretende vegetative Blockaden. Dahinter stehen emotionale Krisen, ähnlich wie bei Migräne (siehe Migräne) oder Gallenkolik (siehe Gallensteine). Der Krankheitsanfall, der Schwindel und die damit verbundene Platzangst, das sind gleich drei Arten von Gleichgewichtsverlust. Diese führen dazu, daß der betreffende Mensch seine innere und äußere Welt nicht in Einklang bringt. In den Krankheitssymptomen liegt die Aufforderung, »auf den Boden der Tatsachen« zurückzukehren. Diese Patienten neigen zu geistigen Höhenflügen und flüchten sich in unechte moralische Kompetenzen. In einer Therapie lernen sie, sich in eine Welt zu begeben, wo sie sich voll als Frau oder als Mann akzeptieren können. Sie brauchen kein unechtes Rollenbild mehr, sie brauchen sich nichts mehr »vorzuschwindeln«. Häufig stehen am Beginn der Erkrankung kritische Wendepunkte im Lebenslauf oder ausweglose Situationen.
Die Mènièresche Erkrankung ist nicht zu unterschätzen. Die Patienten stehen Todesängste durch und geraten in Panik. Sie empfinden dabei nicht nur Drehschwindel, sondern erleben ein derartiges Ohrensausen, daß sie meinen, der Schädel zerspringt ihnen.
Das alles wird begleitet von Symptomen der Gehörlosigkeit. Sie müssen erbrechen (»Ich finde die Situation zum Kotzen«). Hörverlust bedeutet »Ich kann dich nicht mehr anhören«. Die Patienten schwitzen stark (Angstsymptomatik). Der Anfall dauert nur kurz, kann sich aber über Jahre

bei jeder emotionalen Krise wiederholen. Derartige belastende Lebenssituationen können bei Objekt- und Arbeitsplatzverlusten vorkommen.
Diese Menschen sind meist hochintelligent, leben aber eher scheu und zurückgezogen. Von der Charakterstruktur her gehören sie sicher zu den Perfektionisten. Sie sind angespannt und tiefernst und kaum fähig, locker und gelassen zu sein.

Familiengeschichtlicher Hintergrund

Die Patienten stammen aus überordentlichen Familien. Die Eltern erleben sie eher als »unterkühlt«. Nestwärme ist für sie ein Fremdwort. Auf der anderes Seite können Väter auch als drohend-aggressiv und mächtig erlebt werden. Das führt zur Verinnerlichung aggressiv-sadistischer Impulse. Männer zweifeln an ihrer Männlichkeit, und Frauen leiden unter Unterlegenheitsgefühlen. Diese Patienten sind in direkter Weise kaum zur Aggressionsabfuhr fähig. Sie benutzen meist den versteckten, passiven Weg zur Aggressionsabfuhr. Ihre Schwächen kompensieren sie gerne, indem sie nach intellektueller Bestätigung und sozialem Status streben. Sie sind stets anspruchsvoll und voller Ehrgeiz.

Therapievorschlag

Zunächst psychosomatische Klinik, danach Psychoanalyse.

MORBUS PARKINSON
(Bewegungsschwierigkeiten)

Diagnose

Bewegungsstörungen und Lähmungen, die den ganzen Körper erfassen. Auch innere Organe, zum Beispiel Darmfunktionen, können betroffen sein. Viele Kranke haben auch Schwierigkeiten mit dem Reden.
Diese Patienten haben Schwierigkeiten, Bewegungen, die sie willensmäßig gerne machen möchten, motorisch auszulösen und umzusetzen. Sie leiden darüber hinaus unter einem Zittern sowie einer Steifheit der Arme und Beine. Sie können nur in kleinen, trippelnden Schritten gehen. In einem Teil ihres Mittelhirns (Substantia nigra) ist es zum Verlust dopaminhaltiger Neuronen gekommen. Von hier aus gehen Nervenfasern zu einer höher gelegenen Region des Gehirns (der äußeren Schicht des Linsenkerns im Endhirn), wo körperliche Bewegungen gesteuert werden, und es bedarf des Neurotransmitters Dopamin, um eine ordnungsgemäße Kommunikation zwischen diesen beiden Hirnregionen zu sichern.

Organsprache

Ich will alles unter Kontrolle haben.

Tiefe depressive Verstimmungszustände werden bei der Parkinsonschen Krankheit am Anfang beobachtet. Diese Tatsache scheint interessant zu sein, da die depressiven Verstimmungszustände auf einen psychischen Konflikt hinweisen. Genau wie der Morbus Parkinson finden wir psychologisch auch in der Depression einen Dopaminmangel. Da die offizielle Fachliteratur sehr zurückhaltend ist, wenn

es darum geht, psychosomatische Zusammenhänge zu definieren, müssen wir hier versuchen, Spuren zu verfolgen, die uns Einblicke gewähren.

Die Behinderung der Parkinson-Kranken in Bewegungsabläufen und herabgesetzte Entschlußkraft sowie gedrückte Stimmung lassen bei diesen Kranken auf Depression schließen. Parkinson-Patienten klagen, daß sie an Vergeßlichkeit leiden.

Häufig verlieren sie jedes Interesse, sie verlieren immer mehr an Spontaneität. Auch darin zeigen sich deutlich depressive Züge. Sie ziehen sich immer mehr innerlich zurück, ihr Selbstvertrauen schrumpft zusammen, und sie sind von Ängsten geplagt. Das sind alles Symptome, die wir auch in der Depression finden.

Vor ihrer Erkrankung arbeiten diese Kranken häufig in Berufen, die einen gewissen Perfektionismus abverlangten. So betrachtet muß man Parkinson-Patienten zu den Zwangskranken zählen. Meist hatten sie einen dominanten Elternteil und entwickelten über diesen einen Ordnungsfanatismus. In zunehmendem Alter werden sie immer aggressionsgehemmter und leben ihre Aggressionen über Scheingefechte und hinterlistiges, passives Verhalten aus. Ihr ganzes Leben lang waren sie Menschen, die sich und andere ständig unter »Kontrolle« hatten. Das geht so lange gut, bis sie über die Krankheitssymptome zumindest teilweise die Kontrolle aufgeben müssen. Ohnmachts- und Dominanzverhalten wechseln ständig. Sie können sich nicht damit abfinden, ohnmächtig zu sein, nicht mehr alles unter Kontrolle zu haben, und versuchen nun, über Manipulation ihre Welt unter Kontrolle zu zwingen.

Parkinson-Kranke haben schon lange vor Ausbruch ihrer Erkrankung starke Emotionen vor der Öffentlichkeit verborgen. Zeitlebens zeigten sie ein »Pokerface« mit der

Einstellung, wie es innen aussieht, geht niemanden etwas an. Schon immer waren sie introvertierte Menschen.
Der Parkinson-Kranke macht sich über Bewegungsblockaden unfähig, anzugreifen oder zu fliehen. Ihre negativen Emotionen richten sich gegen sich selbst. Es geht um Auseinandersetzungen mit dem dominanten Elternteil. Häufig entsteht die Krankheit über einen in der Kindheit passierten Objektverlust. Trennungen und Todesfälle führen in Aggressionsschübe, die nie ausgelebt werden durften.

Familiengeschichtlicher Hintergrund

Über dominante Erziehung versuchte der Parkinson-Patient schon sehr früh, »Herr seiner Umgebung« zu werden. Weil er in der Kindheit beherrscht wurde, versucht er jetzt seinerseits, seine Umwelt unter Kontrolle zu bringen. Er braucht das Gefühl, sich anderen überlegen zu fühlen. Selbst als hilfloser Kranker, der sich kaum noch bewegen kann, schafft er das. Schließlich muß sich jetzt jeder um ihn kümmern. Diese Kranken, die es häufig in ihrer gesunden Zeit zu etwas gebracht haben, identifizieren sich mit ihrem Wohlstand. Sie sehen das Erreichte als Belohnung dafür an, daß sie ein »guter Mensch« sind. Parkinson-Kranke erkennen ihre Fehlbarkeit erst, wenn das Unglück bereits hereinbricht. Dann beginnen die selbstzerstörerischen Tendenzen und offenkundiger, unverfälschter Selbsthaß aufzutreten. Anlagen, die bisher im Zaun gehalten wurden.
Der Parkinson-Kranke muß in seinem perfektionistischen Bestreben ständig in »Handlung« sein. Er braucht das Gefühl, Erfolg zu haben. Über Erfolg grenzt er sich von anderen ab.
Die klinische Arbeit mit Kindern zeigt deutlich, daß die ständige Abwertung der eigenen Person und motorische

Einschränkung Auslöser für die spätere Erkrankung sein können.
Eine Tendenz zur Selbstvernichtung und Selbsthaß kommt nicht nur dann zum Vorschein, wenn Unglück und Versagen ins Haus stehen, sondern sie sind ständig vorhanden und zerstören jede Zufriedenheit mit der eigenen Person. Zwar kann ein tatsächliches Versagen oder Unglück eine schwere emotionale Krise herbeiführen, da es doch das Gegenteil von Leistung und Erfolg ist. Der Parkinson-Kranke aber wurde schon immer, tagaus und tagein, durch die ständige Schmälerung und Herabsetzung seiner eigenen Person getrieben, »es besser« zu machen. Solange die Schmälerung der eigenen Person auf den Patienten Druck ausübt, kann er in seinen Bemühungen keine Befriedigung finden.
Ständige elterliche Forderungen haben diesen Persönlichkeitstyp geschaffen. Die Forderungen wird er auf eigene Kinder übertragen; ständig leisten sie ihm nicht genug. Als Schwerkranker beherrscht er schließlich über seine Erkrankung seine Umwelt.

Therapievorschlag

Der Parkinson-Patienten ist ein somatisch kranker Mensch, wenn auch seine Erkrankung im Frühstadium mit funktionellen Störungen ihren Anfang nahm. Unter diesem Aspekt kann eine Psychotherapie zwar erhebliche Besserung bringen, die Erkrankung aber kann nicht mehr ausheilen. Über die Besserung kann der betreffende Mensch lernen, mit seiner Erkrankung und sich selbst anders umzugehen.

MULTIPLE SKLEROSE (MS)

Diagnose

Erkrankung des Gehirns und Rückenmarks mit Bildung zahlreicher (später sklerotischer) Entmarkungsherde.
Bei MS hinterläßt das Myelin – jene weißen Lipide, die die Nerven isolieren und ummanteln – zahlreiche Spuren, wo möglicherweise Immunzellen irrtümlich normale Zellen angreifen, die das Myelin herstellen. Bewältigungsschwierigkeiten und psychosoziale Faktoren scheinen zum Auslösen der Symptome beizutragen.

Organsprache

Ich will mich nicht entscheiden müssen. Ich bin lieb und tue, was euch gefällt.

MS ist eine Regressionskrankheit. Die Patienten gehen in frühe Kindheitsebenen zurück, wenn Konflikte zu Entscheidungen zwingen, die nicht durchgeführt werden. Diese Patienten weichen einer Konfliktsituation dadurch aus, daß sie sich einer Lebensentscheidung nicht stellen. Sie fahren im Rollstuhl anstatt in einem Kinderwagen. Im fortgesetzten Stadium müssen sie sogar Windeln tragen. Als Säugling aber können sie weder fliehen noch angreifen, sie können keine Entscheidung fällen und entziehen sich so jeder Eigenverantwortlichkeit.
Die Erkrankung, die ursprünglich ihren Anfang in psychovegetativen Prozessen haben kann, wird immer mehr organisch. Sie über Psychotherapie in den Griff zu bekommen wird immer schwieriger. Auf diese Weise können nur der Umgang mit sich als Kranker gebessert und die psychischen Hintergründe der Erkrankung erhellt werden. Das organi-

schen Geschehen ist aber nicht mehr rückgängig zu machen. Versprechungen auf Heilung werden immer wieder mit falscher Erwartung gekoppelt.

Familiengeschichtlicher Hintergrund

Wir treffen bei MS-Kranken eine Familienkonstellation an, die für das Kind schlimm gewesen ist. Ein tyrannischer Vater und eine sich unterordnende Mutter machten aus dem Kind einen überangepaßten, aggressionsgehemmten Menschen. Auffällig ist, daß MS-Kranke nach außen eine Pseudo-Fröhlichkeit zeigen, die letztlich zeigen soll, »ich bin lieb – ich tue doch, was ihr wollt«.
Auf diese Weise wird die angestaute Wut autoaggressiv nach innen gerichtet. Psychosomatikern, die im Klinikbereich mit MS-Kranken arbeiten, fällt immer wieder auf, daß MS-Kranke eine extrem emotionale Abhängigkeit, eine noch psychische Unreife haben. Außerdem haben sie Schwierigkeiten bei Ablösungsproblemen von Bezugspersonen. Das kann sein, daß sie sich Trennungssituationen vorphantasieren oder reale Trennungen erleben.

Therapievorschlag

Psychosomatische Klinik. Danach am ehesten Paartherapie. Auch Gruppenarbeit. In der Gruppe erlernen MS-Kranke soziales Verhalten und können in der »Pseudofamilie« nachreifen.

MUSKELVERSPANNUNGEN
Im Wirbelsäulenbereich

Diagnose

Muskelschmerzen im gesamten Rückenbereich. Dazu gehören Schmerzen im Hals-und-Schulter-Bereich, Rückenschmerzen generell. Der Rücken bietet sich im großen als Spannungsfeld an. Gerade in diesem Bereich können sich Konflikt und Affektstau im Sinne von Flucht und Angriff besonders austoben.

Organsprache

Die Lasten des Lebens sind mir zu schwer.

Zum großen Komplex von Muskelschmerzen und Spannungen im Umfeld der Wirbelsäule gehören vielfältige psychosomatische Prozesse. Häufig finden wir in diesem Patientenbereich Menschen, die ängstlich, zweifelnd, grundsätzlich immer in Fluchtstimmung sind. Sie möchten davonlaufen und trauen sich aber nicht. Diese Fluchtstimmungen führen zu einer Erhöhung des Muskelpotentials. Die Nebennierenverspannungen innerhalb des Rückens sind ebenfalls Hemmungen von Aggressionsspannungen. Ein gesunder Rücken ist robust und kräftig genug, um täglich zahlreiche Erschütterungen aufzufangen und Lasten zu tragen, die das Körpergewicht bei weitem übersteigen. Trotzdem wird ein Großteil der Menschen öfter von Rückenbeschwerden heimgesucht. Viele dieser Leiden sind vermeidbar. Rückenschmerzen lassen sich häufig auf muskuläre Probleme zurückführen, und sie können vermindert oder gemildert werden, wenn man seine Körper-

haltung verbessert, Sport treibt oder bestimmte Lebensgewohnheiten einübt.

Tatsächlich ist ein gewisses sportliches Training die wirksamste Methode, um den Rücken zu schützen. Auf der anderen Seite kann es auch eine Gefahr für den Rücken darstellen, wenn hier organisch nicht mehr alles gesund ist. Deshalb weisen wir immer wieder darauf hin, daß Menschen mit organischen Rückenleiden die dynamische Körpertherapie nicht machen sollen. Was dem jungen, gesunden Menschen hilft, kann dem älteren zum Schaden gereichen.

Der Rücken ist eine große Fläche unseres Körpers und bietet sich geradezu an, Konflikte in diese Partie zu schieben. Drucklasten auf den Schultern und Verspannungen treten auf, wenn Forderungen von Autoritätspersonen an uns herangetragen werden. Diese Forderungen können das innere Fluchtverlangen verstärken. Pflichten sind nicht immer leicht zu tragen. Manchmal sind sie auch zu »schwer«. So ist es nicht erstaunlich, daß Rückenprobleme häufig in der Arbeitswelt auftreten. Auf der einen Seite drücken die Pflichten, auf der anderen die Schuldgefühle, nicht genügend zu schaffen. Viele Psychoanalytiker sehen Rückenschmerzen als eine Aufmerksamkeitsverschiebung weg von einer angstvollen seelischen Unruhe. Die Symptome Unruhe und Schmerz wechseln sich dabei ab. Das bedeutet, daß die körperlichen Schmerzen häufig nach dem Verschwinden unerträglicher psychischer Schmerzen kommen.

Familiengeschichtlicher Hintergrund

Menschen mit starken Rückenschmerzen lebten in einem Familienmilieu, in dem die Eltern ständig auf irgendeine Weise straften. Elterliche Strafwütigkeit können Kinder von

ihrer »Schlechtigkeit« überzeugen. Ständig haben sie das Gefühl, der Welt noch etwas schuldig zu sein. Als Erwachsener neigen sie dann zu Selbstbestrafungen.
Oft nimmt diese Bestrafung die Form angestrengter Arbeit an. Die Hausfrau, die ständig putzen muß, bestraft sich schließlich selbst, ganz einfach deswegen, weil sie Schuldgefühle hat. Und weil viele Menschen Schuldgefühle haben, belasten sie ihren Rücken mit viel zu großer Last. Aber damit nicht genug, sie lassen sich auch von anderen noch allerhand aufbürden.
Keine der Belastungen, die sich Menschen mit Rückenschmerzen aufbürden, erklärt die Tiefe ihrer unerklärlichen Schuldgefühle. Nur die »Bestrafung« über viel Arbeit, die sie schließlich doch nicht schaffen können, gibt ihnen das Gefühl, noch mehr tun zu müssen. Auf diese Weise glauben sie, ihrem Schuldgefühl entrinnen zu können.
Dieser Grundhaltung entspringt dann noch ein gewisses »Vergeltungsbedürfnis«. Sie projizieren dann die Schuldgefühle auf andere Menschen, die für alles mögliche herhalten müssen. Es kommt zu Streitsituationen, bei denen sie dann wiederum das Gefühl haben, den kürzeren gezogen zu haben. Das wiederum erhöht ihre Schuldgefühle. Über den Weg der Selbstbestrafung bürden sie sich noch mehr auf, bis sie alles nicht mehr ertragen können und psychisch oder physisch zusammenbrechen.

Therapievorschlag

Psychoanalyse, analytische Imaginationstherapie, auch Gruppenarbeit.

MUSKELSTÖRUNGEN der Augen
(gelegentliches Schielen)

Diagnose

Heterophorie ist der Fachausdruck für latentes Schielen. Damit wird eine Abweichung der Gesichtslinien genannt, die nicht sehr groß ist und durch einen Fusionszwang latent gehalten wird. Diese Augenerkrankung ist bei 60 bis 80 Prozent der Bevölkerung anzutreffen. Sie macht keinerlei Beschwerden. Wir jedoch unter bestimmten Umständen der Fusionszwang geschwächt oder fällt er ganz aus, wird das Schielen zeitweilig manifest.

Organsprache

Ich kann da nicht hinschauen.

Wie sehr sich die Augen ins psychosomatische Geschehen einbeziehen lassen, zeigt, wie sie reagieren, wenn der Mensch einen Schreck hat. Zuerst – neben vielen anderen Körperreaktionen – dreht sich der Augapfel als Ganzes in seiner mit Gleitmitteln versehenen Höhle. Allmählich beschleunigt er die Bewegung, bald ist die Höchstgeschwindigkeit des Augapfels erreicht, und er stellt sich auf sein wichtigstes Ziel ein: auf das Objekt, das ihm den Schreck versetzt hat.
Die Drehbewegung hört jetzt ruckartig auf. Das Auge sieht das Schreckobjekt an und fährt dann in seiner Bewegung fort, um mehr zu sehen. Der gesamte Körper verharrt in dieser Zeit regungslos. Rasch läuft der Blick über das gesamte Schreckobjekt. Die Netzhaut ist abgeschaltet und nimmt nichts wahr, bis der Augapfel den Blick wieder

freigibt, die Schrecksekunde ist vorbei. Der zweite Blick prüft jetzt, ob Angriff oder Flucht angesagt ist.
Bei allem, was wir bewußt erleben, ist unser Augenpaar aktiv beteiligt. Damit können unsere Augen auch oft überanstrengt sein: bei körperlichen und seelischen Anstrengungen, Störungen des Allgemeinbefindens und langen Arbeitprozessen. Es können Kopf- und Augenschmerzen auftreten, Druckgefühl in den Augen, intensives Brennen der Augen, ja sogar Doppelsehen kann vorkommen.
Aber auch seelische Einflüsse spielen hier eine starke Rolle mit, denn dieses leichte Schielen symbolisiert zweierlei: Mit dem einen Auge, das geradeaus blicken kann, hat der Patient einen realen Bezug zum Leben. Mit dem anderen Auge weicht er aus. Ist es das rechte Auge, mit dem er ausweicht, zeigt er damit, daß er sich dem Leben nicht in der Weise stellen mag, wie es gefordert ist. Rechts ist die maskuline, aggressive Seite. Es gibt Situationen, in denen Durchsetzungsvermögen gefragt ist. Schielt ein Mensch mehr mit dem linken Auge, dann will er bestimmte Gefühle nicht wahrnehmen, er schaut sozusagen nicht hin. Er beachtet seine Gefühle nicht.

Familiengeschichtlicher Hintergrund

Wenn wir uns diese ganzen Zusammenhänge ursächlich betrachten, dann fällt auf, daß das Schielen eine Antwort auf gestörte Elternbeziehungen sein kann. Wenn Eltern ständig streiten, von Trennung und Auflösen der Ehe reden oder entsprechend handeln, dann kann ein Kind mit Schielen in dem Sinne antworten, daß es nicht hinsehen will. Es liebt seine Eltern, und es lernt wegzuschauen. Wenn das über Jahre geht, kann sich das Schielen manifestieren.

Neben medizinischen Bemühungen auch Psychoanalyse. Der Patient kann lernen, den Dingen seines Lebens wieder ins Auge zu schauen.

DYNAMISCHE KÖRPERTHERAPIE (Öffnen der Augen)

Genauso wie manch einer durch eine innere Stimme betäubt wird, ist er möglicherweise durch einen inneren Wächter blind geworden. Viele Menschen haben das hemmende Gefühl, pausenlos angestarrt zu werden, was oft daher kommt, daß die Eltern sie als Kinder streng angesehen haben. Einen solchen Polizisten mit sich herumzutragen kann sehr befangen machen. Eine derartige Belastung kann nicht nur das Verhalten einengen, sondern auch die Wahrnehmungsfähigkeit; denn sie erlaubt es den Betroffenen, die Welt nur so wahrzunehmen, wie es diesem inneren Diktator annehmbar erscheint.
Ein Mensch, der sich so benimmt, als würde er ständig beobachtet, fürchtet sich vor allen öffentlichen Auftritten. Nur mit Widerwillen unternimmt er etwas Neues, aus Angst, lächerlich zu erscheinen. Er fühlt sich dauernd kritischer Blicken ausgesetzt und kann sich gar nicht vorstellen, daß die meisten Menschen entweder freundlich oder gleichgültig sind. Er ist sicher, daß die Leute ihn mit den kalten, ablehnenden Augen der Eltern ansehen.
Vielleicht spielen diese Menschen auch den Beobachter statt den Beobachteten, indem sie die Rolle

des inneren Über-Ichs übernehmen. Solche Menschen sehen nur zu; sie sitzen schweigend in Gruppen und sind Zuschauer statt Teilnehmer. Sie sind die Kritiker, die Richter – immer ausgeschlossen vom Reichtum des Er»lebens«.

Statt zu sehen, verbringen sie wahrscheinlich einen großen Teil ihrer Zeit mit dem Anstarren. Aus reiner Gewohnheit konzentrieren sie sich nur auf Einzelheiten, statt sich zu entspannen und die größeren Zusammenhänge in den Blick zu bekommen. Sie konzentrieren sich zum Beispiel auf eine Person und vergessen dabei den Hintergrund. Wer seine Augen so benutzt, der überanstrengt sie und übersieht mehr, als er sieht. Ein ganzes Universum liegt hinter der Welt, die wir gewöhnlich sehen. Um den Reichtum der Welt aufzunehmen, muß man zuerst die Augen entspannen.

Schielen Sie einige Sekunden lang, indem Sie Ihre Nasenspitze sehen. Das kommt ungefähr der falschen Augeneinstellung nahe, die man gewöhnlich hat. Das fühlt sich wie chronische Überanstrengung der Augen an.

Sehen Sie jetzt in die Ferne. Widerstehen Sie der Versuchung, Ihre Blicke auf einem besonderen Gegenstand ruhen zu lassen. Nach einiger Übung werden Sie spüren, wie Ihre Augen allmählich entspannen.

Stellen Sie Ihre Augen jetzt ohne besondere Anstrengung auf relativ entfernte Objekte ein. Machen Sie das mit weichem lockerem Blick. Wenn Sie »starren«, sehen Sie das, was ein paar Meter entfernt von Ihnen ist, sonst nichts. Wenn Ihre Augen entspannt sind, können Sie leicht Ihre Blicke zwischen verschieden weit entfernten Gegenständen hin und her wandern

lassen. Sie werden finden, daß die Welt eine neue, erfreuliche Tiefenschärfe einnimmt.
Wenn Ihre Augen von Überanstrengung schmerzen, dann versuchen Sie einmal, sich hinzulegen und die Spannung in Ihren Augen zu erkunden. Nach ungefähr einer Minute legen Sie dann die Handflächen über Ihre geöffneten Augen. Die Handballen sollen auf Ihren Wangen ruhen und die Finger auf der Stirn. Machen Sie das eine Minute lang, dann ziehen Sie langsam Ihre Hände zurück. Spüren Sie Erleichterung? Wollen Sie die Spannung, die Sie fühlen, anders ausdrücken – durch Strecken der Arme, Dehnen des Rückens oder Gähnen? Folgen Sie Ihrem Impuls. Dann legen Sie noch zwei- oder dreimal die Handflächen auf Ihre Augen.
Das Sehvermögen wird oft durch Spannungen in und um die Augen herum beeinträchtigt. Für eine schnelle Demonstration, wie die Gesichtsmuskeln die Augenbewegungen einschränken können, ziehen Sie die Augenbrauen so weit wie möglich zusammen, und beobachten Sie, wie das Ihre Sicht nach oben behindert.

Um »Scheuklappen« loszuwerden, sei hier ein Experiment aufgeführt: Legen Sie sich bequem auf den Rücken, öffnen Sie die Augen so weit, wie Sie können. Drehen Sie Ihre Augäpfel so weit wie möglich nach rechts. Dann blicken Sie ganz nach oben, dann nach links, anschließend hinunter. Lassen Sie nicht nur Ihre Augen kreisen, sondern richten Sie die Augen auf einen ganz bestimmten Punkt in jeder Position. Atmen Sie bei jeder Bewegung tief. Wiederholen Sie die rhythmische Reihenfolge zehnmal.

MYOM
(gutartige Gebärmuttergeschwulst)

Diagnose

Das Myom ist eine gutartige Geschwulst der Gebärmuttermuskulatur. Solche Geschwülste sind recht häufig. Vor allem Frauen mit Gebärmutterhalsentzündung neigen dazu. Symptome: vermehrter klarer oder trüber Ausfluß. Beim Geschlechtsverkehr kann der Polyp verletzt werden und zu bluten anfangen (Kontaktblutung).
Myome sind nicht bösartig, aber ab einer gewissen Größe können sie Beschwerden verursachen, weil sie rundherum auf die Organe drücken. Wenn sie auf die Blase drücken, muß die Betroffene dauernd Wasser lassen, wenn sie auf den Darm drücken, kommt es leicht zu Verstopfungen. Wenn das Myom direkt unter der Schleimhaut liegt und Platz wegnimmt, kann das eine Schwangerschaft verhindern. Der Embryo hat keinen Platz zum Wachsen; dann kommt es sehr schnell zu einem Abgang, oder die Eizelle kann sich vielleicht gar nicht einnisten. Myome können auch sehr starke Menstruationen und andere Blutungsstörungen verursachen oder bewirken.

Organsprache

Bitte rühr mich nicht an.

Die Konflikte, die sich hinter Myomen verbergen, können vielfältiger Natur sein. Zunächst zeigt sich ein Konflikt im Geben und Nehmen. Über die Myome sind Frauen gebremst, durch Obstipation etwas herzugeben. Häufiges Urinieren zeigt Angst an. Wenn es darum geht, Kinder zu »empfangen«, dann können sie entweder nicht empfan-

gen, oder sie geben sie gleich wieder her. Tiefsitzende Ängste verbergen sich hinter diesen Erkrankungsbildern. Grundsätzlich verbergen sich hinter den Myomen Konflikte im Bereich Weiblichkeit. Geht es um Mutterschaft, so ist zwar der Wunsch vorhanden, Mutter zu werden, aber ganz tief im Innern sitzt ein anderer Persönlichkeitsanteil, der sich gegen Schwangerschaft und Mutterschaft sträubt.
Dieser Weiblichkeitskonflikt kann sich auch in der Partnerschaft ausleben. Die Erkrankungen und die unregelmäßigen Blutungen könnten dem Partner signalisieren: »Bitte rühr mich nicht an, ich bin wütend auf dich«, weil es Streit oder Konflikte gibt, oder auch »Ich habe Angst, von dir ein Kind zu bekommen«. Zugleich äußert sich in diesem Verhalten auch ein »Schrei nach Liebe«. Was die Frau unter Umständen ebenso aussagt, ist: »Ich erwarte mehr Liebe und Aufmerksamkeit. Weil ich zuwenig bekomme, bin ich so ›bockig‹ wie damals, als ich auf den Topf mußte.«
Es zeigt deutlich, daß die Störung mehr im Geben liegt. »Ich fühle mich gekränkt, weil du mir nicht genügend Aufmerksamkeit gibst. Meine Vagina weint, und gleichzeitig stinkt es mir.« Das alles hängt aber grundsätzlich mit dem Bereich der Mutterschaft zusammen. Es steckt unbewußte Verweigerung von Mutterschaft dahinter, wobei die einzelnen Konflikte unterschiedlich sein können. Nach den Wechseljahren bilden sich Myome allmählich zurück.

Familiengeschichtlicher Hintergrund

Es ist nahezu unvermeidlich, daß in die meisten Ehen Erwartungen eingebracht werden, was ein Mann oder eine Frau tun sollte. Diese Erwartungen sind stets von unrealistischen Hoffnungen und Reaktionen auf die eigenen Eltern verzerrt und gefärbt.

In der Ehe werden diese Erwartungen dann zu »Pflichten« und provozieren vor allem passiven, auch oft aktiven Widerstand. Hinter dem Widerstand steckt ein Verhalten, alle Dinge des Lebens aufschieben zu müssen, selbst das Kinderkriegen. Manche Frauen ahnen nicht einmal, daß ihre Kinderlosigkeit nichts anderes ist als ein ständiges Aufschieben. Dahinter verbirgt sich der Widerstand, sich den Anforderungen nicht stellen zu wollen. Denn Mutterschaft fordert Verantwortung, und manche Frauen möchten viel lieber noch selbst Kind sein. Zu diesem inneren Widerstand kann es kommen, wenn die Eltern oder Großeltern früh genug anfangen, auf das Kind einen Zwang auszuüben, und auch durchgehend dabei bleiben. Das Kind lernt, jeder Anweisung zu folgen. Es folgt, ohne zu hinterfragen, ob es auch gut ist. Später, wenn es herangewachsen ist, überträgt es diese Fügsamkeit auf andere Personen in seinem Leben. Dieser Kadavergehorsam führt dazu, daß es als Erwachsener immer wieder Anstöße braucht, um richtig in Bewegung zu kommen. Es fällt ihm schwer, eigenverantwortlich zu handeln. Und zur Mutterschaft gehört die Eigenverantwortlichkeit. So paradox es klingen mag, so ist es doch eine Tatsache, daß diese Menschen ständig »bocken«, sich innerlich auflehnen, wenn ihnen jemand etwas sagt, was sie tun sollen. Als Erwachsene kann diese »Bockhaltung« abgeschwächt werden, aber grundsätzlich ist sie vorhanden. Sie sind manchmal sogar »bockig« gegen das Kinderkriegen. Das muß sich nicht unbedingt gegen den Partner richten, das kann auch so weit gehen, daß sich das gegen die Eltern richtet, indem sie denen nicht die Freude gönnen, Großvater oder Großmutter zu werden.

Therapievorschlag

Psychoanalyse, analytische Imaginationstherapie, jede Form von Gruppentherapie, auch Coping-Training.

N

NACKTHEIT

Nacktheit ist wesentlich mehr, als nur ohne Kleider herumzulaufen. Alle unsere Sinne, unser Hormonsystem, der Stoffwechsel sind an unserem Nacktsein beteiligt.
Wenn wir von der Wärme eines Menschen sprechen, so ist das nicht nur eine leere Redewendung. Vor allem die Wärmeerotik, die wir erleben, ist auf eine frühe orale Erotik zurückzuführen und ein wesentlicher Bestandteil der frühkindlichen Sexualität. Die Nacktheit und damit die Hautnähe eines Partners und das Gefühl seiner Wärme ist ein wesentlicher Bestandteil von Liebesbeziehungen. Das Empfangen von Zuneigung bedeutet »Wärme«.
Natürlich können wir weder den ganzen Tag noch an jedem Ort unbekleidet herumlaufen. Unser Körper wäre Kälte und Wärme in einer Weise ausgesetzt, wie es für uns unverträglich werden könnte. Psychosomatische Wissenschaftler haben herausgefunden, daß bekleidete Kinder sehr viel weniger aktiv sind als unbekleidete. Sie fragten sich, ob Kleidung eine Isolierung darstelle.
Die Frage ist deswegen von Bedeutung, weil wir wissen wollen, welchen Gesundheitswert uns Nacktheit bringt. Kleider verhindern Wohlgefühl. Die natürliche

Anregung der Haut, die Einwirkung von Sonne, Luft und Wind auf den Körper kann nicht nur sehr angenehm sein, sondern es werden auch innere Stoffwechselprozesse stimuliert, die guttun.
Auch das Betrachten eines nackten Körpers ist eine Form visueller Kommunikation. Die Erfahrungen der letzten Jahre haben gezeigt, daß die Betrachtung nackter Körper überhaupt nicht stimulierend sein muß. Diese Erfahrung kann heute jeder machen, der sich an einen FKK-Strand oder in eine Sauna begibt.
Menschen, die sich nicht eingestehen können, mindestens in der intimen häuslichen Atmosphäre nackt zu sein, berauben sich gerade jener Dinge, nach denen sie sich so sehr sehnen. Während der ersten Lebensjahre besteht eine enge Verbindung zwischen dem Ansehen, dem Berühren und In-den-Mund-Nehmen eines Gegenstandes. Die Verbindung zwischen Betrachten und Berühren ist besonders stark. Wenn die oralen Bedürfnisse nicht genügend befriedigt werden und dadurch Gier, Hunger, Unersättlichkeit zusammen mit den feindseligen Gefühlen aufkommen, können auch die visuellen Funktionen zu ähnlich zwanghaften, gierigen Trieben werden. Später kann sich leicht die Neigung entwickeln, sie durch dieses Erleben als richtig zu empfinden.
Die libidinösen, oralen, analen, taktilen und visuellen Funktionen sind dann nicht mehr ein harmonisches Ganzes, sondern können zügellos und funktionsstörend werden. Das Zusehen tritt beim Voyeur an die Stelle das normalen Sexualverhaltens, die Berührung des Partners wird zum abnormen Trieb, ihn zu kneifen, zu kratzen, zu beißen zum Wunsch, Schmerz zuzufügen. Das alles nur, weil es im Elternkreis prüde zuging.

Sehr häufig aber treten Störungen und Hemmungen dem Nacktsein gegenüber auf, weil viele Menschen unter Berührungsängsten leiden. Sie haben in der Kindheit zuwenig Berührungen erfahren, und jetzt fürchten sie sich davor. Das Bedürfnis nach Liebe wird über Berührung symbolisiert. Weil Berührung zwischen den Menschen so wichtig ist, spielt Nacktheit eine so große Rolle.
Wir sprechen hier eines der tiefsten Geheimnisse des Menschen in seiner Beziehung zur Liebe an. Es ist nicht einfach, ein gutes Verhältnis zu einem anderen Menschen zu haben, ohne ihn zu berühren. Ebenso ist es unmöglich, gesund durchs Leben zu gehen, ohne irgendwie berührt zu werden.
So wie unsere Hände sich beim Händedruck berühren, so können wir innerlich auch von einem Menschen oder einem Erlebnis berührt werden. Dieses Berührtwerden in jeglicher Form ist für unser Leben wichtig. Ebenso wie wir innerlich berührt werden können, können wir natürlich genauso innerlich nackt sein. Berührung hat aber auch ein Abhängigkeitserleben zur Folge. Wir werden süchtig nach Berührung oder laufen von ihr davon. Berührung beginnt im Säuglingsalter, und seither sind wir abhängig. Und wir haben Sehnsucht danach, berührt zu werden, in taktiler und in symbolischer Form. Selbst alte Menschen beginnen von innen her zu strahlen, wenn man ihnen die Hände berührt. Jeder, der sich schon einmal während einer Massage hat berühren lassen, weiß, wie er plötzlich innerlich aufmachte. Berührung ist einer der großen »Gesundmacher«. Denn Berührung bedeutet auch Liebe, Zuneigung und Nähe. Das, was wir Berührungsbindung nennen, ist die Voraussetzung für ge-

sundes Leben. Um diese Art Berührung bekommen zu können, ist es manchmal wichtig, nackt unter Nackten zu sein.

NARKOLEPSIE

(anfallsweise auftretende Schlafanfälle)

Diagnose

Die Narkolepsie ist ein anfallsweise auftretendes Einschlafen von durchaus imperativem (zwingendem) Charakter, jedoch von kurzer Dauer. Sie tritt außerhalb der normalen Schlafzeit ein und kann sich während des Tages mehrfach wiederholen. Im umgekehrten Fall kann sich plötzliches nächtliches Aufwachen damit verbinden. Als Ursache werden hirnorganische Veränderungen in der Übertragungsregion vom Zwischen- zum Mittelhirn angenommen.

Organsprache

Ich fliehe in den Schlaf. Ich will die Probleme nicht sehen.

Typisch für die Narkolepsie sind starker Tonusverlust als Reaktion auf heftige Emotionen. Große Stimmungsschwankungen begleiten diese Erkrankung. Sie ist auf alle Fälle ein Begleitsymptom bei Depressionen (siehe Depression). Menschen mit Narkolepsie sind in ihrem Schlafrhythmus gestört. Wo der Mensch durch persönliche Probleme gestört wird, kann es zu einem Teufelskreis kommen, aus dem es schwer ein Entkommen zu geben scheint. Völlig müde ziehen sich vor allem Depressive morgens aus dem Bett hoch, weil es nachts immer wieder Phasen des Erwachens gab. Starke Emotionen, die während des Tages auftraten,

können nachts nicht zur Ruhe kommen. Die Müdigkeit des Tages wiederum mit den Einschlafanfällen signalisieren: »Ich will die Probleme meines Alltags nicht sehen, ich fliehe vor ihnen in den Schlaf.« Der Narkolepsiepatient befindet sich dauernd auf der Flucht. Nachts flieht er aus dem Schlaf, seine unruhige, depressive Seele gibt ihm keine Ruhe. Tagsüber verfolgen ihn seine Probleme, vor denen er »gerne die Augen zumachen« möchte und es auch tut.

Diese Patienten sind häufig einem sogenannten Nervenzusammenbruch nahe. Dabei gibt es keinen Nervenzusammenbruch, sondern nur verschieden hohe emotionale Belastbarkeit. Es fällt diesen Patienten schwer, Verantwortung für sich und ihr Leben zu übernehmen. Ständig sind sie auf der inneren Flucht, obwohl sie in der Realität nicht fliehen können. Ihr Gefühl von Starrheit und innerer Lähmung hindert sie daran. Längst sind sie in die Depression geflohen.

Familiengeschichtlicher Hintergrund

Wir finden bei Narkolepsiekranken einen Persönlichkeitstypus vor, der als Kind ständig verwöhnt wurde. Alles hat man ihm abgenommen. Aus dieser Verwöhnung entwickelte sich ein passives, erwartungsvolles Verhalten. Diese Menschen begegnen den Lebens- und Leistungserwartungen mit Jammern und Klagen. Dem Leistungsanspruch entziehen sie sich durch gelegentliches sporadisches Einschlafen, auch am Tage. Sie erwarten, daß alles für sie getan wird, verstricken sich aber dabei immer mehr in eine Art innerer Lähmung, die sie schließlich zu Fall bringt. Kleine Anstrengungen gehen über ihre Kräfte.

Psychoanalyse, jegliche Form von Gruppentherapie, funktionelle Entspannung nach Marianne Fuchs.

DYNAMISCHE KÖRPERTHERAPIE (Massage)

Eine Massage im Freien in der Sonne wäre ideal. Der zweitbeste Platz ist ein ruhiges Zimmer mit angenehmer Temperatur. Leise Musik oder die Geräusche der Natur bilden einen entspannenden Hintergrund. Um größere Entspannung zu erreichen, sollten Sie vorher heiß duschen oder baden. Weil trockene Haut zu reiben nicht immer angenehm ist, sollten Sie Öl benutzen, Hautfunktionsöle oder Hautcremes. Wenn Sie nicht wissen, mit welchem Druck Sie massieren sollen, fragen Sie den Partner. Im allgemeinen ist ein sanfter, aber bestimmter Druck am besten. Doch eine besondere Körperpartie mag auch einen besonderen Druck verlangen. Ein Zuviel an Druck kann Schmerzen bereiten, ein Zuwenig macht den Liegenden vielleicht ungeduldig.
Eine Faustregel lautet: immer zum Herzen zu streicheln, die Arme und Beine herauf, den Nacken und die Schultern hinunter, von Rücken und Brust nach innen. Lassen Sie immer eine Hand auf Ihrem Partner. Den Kontakt zu unterbrechen kann eine leichte Störung verursachen.
Sie müssen nicht immer den ganzen Körper massieren. Sich auf eine Partie zu konzentrieren kann oft große Erleichterung verschaffen. Das gilt besonders für Hände, Füße und Nacken. Sie können sich eine volle

Stunde nur mit den Füßen befassen, und der ganze Körper würde davon profitieren.
Wenn Sie massiert werden, versuchen Sie, sich auf das zu konzentrieren, was mit Ihnen geschieht. Erleben Sie das Gefühl. Lassen Sie allen Impulsen Ihres Körpers – sei es eine Welle von Emotionen, das Bedürfnis, sich zu strecken, oder einsetzendes Gähnen – freien Lauf.
Wenn Sie derjenige sind, der massiert, versuchen Sie, die Verkrampfungen des anderen zu lokalisieren und zu lösen. Konzentrieren Sie sich auf seine Muskeln, seine Atmung und seine Bewegungen. Spüren Sie Reaktionen, was er empfindet? Ist er friedlich, wütend? Will er geknetet oder geklopft werden? Oder gestreichelt?
Zwei Menschen können sich derart aufeinander einstellen, daß sie instinktiv die richtigen Dinge tun. Obwohl keiner seine Bedürfnisse und Reaktionen in Worte fassen kann.
Massage ist nicht nur eine Angelegenheit für zwei. Drei, vier Leute können auch einen verkrampften Menschen erfolgreich massieren. Die Massagemethoden sind praktisch zahllos. Experimentieren Sie mit verschiedenen Möglichkeiten. Ich zeige Ihnen hier einige der elementarsten Methoden.
Drehen Sie Finger und Zehen herauf und herunter, als würden Sie mit einem Korkenzieher eine Flasche öffnen. Kneten Sie die großen Arm-, Bein- und Gesäßmuskeln, als wären sie Teig. Wringen Sie Arme und Beine wie einen Spüllappen. Beschreiben Sie mit dem Zeigefinger auf Nacken, Rücken und den Seiten Kreise.
Wenn Sie eine Massage ausüben wollen, dann stellen Sie erst einmal den Kontakt zu dem Liegenden her. Das machen Sie am besten dadurch, daß Sie Ihre

Hände langsam auf den Körper des anderen niedergehen lassen. Sie sollten ihn nur nicht durch zu schnelle Bewegungen erschrecken.
Dadurch stimmen Sie sich aufeinander ein. Es gibt keine ausgesprochenen Regeln dafür, das ist ein intuitiver Akt. Versuchen Sie eine erste sanfte Berührung mit beiden Händen gleichzeitig. Am besten legen Sie die Hände oberhalb der Brust. Seien Sie vorsichtig, wenn eine Frau liegt und Sie sich noch nicht sehr vertraut sind, legen Sie die Hände nicht als erstes auf den Busen, das könnte erschrecken und Mißtrauen erregen.
Natürlich sollten Sie vorher Ihre Hände eingeölt haben. Das Öl darf nicht kalt sein. Die liegende Person sollte sich von diesen Händen führen lassen und möglichst keine Kommandos geben, wie und wo sie es gerne hätte. Eine Vollmassage wird keine Stelle auslassen.
Wer wirklich gut massieren will, der folgt keinen Regeln, sondern seiner Intuition.
Übersehen Sie nicht die große Bedeutung der Füße. Sie sind es, die mit dem Boden Kontakt halten, sie sind die Basis für unseren ganzen Körper. Wie oft malträtieren wir sie durch zu enge Schuhe, hohe Absätze und ständige Einengung. Wir denken kaum an unsere Füße. Sie sind der Mittelpunkt für tiefe Gefühle – außer wenn sie schmerzen. Sind Sie schon einmal barfuß über eine Wiese voller Tau gegangen? Dann können Sie sich auch erinnern, wieviel Vergnügen Füße bereiten können.
Natürlich ist es verständlich, daß derjenige, der einen Fuß massiert, auch den anderen massieren sollte. Damit bewahren wir Gleichgewicht und Harmonie.

Wer massiert wird, sollte nach der Massage nicht sofort aufstehen. Bleiben Sie bei den Gefühlen, und versuchen Sie, sie richtig auszukosten. Unterbrechen Sie nicht die gehobene Stimmung durch den Gedanken »Jetzt bin ich an der Reihe«. Warten Sie, bis der andere dazu bereit ist. Das ist gar nicht so schwer, weil jemanden zu massieren sich gefühlsmäßig genauso lohnt, wie massiert zu werden. Das ganze Geben und Nehmen ist wunderbar für Paare – man lernt, zu geben und zu empfangen, ohne zu sprechen. Man gibt sich ganz in die Hände des anderen: ein wirkliches Vertrauen.
Eine Massage, die das ganz deutlich zeigt, ist das Kopfanheben und die Nackenmassage. Sie sind sich gar nicht bewußt, wie sehr man den Kopf festhält, bis jemand ihn hochzuheben versucht. Es ist sicher sehr schwierig, beim Kopfanheben zu mogeln.
Massage liefert ein natürliches Klima für Nacktheit. Man hat einen besonderen Grund dafür. Wie kann man einen bekleideten Körper massieren? Warum soll man sich hinter Handtüchern verstecken – wie man es bei gewöhnlichen Massagen tut? Durch Massage kann man den Körper des anderen kennenlernen und den eigenen spüren, ohne daß es sexuell wird, wenn Sie es nicht wollen. Massage kann zum Bestandteil des Lebens werden und Ihnen viel Freude, Wohlgefühl und Entspannung bieten.

NASENERKRANKUNGEN

Diagnose

Nasenerkrankungen sind vielschichtig. Sie reichen vom Schnupfen über das Nasenbluten bis zu Nasenfurunkeln.

Organsprache

Ich kann dich nicht riechen!

Der Nase mißt man im menschlichen Zusammenleben eine große Bedeutung zu. Sie sagt uns etwas darüber aus, ob dieser Mensch aggressiv-vorwärtsstrebend ist oder eher – mit kleiner Nase – zurückhaltend oder scheu.
Ob große Nase oder kleine, sie ist auf alle Fälle innen viel größer, als man von außen vermutet. Man kann sie mit einem italienischen Palazzo vergleichen, der von außen unauffällig erscheint, dessen Inneres den Besucher aber mit einer eindrucksvollen Fülle überrascht. Die Nase ist nämlich eine tiefe Höhle mit labyrinthartigen Gängen und vielen Seitenhöhlen. Die durchströmende Luft wird hier einer nicht weniger als siebenfachen Kontrolle und Behandlung unterworfen:

1. Die Nase ist Staubfilter: Die Luft passiert gleich hinter dem Eingang einen Vorhang von kräftigen Haaren, in dem große Staubteilchen hängenbleiben.
2. Feuchte Reinigung: Nach dem Trockenreinigen streicht die Luft an den Nasenmuskeln entlang, die den Nasenraum auf beiden Seiten der Mittelwand in rinnenartige Hohlwege einteilen. Die Innenflächen der Nase sind naß, da sie viele Zellen enthalten, die Schleim produzieren. Staubteilchen in der eingeatmeten Luft bleiben an

diesem Schleim hängen wie Fliegen auf dem Leim. Wenn jemand sagt, er habe »einen Schleim auf einen anderen«, dann meint er: »Meine Wut ist so groß, daß ich dich in mich hineinziehen und mit meinem Schleim einlullen möchte, um dich dann wieder ›hinauszurotzen‹.« Die meisten Zellen der Nasenschleimhaut sind mit Flimmerhaaren besetzt, die durch »schlagende« Bewegungen den Schleim aus der Nase in den Rachenraum befördern.

3. Anheizen der Luft: Die Wände der Nase sind reich an Blutgefäßen und so warm wie die Wände eines Dampfbades. Wenn die Luft schließlich die Lungen erreicht, ist sie genauso warm wie der Körper.
4. Befeuchten der Luft: Die Nase hilft, die Luft zu entkeimen, bevor diese die Lungen erreicht, da auch Bakterien im Schleim hängenbleiben. Wer überwiegend durch die Nase atmet, trägt dazu bei, sich vor Ansteckung zu schützen.
6. Geruchssinn: Eine weitere Aufgabe der Nase ist es, Duftstoffe zu erkennen. Ganz oben in der Nase, gleich unter dem Dach der Nasenhöhle, enden die Geruchsnerven in den Geruchskörperchen. Die Geruchsnerven treten durch die Siebbeinplatte in den Schädelraum ein und übermitteln die entdeckten Geruchseindrücke an das Gehirn.
7. Resonanz: Die Nasenräume dienen schließlich auch als Resonanzblatt für Töne. Sind sie verstopft, etwa bei Schnupfen, so »spricht man durch die Nase«. Über diesen Resonanzbogen werden aggressive Energien nach außen gestoßen. Bei einem aggressiven Menschen sind die Nasenflügel gebläht und signalisieren Kampf.

Die Nase ist ein sehr sensibles Organ, und aufgrund ihrer Vielfältigkeit kommt ihr auch eine Reihe von psychosomatischen Bedeutungen zu. Der volksmündliche Ausdruck »Ich bin verschnupft« sagt zum Beispiel nichts anderes aus als »Ich bin gekränkt, be›leidigt‹, man hat mir weh getan«. Wenn die Nase verschnupft ist, dann »weint« sie sozusagen. Hier gibt es eine Analogie zum Myom im Uterus, auch dort gibt es eine Schleimhautabsonderung, und die betreffende Frau weint über den Unterleib (siehe Myom).

Die Nase kann im psychischen Geschehen des Menschen auf vielfältige Weise beteiligt sein. Der Geruchssinn der Nase kann auch als sekundäres »Sexualorgan« betrachtet werden. Er hat als ein Nahsinn keine vitale Funktion. Die verschiedenen Gerüche verursachen aber stark betonte Sinneseindrücke, deren lust- oder unlustbetonte Stimmung auch im Gesichtsausdruck zu sehen ist. Über den Geruchssinn empfangen beide Geschlechter sexuelle Botschaften vom anderen.

Über den Geruchssinn entsteht auch der sogenannte Heuschnupfen, eine Allergie, die über die »geilen Gerüche« in der Natur entsteht. Diese Allergiker werden von sexuellen Impulsen in der Natur gereizt und entwickeln unbewußte Abwehrkräfte.

Die Nasenhöhle ist von Seitenräumen umgeben, die durch kleine Öffnungen mit den Nasengängen zwischen den Muscheln verbunden sind. Allbekannt sind die Kiefer- und die Stirnhöhlen. Eine ganze Reihe von Kranken leiden unter Nasennebenhöhlenentzündungen. Da bei all diesen Begriffen immer wieder der Name Höhle auftaucht, müssen wir uns auch darüber Gedanken machen, daß Höhlen symbolisch für Weiblichkeit, Mutterleib oder Unterleib stehen. Hier zeigt sich wiederum der Zusammenhang zwischen Sexualität und Nase. Die Schwierigkeiten finden wir

daher mehr bei jenen Menschen, die sexuelle Probleme sozusagen »in den Kopf geschoben« haben.
Einen deutlichen Zusammenhang gibt es zwischen Nase und Lust oder Unlust. Die Nase ist immer beteiligt. So ist nicht zuletzt gutes Essen ein Vorgang, der über die Nase zugelassen wird oder nicht. Nicht selten handelt es sich hier um eine Verschiebung. Was an sexueller Lust nicht mehr zugelassen werden darf, sensibilisiert sich auf diverse Küchengerüche.

Familiengeschichtlicher Hintergrund

Wegen der Vielfältigkeit der Aufgaben der Nase muß hier auf Hinweise auf frühe Zusammenhänge verzichtet werden. Verschnupft ist schließlich jeder einmal. Im Zusammenhang mit sexuellen Störungen ist die Persönlichkeitsbeschreibung dort zu suchen (siehe zum Beispiel, Fertilitätsstörung, Fluor genitalis, Frigidität, Funktionsstörungen, sexuelle, und Impotenz).

Therapievorschlag

Ein Schnupfen muß natürlich nicht therapeutisch behandelt werden. Wer allerdings unter chronischen Schwierigkeiten mit der Nase leidet, der sollte sich anschauen, warum er »ewig gekränkt« durchs Leben geht. Psychoanalyse wäre hier eine gute Möglichkeit.

NEURALGIE
(Nervenschmerzen)

Diagnose

Anfallsweise auftretende Schmerzen im Ausbreitungsgebiet eines sensiblen Nervs ohne nachweisbare Sensibilitätsstörung oder entzündliche Veränderungen.

Organsprache

Wie es innen aussieht, geht keinen etwas an.

Die wohl bekannteste Neuralgie ist der Tic, die Trigeminusneuralgie. Die bevorzugte Lokalisierung von Neuralgien ist im Gesichtsbereich, und das Verlangen dieser Patienten, den Schmerz per Operation zu beheben, zeigt – wie Fachleute meinen – einen »Verstümmelungswunsch«, der tief im Innern dieser Kranken liegt.
Wir dürfen uns das aber nicht so einfach machen. Denn der neuralgische Schmerz ist kein eingebildeter Schmerz, und er bereitet den Betroffenen große Pein. Ganz tief verdrängt liegt den Neuralgien eine übermäßige Aggression zugrunde. Auch endogene Depressionen können hinter den neuralgischen Schmerzen stehen (siehe endogene Depressionen). Die sich ständig im Gesicht wiederholende Bewegung, das Zucken, das schmerzhafte Verziehen des Gesichts lassen auf einen psychogenen Hintergrund schließen. Es ist immer nur eine Stelle, die davon betroffen ist. Der übrige Teil des Gesichts reagiert angemessen.

Familiengeschichtlicher Hintergrund

Menschen mit diesem Krankheitsbild litten schon früh unter einer sehr einengenden Mutter. Das Kind wurde

übermäßig in seiner Persönlichkeitsentwicklung engeengt. Das führte zu Gehemmtheit und starken Affektstauungen. Der sich daraus ableitende Ambivalenzkonflikt zwischen Übergefügigkeit und Gehorsam führte letztlich zum psychosomatischen Tic als Kompromißlösung.

Über die Neuralgie werden innere Spannungen und Erregungsstauungen abgeführt, ohne daß der innere Konflikt dadurch berührt wird. Der Tic will aber auch aussagen: »Du mußt mich anschauen, du mußt mich beachten, du kannst nicht an mir vorbeischauen. Sieh nur, wie ich leide.« Im Fachbereich gilt der Tic als hysterisches Konversionssymptom. Wenn der Neuralgiker die Umwelt »zwingt«, ihn anzuschauen, so lenkt er damit trotzdem von anderen Begebenheiten ab. Die Umwelt ist gezwungen, den Tic zu beachten, und gleichzeitig wird sie von bestimmten Schwächen abgelenkt.

Ein Nicht-sehen-Sollen und Nicht-in-Erscheinung-Treten von vermeintlichen inneren Schwächen verbirgt sich hinter diesem Krankheitsbild. Diese vermutlichen Schwächen können Schuldgefühle und Bestrafungsängste sein.

Therapievorschlag

Ein Neuralgiker wird einen Therapeuten höchstens auf das Drängen von Angehörigen aufsuchen. Denn ein Tic bringt ihm ja die Aufmerksamkeit in der gewünschten Form. Ähnlich dem Hypochonder hat er einen »Krankheitsgewinn«. Sollte er trotzdem bereit sein, die Neuralgie zu bearbeiten, kann Hypnose nach Milton Erickson Hilfe bringen.

NEURODERMITIS
(Juckflechte)

Diagnose

Die Neurodermitis ist eine zu den Ekzemen gehörende entzündliche Hauterkrankung auf der Basis nervaler Störungen mit Bläschenbildung (meist im Gesicht). Aber auch im Bereich des Nackens und Halses, an den Ellenbogen, an den Händen, an den Kniekehlen.

Organsprache

Bitte nimm mich in den Arm, und stoß mich nicht weg.

Geradezu beängstigend wächst die Zahl der Neurodermitiserkrankungen an. Während diese mit quälendem Juckreiz und Ekzemen auftretende allergische Erkrankung (siehe Hautallergien) noch vor einigen Jahren kein großes Thema war, sind in der Bundesrepublik heute etwa zwei Millionen Menschen betroffen, darunter – und das ist erschreckend – bereits Säuglinge und Kleinkinder. Umweltstoffe und physische Fehlentwicklungen können dafür verantwortlich sein. Mit Sicherheit aber ist Neurodermitis eine psychosomatische Erkrankung.
Wenn auch Umwelteinflüsse den Menschen für diese Erkrankung anfälliger machen, so sind es doch gerade seelische Einflüsse, die hier eine Rolle spielen. Die Neurodermitis ist, wie alle Hauterkrankungen, eine Kontaktkrankheit. Die Haut ist das erste Kontaktorgan zum anderen Menschen. Durch sie wird Schmerz und Zärtlichkeit empfunden. Da die Haut Gefühlsbewegungen ausdrückt, ist verständlich, daß an ihr auch Gefühlsstörungen sicht-

bar werden. Hier zeigt sich oft die Störung zwischen Mutter und Kind. Mütter können häufig ihre Kinder nicht annehmen, weil sie selbst ungestillte Bedürfnisse nach Geborgenheit haben. Deshalb kommen sie mit ihren Kindern zuwenig in »Berührung« und schenken ihnen zuwenig Aufmerksamkeit. Einige Mütter begegnen ihren Kindern sozusagen mit offener Feindseligkeit. Das kindliche Verlangen nach mütterlich-körperlicher Zuneigung können solche in ihrer eigenen Entwicklung selbst zu kurz gekommenen Mütter schwer befriedigen. So ist das Kratzen vornehmlich in der »bundesdeutschen Kratzstunde« nach neunzehn Uhr als Ersatz für den engen Hautkontakt zu sehen. Es kann Ersatz sein für Streicheln und Berühren. Es ist bei früh gestörten Kindern auch der Versuch, sich selbst zu spüren.
Die Juckreize der Neurodermitis und als Folge der zerkratzte Körper sind ein Hilfeschrei an die Menschen. Die Kratzer appellieren und wollen sagen: Bitte hilf mir, ich brauche körperliche Nähe, Wärme und Zuwendung!«

Familiengeschichtlicher Hintergrund

Neurodermitiskranke – egal, ob die Erkrankung im Säuglingsalter, Kleinkindalter oder im Erwachsenenalter auftritt – ist als Störung einer Mutter-Kind-Beziehung zu sehen. Immer stehen Mütter dahinter, die eine als Ängstlichkeit getarnte Feindseligkeit ihrem Kind gegenüber zeigten. Mütter also, die ihr Kind ungern pflegten, es nicht gerne berührten und ihm systematisch Hautkontakt vorenthielten. Darüber hinaus engten sie ihr Kind auf unnatürliche Weise ein. Überängstlich versuchen sie auch andere Kontakte von dem Kind fernzuhalten. Als Erwachsene fällt es diesen Patienten schwer, ihre Ansprüche gegenüber der

Umwelt durchzusetzen. Sie sind von einer ausgesprochenen Passivität. Treten Konflikte in der Partnerschaft auf, gibt es häufig erneute Krankheitsausbrüche.

Therapievorschlag

Am schnellsten hilft man dem Kind zunächst, wenn man es zu einem Facharzt für allergische Erkrankungen bringt. Sehr schnell wird sich in den meisten Fällen herausstellen, daß das Kind eine Milchallergie hat, und man wird entsprechende Diäten verordnen (schon die Allergie zeigt den Mutter-Kind-Konflikt an). Wenn Kinder unter Neurodermitis leiden, ist es angebracht, wenn die Mütter eine Psychoanalyse oder analytische Imaginationstherapie machen. Auch Hypnose kann hilfreich sein.

NIERENERKRANKUNGEN

Diagnose

Zu den am weitesten verbreiteten Nierenerkrankungen zählen Nierensteine (Harnsteine), Nierenentzündung und Niereninsuffizienz.

Organsprache

Ich kann mich so schwer von dir lösen.

Jede menschliche Niere ist aus mehr als einer Million kleinster Filter zusammengesetzt. Es sind dies Knäuel von feinsten Kapillaren. In einer einzigen Niere beträgt die Gesamtlänge dieser Haargefäße rund 25 Kilometer und ihre innere Oberfläche einen dreiviertel Quadratmeter.

Eingebettet ist jedes dieser Knäuel in ein Bläschen. Aus ihm tritt jeweils ein langer, gewundener Schlauch aus, der im Nierenbecken endet. Während das Filtrat durch diese Schläuche strömt, werden etwa 39 Prozent des Wassers durch die Wandzellen wieder aufgenommen und dem Blut zugeführt. Im Verlauf von 24 Stunden filtrieren die Gefäßknäuel etwa 170 Liter Wasser mit allem, was darin gelöst ist, aus dem Blut, das aus den Nebenschlagadern herangeführt wird.

Bis auf einen Rest von ein bis eineinhalb Liter Wasser der normalen Harnmenge wird die gesamte Flüssigkeit mit all den wertvollen Bestandteilen der Lösung, den wichtigen Kalium- und Natriumsalzen und dem Zucker dem Körper zurückgegeben. Nur die Abfallprodukte bleiben im Harn zurück sowie die überschüssigen Salze, die der Körper auf diesem Wege ausscheidet.

Viele wichtige Aussagen über die Nieren, die Harnleiter und die Blase lassen sich aufgrund von Untersuchungen des Urins machen. Wenn man das Wasser des Harns verdunsten läßt, fallen Salze als Kristalle an. Bei einer mikroskopischen Prüfung des Harns sind die Zellen zu erkennen. Die meisten stammen von der Wand der Blase oder der Harnwege. Jeder Arzt weiß, daß diese Wände, genau wie die Haut, normalerweise in einer kleinen Zahl abgestorbene Zellen ausstoßen werden. Ist die Zahl der Zellen aber zu groß, so weiß der Arzt, daß das Harnsystem gereizt oder gar entzündet ist. Gelangen durch die Filter eine große Zahl an Blutzellen in den Urin oder treten im Harn Eiweiß sowie Phagozyten auf, sind das Zeichen, daß die Nieren erkrankt sind. Die Nieren scheiden etwa einhundert verschiedene Substanzen aus. Sie sind Endprodukte des Stoffwechsels.

Wenn Harn stundenlang in der Luft steht, beginnen alle möglichen Bakterien in ihm zu wuchern, auch solche, die

den Harnstoff spalten. Es entsteht Ammoniak, das den durchdringenden Geruch bewirkt.

Und wenn das Wasser des Urins verdunstet, bilden sich Salzkristalle. Unter bestimmten Bedingungen werden diese Salze aber auch schon in der Niere, dem Harnleiter oder der Blase zu Kristallen. Diese Ablagerungen erscheinen entweder als feiner Grieß oder als feste Steine.

Wenn wir die Psychosomatik der Niere verstehen wollen, dann fällt auf, daß es darum geht, über Stoffwechselprozesse das »Gute« im Körper vom »Verbrauchten« zu trennen. Die Nieren gehören psychisch in den Bereich der Trennungsorgane. Sie treten paarweise auf. Sie wollen uns auffordern, uns von unseren »Geistesgiften« ebenso zu trennen wie von Dingen, die sich in unserem Leben längst überholt haben.

Wenn es Konflikte zwischen zwei Menschen gibt, die nicht mehr – im Augenblick zumindest – zu klären sind, dann kann zumindest zeitweise eine Trennung vonnöten sein. Aber auch die Unfähigkeit, sich innerlich von einem Verstorbenen zu lösen, Abstand zu nehmen, Abschied zu nehmen, kann sich über die Niere ausdrücken.

Im Extremfall drückt sich die Unfähigkeit, sich aus der mütterlichen Bindung zu lösen, über eine nicht mehr funktionierende Niere aus. In der Dialyse (Nabelschnur) verbindet ein Schlauch den Menschen mit einer Maschine, die ihm die Arbeit abnimmt, die er selbst tun sollte: nämlich sich zu entgiften.

Familiengeschichtlicher Hintergrund

Auffällig bei Nierenkranken sind zwei Komponenten: Auf der einen Seite handelt es sich um Regressionen mit Schwierigkeiten, sich aus Bindungen zu lösen. In diesem

Bereich zeigen sich aber ebenso starke Kompensationen, die sich in einem gewissen Dominanzstreben äußern. Entweder sind die Patienten im Ausdruck ihrer Aggressionen gebremst, oder sie zeigen aggressives, vorwurfsvolles Verhalten. Sie spielen ihre Mitmenschen gerne gegeneinander aus und ziehen sich andererseits auch wieder beleidigt zurück. Sie können ihr inneres »Gift« nicht filtern und sich davon nicht reinigen. Ihr gesamtes emotionales Verhalten ist indifferent. Gerade bei Trennungen jeglicher Art werden die Patienten von Emotionen geschüttelt, ohne sich darüber im klaren zu sein. Gerade Affekte wie Wut, Zorn oder Angst beeinträchtigen die Nierendurchblutung. Daß Trennung, Tod und andere Ablösungsprozesse die Nieren beeinflussen können, erkennt man an der Aussage des Volksmunds: »Das ist ihm an die Nieren gegangen.«
Nicht nur Zorn und Wut bringen die Niere in »Rage«, sondern auch Angst. Jeder Verlust ist von Angst durchzogen. Und jeder hat schon einmal gemerkt, daß er in Angstsituationen viel mehr urinieren mußte als sonst.

Therapievorschlag

In schweren Fällen psychosomatische Klinik, ansonsten Psychoanalyse, analytische Imaginationstherapie, klientenzentrierte Gesprächstherapie, Gestalttherapie, Coping-Training.

O

OBSTIPATION
(Verstopfung)

Diagnose

Erschwerte Kotentleerung infolge von Erschlaffung der Darmwand. Aber auch aufgrund von Spasmen der Darmmuskulatur.

Organsprache

Ich kann nicht mehr hergeben, ich bin zu oft enttäuscht worden.

Chronische Obstipation – und auf die kommt es hier vorwiegend an – zeigt sich bei depressiven, äußerlich ruhigen Menschen. Diese Patienten sind aber nur scheinbar ruhig. Innerlich sind die Kranken äußerst gespannt. Sie zeigen sich kontaktgehemmt und sind im Geben und Nehmen blockiert. Aufgrund vieler Verluste in ihrem Leben schälte sich die Erwartungshaltung heraus: »Mir gibt keiner was, warum sollte gerade ich etwas hergeben.«
Paradoxerweise zeigt sich auch ein gegenteiliges Bild. Es sind meist schwache, gutmütige Menschen, die dazu neigen, »das letzte Hemd« herzugeben. Damit haben sie schlechte Erfahrungen gemacht und diese Schwäche kompensiert – mit dem Erfolg, nun alles »festzuhalten«. Es sind

weitaus mehr Frauen als Männer, die zu Obstipation neigen. Das liegt grundsätzlich in der »Opferbereitschaft« vieler Frauen. Ihre Rolle als soziale Personen führt dazu, daß sie sich zunächst aufopfern. Aber bald fühlen sie sich in dieser Rolle ausgenutzt und machen innerlich zu.
Hier greifen tief unbewußte Prozesse ins Geschehen ein. Das Grundübel der Obstipation liegt in der analen Entwicklungsphase der betreffenden Patienten. Als sie im Kleinkindalter auf den »Topf« mußten, mochten sie sehr bald erfahren haben, welche »Macht« sie ausüben konnten, wenn sie sich verweigerten. Dem liegt grundsätzlich eine frühkindliche »Bockhaltung« zugrunde, durch die das Kind sagte: »Du kriegst mich nicht, ich gebe es nicht her.« Über diese Grundhaltung lernten diese Menschen, sich zu verweigern. Immer sind sie gegen etwas. »Ich will nicht, ich bin dagegen.«
Das wird nicht nur über den Darm übermittelt, es gibt genügend andere Lebenssituationen, in die diese Verweigerung hineinspielt. Als Kind mochten sie die Erfahrung gemacht haben, daß sie nicht angenommen waren, daß sie nicht so sein durften, wie sie sind. So paßten sie sich auf der einen Seite an, wurden lieb und brav, aber andersherum kam in vielen Situationen dieses »Nein – ich will nicht«. Das Nicht-hergeben-Können wurde über eine Bestrafungsaktion zum Widerstand, der anders nicht zu erreichen war. Dieses »Ich will nicht« oder »Ich kann nicht« (was das gleiche aussagt) überträgt sich auch in die Sexualität. Wenn eine Frau heute sagt: »Ich kann nicht, ich habe Kopfschmerzen«, kann es auch bedeuten: »Laß mich in Ruhe, ich will nicht, weil du …!«
Die Obstipation ist eine Störung im Bereich von Geben und Nehmen. Besonders bei dieser Erkrankung gilt: Weniger Verkrampfung und weniger Verschlossenheit (den Darm

zumachen) bedeuten ein besseres Miteinander. Die Obstipation ist die körperliche Reaktion auf die Protesthaltung. Mehr noch: Die Patienten wollen – wie die Kleinkinder – über das Festhalten andere beherrschen. Auf der anderen Seite steht eine Angst, sich zu sehr zu verausgaben.

Familiengeschichtlicher Hintergrund

Menschen mit Störungen im Geben und Nehmen sind als Kind meist sehr viel gestraft worden. Das führte dazu, daß sie einen Haß entwickelten, der manchmal schwer unter Kontrolle zu halten ist. Hier haben wir eine weitere Komponente dieser Erkrankung.

Die Patienten möchten am liebsten »auf die ganze Welt scheißen«, mit anderen Worten, sie möchten ihren ganzen angesammelten Haß herauslassen. Sie meinen, das könne böse Folgen für sie haben. Darum machen sie innerlich zu, um ja nichts herauszulassen.

So ist bei diesen Menschen häufig auch ein Nörgeln zu beobachten, Nörgeln als Protest, als wütende Klage. Eifersucht und auch Neid sind in diesem Paket enthalten. Aus früher Kindheit steckt in ihnen das Bedürfnis, sich an der Welt und an den Eltern zu rächen. Gemeint ist mit der Rachsucht normalerweise ein Elternteil, meist der Vater. Dieser Bestrafungsdrang wurde verdrängt und wird im Erwachsenenalter auf den Partner projiziert.

Der Rache, dem Bestrafungsdrang, steht eine Angst gegenüber, die Angst nämlich, nun selbst für die eigene Wut bestraft zu werden.

Menschen mit dieser Persönlichkeitsstruktur tun sich schwer, in einer Psychotherapie mitzuarbeiten. Damit eine Therapie überhaupt gelingen kann, ist es notwendig, daß der Kranke »etwas hergibt«, über sein Leben berichtet. Das aber will er irgendwie nicht. Er spielt das Spiel »Du kriegst mich nicht«. Hier kann Gruppentherapie etwas ausrichten. Es gilt, sich in der Gruppe neues, anderes soziales Verhalten anzueignen.

OHREN, GEHÖR, GLEICHGEWICHT

Zwei ungemein feine Sinnesorgane sind im Innern unserer Ohren tätig: Das eine nimmt Luftwellen auf und wandelt sie in Töne um, das andere sorgt dafür, daß wir uns stets im Gleichgewicht befinden.
Wie passiert nun das Hören? Unsere Gehörknöchelchen, drei winzige Teile im Ohrbereich, nicht größer als winzige Buchstaben, leiten Schallwellen weiter. Sie sind miteinander durch winzige Gelenke verbunden und werden durch die kleinsten Bänder und Muskeln des Körpers zusammengehalten.
Diese Gehörknöchelchen überbrücken die kaum erbsengroße Höhle des Mittelohrs und wirken als Kupplung und Überträger für Schallwellen. Sie verkleinern die relativ großen Schwingungen der Schallwellen in der Atmosphäre zu den etwa zwanzigmal kleineren Schallwellen, die ihm Ohr schwingen. Nach ihrem Aussehen nennt man die Knöchelchen Hammer, Amboß und Steigbügel. Vom Trommelfell erstrecken sie sich durch den Raum des Mittelohrs bis zum ovalen Fenster.

Hinter ihm beginnt das Innenohr, wo die Schnecke als das eigentliche Organ des Gehörs sitzt. Sie ist ein schneckenförmig um eine Achse gewundener Gang, gefüllt mit Lymphflüssigkeit (siehe »Das Lymphsystem«), die durch die Schwingungen der Gehörknöchelchen ebenfalls zum Vibrieren gebracht wird. Im Innern der Schnecke befinden sich hochspezialisierte Zellen mit kleinen Härchen an der Oberfläche; sie nehmen die Schwingungen auf, die dann durch den Hörnerv zum Gehirn weitergeleitet werden.
Wir können erkennen, was für ein feiner Apparat ständig in Aktion ist, um uns akustisch mit der Umwelt in Kontakt zu halten. Es ist verständlich, daß dieses sensible Organ sehr anfällig sein kann für psychosomatische Prozesse. Wir sagen zwar, daß wir mit den Ohren hören, aber das ist nicht ganz richtig. In Wirklichkeit hören wir mit dem Gehirn.
Wir unterschätzen häufig die Tatsache, daß die meisten Erscheinungen in der Natur mit Schall verbunden sind. Der Schwall entsteht durch Schwingungen elastischer Körper. Wir sind auf den Schall in unserer Umgebung angewiesen. So wie die Luft für das biologische Leben, ist der Schall für die geistige und körperliche Gesundheit des Menschen ein unentbehrliches Medium. Der Mensch braucht die Polarität zwischen Stille und Schall. Wie wichtig das ist, können am besten die Tauben und Gehörlosen beurteilen.
Es gibt eine Reihe von Hörstörungen und Taubheiten, die eine somatische Ursache haben können. Auf der anderen Seite sind rein psychogene Hörstörungen und auch Taubheiten auffällig.
Patienten mit Hörstörungen unterlagen in ihrer Kindheit einem ständigen Moralisieren, Nörgeln, Schimp-

fen und Schelten. Diese Menschen haben als Kinder gelernt wegzuhören. Sie haben nicht mehr hinhören wollen und eigentlich auch können. Ständig wurden ihnen Schuldgefühle eingetrichtert, ihnen wurde vermittelt, daß sie »wertlos« seien. So wie es im Ohr Amboß und Hammer gibt, genauso stellte sich diesen Menschen sehr früh die Frage, Amboß oder Hammer zu sein. Meist gerieten sie in die passive Lage des Ambosses, in die Rolle des Ertragens und Erduldens. Sie wollen weder hören noch sehen. Das innere Zumachen kann im späteren Alter bis zu Ohrenschmerzen gehen, mit der Empfindung, daß der psychische Schmerz, der kaum noch ertragen werden kann, sich als Ohrenschmerz zeigt. Das psychische Schmerz wurde verdrängt und kehrt als Ohrenschmerz zurück. Auffällig ist, daß gerade Kinder sehr viel unter Mittelohrentzündungen zu leiden haben.

Das menschliche Ohr ist nicht nur ein Apparat zum Hören, sondern außerdem ein Gleichgewichtsorgan. Um sich aufrecht zu halten, braucht jedes Lebewesen, ob es im Wasser, in der Luft oder auf der Erde lebt, einen Mechanismus, der es seine Position wissen läßt und ihm damit die Möglichkeit gibt, sich im Gleichgewicht zu halten. Nahe der Gehörschnecke im Felsenbein unseres Schädels befinden sich kleine halbkreisförmige Kanäle, gefüllt mit Lymphflüssigkeit. Auf jeder Seite des Kopfes haben wir drei solcher Kanäle, die von einem gemeinsamen zentralen Punkt aus nach drei Hauptrichtungen verlaufen, wobei sie jeweils im rechten Winkel zueinander stehen. Gemeinsam mit der Gehörschnecke bilden diese drei Bogengänge das Innenohr. Jeder Bogengang ist in Aufbau und

Funktion den Gleichgewichtsorganen anderer Lebewesen gleich. Man findet eine sülzartige Masse, die auf den Wänden der Bogengänge ausgebreitet ist wie Butter auf dem Brot. Die Lymphflüssigkeit in den Bogengängen verschiebt bei Lageveränderung diese Masse, die ihrerseits auf Gruppen von Zellen mit feinen Borsten einwirkt. Wenn man also den Kopf bewegt, empfangen die Zellen in den Bogengängen einen Reiz, den sie auf sensorischen Fasern an das Gehirn weiterleiten. In jeder der drei Hauptrichtungen – Kopfnicken, Kopfschütteln und Kopfwiegen – wird einer der Bogengänge gereizt.
Eine Schädigung des Innenohrs, wie sie durch einen Schlag auf den Kopf verursacht werden kann, stört das Gleichgewichtsorgan sehr empfindlich. Der Betroffene schwankt, alles scheint sich um ihn zu drehen. Erkrankungen des Innenohrs wie die Ménièresche Erkrankung (siehe Morbus Ménière) verursachen Schwindel, summende Geräusche und Störungen der Hörfähigkeit. Die Seekrankheit – auch Reisekrankheit genannt – beruht ebenfalls auf einer Störung des Innenohrs.
Jeder weiß, daß es nicht nur das Gleichgewicht unseres Körpers gibt, sondern auch ein inneres Gleichgewicht, das schon bei mittleren Krisen durcheinandergeraten kann. Ein Mensch, der innerlich aus dem Gleichgewicht gerät, kann ähnliche Symptome bekommen wie einer, der einen »Schlag auf den Kopf« erhielt. Diese zeichnen sich durch Kreislaufstörungen aus (siehe Kreislauferkrankungen), verbunden mit Schwindelanfällen, Übelkeit und manchmal auch Erbrechen.
Wer beispielsweise schockartige Erlebnisse hat, der

kann ebenfalls vorübergehend innerlich aus dem Gleichgewicht geraten. Immer wieder ist zu beobachten, daß Menschen nach dem Tod Nahestehender oder nach Trennungen solche Gleichgewichtsstörungen haben. Sie sind wie be»nommen«, fühlen sich einer Ohnmacht nahe, sie leiden unter Schwindelgefühlen. Mit anderen Worten, sie verkraften gegenwärtig eine Situation nicht, sie brauchen Zeit, um wieder ins Gleichgewicht zu kommen.

Wenn es sich um Hörlosigkeit bzw. Hörschwierigkeit handelt, wird es schwierig sein, diese Patienten zu einem Psychotherapeuten zu bringen. Sie haben ja innerlich zugemacht, sich also zurückgezogen, um Kontakte zu meiden. Meistens sind sie nicht bereit, innerlich aufzumachen. Hier kann Körpertherapie helfen, Deep-Draining nach Gerda Boyesen zum Beispiel. Wer über einen Schock vorübergehend das innere Gleichgewicht verloren hat, sollte in die Krisenintervention gehen. Hier wird ihm geholfen, mit der Krise fertig zu werden. Auch Coping-Training kann helfen.

ORGANNEUROSEN

Viele psychosomatische Erkrankungen sind reine funktionelle Störungen, die auch Konversionssymptome genannt werden. Organneurosen sind dagegen Krankheitsbilder, die nicht nur die Funktion eines Organs stören, sondern das Organ selbst schädigen. Von einer Organneurose kann man beispielsweise beim Magengeschwür sprechen. Konversionssympto-

me schädigen das Organ selbst nicht, aber Organneurosen können die Organe schädigen. Lebensumstände können derart einschränkend und einengend wirken, daß sie die Kraft eines Menschen überfordern und zu psychischer und psychosomatischer Erkrankung führen. Schockartige Erlebnisse zum Beispiel können funktionelle Störungen bringen. Sie werden ausgelöst durch ungewöhnliche Lebensumstände, welche die psychische Kraft eines Menschen überfordern.

Die Aussicht auf Heilung von Konversionsstörungen hängt von der psychischen Grundstörung und der betreffenden Lebenssituation ab. Die Kranken erleben das Konversionssymptom als körperliche Erkrankung. Dahinter stehen aber verdrängte Wünsche und Bedürfnisse. Das wollen die Patienten häufig nicht einsehen und verweigern daher eine Psychotherapie. Konversionssymptome, die einer akuten Lage entspringen, können durch Krisenintervention und Coping-Training relativ rasch behoben werden.

In der psychotherapeutischen Arbeit bemühen Therapeut und Patient sich, im Falle eines Konversionssymptoms das vom Bewußtsein Abgespaltene aufzudecken und das in der Organsprache Ausgedrückte zurückzuübersetzen. Angestaute Affekte entladen sich, die unbewußten Motive und die dazugehörigen Erinnerungen werden wieder erlebbar gemacht. Auf diese Weise geraten gestaute Blockierungen wieder ins Handeln.

Infolge seelischer Konflikte treten aber auch Symptome an den Organen auf und schädigen diese. Es handelt sich um körperliche Erkrankungen durch chronisch gehemmte Gefühle. Psychosomatische

Störungen, bei denen ein krankhafter Organbefund vorliegt, sind etwa Gastritis (siehe Gastritis), Magengeschwüre, Entzündung des Dickdarms mit Eiterung und Geschwürbildung (siehe Colitis ulcerosa), auch Ekzeme, also chronisch entzündliche Hauterkrankungen (siehe Neurodermitis), und viele mehr.
Hintergründe der Organneurose sind häufig Ängste, die bewußt erlebt und ausgedrückt werden, aber unbewußt störend auf das Leben einwirken, und Verhaltensabweichungen, die Probleme im gesellschaftlichen Umgang mit sich bringen. Verhaltensweisen können übertrieben sein oder völlig fehlen. Was dabei als Norm gilt, ist auch gesellschaftlich bestimmt und nicht nur von den menschlichen Grundbedürfnissen her.
Menschen mit Organneurosen zeichnen sich durch mangelnde Konfliktbearbeitung aus. Weil Konflikte nicht bewußt verarbeitet werden können, kommt es zum Wiederholungszwang. Bestimmte störende Handlungsweisen werden immer wieder neu inszeniert.
Menschen mit Organneurosen haben eine mangelnde psychische Festigkeit. Sie unterliegen Stimmungen, sind selbst unsicher und gehemmt. Sie sind leicht störbar und leicht psychischen Schwankungen ausgesetzt. In sich sind sie nicht gefestigt, sie verlieren leicht das seelische Gleichgewicht. Bestimmte Lebensbereiche haben eine mangelhafte Entwicklung: Kontakt, Liebe, Sexualität, Bewegung, Arbeit, Freude, Aggression, Nehmen, Geben. Die Fähigkeit zu »leben« ist eingeschränkt.
Die Neurose von der sogenannten »Normalität« abzugrenzen ist recht schwierig. Einerseits handelt es sich

um subjektive Befindlichkeiten. Wie die erlebt werden, hängt von der einzelnen Person ab. Zum anderen bestimmt die Gesellschaft recht willkürlich, was normal ist. Es gibt fließende Übergänge zwischen »gesund« und »krank«.

Viele Menschen sind gesund und krank zugleich. Gestörte Kindheit und gestörtes Leben sind die Ursachen von Neurosen. Durch hemmende Einflüsse der Umwelt konnten sich bestimmte Persönlichkeitsbereiche nicht gesund entwickeln. Den neurotischen Störungen liegen Fehlhaltungen zugrunde, die dem Menschen nur unzureichend bewußt sind.

Die Neurosenentstehung ist allerdings nicht nur auf die Kindheit beschränkt. Auch im weiteren Lebensverlauf können individuelle Krisen, Beziehungskonflikte, psychosoziale Bedingungen und gesellschaftliche Lebensstrukturen den Menschen psychisch krank machen.

Es mag den einen und anderen Leser verwundern, wenn sehr häufig die Psychoanalyse als Therapievorschlag angeboten wird. Die Psychoanalyse arbeitet mit dem Aufdecken, Nacherleben und Bewußtmachen der unbewußten Inhalte. Das Ich des neurotisch Erkrankten soll befähigt werden, die unbewußten Bestimmungsgründe der aktuellen Konflikte und Symptome und deren lebensgeschichtliche Herkunft zu erkennen. Das ist das Leitziel des Therapie von Neurosen. Dadurch wird die blockierte Selbstentfaltung aufgehoben, und die Konflikte können wirkungsvoller bearbeitet werden. Das geschieht nicht nur intellektuell, sondern vor allem dadurch, daß der Erkrankte gefühlsmäßig nacherlebt und nachempfindet.

ORGASMUSSTÖRUNGEN der Frau

Diagnose

Die Unfähigkeit, einen Orgasmus zu erreichen.

Organsprache

Du kriegst mich nicht.

Im Bereich unserer Kultur legen beide Geschlechter großen Wert darauf, daß die Frau zum Orgasmus kommt. Dies ist ein Phänomen der heutigen Zeit. Die Fähigkeit, den Orgasmus zu erreichen, wird im allgemeinen als wesentliches Indiz für psychische Gesundheit angesehen. So einfach kann man sich die Sache aber nicht machen.

Man weiß noch nicht einmal genau, was den Orgasmus auslöst. Es scheint eine komplexe Wechselwirkung körperlicher, emotionaler, sozialer und hormoneller Faktoren zu sein, und es kann noch andere geben, von denen man im Augenblick nichts weiß. Letzten Endes gibt das Gehirn Signale an das Rückenmark, und diese Reflexe lösen den Orgasmus aus. Wir können nicht umhin, zu erkennen, daß gerade in der Sexualität ein fein abgestimmter psychosomatischer Mechanismus wirksam ist.

Auf der anderen Seite können wir nicht jeder Frau, die keinen Orgasmus erlebt, Gefühlskälte unterstellen. Schließlich ist Sexualität überwiegend eine Sache von zwei Menschen. Während des gesamten sexuellen Spiels laufen feine, nicht wahrnehmbare Schwingungen hin und her. Der Frau zu unterstellen, daß es allein in ihrer Verantwortung läge, keinen Orgasmus zu haben, wäre gewagt. Tagesstimmung, Tagesverfassung von beiden Partnern können hier eine Rolle spielen. Auch der Mangel an sexueller Erfahrung von Mann und Frau können Orgasmen verhindern.

Auf der anderen Seite gibt es tatsächlich Frauen, deren Orgasmusschwierigkeiten im psychischen Bereich zu suchen sind. So kann die orgastische Potenz bei Frauen mit ausgesprochen neurotischen Zügen gestört sein; hysterische und stark narzißtische Frauen können hier besonders betroffen sein. Innerhalb dieses Personenkreises kann Anorgasmie eine Angst ausdrücken, einer Leistungsnorm nicht gewachsen zu sein.

Ebensogut kann hinter Orgasmusstörungen auch eine Verweigerung liegen, den Orgasmus überhaupt hergeben zu wollen. Dahinter können sich Rache- und Bestrafungstendenzen nach dem Motto »Du kriegst mich nicht« verbergen. Dabei kann – muß aber nicht – dieser Bestrafungszwang sich schon in der Kindheit gegen den Vater gerichtet haben. Später wurde das Problem auf den Partner projiziert. Man muß sehr vorsichtig sein, wenn man sich über die Orgasmusfähigkeit der Frauen unterhalten will. Gerade im Bereich der Sexualität registriert die Psyche sehr fein, ist sie doch ein sehr feines Instrumentarium. Hier geht es nicht nur um die Freude an der Sexualität oder nicht, es geht schließlich um Zeugung neuen Lebens, es geht um Arterhaltung und einiges mehr.

Vergessen wir nicht, daß hier die Persönlichkeit und nicht die Sexualtechnik die Fähigkeit des einzelnen zur orgastischen Reaktion bestimmt. Es kommt auf die Wesenszüge an und auf die Fähigkeit, sich bei einem Partner geborgen zu fühlen. Sich hingeben, dem anderen vertrauen zu können und sich ohne Furcht vor Folgen in Abhängigkeit begeben zu können wäre ein Anfang. Es handelt sich also um sehr grundsätzliche Wesenszüge, die bis in die Kindheit zurückreichen. Vor allem das emotionale Verhältnis zum Vater spielt hier eine Rolle. Die Erfahrung hat gezeigt, daß Frauen mit Orgasmusstörungen sehr häufig Störungen im emotionalen Bereich zu ihren Vätern hatten.

Familiengeschichtlicher Hintergrund

Sicherlich besteht zwischen sexuellen Störungen der Frau und dem Verhältnis zu ihrem Vater ein großer Zusammenhang. Auf der anderen Seite mangelt es in den meisten Familien an richtiger Sexualerziehung. Wesentliche Bestandteile in der Sexualentwicklung eines Menschen sind Geschlechtsidentität und -rolle, Familien- und Sozialrolle, Körperimage, sexuelle Ausdrucksfähigkeit, Sinnlichkeit und Erotik, Zuneigung, Liebe und Intimität sowie Beziehungen. All dies zusammen macht eine Sexualerziehung aus. Da die meisten nicht das Glück haben, in eine harmonische Familie hineingeboren zu werden, in der Sexualität auf feine, einfühlsame Art vermittelt wird, wird es immer wieder Frauen und Männer geben, die Schwierigkeiten im Sexualbereich erleben. Auf der einen Seite werden sexuelle Dinge in unserem Leben überbewertet, unterstehen einem Leistungszwang, auf der anderen Seite werden andere leise lächelnd verschämt unter den Tisch gekehrt. Darum kann man auch kein allgemeingültiges Sexualprogramm entwerfen, das für viele Menschen Gültigkeit hätte. Sexualität ist eine Sache der Liebe. Liebe hilft Brücken bauen. Da Sexualität immer den ganzen Menschen mit einbezieht, kann eine Sexualtherapie auch immer so lange nur einseitig bleiben, solange sie nicht ebendiesen ganzen Menschen mit einbezieht.

Therapievorschlag

Psychoanalyse, klientenzentrierte Gesprächstherapie, analytische Gruppentherapie.

ORGASMUSSTÖRUNGEN des Mannes

Diagnose

Die Unfähigkeit, Lust zuzulassen.

Organsprache

Ich bin immer der Sündenbock.

In der Prostata des Mannes verbinden sich die Enden von Samenleiter und Samenblase, um den Ejakulationskanal zu bilden. Er ist etwa 2,5 Zentimeter lang und führt in die Harnröhre. Beim Koitus sammelt sich dort Sperma, und wenn die Erregung beim Mann den Höhepunkt erreicht hat, verursacht ein Rückenmarksreflex rhythmische Kontraktionen in der Genitalregion, und Sperma spritzt aus der Harnröhre. Diese Ejakulation läßt sich von einem gewissen Punkt der Erregung an nicht mehr aufhalten. In wenigen Sekunden kommt es zu drei bis acht »Wellen«. Zusammen mit der Ejakulation, aber doch von ihr getrennt, kommt es zu einem Orgasmus. Er ist intensiv, persönlich angenehm, eine Art Explosion, ein »Dammbruch«, der durch den ganzen Körper flutet. Dieses Gefühl resultiert aus dem Abbau der muskulären Spannungen, die sich bei der sexuellen Erregung aufgebaut haben.
Auf beiden Seiten der Harnröhre, gerade unterhalb der Prostata, die ihr Sekret dem Samenerguß beigibt, liegen die Cowper-Drüsen. Bei sexueller Erregung sezernieren sie noch vor der Ejakulation ein wenig Flüssigkeit in die Harnröhre, die dann durch die Öffnung den Penis verläßt und auf der Eichel auftaucht. Das Sekret dieser winzigen Drüsen hat genügend Spermien, um eine Schwangerschaft verursachen zu können, auch wenn noch keine Ejakulation stattge-

funden hat. Daher ist das Herausziehen des Penis aus der Vagina kurz vor der Ejakulation keine Methode der Geburtenkontrolle, da die Flüssigkeit aus den Cowper-Drüsen bereits bei sexueller Erregung erscheint. Diese Flüssigkeit ist alkalisch; dadurch neutralisiert sie das saure Milieu der Harnröhre und ermöglicht es den Spermien, länger zu überleben, nachdem sie ejakuliert worden ist.

Die Harnröhre beim Mann ist etwa zwanzig Zentimeter lang. Sie beginnt am Blasenhals, führt durch die Prostata und läuft durch den Penis. Ihre beiden Funktionen sind: Urin aus der Blase zu fördern und Sperma zu ejakulieren.

Wenn wir hier von Orgasmusstörungen des Mannes sprechen, dann ist damit nicht die Schwierigkeit oder Unfähigkeit des Ejakulierens gemeint. In den Vordergrund tritt hier die Fähigkeit des Mannes, im Augenblick der Ejakulation Lust, Freude, Spannungsabfuhr zu erleben, also innerlich loszulassen. Beides wird häufig miteinander verwechselt. Männer »rümpfen gelegentlich die Nase«, wenn es Frauen schwerfällt, einen Orgasmus zu haben. Sie glauben, weil sie ihr Ejakulat »wegspritzen« können, hätten sich auch einen Orgasmus gehabt. Dabei gibt es genügend Männer, die ejakulieren, ohne dabei ein größeres Lustgefühl zu erleben, ohne tatsächlich das Gefühl zu haben, daß die gewaltig angestaute Spannung wirklich losläßt.

Orgasmusschwierigkeiten bei Mann und Frau haben viel weiter reichende Folgen, als man annimmt. Dahinter verbirgt sich die Unfähigkeit, Lust im weiteren Sinne zuzulassen; es ist die Unmöglichkeit, überhaupt ein sinnlicher Mensch zu sein. Sinnlichkeit umfaßt das ganze Leben. Dazu gehört alles, was Spaß macht. Sinnlichkeit bedeutet auch Lust angstfrei, ohne Schuldgefühle und Bestrafungsängste zuzulassen. Wer in sich das verschwommene Gefühl hat, daß die »Mami« mit erhobenem Zeigefinger neben dem

Bett steht, der kann wirkliche Lust nicht erleben, der kann seinen Orgasmus nicht hinausjauchzen, dem fehlt das Erlebnis der Ganzheit. Nicht nur die Penisspitze »kitzelnd« erleben, sondern das Gefühl: »Ich bin voller Lust und Freude, und ich schreie es in die Welt hinaus.«
Viele betreiben Sexualität nicht in der Vorfreude auf etwas sehr Schönes. Überall auf der Welt gibt es immer wieder Menschen, für die Sexualität längst zur Routine geworden ist. Innerlich sind sie schon lange ausgebrannt.
Alle reden von »Aufklärung«, von »sexueller Revolution«, Begriffe, die uns in den Köpfen stecken. Dabei hat Sexualität nichts mit dem Kopf zu tun. Sie gehört in die Becken und Herzen der Menschen. Wer stellt sich schon einmal die Frage: »Was wünsche ich mir im sexuellen Zusammenleben mit meiner Partnerin? Wo steckt mein ganz tiefes Bedürfnis? Was würde ich tun, wenn ich keine Schuldgefühle, keine Bestrafungsängste hätte?«
Um einen Orgasmus erleben zu können – und das gilt für Mann und Frau –, sollte man dem Leben lachend, frei »mit nacktem Hintern« begegnen können.

Familiengeschichtlicher Hintergrund

Die Unfähigkeit, Lust zu erleben, trifft vor allem jene Männer, die schon in der Kindheit als »Sündenbock« für alles mögliche herhalten mußten. Was immer sie taten, sie machten es verkehrt in den Augen der anderen. Wenn sie schon zu damaliger Zeit auf irgend etwas Lust empfanden, dann wurde das im Elternhaus schnell abgebremst.
Ein wesentliches Symptom in der gestörten Beziehung zu sich selbst, und damit für psychische Störungen verantwortlich, ist das Schuldgefühl. Dieses Schuldgefühl rankt in alle Lebensbereiche hinein, vor allem aber in die Sexualität. Als

Kinder, ihren Trieben folgend, bei einer »bösen Tat ertappt« wurden, bekamen sie einen Wertstempel aufgedrückt, nämlich etwas sehr Schmutziges getan zu haben. Dafür wurden sie bestraft und hatten ihr »Kainszeichen« weg. Jegliches Lust- und Freudegefühl war abgewürgt, in den Tiefen der eigenen Schattenwelt begraben. Als Erwachsener gelingt es dann sehr schwer, das Lustgefühl wieder auszugraben, es zu reinigen und lustvoll einzusetzen.

Wer als Kind die Welt durch die Augen eines »Sündenbocks« zu betrachten lernte, hat es nicht leicht. Aus diesem Komplex heraus sieht man die Wirklichkeit durch die Brille verzerrender Strenge, die Bewußtsein und Richterneutralität gleichsetzt. Das, was ist, ist nie neutral, es ist immer gut oder schlecht. Das heißt, man hat gelernt, Sexualität zu bewerten. Da sie in der Kindheit als »schlecht« erlebt wurde, kann sie beim Erwachsenen nie gut sein. Diese Grundhaltung führt zu einer Spaltung in Entweder-oder-Gegensätze. Das überträgt sich auf persönliche Beziehungen und kann dann so weit gehen, daß einer denkt: »Meine Partnerin taugt nichts, weil sie mit mir schläft.« Dahinter steckt die doppelbödige Moral mit der Projektion der Schuldgefühle. Die mit dem Sündenbock identifizierten Personen stürzen sich auf ein bestimmtes körperliches Merkmal – in diesem Fall den Penis – und erklären es zur Ursache eines Entfremdungsgefühls. Nicht mit mir stimmt etwas nicht, sondern mit meinem Penis. Der verweigert mir die Lust. Bei mir ist eben alles anders. Die Unfähigkeit, Lust zu erleben, wird dann noch moralisiert, der Penis wird innerlich noch kleiner gemacht, als er wirklich ist. Zum Schluß heißt es dann: »Es hat keinen Zweck, ich bin halt anders als die anderen.« Oder es werden tausend Gründe vorgeschoben, warum man keine Sexualität haben will. Auf der Körperebene wird

dann der Penis zum Sündenbock des Sündenbocks. Aber er kann weder weggeschoben werden, noch ist die Konzentration darauf leicht zu überwinden. Hinter alldem steht in Wirklichkeit ein Selbsthaß, weil man ein Sündenbock ist, weil man nichts taugt.

Therapievorschlag

Psychoanalyse, jede Form von Gruppentherapie.

OSTEOPOROSE
(Knochenschwund)

Diagnose

Besonders im Alter vorkommender Knochenschwund mit Abbau der Kompakta von innen und grobmaschiger Erweiterung der Markräume. Die Osteoporose beginnt meist mit leichten Rückenschmerzen, die später wieder vergehen. Manchen Frauen fällt auf, daß sie deutlich kleiner werden, andere brechen sich leichter die Knochen.
Dieses Krankheitsbild ist deshalb so kompliziert, weil es Zusammenhänge gibt wie beispielsweise bei Magenerkrankungen. Der Körper nimmt nach Magenoperationen zuwenig Kalzium auf. Osteoporose kann Folge sein bei Colitis ulcerosa, bei Morbus Crohn und auch bei Nierenschwäche: alles Krankheiten, die im psychosomatischen Wechselspiel stehen.

Organsprache

Ich fühle mich so allein gelassen.

Die Frage lautet: Wie weit werden Krankheitsausbruch und Krankheitsverlauf von seelischen und sozialen Einflüssen mitbestimmt?
Die Osteoporoseerkrankung erscheint immer im Umfeld von anderen Erkrankungen. Die Knochen liefern dem Menschen das Stützwerk, um »aufrecht« durchs Leben gehen zu können. In der Kindheit ist das Knochengerüst noch weitaus biegsamer, darum haben Kinder weniger Knochenbrüche. Mit zunehmendem Alter jedoch schwindet die Biegsamkeit, die Starre des Kalkgehaltes der Knochen wird immer deutlicher. Alte Leute verlieren Knorpel und den Kalk in den Knochen – die Knochen werden schwächer, so daß ein einziger Sturz einen Knochenbruch verursachen kann. Das innere der Knochen beheimatet das Knochenmark. Ein großer Teil davon dient der Neubildung von Blutzellen.
Daß die Knochen im psychosomatischen Zusammenspiel eine große Rolle spielen, spricht der Volksmund deutlich aus: »Es ging mir durch Mark und Bein«, sagen diejenigen, die ein starkes Erlebnis hatten.
Die Hauptaufgabe der Knochen liegt darin, den Organismus zu »stützen«; und gerade hier liegt die Schwierigkeit im seelischen Bereich. Osteoporose tritt im Alter auf. Man könnte diese Erkrankung auf den Alterungsprozeß, auf natürlichen Verschleiß zurückführen. Das ist aber nicht die alleinige Ursache, sonst müßten alle alten Leute an dieser Erkrankung leiden.
Es fällt auf, daß bei Menschen, die vor der Pensionierung stehen oder denen die Kinder aus dem Haus gingen, aber auch bei denen, deren Partner durch Tod verlorenging, diese Krankheit auftritt. Ihnen ist die »Stütze«, der Halt abhanden gekommen. Ein Arbeitsplatz kann so eine Stütze sein. Kinder können Stütze sein und vor allem auch der Partner. Wenn man alt ist, kann man weder weglaufen noch angrei-

fen. Der Flucht-und-Angriffs-Komplex ist geschwächt. »Einen zahnlosen Wolf fürchtet man nicht mehr.« So fühlen sich viele alte Leute schutz- und hilflos dem Leben gegenüber. Trotzdem gehört eine bestimmte Persönlichkeitsstruktur dazu, diesem Krankheitsbild zu folgen.

Familiengeschichtlicher Hintergrund

Es ist nahezu unvermeidlich, daß in den meisten Ehen Erwartungen eingebracht werden, was ein Mann oder eine Frau tun sollte. Diese Erwartungen sind von unrealistischen Hoffnungen und Reaktionen auf die Eltern verzerrt und gefärbt. In der Ehe werden diese Erwartungen oft zu »Pflichten« – und provozieren vor allem passiven, oft aber auch aktiven Widerstand. Im Alter ändern sich diese Rollen. Frauen zum Beispiel, die sich für Mann und Kinder aufgeopfert haben, verlieren häufig ihre soziale Rolle dadurch, daß die Kinder aus dem Haus gehen oder der Mann stirbt. Die Familie gab ihnen ein Gefühl der »Stütze«, in der Familie fühlten sie sich geborgen. Nun ist die Familie auseinandergerissen, die Stütze entfällt, aber auch die soziale Rolle ist nicht mehr gefragt.
Tatsächlich geht es vielen Osteoporosepatientinnen so, daß sie über die Krankheit etwas kleiner werden. Sie schrumpfen sozusagen zusammen. Aber auch in sich fühlen sie sich kleiner, alles, was einmal Wert für sie besessen hat, hat sich gewandelt. Nicht selten kommen sie sich überflüssig vor, sie haben das Gefühl, nicht mehr gebraucht zu werden.

Therapievorschlag

Mit Psychotherapie der Osteoporose beizukommen ist ein aussichtsloses Verlangen. Der Körper ist bereits geschädigt, und diese Schädigung kann nicht mehr rückgängig ge-

macht werden. Hier ist vor allem Coping-Training angebracht. Coping beinhaltet, Bewältigungsstrategien zu entwickeln, die es einem ermöglichen, mit der Krankheit zu leben, wie zum Beispiel sich neue Gruppen und neue Kontakte zu suchen, in Gemeinschaften zu leben, die erneut Stütze anbieten.

ÖSTROGENMANGEL

Diagnose

Östrogen ist ein weibliches Sexualhormon mit der Wirkung des Follikelhormons. Bei Östrogenmangel wird die Zellprofileration herabgesetzt. Die Scheidenhaut wird dünn, glatt, blank und pergamentartig, leicht verletzlich, blutend und schmerzend. Die Zellen enthalten nur minimale Glykogenmengen, und die schützende Milchsäurebakterienflora kann nicht gedeihen, eine Sekundärinfektion tritt leicht ein. (Siehe auch den Übersichtsartikel »Hormone«.)

Organsprache

Ich ziehe mich vor dir zurück, du hast mich verletzt.

Auch Männer haben Östrogene. Doch es ist schwierig, wegen der Schwankungen während des Menstruationszyklus das Östrogenniveau bei Männern und Frauen zu vergleichen.
Östrogene beeinflussen die Geschmeidigkeit der Vaginalhaut und ihre Fähigkeit, auf sexuelle Stimulation zu reagieren. Östrogenmangel macht die Vaginalhaut blaß, dünn und trocken, wie man bei Eintritt des Klimakteriums beobachten kann. DieÖstrogene sind Bedingung für das sexuel-

le Reaktionsvermögen bei der Frau. Möglicherweise sogar für die Anziehungskraft, die eine Frau auf einen Mann ausübt. Auch die Empfindlichkeit der Haut wird von Östrogenmangel beeinflußt.
Man kann Östrogenmangel, wenn er vor dem Klimakterium auftritt, entweder als eine Regressionskrankheit ansehen oder auch als Verweigerung der Geschlechtsrolle betrachten. Es kann die Angst dahinterstecken, eine Frau sein zu müssen, den Aufgaben als Frau und Mutter nicht gewachsen zu sein. Aber es kann auch einen Rückzug vor dem Partner bedeuten, der die Frau möglicherweise gekränkt und verletzt hat.

Familiengeschichtlicher Hintergrund

Nirgendwo ist die wechselseitige Abhängigkeit zwischen seelischen und körperlichen Prozessen so stark wie im Bereich der Sexualität, denn die Sexualfunktionen sind der Willkür des Menschen weitgehend entzogen. Willentlich können wir nur entscheiden, ob wir unserem sexuellen Verlangen nachgeben wollen oder nicht. Alles Weitere hängt von unserer Gemütslage ab, der »sexuellen Temperatur«, die über das vegetative Nervensystem den körperlichen Vorgang weitgehend beeinflußt. Deshalb ist der störungsfreie Ablauf des sexuellen Aktes nur möglich, wenn die Energien ohne Beeinträchtigung durch negative Gefühle frei fließen können.
Seit Urzeiten sind die grundlegenden Empfindungen, die von körperlichen Kontakten herrühren, wie Schmerzen und Freuden, unverändert. In unserer technologischen Zeit und in einer von Vernichtungswaffen bedrohten Welt werden zwar Maschinen und Medikamente geschaffen, die uns entspannen und beruhigen sollen, aber nichts von

alldem kann eine tiefe Umstellung bewirken, wenn die Sexualität bereits gestört ist. Es gilt vielmehr, an die Wurzeln der Sexualstörung heranzukommen. Und die kann für jede Frau verschieden sein.

Therapievorschlag

Psychoanalyse, Frauengruppen, Coping-Training, analytische Imaginationstherapie.

DYNAMISCHE KÖRPERTHERAPIE (Ausdehnen und Zusammenziehen)

Wenn man Amöben unter dem Mikroskop betrachtet, kann man feststellen, daß diese einzelligen Lebewesen in Energiewellen pulsieren, die in ihrem Kern entstehen. Unter normalen Umständen dehnt sich die Amöbe aus, wenn sie sich zum Beispiel nach Nahrung ausstreckt. Aber wenn die Amöbe von ihrer Umgebung angegriffen wird – wenn sie etwa von einer Nadel gepiekst wird –, dann zieht sie sich zusammen. Wir reagieren sozusagen in der gleichen Weise. Das Leben ist ein Prozeß des Sichöffnens und Sichschließens. Das ist nicht nur bildlich zu verstehen, sondern auch psychologisch. Mit jedem neuen Wachstum öffnen wir uns ein bißchen mehr. Wenn wir uns bedroht fühlen, ziehen wir uns buchstäblich in uns selbst zurück, ähnlich wie die Amöbe.
Dieser Vorgang ist im autonomen Nervensystem begründet. Wenn wir das gesamte Netz unserer Nervenbahnen aufzeichneten, wie ein Elektriker die Stromleitungen eines Gebäudes in einer Zeichnung darstellt,

dann würden wir zwei große Bahnen finden. Die eine, deren wir uns am meisten bewußt sind, ist das zerebrospinale Nervensystem. Es leitet die Sinnesreize zum Gehirn, und vom Gehirn sendet es Impulse aus, die die willentlichen Muskeln steuern. Das andere System, das autonome, funktioniert unbewußt. Es ist sehr wichtig für die Erhaltung des Lebens. In seinen Bereich gehören die Regelung des Blutkreislaufs und der Verdauung, was durch zwei entgegengesetzte Untersysteme geschieht: den Parasympathikus und den Sympathikus.
Der Parasympathikus bewirkt die Ausdehnung der Blutgefäße und ein damit verbundenes Gefühl von Wärme und eine erhöhte Produktion der Drüsen, der Verdauungs- und Fortpflanzungsorgane, was von einem allgemeinen Wohlbefinden begleitet wird. Der Sympathikus bewirkt Zusammenziehen und Frösteln und ist oft von einem Gefühl des Unwohlseins begleitet. Die Umgangssprache kennt das Zusammenziehen des Sympathikus. Man bekommt »kalte Füße« oder ist vor »Schreck erstarrt«.
Diese Bewegungen von Öffnen und Zusammenziehen können wir am besten an solchen Tagen verspüren, an denen wir Angst und Erregung in uns fühlen. In Angstsituationen zieht sich die Haut zusammen, wird kalt und feucht. Das Blut verläßt die Hautoberfläche. Der Puls ist schnell und schwach. Wie wir uns wieder öffnen, soll die nächste Übung zeigen. Wir nennen sie die Freigabe des Körpers.

Die Freigabe des Körpers

Indem wir so manche Äußerung dessen, was in uns vorgeht, verhindern, greifen wir in unser eigenes Ver-

halten ein. Wir können lernen, dem Körper die Führung zu überlassen, so daß er sich von solchen Eingriffen befreit.
Legen Sie sich auf den Boden auf den Rücken. Die Knie sind so weit angezogen, daß die Füße gut auf dem Boden ruhen. Die Knie berühren sich leicht. Schließen Sie die Augen, und nehmen Sie mit Ihrem Körper Fühlung auf. Liegen Sie wirklich bequem? Vielleicht möchten Sie Ihre Lage noch ändern?
Nun nehmen Sie Ihren Atem wahr. Achten Sie auf Einzelheiten Ihres Atems. Spüren Sie, wie die Luft in die Nase oder in den Mund geht, hinunter in den Hals, in die Lungen? Beobachten Sie im einzelnen, wie sich Brust und Bauch bewegen, wenn die Luft ein- und ausströmt.
Nun nehmen Sie wahr, wenn Gedanken und Bilder auftauchen. Beachten Sie, wie diese Worte und Bilder auf die Wahrnehmung der physischen Atemempfindungen einwirken. Geben Sie auf die Gedanken und Bilder acht, und gewahren Sie, was geschieht, wenn Sie versuchen, sie festzuhalten. Was erleben Sie dabei? Was empfinden Sie jetzt in Ihrem Körper?
Nun aber etwas anderes. Statt daß Sie versuchen, die Gedanken abzustellen, konzentrieren Sie sich ganz auf Ihren Atem. Sobald Sie merken, daß die Aufmerksamkeit zu Gedanken und Bildern abschweift, verstärken Sie sich auf die physischen Empfindungen des Atems. Aber Sie sollen nicht darum ringen und kämpfen, sondern Sie kehren einfach nur zum Atmen zurück, wenn Sie merken, daß Wörter und Bilder die Oberhand gewinnen.
Nun widmen Sie sich Ihrem Körper und beachten, welche Teile des Körpers spontan in die Wahrneh-

mung treten. Welche Teile tauchen auf? Welchen nehmen Sie weniger deutlich wahr? Prüfen Sie Ihren Körper genau, und beobachten Sie, welche seiner Teile Ihrer Wahrnehmung leicht zugänglich sind und von welchen Sie eine klare, deutliche Empfindung haben. Welche Körperteile empfinden Sie unklar und undeutlich, selbst dann, wenn Sie Ihre Aufmerksamkeit dorthin richten? Können Sie einen Unterschied zwischen der linken und der rechten Seite feststellen? Wenn Sie sich irgendeines psychischen Unbehagens bewußt werden, dann richten Sie Ihre Aufmerksamkeit dorthin. Befassen Sie sich tiefer damit, und nehmen Sie das Unbehagen im einzelnen wahr. Achten Sie darauf, was sich entwickelt. Lassen Sie diese Veränderung und Entfaltung zu ohne Ihre Mitwirkung, und beobachten Sie weiterhin genau, was hier auftaucht.

Lassen Sie Ihren Körper tun, was er mag, und lassen Sie geschehen, was geschehen will. In den nächsten Minuten achten Sie darauf, wie sich Ihre Aufmerksamkeit entwickelt, wenn im Feld der Wahrnehmung etwas auftaucht.

Beobachten Sie, wie Sie sich von innen her immer mehr öffnen. Seien Sie sich bewußt, daß Sie selbst das Öffnen bewirken können.

P

PANIKATTACKEN

Diagnose

Panikattacken sind begleitet von Atemnot und Beklemmungsgefühlen. Es zeigen sich Benommenheitsgefühle, Gefühle von Unsicherheit und Ohnmacht. Das Herz geht rasend schnell, der ganze Körper zittert und bebt, und die Kranken haben das Gefühl, ersticken zu müssen. Auch Übelkeit und Bauchschmerzen können vorkommen. Alle diese Symptome sind begleitet von der Furcht, sterben zu müssen. Manche leiden auch unter dem beklemmenden Gefühl, verrückt zu werden, oder sie leben mit der Angst, die Kontrolle zu verlieren.

Organsprache

Ich habe Angst.

Die Panik gehört in den Bereich der Angstneurosen. Angst ist ein allgemeines Alarmzeichen und tritt auf, wenn der Organismus sich bedroht fühlt.
In der Konversionsneurose zeigt sich die Angst versteckt, maskiert, verbirgt sich beispielsweise hinter Putzsucht, hinter zwanghaftem Verhalten. Subjektiv erlebt sich der Patient dabei angstfrei. Bei der klassischen Angstneurose ist die Bindung der Angst mißlungen. Es gibt eine Menge Gele-

genheiten und Situationen, in die Angst hineinprojiziert werden kann. So hat beispielsweise der Agoraphobiker Angst vor dem Alleinsein und auch Angst vor öffentlichen Plätzen. In derartigen Situationen können Patienten gewaltige Angstanfälle erleben. Der Hintergrund solcher Angst ist, der Betroffene könne in bestimmten Bereichen auffallen.

Die Diagnose Angstattacke stellt sich, wenn mindestens mehrmals in der Woche Angstanfälle passieren. Derartige Angstanfälle sind begleitet von Atemnot, Herzklopfen, Druckgefühl im Brustbereich, Schwindel- und Taubheitsgefühlen. Starkes Schwitzen stellt sich ein. Die Kranken zittern heftig. Begleitet ist das von dem Gefühl, daß das alles nicht wahr sein kann; die Kranken stehen irgendwie neben sich.

Derartige Zwangsneurosen zeichnen sich durch Denkstörungen aus, bei denen die Welt auf zwanghafte Weise verzerrt wahrgenommen wird.

Angst verbirgt sich in vielen psychosomatischen Erkrankungen. Angst kann offen auftreten oder versteckt, verdrängt, verleugnet.

Familiengeschichtlicher Hintergrund

Haben ängstliche Kinder ihre Angst mit auf die Welt gebracht oder erst gelernt? Die Gesellschaft hat die Macht der Angst längst erkannt und bedient sich ihrer zur Erziehung ihrer Mitglieder. Die tiefenpsychologische Einsicht lehrt uns, daß alle Schwierigkeiten des späteren Lebens auf Eindrücke und Erlebnisse aus der Kindheit zurückzuführen sind.

Die ersten Kinderjahre sind prägend. Wenn Kinder mit Angstdrohungen großgezogen werden, muß man sich spä-

ter nicht mehr wundern, wenn sie voller Angst durchs Leben vegetieren. Ihr Leben wird oft durch die Haltung der Erzieher geprägt.

Manchmal tritt die Angst als Posse, als eine Umwandlung ins Lächerliche auf. Im Verhalten von Sonderlingen und sogenannten »Spinnern«, ist viel mehr Angst verborgen, als wir annehmen können. Für die Umwelt ist es schwierig, ewig wiederholtes Händewaschen, das Sammeln von sinnlosen Gegenständen, das Auslegen der ganzen Wohnung mit Papier als Angst zu interpretieren. Wovor fürchtet sich ein reicher Mann, der Pfennige hortet? Eine Frau, die ihre Hauswände von außen wäscht? Es ist ein Abwehrsystem, das Angst in etwas anderes »eintauscht«.

Wenn die Angst umgetauscht wird, wenn sie sich verwandelt und aus dem Bewußtsein verschwindet, sich tarnt, dann ist etwas anderes mit im Spiel. Angst kann die andere Seite von Aggression, auch von Haß sein.

Man kann schon Angst bekommen, wenn man meint, die anderen würden einen verlassen oder nichts mehr von einem wissen wollen. Angst ist auch immer mit tiefsitzenden Schuldgefühlen verbunden. Aggressionen, Regressionen, Zwangshandlungen sind weitverbreitete Systeme, um Angst zu vertuschen.

Ein weiteres System, die Angst zu steuern, ist die Verleugnung. Verleugnung radiert Angst einfach aus, macht sie unsichtbar und meint, nun wäre sie nicht mehr da. Solche Angstverleugnungen führen dann in psychosomatische Erkrankungen. Es sind ängstliche Menschen, die trotz körperlicher Symptome nicht zum Arzt gehen. Sie verleugnen ihre Angst, sie verleugnen ihre Krankheit. In Wirklichkeit haben sie Angst vor der Wahrheit, sie haben Angst, nie wieder gesund zu werden. Letztlich haben sie Angst, sterben zu müssen. Verleugnung kann gefährlich sein.

Die Angst soll verschwinden, das ist, grob gesagt, der Sinn sämtlicher Manöver, Winkelzüge und sämtlicher Strategien. Angstsymptome haben etwas mit unseren mißglückten Flucht- und Angriffsstrategien zu tun. Wir fliehen nicht, wir greifen nicht an, wir stehen nur symbolisch da, wie das Kaninchen vor der Schlange. Aggression staut sich und führt in die Angst.

Therapievorschlag

Angstpatienten gehören in die Hände von Psychoanalytikern. Auch Gestalttherapeuten verzeichnen gute Erfolge bei der Angsttherapie. Hypnose kann ebenfalls Hilfe bringen.

PANKREATITIS
(Entzündung der Bauchspeicheldrüse)

Diagnose

Bauchspeicheldrüsenentzündung; akute oder chronische entzündliche Erkrankung der Bauchspeicheldrüse.

Organsprache

Ich »kaue« an einer alten Wut herum.

Die Bauchspeicheldrüse, das Pankreas, ist die wirkungskräftigste aller Verdauungsdrüsen. Man kann fast sagen, daß ein Mensch ohne die Speicheldrüsen des Mundes und die Drüsen des Magens leben kann, solange seine Bauchspeicheldrüse funktioniert. Weder Speichel noch Magensaft,

noch sonst ein Verdauungssaft ist so mächtig oder hat so vielfältige Aufgaben.

Die Bauchspeicheldrüse ist an vielen Stoffwechselprozessen direkt, aber auch indirekt beteiligt. So betrachtet ist sie ein Regulator für psychosomatische Wechselwirkungen. Je nachdem, wie sie mit anderen Drüsen, Hormonen und Stoffwechseleinflüssen kommuniziert, kann sie an Krankheitsprozessen, die sich in anderen Organen auswirken, beteiligt sein. Verschiedene Fermente des Bauchspeichels verwandeln die Stärke in Glukose (Traubenzucker). Das Molekül Traubenzucker ist im Energiehaushalt des Körpers sozusagen der treibende Motor.

Auch für den Eiweißabbau werden von der Bauchspeicheldrüse Fermente geliefert. Außerdem steuert die Bauchspeicheldrüse noch ein Ferment für den Fettabbau bei. Alle diese verschiedenen Fermente werden von der Bauchspeicheldrüse durch einen Gang ausgeschieden, der direkt in den Darminnenraum führt. Aber außer diesen Verdauungsstoffen produziert die Drüse noch zwei Stoffe, die sie direkt in das Blut abgibt. In den Langerhansschen Inseln wird das Insulin produziert. Drosselt sie die Produktion von Insulin, kann der betreffende Mensch zuckerkrank werden.

Die Zuckerkrankheit wiederum verengt die Gefäße und ist auf diese Weise an Herz- und Gefäßkrankheiten beteiligt (siehe Diabetes mellitus und Angina pectoris). Die Bauchspeicheldrüse ist gewissermaßen eine Kommandostelle für unser Flucht-und-Angriffs-System. Sie gibt die Stoffe frei oder nicht, damit der Mensch fliehen oder angreifen kann. Arbeitet sie optimal, sind wir voller Energie, spüren Kraft in uns und sind dadurch handlungsfähig.

Die Bauchspeicheldrüse ist auch leicht über Depressionen beeinflußbar. Die Depression lähmt die Aktivität der Bauch-

speicheldrüse, der Zuckerspiegel steigt, auch die Fettabbaureaktion ist gebremst. Hinter vielen Depressionen steht Wut, verdrängte Wut.
Verdrängte Gefühle bewirken einen Gefühlsstau und damit auch einen Energiestau. »Ich habe Wut im Bauch und kann sie nicht herauslassen«, sagt man, aber wo im Bauch steckt sie nun? Im Darm und in der naheliegenden Bauchspeicheldrüse.
Wenn sich der Mensch in Erregung befindet, wenn er sich rasch zwischen Flucht und Angriff entscheiden muß, gibt es im Organismus eine vegetative Reaktion, die sich erst dann wieder auflöst, wenn die Gefahr beseitigt ist. Viele befinden sich aber in einem Dauerstreß, und die vegetative Blockierung hält an. Das gilt besonders für die Bauchspeicheldrüse. Wenn unangenehme Gefühle wie Ärger, Kummer und Unruhe sowie starke Emotionen wie Wut oder Furcht vorherrschen, sind diese Bedingungen wirksamer Verdauung nicht mehr gegeben. Der trockene Mund des ängstlich erregten Menschen, der eine Rede halten soll, ist ein simples Beispiel solcher Störungen.
Was für den Speichel des Mundes seine Gültigkeit hat, gilt für die Sekretion der Bauchspeicheldrüse besonders. Wut läßt den gesamten Verdauungstrakt blockieren. Wenn jemand Dauerwut in sich hat, dann kann die Bauchspeicheldrüse nicht optimal arbeiten. Alles staut sich, und der gesamte Stoffwechsel ist mit inbegriffen.
Wenn sich jemand ärgert, dann ziehen sich die Muskeln des gesamten Magenausgangs so fest zusammen, daß die Speise nicht in den Darm befördert wird, solange der Ärger anhält. Der ganze Verdauungstrakt krampft sich zusammen, und oft treten während oder nach einem Wutanfall heftige Leibschmerzen auf.

Sehr häufig befinden sich im Geleit der Wut Schuldgefühle und Bestrafungsängste. Diese Kranken sind als Kind oft hart bestraft worden. Sie wurden sozusagen »gezähmt«, und sie lernten schon sehr früh, die Wut in sich zu verdrängen, sie beiseite zu schieben oder sie gar zu verleugnen.
Sosehr sich auch Strafmaßnahmen im einzelnen »begründen« lassen, so wenig können diese Erklärungen darüber hinwegtäuschen, daß Strafmaßnahmen auch Ausdruck gewisser Hilflosigkeit und eines gewissen Rachebedürfnisses sind. Jeder Schaden aber, der einem Kind zugefügt wird, bedeutet eine grobe Verletzung des eigenen Reviers und eine massive Kränkung des Selbstwertgefühls. Verständlich, daß dadurch Aggressionen geweckt werden.
Entwicklungsgeschichtlich und von unseren biologischen Vorgaben her sind Aggressionen sinnvoll und notwendig, denn sie ermöglichen die Verteidigung des Reviers und die Sicherung des Besitzes, ohne die ein Überleben nicht möglich wäre.
Gleichzeitig dienen sie der Wiederherstellung der Selbstachtung, denn es besteht ein direkter Zusammenhang zwischen dem Durchsetzungsvermögen, also der aggressiven Stärke der Ich-Triebe, und der Achtung, die jemand vor sich selbst und – meistens – auch in den Augen der anderen genießt. Was entwicklungsgeschichtlich sinnvoll ausschaut, zeigt sich im Umgang miteinander als sehr problematisch. In der Kindheit wurde der natürliche Aggressionsdrang gebremst und unterdrückt. Schuldgefühle stellten sich ein. Auf der Verstandesebene lösen Schuldgefühle eine ganze Reihe von Prozessen aus. Dazu gehören Bewertungen, wie »Das hättest du nicht tun dürfen«, »Du bist schlecht« oder »Du bist nicht akzeptabel«. Also wird die Wut verdrängt;

aber über die Schuldgefühle häuft sie sich immer mehr an. Die Wut im Bauch ist nicht mehr zu übersehen. Aber wohin mit der Wut? Wir schieben sie in den Verdauungstrakt, weil wir sie nicht »verdauen« können. Wie eine riesige Blase lebt sie in uns weiter und macht uns krank.

Therapievorschlag

Primärtherapie, Gestalttherapie, jede Form von Gruppentherapie, Psychoanalyse.

PENISKARZINOM

Diagnose

Krebs des männlichen Gliedes, der häufig entweder vom Eichelkranz oder vom inneren Vorhautblatt ausgeht. Bei Völkern, welche Beschneidungen bei Knaben vornehmen, ist diese Krebsart äußerst selten.

Organsprache

Ich fürchte mich vor den Wechseljahren.

Das Peniskarzinom ist – Gott sei Dank – eine äußerst seltene Krankheit. Es tritt meist um das fünfzigste Lebensjahr auf. Die Folge dieser Erkrankung ist meist die Amputation des Penis. Bei Patienten, denen eine solche Operation widerfährt, »erfüllt« sich ein altes Angsttrauma: die Kastration.
Auffällig sind das Alter, in dem die Erkrankung ausbricht, und die Kastrationsangst. Im Alter von rund fünfzig Jahren fürchten Männer um den Verlust ihrer Männlichkeit. Sie

sind nicht mehr die Jüngsten, möglicherweise als Mann nicht mehr so gefragt, die Ehefrau zieht sich vielleicht sexuell immer mehr zurück. Es ist eine Krankheit der Midlife-crisis, die Angst, kein Mann mehr zu sein.

Für jeden Mann ist der Penis ein Beweis seiner Männlichkeit. Diese gefühlsmäßige Besetzung des Penis und die Möglichkeit, sich hier als Mann beweisen zu können, ist die Basis für gesundes Körperempfinden im Sexualbereich. Gleichzeitig ist dieses Selbstbewußtsein ein wichtiger Baustein für die eigene Identität.

Gefühle der Gelassenheit, Intimität und Hingabe sind wichtig. Daß gerade die Hingabefähigkeit in der Sexualität eine bedeutende Rolle spielt, ist bekannt.

Bei Männern mit Libidostörungen, wie sie bei zunehmendem Alter vorkommen können, ist vor allem auch die Hingabefähigkeit gestört. Die Hingabe oder das Gefühl, sich lustvoll verströmen zu können, ist eine wesentliche Voraussetzung für die Beziehungsfähigkeit. Über die Krankheit ist die Hingabefähigkeit gestört.

Über die Penisamputation hat sich letztlich der Mann zum verlängerten Arm seiner Mutter gemacht. Über die »Kastration« muß er sich von seiner Partnerin zurückziehen.

Familiengeschichtlicher Hintergrund

Viele Männer, die im Bereich Penis Schwierigkeiten haben, leiden auch schon im Jugendalter unter heftigen Depressionen. Sie befinden sich in einem Zustand völliger Unsicherheit und Verwirrung, weil ihre Mütter ihnen keinen Raum gaben. Oft fehlte diesen Männern schon während der Pubertät das Gefühl einer Identität. Mädchen, Sexualität, Arbeit, Prüfungen jagten ihnen die größte Angst ein. Diese Entwicklung ermöglichte sich durch eine sogenannte

»kastrierende Mutter«. Die Mütter vermitteln ihren Söhnen das Gefühl, sie seien keine Männer und sie würden niemals Männer werden. Manche dieser Mütter haben eine abgrundtiefe Abneigung gegen alles Männliche, was bei ihren Söhnen dazu führte, daß sie ihre Männlichkeit ständig unter Beweis stellen mußten. Nichts ist für diese Männer schlimmer, als zu beobachten, daß die sogenannten Wechseljahre immer näher rücken und die Männlichkeit immer mehr nachläßt. Da sie tatsächlich niemals ihre Geschlechtsrolle wirklich leben konnten, manifestiert sich eine Krankheit genau im Männlichkeitsorgan.

Therapievorschlag

In diesem Stadium kann Psychotherapie nicht mehr helfen, höchstens Coping-Training. Über Bewältigungsstrategien lernt der Mann, mit seiner neuen Lebenssituation fertig zu werden.

POLYARTHRITIS
(rheumatischer Formenkreis)

Diagnose

Entzündung zahlreicher Gelenke, Gelenkschwellungen, Rheumaknoten, Schmerzhaftigkeit auf Druck und bei wenig Bewegung, Morgensteife, Ermüdung (siehe auch Rheumatismus).

Organsprache

Ich ersticke an meiner Wut.

Diese Personen richten ihre Aggressionen selbstzerstörerisch gegen sich selbst. Auch in frustrierenden Situationen können sie nicht aus sich heraus. Sie neigen eher dazu, frustrierende Situationen zu übergehen, so zu tun, als gäbe es keinen Ärger. So gehören sie in den Bereich jener Menschen, die alles Unangenehme, das auf sie zukommt, innerlich beiseite schieben.
Es gibt reichlich Untersuchungen, die zeigen, daß derartige Frustrationsverleugnungen mit rheumatischen Schüben einhergehen. Immer liegen größere emotionale Konflikte im Hintergrund dieser Erkrankung.
Die Kranken reagieren nicht nur mit rheumatischen Symptomen, immer ist auch eine Immunschwäche dabei. Ebenso wie eigene Emotionen unterdrückt werden, so sehr werden auch Immunreaktionen (als aggressive Abwehrreaktion) unterdrückt.
Folgende Persönlichkeitsstörungen finden wir in diesem Personenkreis: Unterwürfigkeit, Perfektionismus, Verleugnung von Feindseligkeit, soziale Verantwortlichkeit und Statusabhängigkeit. Man kann sie als fehlangepaßt bezeichnen; ständig leiden sie unter irgendwelchen Ängsten, die ihnen bewußt sind. Immer gibt es irgendwen, dem sie »spinnefeind« sind, was sie aber mit Gleichmut übertünchen. Sie sind nervös, angespannt, beunruhigt und niedergeschlagen. Die unterdrückten Aggressionen führten bei ihnen zu Depressionen.

Familiengeschichtlicher Hintergrund

Das Elternbild dieser Kranken zeigt, daß sie sich als Kinder von ihren Müttern zurückgewiesen fühlten. Darüber hinaus litten sie unter einem Vater, der ihnen mit großer

Strenge begegnete. Das führte zu Schüchternheit und mittleren bis stärkeren Hemmungen.
Die Gefühlskälte der Mutter führte entwicklungsgeschichtlich zu einer eigenen Zurückhaltung der Patienten. Ihre selbstgelebte, eigene Gefühlskälte haben sie sozusagen von der Mutter übernommen. Gleichzeitig erlebten sie die Mutter auch als aggressiv, was wiederum zu Abhängigkeit und Furcht vor der Mutter führte. Je nach Familienkonstellation war der Vater entweder sehr streng, oder aber er war weich und nachgiebig.
Die Persönlichkeitsunterschiede der Eltern führten in den Kranken zu gewissen Ambivalenzgefühlen, und sie erlebten dadurch Schwierigkeiten mit der eigenen Persönlichkeitsentwicklung. Männer mit diesem Erkrankungsbild neigen mehr zu Scheidungen als Frauen, sie arbeiten meistens in niedrigen Gehaltsstufen, das ärgert sie ohne Maßen. Es gelingt ihnen aber nicht, diesen Ärger offen herauszulassen.

Therapievorschlag

Dynamische Körpertherapie, Primärtherapie. Gruppenarbeit ist hier besser als Einzeltherapie, vor allem jede dynamische Form von Gruppenarbeit. Die Gruppe ersetzt dabei die Familie, und entsprechende Projektionen, die bei der Bewältigung hilfreich sein können, dürfen sich entwickeln.

PRÄMENSTRUELLES SYNDROM

Diagnose

Wiederkehrendes Auftreten bestimmter Symptome wie Kopfschmerzen, Stauungszustände und innere Verstimmung. Aber auch Verschlimmerung bestimmter Krankheiten, wie Migräne, Störungen im Magen-Darm-Bereich in den letzten Tagen vor Eintritt der Menstruationsblutung. Diese Erkrankung gehört eher in den Bereich der Konversionsstörungen (siehe auch Menstruationsbeschwerden).

Organsprache

Es bedrängt mich, eine Frau sein zu müssen.

Trotz der immer wieder bestätigten Angaben zur Häufigkeit menstrueller und prämenstrueller Beschwerden bleibt die Bedeutung des Menstruationszyklus für das körperliche und psychische Befinden von Frauen für viele Ärzte umstritten. Sie können sich nicht entscheiden, ob hormonelle Vorgänge verantwortlich sind oder ob psychologischen Fakten mehr Bedeutung beigemessen werden müßte.
Für die psychosomatische Forschung ist das keine Frage, weil die hormonellen Vorgänge eher symptomatisch sind, als daß sie Ursache sein könnten. Der gesamte Zyklus ist hormonell ebenso gesteuert, wie psychogene Fakten die Hormone beeinflussen. Es ist ja ebenso auch eine Tatsache, daß nicht alle Frauen unter den prämenstruellen Symptomen zu leiden haben. Die »Tage vor den Tagen« berühren die Frauen immer wieder an dem Punkt, wo sie unter ihrer Weiblichkeit zu leiden haben. Durch falschverstandene Er-

ziehungsmuster oder Prüderie werden sie während ihrer Tage immer wieder daran erinnert, daß sie Frauen sind. Was für viele mit dem Grundmuster verbunden ist, leiden zu müssen.

Wie sehr dieses gesamte Beschwerdebild ins Zentrum des Frauseins trifft, zeigen die vielen Symptome innerhalb dieses »Leidens«. So bringen die »Tage vor den Tagen« Stimmungsänderungen mit sich, ebenso Veränderungen des Sexualverhaltens. Sogar Auftreten von psychotischen Schüben können diese Tage begleiten.

Solange man denken kann, ist die monatliche Blutung mit Ängsten und einer Vielzahl von falschen Vorstellungen verbunden. Bis in unsere Zeit hinein galt sie als Tabubereich. Noch heute bemühen sich die meisten Frauen, ihre Regel möglichst unauffällig zu überstehen. Andererseits aber lassen sie sich bei ihrem Gynäkologen einen Termin geben, um sich aufwendigen Behandlungen zu unterziehen, als handle es sich bei der Menstruation um eine Krankheit. Auf diese Weise regulieren und kontrollieren sie ein Stück »Weiblichkeit« und lernen schon seit frühester Jugend zu verheimlichen, wenn etwas nicht »stimmt«.

Dabei ergeben sich viele Beschwerden der Frauen erst aus der Tabuisierung. Wer Schlimmes erwartet, wird sich zwangsläufig schlecht fühlen. Schon lange vor der ersten Blutung werden viele Mädchen mit Schwarzmalerei überhäuft: »Na warte, bis du erst deine Regel kriegst! Dann wirst du schon merken, was es heißt, eine Frau zu sein.« Wenn dann noch eine entsprechende Einstellung der Mutter hinzukommt, sind die Reaktionen auf die erste Menstruation Angst, Panik, Unruhe – oder auch Freude. Auf der einen Seite steht die Angst, jetzt eine Frau sein zu müssen, ohne zu wissen, wie das ist, auf der anderen Seite das Gefühl: »Jetzt bin ich eine Frau, jetzt gehöre ich dazu.«

Doch was geschieht eigentlich beim Zyklus der Frau und bei der Menstruation? Der Narr oder Weise, der dieses Geschehen, den weiblichen Zyklus, dirigiert, der Hypothalamus, sitzt im Gehirn. Wie bereits gezeigt, ist er für viele Prozesse im Körper verantwortlich; vor allem koordiniert er die Wechselwirkungen zwischen Körper und Seele. Mit anderen Worten: Wie dieser Teil des Gehirns reagiert, hängt von der jeweiligen Seelenlage und Stimmung ab.
Für den Menstruationszyklus der Frau gibt der Hypothalamus entscheidende Signale: Er regt die Hirnanhangdrüse zur Hormonbildung an. Diese Hormone setzen die Reifung der Eibläschen im Eierstock in Gang. In welchem der beiden Eierstöcke das Ei heranreift, läßt sich nicht vorhersagen. Die Hülle, in der das Ei sitzt, produziert das wichtigste weibliche Geschlechtshormon, das für den Aufbau der Gebärmutterschleimhaut verantwortliche Östrogen. Die Schleimhaut verdickt sich im Laufe des Zyklus, polstert die Gebärmutter von innen aus und schafft damit die Voraussetzung für die spätere Einnistung einer befruchteten Eizelle. Die Östrogenmenge steigt kontinuierlich an und signalisiert dem Gehirn irgendwann, daß das Ei nun reif genug sei. Daraufhin sendet die Hypophyse ein weiteres Hormon aus, das dem Ei – inzwischen schon etwa so groß wie eine Blaubeere – zum Sprung in den Eileiter verhilft. Die Eihülle platzt beim Eisprung auf, und die kleine Eizelle wird mit dem Gewebewasser in die fransige Öffnung des Eileiters hineingespült. Während sich die Eizelle auf ihrer Wanderung in die Gebärmutter befindet, wird in der zurückgebliebenen Eitasche (dem Follikel) das Gelbkörperhormon Progesteron ausgeschüttet, das ebenfalls eine Vielzahl von Aufgaben hat: Es sorgt beispielsweise dafür, daß die Gebärmutterschleimhaut sich jetzt nicht noch weiter aufbaut, sondern daß sie vielmehr gut durchblutet und nährstoff-

reich ist, also im Ernstfall für die Aufnahme einer befruchteten Eizelle gut gerüstet ist. Kommt es nicht zur Befruchtung, stellt die Eitasche ihre Arbeit ein: Es wird kein Progesteron mehr produziert. Die Arbeit dieses Hormons führt bei einer Frau übrigens zum Anstieg der Körpertemperatur; je mehr Progesteron ausgeschüttet wird, desto höher ist die Körperwärme.

Ist die Frau nicht schwanger geworden, setzt meist innerhalb der nächsten zwei Wochen die Blutung ein. Die Dauer, dieser zweiten Zyklushälfte liegt häufig zwischen zwölf und sechzehn Tagen, kann aber auch länger oder kürzer sein. In der Gebärmutterschleimhaut brechen dann die kleinen Blutgefäße zuerst an den Stellen auf, an denen sich das befruchtete Ei hätte einnisten können. Die Blutung nimmt ihren Anfang. Die Muskelzellen der Gebärmutter ziehen sich während der gesamten Menstruation leicht wellenartig zusammen, um das Abstreifen der Schleimhautschicht zu erleichtern. Der Muttermund ist in dieser Zeit leicht geöffnet, damit das Menstruationssekret abfließen kann. Es besteht nur zu 50 bis 65 Prozent aus Blut und Flüssigkeit. Der Rest ist Schleimhaut. Je üppiger die Schleimhaut aufgebaut war, desto mehr Klümpchen müssen nun nach draußen befördert werden. Das gilt besonders für Zyklen, in denen kein Eisprung stattgefunden hat, weil dann kein bremsendes Progesteron gebildet wurde.

Wenn nun die »Regel« unregelmäßig wird, sind noch eine Reihe weiterer Hormone beteiligt. Hinter allem aber steht die Psyche, die in Sachen »Weiblichkeit« einige Schwierigkeiten macht. Darum richtet sich die Aufmerksamkeit mancher Gynäkologen nicht nur auf die Hormone. Sie konzentrieren sich auch auf das an der Regulierung des Hormonhaushaltes beteiligte Vitamin B6. Außerdem braucht der Körper B6 zur Herstellung von Übertragungsstoffen im

Nervensystem, zum Beispiel des Neurotransmitters Serotonin. Diese Substanz wirkt bei der Steuerung unseres Gefühlslebens mit. Ein Vitamin-B6-Mangel kann sich also durchaus negativ auf das Hormongleichgewicht und auf das Zusammenspiel der Chemie und der Stimmungen im Gehirn auswirken. Solche Störungen können in den Tagen vor der Regel, also beim Übergang von einem Zyklus zum nächsten, besonders zu Buche schlagen; vielen Frauen geht es zu diesem Zeitpunkt wirklich besser, wenn sie Vitamin B6 zu sich nehmen.

Familiengeschichtlicher Hintergrund

Die wesentlichen familien- und entwicklungsgeschichtlichen Zusammenhänge für die Entstehung des prämenstruellen Symptoms sind im vorigen Abschnitt genannt.

Therapievorschlag

Autogenes Training. Coping-Training, jede Form von Entspannungsübungen.

PRIAPISMUS
(Dauererektion)

Diagnose

Priapismus ist eine krankhafte, meist schmerzhafte Dauererektion des Penis. Diese Erektion entsteht nicht durch sexuelle Erregung, sie ist nicht von Lustgefühlen begleitet. Es handelt sich vielmehr um eine vegetative Fehlsteuerung oder auch um Rückenmarkserkrankungen.

Ich leide unter Verlustangst und werde dich über meinen Penis an mich binden.

Es sind meist nichtsexuelle Faktoren wie Rückenmarkserkrankungen, Leukämie oder Sichelzellenanämie, die diesen Zustand auslösen können. Manchmal kann man auch keinen Grund finden. Beim Priapismus kann das Blut, das zur Erektion geführt hat, den Penis nicht auf normalem Wege verlassen, da die Erkrankung den Umkehrmechanismus außer Funktion gesetzt hat.
Priapismus hat nichts mit erhöhtem Interesse an Sexualität oder mangelnder Befriedigung des Sexualtriebes zu tun. Er ist extrem schmerzhaft und kann chirurgische Interventionen erfordern, wenn sich das Problem nicht spontan löst oder medikamentös behoben werden kann.
Wenn organische Ursachen ausgeschlossen werden können, gehört der Priapismus zu den Sexualstörungen. Dahinter verbirgt sich eine tiefe Angst um den Verlust der Potenz. Es ist jene Angst, einem Leistungsanspruch nicht zu genügen, in der sexuellen Situation zu versagen. Gestaute Aggression und auch Schuldgefühle können sich ebenfalls hinter diesem Krankheitsbild zeigen.

Familiengeschichtlicher Hintergrund

Angst, so lehrt uns der Sprachgebrauch, hat zwei Seiten, denn sie tritt als Angst *vor* etwas und als Angst *um* etwas auf. Jede Empfindung von Angst, auch die scheinbar grundlose und gegenstandslose, entspricht dem Gefühl einer lauernden Bedrohung.
Während die Angst »vor etwas« zurückschrecken läßt, ist die Angst »um etwas« eine Verlustangst, die anklammern

und festhalten läßt. Es ist die Angst vor Verlust von etwas Geliebtem, das das Glück des eigenen Lebens ausmacht. So treffen Priapismuspatienten gleichsam zwei Ängste. Auf der einen Seite fürchten sie sich vor dem Verlust des Partners über Impotenz, und gleichermaßen sind sie besorgt um ihre Potenz.

Die frühesten Schreckreflexe des Säuglings sind nicht Bewegungen des Zurückhaltens, sondern des Umklammerns, des Klammerns, wenn es den Verlust der Mutter fürchten muß. So steckt im Kern jeder Angst auch immer die Angst vor dem Verlust derjenigen Personen, die uns nähren. Oft zeigt sich, daß es im Leben dieser Personen einen oder mehrere Verluste gegeben hat, von denen nicht Abschied genommen wurde. Oft verbergen sich deswegen Wut, manchmal auch Haß und Rachegefühle in diesen Patienten. In den Penis geschoben, wirken sie autoaggressiv. Der Penis wird als Waffe angesehen, sexuelle Aktivität kann die »Spannung der Macht« nicht abflauen helfen.

Therapievorschlag

Es muß zunächst abgeklärt werden, ob möglicherweise ein körperliches Leiden zum Priapismus geführt hat. In jedem Fall ist ein Arzt zu Rate zu ziehen. Psychotherapie kann hier nur begleitend eingesetzt werden, vorzugsweise Gruppentherapie. Im Rahmen einer »Ersatzfamilie«, nämlich der Gruppe, können alte Gefühle nochmals durchlebt werden.

PROJEKTION:
Andere zum Sündenbock machen

Kinder, die zum »Sündenbock« einer Familie gemacht wurden, glauben von sich, daß sie schlecht sind, andere Menschen stören. Schon früh identifizieren sie sich mit dem, was als »falsch«, als »häßlich« oder als »schlecht« gekennzeichnet ist. Oft genug ist den Kindern eine Ablehnung zunächst nicht bewußt. Nicht, was ein Kind getan hat, führt zur Ablehnung, sondern das, was ein Kind für seine Eltern darstellt. Es wird für andersartig erklärt und damit für bedrohlich und hassenswert gehalten.

Diese Einstellung der Eltern ist eine Projektion, eine Übertragung eigener Schwächen. Fortan können Eltern alle eigenen Schwächen, negativen Gedanken und Schuldgefühle auf das Kind übertragen.

Das Kind erfährt diese Zurückweisung, diese Projektion, als Bestrafung für seine Existenz. Schuld, Minderwertigkeitsgefühle und ein Kern immer gegenwärtiger Angst – weil es sich nicht angenommen fühlt – sind die Folgen.

Es spürt eine grundsätzliche Schuld sich selbst gegenüber, die vom Familienverband projiziert ist. Die unausgesprochene Frage lebt fortan in so einem »Sündenbock«: »Was habe ich Böses getan, daß sie mich nicht lieben?« Es hat gar nichts getan. Die Familie hat auf dieses Kind jene »Schuld« projiziert, daß es ihnen in die »Quere« kam.

Psychotherapien, vor allem die Psychoanalyse, machen sich dieses Übertragungsprinzip zunutze, indem sie es in die Therapie einbinden. Der Therapeut oder die Therapeutin werden versuchen, den Patienten mit

der Grundeinstellung seines »Opfer-Ichs« in Berührung zu bringen.
Wenn dem »Sündenbock« die Vorstellung von sich selbst – »böse zu sein« – auf den Therapeuten übertragen wird, bewirkt diese Übertragungsenergie, daß der Patient zunächst in eine Art bedürftiger Haßliebe verfällt, wenn seine »Opferidentifikation« aus der Kindheit endlich berührt wird. Der Therapeut schlüpft nun für den Patienten in eine Art Erlöserrolle, die das verlorene, ausgehungerte Kind von früher erlöst. Das ist das Wesen der Psychoanalyse. Was in früheren Jahren als negative Projektion das Kind schwer belastet hat, wird nunmehr über eine positive Übertragung wieder aufgelöst.
Wie kommt es nun zu Sündenbockübertragungen und damit zu Schuldverschiebungen? Die dunkle Schattenseite eines Elternpaares sind jene Anteile, wo diese sich selbst schuldbeladen fühlen und darunter persönlich leiden. Da es für sie untragbar ist, »schuld« zu sein, muß jemand her, der ihnen die »Last sozusagen abnimmt«.
Menschen, die in ihrem Leben in eine Sündenbockrolle hineinwuchsen, werden später sozusagen zu »sozialen« Menschen, die in Berufen arbeiten, in denen sie am anderen »dienen«. Unbewußt meinen sie, damit eine vermeintliche Schuld abtragen zu müssen. Sie haben nicht die geringste Ahnung, daß es keine Schuld abzutragen gibt. Sie wurden lediglich »zum Lastesel einer Familie gemacht«, die ihren eigenen Schatten nicht tragen konnte.
Solche Eltern sind nicht selten innerlich noch selbst Kinder und der Verantwortung der Elternschaft überhaupt nicht gewachsen. Sie benötigen selbst unbe-

wußt Fürsorge und Pflegschaft der Kinder, die dieser Rolle verständlicherweise nicht gewachsen sein können. Die Eltern aber erwarten, daß man sich um sie kümmert. Da Kinder dieser Forderung in keiner Weise nachkommen können, überhäuft man sie mit Schuldzuweisungen.

Die »inneren Kinder« der Eltern fühlen sich betrogen, wieder einmal hat sich keiner um sie gekümmert. Daß diese Forderungen, die eigentlich an ihre eigenen Eltern gerichtet werden müßten, eine Projektion auf ihre Kinder ist, nehmen sie nicht wahr. So werden ihre Kinder »Opfer eines Familiengeistes«, der unmündige Erwachsene mit ihren Kindheitsansprüchen auf die eigenen Kinder projiziert. Zunächst lehnen sich die eigenen Kinder gegen die Rollenzuschiebung auf, beginnen zu »bocken«, werden aufsässig, bis sie über Strafen und Schuldzuweisungen gefügig gemacht werden. Aber den »Sündenbockstempel« tragen sie fortan immer mit sich herum, begleitet von dem Gefühl, was immer sie machen, es sei falsch.

Der so in eine aussichtslose Rolle gedrängte Mensch beginnt die Welt durch die Brille verzerrender Strenge, Anklagen und Schuldzuweisungen zu sehen. Das, was ist, ist nie neutral, es ist immer gut oder schlecht. Alles, was solchen Menschen begegnet, wird gewertet, verglichen, beurteilt, verurteilt. Sie tragen Gedanken in sich, die wie Urteile sind. So wird jede Erfahrung als gut oder schlecht beurteilt. Jeder mögliche Lebenspartner bekommt den Stempel von Gut oder Böse, noch bevor eine gemeinsame Erfahrung gemacht werden kann. Jede Arbeitsstelle, die sich anbietet, wird im Vorfeld abgestempelt. Ständig wird der innere »Sündenbock« auf andere Personen oder Erfahrun-

gen und Gelegenheiten projiziert. Eine derartige Spaltung in Entweder-oder-Gegensätze überträgt sich vor allem auf persönliche Beziehungen.
Menschen mit dem Verhalten eines Sündenbocks tragen grundsätzlich eine innere Abwehrhaltung in sich. Fast immer bewirkt diese Abwehrhaltung auch eine körperliche Starrheit. Das Gefühl für den Körper ging verloren, der »Sündenbock« erfährt sich höchstens noch über Schmerzen körperlich.
Es ist immer Körperarbeit notwendig, um das Gefühl für den »Körper-Selbstwert« wieder zu wecken. Berührung, sinnhafte Wahrnehmung und verschiedene Übungen können den Mangel an Erfahrung des Gehaltenwerdens auszugleichen versuchen.
Meistens leiden diese Menschen auch unter Berührungsängsten. Die Abwehrhaltung erschwert natürliche Kontakte, und es bedarf eines langen Lernprozesses, sich selbst annehmen zu lernen.
Ein weiterer Grundzug in Menschen, die über Projektion zum Sündenbock abgestempelt wurden, ist die Abwehr gegenüber Selbstverantwortlichkeit. Diese Menschen wollen eigentlich nicht auf sich selbst achtgeben. Das müssen andere für sie erledigen: der Arzt, die Krankengymnastin, der Psychotherapeut. Hier ist die tiefe »Bockhaltung« zu erkennen, die schon seit früher Kindheit da ist. Sie besagt: »Ich will, daß ihr euch endlich um mich kümmert.« Da der betreffende Mensch kein Kind mehr ist, müssen Ersatzpersonen her, auf die dieser Wunsch projiziert wird.
Das Aufgeben von Projektionen erfolgt in einem längeren Prozeß, während dessen jeder der inneren Anteile, der zum Sündenbock gehört, sich wandeln muß. Damit ändert sich das Identitätsgefühl, das gespalten

ist in Ankläger und Opfer, zu einer Ganzheit. Das Ego ist in der Lage, für sich einzutreten. Eine derartige komplizierte Arbeit läßt sich am besten über Psychoanalyse bewirken.

DYNAMISCHE KÖRPERTHERAPIE (Körperempfindungen wecken)

Suchen Sie sich einen ruhigen Platz, öffnen Sie das Fenster. Lassen Sie beruhigende Musik in den Raum einfließen. Nun stellen Sie sich – wenn es Ihnen die Umstände erlauben – nackt hin, und verteilen Sie das Körpergewicht auf beide Füße. Halten Sie die Füße bequem auseinander, lassen Sie den Rücken aufgerichtet sein. Ganz locker und ohne Zwang. Lassen Sie die Arme entspannt zu beiden Seiten des Körpers herunterbaumeln. Lassen Sie den Atem ganz frei durch die Nase einfließen und durch den Mund wieder hinausströmen. Schließen Sie die Augen, und lassen Sie alle Spannungen aus dem Körper abfließen. Sie sollten vor allem darauf achten, daß die Spannungen im Brust- und Kehlbereich allmählich abfließen.

Gewähren Sie sich genügend Zeit, um zu spüren, wie diese Partien freier werden. Spüren Sie auch in sich hinein, wo noch Spannungen im Körper sitzen und Ihr Identifikationsgefühl beeinflussen.

Öffnen Sie nun allmählich die Augen, und beginnen Sie, sehr langsam zu gehen. Machen Sie möglichst kleine Schritte, gerade fünf Zentimeter pro Schritt. Auf keinen Fall mehr als zehn Zentimeter. Gehen Sie so langsam, wie Sie es zulassen können.

Gehen Sie nicht automatisch, sondern lenken Sie Ihre Aufmerksamkeit auf das Gehen. Jedes Heben und Senken der Füße, jede Berührung mit dem Boden, jedes Abrollen von den Fersen bis zu den Zehenspitzen kann eine neue Körpererfahrung bringen. In dem Augenblick, wo der Fuß den Boden berührt, sollten Sie die Knie entspannen. Wenn nicht, was halten Sie dort fest? Entspannen Sie die Finger ebenso wie die Zehen. Seien Sie sich immer bewußt, daß Sie negative Spannung hergeben.
Lassen Sie zu, daß der ganze Körper ruhig und warm wird. Gehen Sie langsam, Sie haben Zeit.
Zwischen dem Heben und dem Wiederaufsetzen des Fußes kann eine »Ewigkeit« liegen. Spüren Sie die Stille, die dazwischen liegt. Verspannungen in den Energiezentren, vor allem im Kehlzentrum, können eine solche Stille unmöglich machen. Sie sollten daher in dem Augenblick, in dem der Fuß aufsetzt, das Kehlzentrum entspannen. Lassen Sie es ebenfalls nicht zu, daß Ihre Aufmerksamkeit gespannt ist.

Sie haben Zeit. Zeit zum Üben, Zeit für sich selbst.
Erfahren Sie einmal, was alles in Ihnen vorgeht, wenn Sie auf diese Weise gehen. Achten Sie auf jeden einzelnen Teil Ihrer Bewegungen. Öffnen Sie Ihre Sinne so, daß Sie sich nicht auf einen bestimmten Sinn konzentrieren. Seien Sie sich des Hörens genauso stark bewußt wie des Sehens. Sie haben eine Nase zum Riechen, einen Mund zum Schmecken. Das alles sind Sie. Achten Sie auf gleiche Weise auf Ihre Gefühle wie auf das, was Sie sehen, hören, schmecken, riechen und fühlen. Geben Sie allen Aspekten Ihrer Erfahrung gleiches Gewicht. Lassen Sie Ihren Körper und Ihre

Sinne als untrennbare Einheit wirken. Üben Sie dieses Gehen etwa 45 Minuten lang.
Wiederholen Sie das täglich, und Sie werden feststellen, wie sehr sich Ihr Körperbewußtsein verändert.

PROSTATITIS

(Entzündung der Prostata)

Diagnose

Entzündung der Prostata, meist bakteriell (Koli-Kokken-Mischeffekte).

Organsprache

Ich kann mich nicht hingeben.

Bevor die Samengänge des Mannes in die Harnröhre münden, ziehen sie durch die Vorsteherdrüse, die Prostata, die nahe der Blase die Harnröhre umfängt. Die Prostata, die etwa Kastanienform hat, enthält neben Muskelfibrillen Drüsenzellen, die eine milchige Flüssigkeit absondern. Bei der sexuellen Erregung, wenn das Glied des Mannes aufgerichtet ist, ziehen sich die Muskelfasern der Vorsteherdrüse zusammen und drücken die Harnröhre zu. Dadurch wird die Blase verschlossen, und der Harn kann nicht in die Samenflüssigkeit gelangen.
Bei alternden Männern kann es dazu kommen, daß sich die Prostata vergrößert und verhärtet; in solchen Fällen ist das Entleeren der Blase nicht mehr so leicht wie früher. Eine gewisse Menge Harn bleibt in der Blase zurück, was als unangenehmes Druckgefühl empfunden wird. Schließt die vergrößerte Drüse die Harnröhre ganz ab, so muß die

Vorsteherdrüse durch eine Operation entfernt werden. Zwei kleine Drüsen, die Samenblasen, liegen kurz vor dem Durchtritt der Samenleiter durch die Prostata und fügen dem Samen ein Sekret zu, von dem die Lebensfähigkeit und die Beweglichkeit der Samenzelle abhängt. Es mischt sich mit den Absonderungen der Prostata zur Samenflüssigkeit. In ihr wimmeln die Samenzellen umher – bis zu zweihundert Millionen bei einer Ejakulation.
Die Prostatitis macht sich durch Jucken, Brennen oder Krämpfe im Darmbereich und wiederholten Drang zum Wasserlassen bemerkbar. Sehr häufig steht hinter dieser Erkrankung eine mangelnde sexuelle Aktivität. Die meisten Patienten fürchten sich vor der Sexualität generell. Es kommt über die sexuelle Abwehr zu einem inneren Stau.
Dieser Stau kann die Entwicklung bestimmter Keime begünstigen. Hinter der Verweigerung der Sexualität zeigt sich eine tiefere Abwehr gegen alles Sexuelle überhaupt. Häufig erleben diese Patienten ihren gesamten Unterbauch als total verspannt, was aber mit der Prostatitis in keinem ursächlichen Zusammenhang steht.
Andere können sich unterhalb des Bauchnabels überhaupt nicht mehr spüren. Nach einer Ejakulation im Sexualverkehr, wenn dieser tatsächlich einmal stattfindet, erleben diese Kranken Schmerzen. Der Ejakulationsschmerz ist die organische Entsprechung der Angst, sich einer Partnerin vertrauensvoll hinzugeben, sozusagen während des Orgasmus mit ihr zu verschmelzen. Diese Verschmelzungsangst ist die Antwort auf eine »einschließende« Mutter.

Familiengeschichtlicher Hintergrund

Männer mit diesem Krankheitsbild lebten mit einer verwöhnenden, Harmonie suchenden Mutter zusammen. Solche Mütter gehören in den Bereich der einengenden, einschließenden Mütter. Der Vater dagegen zeigte sich meist rigide und strafend. Auch er hatte Angst um seine Männlichkeit und zeigte sich dem Sohn gegenüber abweisend. Dahinter steht die Konkurrenzangst, daß der Sohn erwachsen wird und sich zum Mann entwickelt und mehr Mann werden könnte, als er selbst es jemals war.
Auch die Mutter verhindert die Mannwerdung ihres Sohnes. Sie erzieht ihren Sohn so, wie sie sich vorstellt, daß »ihr« Mann sein müsse, also ganz bestimmt anders als der Vater des Sohnes.
Sie will ihren Sohn fürsorglicher, weicher, zärtlicher, einfach weiblicher haben. Das sind ihre unbewußten Wünsche. In der Realität lassen sich aber diese Frauen von ihren Männern unterdrücken.
Über einen rigiden Vater und eine einschließende Mutter hatten Prostatitispatienten keine Chance, ihr volle innere Männlichkeit zu entwickeln.
Mütter, die ihre Söhne nicht aus der Einschließungsphase entlassen, sind letztlich kastrierende Mütter. In ihrem Innern spüren sie Haß auf Vater und Ehemann, legen eine gewisse Verächtlichkeit an den Tag und wollen niemals, daß ihre Söhne auch so werden. So übertragen sie auf ihre Söhne das Gefühl, keine richtigen Männer zu sein.

Therapievorschlag

Psychoanalyse, analytische Imaginationstherapie, auch analytische Gruppenarbeit.

PSORIASIS
(Schuppenflechte)

Diagnose

Die Psoriasis ist eine der häufigsten Hauterkrankungen, deren Genese trotz zahlreicher Theorien bisher noch nicht geklärt worden ist. Psoriasis vulgaris ist in dieser Krankheitsgruppe am meisten vertreten. Es zeigen sich mit silbergrauer Schuppung bedeckte, entzündlich gerötete, mehr oder weniger scharf umschriebene, scheibenförmige Herde auf der Haut. Nach Abspänen der Schuppung kommt ein silbriger Glanz zum Durchbruch. Bei gänzlicher Ablösung der Schuppen kommt es zu einer feinen kapillaren Blutung aus den kapillaren Hautgefäßen. Auftreten an Kopf, Ellenbogen, Schienbein und Kreuzbein.

Organsprache

Ich möchte aus der Haut fahren.

Man kann die Psoriasis als eine Fortsetzung einer Erkrankung im Säuglingsalter ansehen, nämlich des Milchschorfs. Beim Erwachsenen spricht man von der Schuppenflechte. Die Schuppenflechte zeigt deutlich Konflikte zwischen Erfolg und Versagen aufgrund von familiären Konstellationen, die den Patienten dazu zwingen, sich über Leistung zu profilieren, sich Zuwendung über Leistung zu holen (»Schaut doch her, wie ich mich anstrenge«). Aber er lebt auch in der Angst, diese selbstgestellten Erwartungen nicht zu erfüllen. So ist er in sich gespannt und gespalten.
Es ist zu beobachten, daß beispielsweise bei Menschen, die vor einem Examen oder einer Prüfung stehen, die Schuppenflechte zu »schieben« beginnt. Es ist ein Vorwärtsdrän-

gen und auf der anderen Seite ein innerer Zwang, der in die Leistung treibt, der man sich nicht gewachsen fühlt. Wer sich der falschen Leistungsforderung entzieht, aus dem inneren Druck heraus, bei dem bessert sich das Leiden rasch. Die Schuppenflechte ist in ihrem Ausdruck eine autoaggressive Erkrankung mit selbstzerstörerischem Charakter. Die gestaute Aggression richtet sich gegen die Patienten selbst, weil sie sich immer wieder in eine Norm hineinpressen, die sie eigentlich gar nicht leben wollen. Es fehlt diesen Patienten die Möglichkeit und Fähigkeit, alternative Problemlösungen zu suchen und zu finden. So eine Alternative wäre, auf den Leistungsanspruch und das Erfolgsgefühl zu verzichten. Das scheint fast unmöglich, weil diese Menschen die Erfahrung machen mußten, daß über Anstrengung und Leistung sich das Wohlwollen der Familie sichern läßt.

Auch in der Sexualität fühlen sich diese Menschen unter Leistungsdruck gesetzt. Sie sollen etwas erbringen, von dem sie fürchten, daß sie es nicht bringen können. Sie fürchten sich vor Berührung und sehnen sie zugleich herbei.

Hinter dieser Hauterkrankung stecken auch oft alter, angestauter Haß und Zorn. Wie Choleriker können diese Kranken zwar aus sich herausgehen, aber es gelingt ihnen nicht, sich vom vegetativen Stau zu befreien, es gelingt ihnen nicht, nach den Ursachen ihres Zorns zu forschen und sich damit auseinanderzusetzen. Viele Psoriatiker glauben bei ihrer Hauterkrankung an eine Allergie und meinen, sie ließe sich nur medikamentös lösen. Durch diese Einstellung entziehen sie sich anderen therapeutischen Möglichkeiten.

Familiengeschichtlicher Hintergrund

Wie bei einigen anderen Hauterkrankungen, so steht auch bei der Psoriasis eine Liebe-Haß-Beziehung zwischen Mutter und Kind im Vordergrund. Diese Mütter haben einen Umgang mit ihrem Kind, der durch wenig Spontaneität und einen Mangel an wirklicher Wärme gekennzeichnet ist. Es handelt sich um Krankheitssituationen, in denen die Mutter ihre Kinder ablehnen. Die Mütter leben immer noch unbewußt in der Illusion, mit ihrer Puppe zu spielen. Feindseligkeit und Abweisung gegenüber dem Kind führen zu einem Aggressionsstau beim Kind. Über das Jucken und Kratzen zeigen schon Kinder, daß sie berührt werden möchten. Über das Verhalten der Mutter fühlen sich Kinder abgelehnt, was zu einer tiefen, inneren Verletzung führt (siehe den Artikel »Projektion: Andere zum Sündenbock machen«). So entwickeln Psoriatiker schon in der Kindheit ein Verhalten, das man Abwehr der Abgewehrten nennen kann.

Diese Kranken sind immer besonders verletzliche Menschen. Sie sind ständig innerlich auf der Lauer, ob sie nicht irgendwo abgewehrt werden. Von ihrem inneren Beobachtungsposten aus wehren sie nun ihrerseits Menschen ab. Sie steigern sich immer wieder in Leistung, um der Abwehr entgegenzuwirken. Sie wollen nicht leisten um der Sache willen, sondern sie leisten, um Anerkennung und Zuwendung zu bekommen. Dabei sind sie in ihrem Leistungsstreben mißtrauisch und äußerst verletzlich, wenn es einmal nicht so klappt, wie sie es gerne möchten.

Therapievorschlag

Zu empfehlen sind alle Therapieformen, die dazu verhelfen, daß die Patienten sich mit ihren Aggressionen auseinandersetzen. Die Aggression muß in andere Kanäle gelenkt

werden. Analytische Gruppenarbeit ist gut geeignet, weil die Patienten in der Gruppe lernen, ein anderes Beziehungsmuster aufzubauen. Auch Primärtherapie kann helfen.

PSYCHONEUROIMMUNOLOGIE

Die Psychoneuroimmunologie ist eine der wichtigsten Wissenschaftszweige der Gegenwart, weil damit unser Weltbild über Krankheiten erschüttert wird. Dieser neue Wissenschaftszweig hat sich vor allem über Erkrankungen wie Aids oder Krebs revolutionsartig entwickelt. Man frage sich: Wie bemerken lebenswichtige Immunzellen, ob der Mensch, in dessen Körper sie ständig auf der Suche nach Krankheitserregern und Krebszellen patrouillieren, depressiv oder gestreßt ist? Oder glücklich und zufrieden?
Niemand ist einer Krankheit schutzlos ausgeliefert, sei es eine harmlose Erkältung, ein Herzinfarkt oder gar Krebs. Wir alle verfügen über innere Heilkräfte, die uns selbst in ausweglosen Situationen zur Verfügung sehen.
Wer erforschen möchte, wie sich Psyche und Körper gegenseitig beeinflussen, sieht sich vor viele schwierige Fragen gestellt. Wie verbinden sich die verschiedenen Systeme des menschlichen Organismus zu einem Ganzen, zu einem Muster von feinverzahnten Wirkmechanismen?
Früher hat man angenommen, das Immunsystem sei autonom, also durch nichts beeinflußbar. Heute weiß man, daß eine Beziehung zwischen dem zentralen Nervensystem und immunologischen Prozessen be-

steht. Ohne funktionierendes Abwehrsystem wären wir nicht überlebensfähig. Wer ist sich schon bewußt, daß wir inmitten Millionen feindlicher Mikroorganismen leben? Jeder von uns wäre schon längst an einer Krankheit gestorben, gäbe es unser Immunsystem nicht, dessen Existenz wir nur spüren, wenn wir krank sind.

Das Immunsystem ist nicht so leicht auszumachen wie unsere inneren Organe. Es befindet sich nicht an einer bestimmten Stelle unseres Körpers, sondern es besteht aus einem kompletten Netzwerk von Drüsen und Geweben, die im gesamten Organismus verteilt sind. Seine Zellen und Moleküle fließen vom Scheitel bis zur Sohle in Blut- und Lymphbahnen, wandern geschickt durch die Gefäßwände und strömen durch das angrenzende Gewebe, dauernd auf der Suche nach körperfremden Eindringlingen, dauernd auf der Wacht. Wie ein inneres Sinnesorgan nehmen sie dabei wahr, was fremd ist, was nicht zum Organismus gehört. Sie tun dies, indem sie die Oberfläche aller Zellen, mit denen sie in Kontakt kommen, abtasten und »Gut« und »Böse« sozusagen »per Fingerabdruck« unterscheiden.

Die Organe des Immunsystems sind hauptsächlich die Mandeln, die Lymphknoten, die Thymusdrüse, das Knochenmark und die Milz.

Daß Streßreaktionen unser Immunsystem durcheinanderbringen, das ist bekannt. Es ist aber nicht der Streß, der uns schwächt, sondern die Art, wie wir mit dem Streß umgehen. Wer sich vom Streß gefangennehmen läßt, es also zuläßt, daß der Streß ihn lähmt, der läßt es auch zu, daß das Immunsystem in einen Lähmungszustand, in eine Depression gerät. Dadurch ist es geschwächt und kann nicht mehr entsprechend reagieren.

Manche lassen es nicht zu, daß der Streß wieder abklingen kann. Wer keinen Streß hat, wer nicht in Gefahren lebt, der macht sich welche. Viele Menschen fühlen sich ständig von Gefahren verfolgt, wo keine sind. Immer und überall stellen sie sich das Schlimmste vor. Man könnte meinen, das wäre deren Sache, wenn sie so mit sich umgehen. Vielleicht.
Das Schlimme ist aber, daß unser Körper auch auf diffuse Ängste, Verdächtigungen, Katastrophenphantasien reagiert, als wären diese echt. Alle Probleme, nichtverarbeitete Erlebnisse, halten also unser Antistreßsystem ständig in Alarmbereitschaft. Und unser Immunsystem muß ständig »Überstunden« machen, bis hin zur Erschöpfung.
Zwischen unserem Gehirn und dem Immunsystem laufen ständig Botschaften hin und her. Das Gehirn sendet beispielsweise Gefahr: Schon werden Streßhormone ausgeschüttet. Das Immunsystem wird eingeschaltet, und weil es ein falscher Alarm war, kann es auch falsch reagieren. Durch ständige Überbeanspruchung ermüdet es. Schließlich verfällt es in eine Depression, und der Arzt, der nicht genau weiß, was mit seinem Patienten los ist, diagnostiziert: Erschöpfungsdepression.
Diese Erschöpfungsdepression wird dann häufig begleitet von Resignation. Diese Leute erkennt man dann schon an der Sprache, sie drücken ihren Zustand typisch aus: »Ich weiß nicht mehr, was ich tun soll!« – »Wofür soll ich mich noch anstrengen?« – »Es hat ja doch keinen Sinn mehr!« – »Ich komme mir vor wie in einem Käfig!« Diese inneren Einstellungen sind nicht nur Zeichen von Resignation, sie sind auch Autosuggestionen, denn Leute, die so denken, glauben auch

an das, was sie denken. Sie denken sozusagen aus Überzeugung. Damit hat das Immunsystem eins auf den Deckel bekommen, und es reagiert noch erschöpfter. Die Depression ist perfekt.
Nun zeigen sich erste Krankheitssymptome, Schmerzen stellen sich ein, einem wird übel, oder andere Beschwerden treten auf. Das Immunsystem war nicht mehr in der Lage, diesen Menschen bei stabiler Gesundheit zu halten. Er fühlt sich verloren und hoffnungslos. Im Grunde hat er auch verloren. Er hat den Glauben an sich selbst verloren.
Der betroffene Mensch fühlt sich hilflos. Das Gefühl Hilflosigkeit entsteht durch negative Lebenserfahrungen, die nicht bewältigt wurden.
Wenn ein Mensch schon als Kind immer wieder erfährt, daß er zu »klein«, zu »dumm« sei oder sonstwie nicht genügt, um Situationen zu meistern, dann wird er sich immer wieder hilflos fühlen, wenn Anforderungen an ihn gestellt werden. Es kommt nicht auf die Lebensumstände an, sondern mehr darauf, wie wir damit umgehen, was wir fühlen und denken.
Es ist die immer wiederkehrende Frage: Ist das Glas halb leer oder noch halb voll? Bin ich gegen den Krieg oder für den Frieden?
Wenn vier Menschen jeweils an einer Seite einer Pyramide stehen, dann sieht jeder ein Stück Wüste, jeder sieht ein anderes Stück Wüste. Der entsprechende Punkt ist immer die Einstellung zu der Wüste. Einer sieht nur Sand und Steine, ein anderer gewahrt ein paar verdorrte Wüstenpflanzen, und der dritte bemerkt einen Skorpion, und der letzte »beobachtet eine Fata Morgana«, er sieht eine Oase.
Es kommt immer auf die Betrachtungsweise der Dinge

an. Einer dieser vier befürchtet zu verdursten, der andere, von einem Skorpion gebissen zu werden, der nächste meint, die Trostlosigkeit der Wüste werde ihn umbringen. Hinter alldem sitzen Ängste, die das Immunsystem aktivieren. Jeder sieht die Welt anders, und jeder verarbeitet die Welt anders. Darum unterscheiden wir uns auch in unseren Krankheiten.

DIE PUBERTÄT

Nie sind Menschen verletzlicher als in der Pubertät. Sie müssen Abschied nehmen von der Kindheit, ohne zu wissen, worauf sie zugehen. Es ist wie eine »zweite Geburt«, schmerzhaft und schön zugleich. Wie diese letzte Abnabelung von den Eltern gelingt, entscheidet oft über das ganze Leben.

Die Pubertät beginnt bei Mädchen früher als bei Jungen und ist bei Mädchen früher abgeschlossen. Zu den ersten deutlichen Pubertätszeichen beim Mädchen gehören die Vergrößerung des Busens und beginnende Geschlechtsbehaarung, während sich beim Buben der Penis und die Hoden vergrößern.

Die Pubertät und damit die Monatsblutungen beginnen beim Mädchen etwa mit dem zwölften bis dreizehnten Lebensjahr. Im ersten Jahr sind die Blutungen unregelmäßig. Das Alter der Buben, in dem sie ihre erste Ejakulation erleben, liegt ebenfalls zwischen zwölf und dreizehn Jahren.

Bei etwa zwei Drittel der Buben tritt eine mehr oder weniger starke Schwellung einer oder beider Brustdrüsen auf, die aber nach ein bis drei Jahren wieder verschwindet. Es handelt sich um ein ganz normales

Pubertätssyndrom. Dieses Phänomen ist nicht Teil einer weiblichen Entwicklung bei den Buben, wie manche Mütter meinen.
Die Pubertät ist ein neuer Lebensabschnitt für Buben und Mädchen. Es sind gewaltige Wandlungsprozesse, die in Körper und Seele der jungen Menschen stattfinden. Buben und Mädchen reagieren unterschiedlich auf die Belastungen des Alltags.
Das beginnt mit dem vergleichsweise geringen Selbstwertgefühl des Mädchen. Auffallend viele wären gerne »anders«, als sie sich zur Zeit erleben. Eine große Anzahl hat das Gefühl, überflüssig zu sein. Auch körperliche Reaktionen auf Alltagsstreß wie Leistungsdruck, Probleme mit den Eltern oder Freunden sind sehr häufig. Mädchen leiden oft unter Kopfschmerzen, Buben klagen über Nervosität. Traurigkeit und Ängstlichkeit liegen ebenfalls mit auf dem Weg der Pubertierenden.
Während Jungen auf Anspannung und Überforderung eher aggressiv reagieren, sich prügeln oder in blinde Zerstörungswut verfallen, steigt bei den Mädchen der Medikamentenverbrauch. Das innere Dilemma ist: Buben und Mädchen werden letztlich auf ihre Geschlechtsrolle festgelegt. Über den Ablauf der Pubertät entscheidet sich, wie sehr sie sich später als Mann oder Frau fühlen. Die Bedeutung der eigenen Attraktivität rückt in den Vordergrund. Die Aufmerksamkeit wird auf den Körper gelenkt, bei den Mädchen mehr als bei den Buben. Die neue Weiblichkeit wird kritisch beäugt, verglichen und oft für minderwertig befunden. Kaum eines der Mädchen ist mit sich zufrieden. Selbstbeurteilungen, die bis zum Selbsthaß gehen können, sind nicht selten. Pubertätskrankheiten wie Anorexia nervosa

oder Bulimia nervosa zeigen das deutlich (siehe Anorexia nervosa und Bulimia nervosa).

Pubertierende neigen häufiger als in späteren Jahren zu psychosomatischen Erkrankungen. Ursache dafür ist ein regressives Verhalten, nochmals in die Kindheit zurückzugehen, aus Angst vor dem Schritt in Richtung Weiblichkeit oder Männlichkeit. Gerade in einer Zeit, wo die Jugendlichen sich hinausgeworfen fühlen aus der vertrauten Sicherheit, entsteht noch einmal der Drang, sich in den Schutz der »wärmenden« Mutter zu begeben. Und das tut ihnen gut.

Zerrissen zwischen maßloser Selbstüberschätzung und kläglicher Hilflosigkeit, suchen Jugendliche Auswege aus dem Strudel der Gefühle. Dazu gehören Experimente mit Alkohol und Drogen ebenso wie spirituelle Erfahrungen oder gefährliche Mutproben. Die Grenze zwischen Leben und Tod spielt in diesem Alter eine wichtige Rolle.

Das sind wichtige, archetypische Muster. Was fehlt, sind die Prüfungen, die Pubertätsriten, bei denen der junge Mensch in die Welt der Erwachsenen aufgenommen wird.

In dieser Zeit der Umwandlung durchlaufen Jugendliche eine ganze Reihe von Krisen. Für jedes Kind sind die Eltern die wichtigsten Personen von Anfang an, und sie sind auch unbewußt die Objekte ihrer sexuellen Wünsche. In der Pubertät, also gerade dann, wenn mit der Geschlechtsreife das Kind nun endlich diese sexuellen Wünsche befriedigen könnte, stößt es auf das Inzest-Tabu. Es muß nun sein sexuelles Verlangen von Mutter oder Vater wegverlagern.

Mütter und Väter stehen manchmal verständnislos vor der Tatsache, daß ihre Kinder, die doch immer so »gut

zu handhaben« waren, jetzt aufbegehren. Es fällt den Erwachsenen schwer zu begreifen, daß die »Verrücktheit« der Jugendlichen das Ergebnis eines mit höchstem Einsatz geführten unbewußten Kampfes gegen jedes inzestuöse Verlangen ist. Dabei kann man nicht brav sein. Denn der Heranwachsende muß erst einmal mit der Idealisierung seiner Eltern aufhören. Jener Idealisierung, die es ihm einst ermöglichte, sich sicher und geliebt zu fühlen.

Die Pubertät ist eine Zeit, in der ein Mensch Abschied von der Kindheit nimmt, das heißt von seiner Vergangenheit. Er begibt sich auf den Weg in die Zukunft. Dabei taucht er immer wieder in die Kindheit ein, lockt alte Sehnsüchte, Phantasien und Wünsche aus ihren Schlupfwinkeln hervor.

Mädchen müssen eine weibliche Identität finden, die sich von der ihrer Mutter unterscheidet. Und dabei haben sie es noch schwerer als die Jungen. Der Konflikt ist manchmal dramatischer und heftiger. Die Meinungsverschiedenheiten zwischen Müttern und Töchtern können ungeheure Ausmaße annehmen. Diese Auseinandersetzungen werden durch die unterschwellige Botschaft der Gesellschaft noch verschärft, daß es für Mädchen nur vorteilhaft sein kann, wenn sie kindlich bleiben.

Auf der anderen Seite ist es für männliche Jugendliche wesentlich schwerer, sich mit dem Vater auseinanderzusetzen. Die Schwierigkeit liegt darin, daß der Vater über seinen Beruf nie anwesend ist oder gar durch Scheidung sich ganz und gar herausgenommen hat. Diese Jugendlichen kriegen oft eine unrealistische Vorstellung von der Männlichkeit. Sie werden Machos, entwickeln eine extreme Frauenverachtung,

bleiben oft unreif, es sei denn, sie haben das Glück, eine andere männliche Identitätsfigur zu finden. Die Mädchen leiden auch darunter, wenn der Vater sich entzogen hat, es fällt ihnen schwer, sich auf das »fremde« männliche Geschlecht einzulassen. Sie bekommen Orientierungsschwierigkeiten.

Viele Eltern freuen sich, wenn sie Söhne und Töchter haben, die während der Pubertät niemals aufmupfen. Das wäre aber eher ein Grund, sich Sorgen zu machen. Diejenigen, die in der Wandlungszeit der Pubertät aufbegehren, können viel interessantere Persönlichkeiten werden als die, die immer »brav« sind. Die bleiben auch im Leben so »langweilig«, wie sie es in der Kindheit waren.

Wenn es dem Heranreifenden gelingt, die enge Bindung an die Eltern zu lösen, kann er auch ihre Werte leichter abschütteln und all das von sich weisen, wofür sie stehen. Endlich hat er sich von ihrer erstickenden Liebe befreit.

Er hat die Eltern jeder Bedeutung entkleidet und ist nun nicht bereit, als nichtzahlender, großer, rücksichtsloser Mieter im Elternhaus zu bleiben. Der Sturm wird sich erst richtig legen, wenn diese jungen Leute einen festen Freund oder Freundin haben. Ist die Ablösung von den Eltern gelungen, wird dieser Partner etwas Altes und Neues zugleich repräsentieren. Er wird Ähnlichkeit mit den Eltern haben, aber auch andere, neue Eigenschaften besitzen.

Die Pubertät gut überstanden haben bedeutet, daß die Eltern die Kinder nicht festgehalten haben bei dem Bestreben, das Elternhaus zu verlassen. Sie sind als Kinder gegangen, und als Erwachsene kehren sie zurück. Jederzeit fähig, erneut ins Leben hinauszugehen.

R

RHEUMATISMUS

Diagnose

Rheumatismus ist eine das Allgemeinbefinden vielfach beeinträchtigende Erkrankung der Gelenke, Muskeln, Nerven und Sehnen (siehe auch Polyarthritis).

Organsprache

Ich lasse Kränkungen nicht zu, ich halte den Nacken steif.

Gerade bei Rheumatismus zeigt sich der Zusammenhang mit seelisch konfliktreichen Situationen sehr deutlich. Die Arztpraxen sind übervölkert von Menschen, die an Rückenschmerzen und rheumatischen Muskel- und Gelenkschmerzen leiden. Dazu gehören auch deren Vorformen: schmerzhafte Nackensteifheit, Spannungen in der Schultermuskulatur, Kreuzschmerzen, häufige Hexenschüsse, Ischias, Glieder- und Gelenkschmerzen, gespannte Muskelpartien im Schlaf, morgendliche Muskelsteifheit. Oft ist bei diesen Beschwerden im Körper nichts zu entdecken. Auch Menschen mit einer gesunden Wirbelsäule können Rükkenschmerzen haben.
Wer seine Hals-, Brust- oder Lendenwirbelsäule nicht schmerzfrei bewegen kann, unter Ischias oder Hexenschuß leidet, bei dem stehen die schmerzleitenden Nerven des

Rückenmarks unter Druck. Dieser Druck, beispielsweise der Bandscheiben auf den Ischiasnerv, hängt auch mit Muskelspannungen zusammen. Diese wiederum können mit psychischen Anspannungen zu tun haben.

Als fehlgeleitete Antwort auf starke psychische Muskelspannungen kommt es zu Verhärtungen. Eine psychisch bedingte Dauerspannung der Muskulatur bewirkt im Laufe der Zeit, daß auch Sehnen und das damit verbundene Gewebe sowie die Gelenkkapseln in den krankhaften Prozeß einbezogen werden.

Die Folge der krankhaften Beanspruchung der Sehnenansätze an Knochen und an der Gelenkkapsel führt zunächst zu Reizzuständen des Gelenks, von denen auch die Gefäße betroffen werden. Hier kommt es zu Entzündungen, die für die rheumatische Erkrankung kennzeichnend sind. Psychisch gibt es einen »großen Formenkreis« für die Rheumapersönlichkeit.

Man sagt: »Gram und Sorge haben einem Menschen das Rückgrat gebeugt.« Ein anderer muß ständig »Rückgrat beweisen«, oder jemand hat »kein Rückgrat«, er verhält sich »unterwürfig« oder »aufrichtig«, er ist »halsstarrig« oder »beweglich«, »steif« oder »locker«, »gespannt«, »überspannt« oder »locker« und »weich«, jemand ist ein »krummer Hund«, oder er »lebt in einer geduckten Haltung«.

Familiengeschichtlicher Hintergrund

Die Erziehung dieser Patienten lief mehr über Drill als über Führen und Lenken. Hinter ihnen standen Eltern, die mit Worten wie »Reiß dich zusammen« ihre Kinder ständig einengten. Bei allen Lernprozessen des Kindes waren die Eltern immer mit einem starren Ordnungsprinzip bei der Hand. Fehlern gegenüber zeigten sich die Eltern unduld-

sam und wenig flexibel. Diese Patienten hatten Elternteile, die relativ zwanghaft reagierten. Häufig war die Erziehung angelegt, die Kinder unempfindlich zu machen. Sie sollten den »Nacken steifhalten«.

So streng, wie die Eltern mit diesen Kindern umgingen, so gnadenlos behandeln sich diese Menschen selbst, wenn sie erwachsen werden. Sie haben sich ständig unter Kontrolle, angestaute Wut, die einen großen Teil des Innenlebens ausmacht, wird ständig wieder weggeschoben. Man hat sozusagen »alles im Griff«. Die strenge Selbstkontrolle ist der Stachel im Fleisch. Vielfach überfordern sich diese Patienten selbst. Das Sichzusammenreißen spannt besonders Schultern und Nackenbereich sowie die Kreuzmuskulatur an.

Der gesunde Aggressionstrieb durfte und darf sich nicht entfalten. Dahinter verbirgt sich eine frühkindliche »Bockhaltung«, die im Extremfall heißt: »Nein, ich will nicht, daß ich will.«

In der Kindheit sind Trotz- und Bockhaltungen positive Entwicklungsschritte. Sie zeigen ein übendes Wachsen der Eigenständigkeit, ein Erwachen erster Ichhaftigkeit. Bei vielen Kindern wird das aber extrem. Sie wollen die Grenzen sprengen, sie werden »eigensinnig«. Sie behalten die Haltung oft ein Leben lang bei. Wird dieses Bedürfnis nach Eigensinn mit Härte und Gewalt zerbrochen, werden sie also zu Gehorsam gezwungen, so müssen sie fortan mit »gebrochenem Rückgrat« leben. Ihre gebremste Aggression tobt sich selbstzerstörerisch im eigenen Körper aus.

Therapievorschlag

Psychoanalyse, analytische Imaginationstherapie, Primärtherapie nach Janov, Encountergruppen.

ROEMHELD-SYMPTOMENKOMPLEX

Diagnose

Gastrokardialer Symptomenkomplex. Hochdrängung des Zwerchfells und damit des Herzens durch große Magenblase oder Meteorismus. Das kann zu Übelkeit, Extrasystolen des Herzens, Herzdrücken und Stenokardie führen.

Organsprache

Ich möchte zurück in die Geborgenheit des Mutterleibes.

Es gibt ein differenziertes Beschwerdebild. Bauchschmerzen können auftreten, und der Bauch treibt rasch auf. Die Patienten müssen mehrmals hintereinander aufstoßen. Das Aufstoßen und ein reflexartiges Luftschlucken wechseln einander ab. Wenn es kein Aufstoßen gibt, wird die Luft in den Dünndarm abgedrängt, ist Meteorismus die Folge, und es gehen gewaltige, nichtriechende Winde ab. Die Kranken klagen über Schmerzen, die vom Herzen zu kommen scheinen. Diese Schmerzen werden durch ein hochgezogenes Zwerchfell verursacht, begleitet von einer überblähten Magenblase. Weitere Beschwerden können Appetitstörungen sein. Die Patienten haben häufig das Gefühl, von einer »Schlucklähmung« befallen zu sein. In schweren Fällen müssen sie erbrechen, ähnlich wie manche schwangere Frauen. Der Roemheld gehört ursächlich in den Bereich einer gestörten Verdauung (siehe auch Gastritis).
Damit handelt es sich um organ-neurotische Symptome, die auf ein gestörtes orales Grundmuster schließen lassen. Grundsätzlich finden wir diese Erkrankungen im Bereich eines vegetativen Staus, auch nach Schock- und Schreckerlebnissen. Der häufig sehr stark aufgeblähte Bauch –

auch bei Männern – läßt auf »Pseudoschwangerschaft« schließen. Das bedeutet, daß es sich um pränatale Übertragungen von seiten der Mutter handeln kann. Es steht heute außer Frage, daß der Bewußtseins- und Gemütszustand einer werdenden Mutter einen großen Einfluß auf das Ungeborene ausübt. Ihre Liebe, ihr Glück oder, anders ausgedrückt, ihre Unzufriedenheit und innere Zerrissenheit prägen das Gefühlsleben des Embryos. Aus solchen Prägungen aber entwickeln sich in der Kindheit entsprechende Charakterzüge und Persönlichkeitsmerkmale. Der aufgeblähte Bauch beim Roemheld, Symptome von Übelkeit und Erbrechen, erinnern stark an die Situation einer Schwangeren. Es ist, als gingen diese Patienten mit sich selbst, vertretungsweise für eine nicht mehr lebende Mutter, schwanger. Mit anderen Worten, es besteht der unbewußte Wunsch nach Rückkehr in den Mutterleib.

Familiengeschichtlicher Hintergrund

Der Roemheld ist eine Verlust-und-Trauer-Krankheit. Viele dieser Kranken haben während der Kindheit einen Verlust eines Elternteils durch Tod, Trennung oder Scheidung erlebt. Hier handelt es sich um verdrängte und verleugnete Trauerarbeit. Der Tod wurde als Schock erlebt, die Gefühle nach innen geschoben. Da Trauerprozesse nicht nur Traurigkeiten beinhalten, sondern auch Wut darüber, daß jemand gegangen ist und den Kranken sozusagen zurückgelassen hat, kann man auch von einer Einsamkeitssymptomatik sprechen.
Verdrängte Traurigkeit und Wut führten in eine Depression, und über die Depression kommt der Wunsch nach Geborgenheit, nach Wärme, nach Liebe. Aus der Erinnerungswelt des Patienten gab es das aber nur im Mutterleib.

Psychoanalyse, Trauerarbeit, klientenzentrierte Gesprächstherapie, Coping-Training, auch jede Form von Körperarbeit, wie etwa dynamische Körpertherapie.

DYNAMISCHE KÖRPERTHERAPIE
(Freude an der Bewegung)

Als Kind, lange bevor Sie über Worte verfügten, drückten Sie Ihre Gefühle durch Ihren Körper aus. Bewegung war Ihre Sprache. Ihr Lächeln war total und erfreut; Ihr Weinen war ebenso total und verzweifelt: Ihre Wut war auch voll da und sehr explosiv.
Wenn Sie innerlich ja sagten, drückte alles in Ihnen »Ja« aus. Bei einem Nein zeigten Sie Ihr »Nein« und schüttelten den Kopf. Alles, was Sie taten, das taten Sie ganz und aus Überzeugung. Diese Überzeugung teilte sich über den Körper mit.
Schrittweise lernten Sie durch Ihr Verhalten zu »kaufen« oder zu »verkaufen«. Sie hofften auf Liebe und vermieden Ablehnung. Sie zügelten Ihre spontanen Reaktionen, imitierten unbewußt die Bewegungen der Erwachsenen und übernahmen so die Einstellung der Eltern dem Körper gegenüber.
Sie unterwarfen sich den Forderungen der Lehrer, erwarben Einschränkungen und Hemmungen. Sie wurden stundenlang in eine Bank gesetzt und sollten stillhalten. Gefühle durften höchstens im Kunstunterricht ausgedrückt werden. Das Erlebnis der Bewegung wurde auf den vorgeschriebenen Turnunterricht begrenzt.

Spätesten im Alter von zehn Jahren bewegten Sie sich nur aus einem bestimmten Grund. Als Sie noch jünger waren, beugten Sie sich nach vorn, um einen Käfer zu betrachten, und Ihr ganzer Körper beugte sich vor. Aber jetzt sehen Sie nur noch mit den Augen; dazu reicht eine kleine Bewegung Ihres Kopfes. Sie lächeln nur noch mit dem Mund, anstatt mit dem Körper Freude auszudrücken. Das Weinen wird hinuntergeschluckt, die Tränen versickern im Innern. Wut verwandelt sich in Spannung, die in den Rücken geschoben und im Magen und Darm abgelagert wird. Geballte Fäuste dürfen nie draufhauen. Sie wurden physisch ausdruckslos, die Gesten sind nur noch Schatten der Gefühle. Einige Menschen sind wie physisch tot, weil sie in sich erstarrt sind.
Auf diese Weise verloren Sie die wunderbarste Freude an der Bewegung, die Kinder haben. Bewegung ist bei Erwachsenen intellektualisiert: ein Mittel zu einem Zweck. Menschen, die wieder bewußter Bewegungen ausführen, sich gefühlsmäßig hineinbegeben, sind zunächst verblüfft, wenn ihnen bewußt wird, daß sie ihren Körper wie einen Sklaven unter der Knute ihres Geistes behandelten. Ihr Geist kommt gar nicht auf die Idee, daß der Körper eine eigene Integrität und eigene Bedürfnisse hat, die, wenn sie nicht erfüllt werden, zu einer Degeneration zum Sklaven oder zu einer offenen Revolte und zu einer Arbeitsverweigerung des Körpers führen können.
Leben und Gefühl werden in der Bewegung ausgedrückt. Bewegung ist dem Menschen natürlich, und wenn sie fehlt, dann fehlt dem Körper etwas ganz Wesentliches. Unnatürlich an unserem Leben ist die Unterdrückung des Gefühls, und ebenso unnatürlich

ist die Einschränkung der Aktivität. Durch offene Bewegung können wir unser Gefühlspotential erhöhen. Sie können die Skala Ihrer Gesten erweitern. Dadurch, daß Sie vertrauen lernen und Ihren spontanen Reaktionen Ausdruck verleihen, können Sie schöpferischer werden.

Menschen, die sich in Körpertherapien zum erstenmal anders bewegen, können gefühlsmäßig derart ergriffen werden, daß sie ganz überrascht sind. Plötzlich kann das Gefühl kommen, weinen zu wollen, und sie haben die Chance, die ungeweinten Tränen endlich herauszulassen. All das, was im Laufe des Lebens weggeschoben wurde, was in den Körper geschoben wurde, wird wieder lebendig und kann ausgelebt werden.

Es geht um neue Spontaneität. Spontan sollten Sie, wenn Sie Bewegungen bewußt erleben, das Gefühl von eigener Bewegung und vom »Bewegt«werden gleichzeitig erleben können. Über diese Art Bewegungen können Sie vielleicht nach langer Zeit die Empfindung haben: »Es bewegt sich etwas in mir.« Es ist ein Zusammentreffen von dem, was Sie tun, und dem, was geschieht. Sie können Gefühle von Ergriffenheit erleben und spüren: »Es greift etwas nach mir, das ich längst verloren glaubte«.

Wenn Bewegung erlebt werden soll, muß sie im Körper gefunden werden. Sie muß von innen kommen. Manch einer meint, möglicherweise sei er längst zu steif für Bewegungsübungen. Beobachtungen haben aber gezeigt, daß die Übenden trotz ihrer normalen Steifheit sich gut einbalancieren können. Es ist die innere Erlaubnis, sich wieder bewegen zu dürfen, die das bewirkt.

Wenn Bewegung auf die Größe unseres Selbstbildes zusammengeschrumpft ist, erscheint sie als Hemmung, als Befangenheit. Es ist, als würde ein innerer Richter verbieten, sich zu bewegen, weil das nicht würdevoll sei.
Die Offenheit der Haltung erlaubt dem Körper, ungehemmt zu funktionieren. Um eine »Freiheit der Bewegung« zu erreichen, müssen Sie Ihren kinästhetischen Sinn entwickeln, die Bewußtheit Ihrer körperlichen Beweglichkeit.

Übung

Setzen Sie sich auf den Boden, und finden Sie heraus, welch kleinen Raum Ihr Körper einnehmen kann. Bringen Sie die Knie an die Brust, legen Sie die Arme um sich herum, drücken Sie die Fersen an das Gesäß, und vergraben Sie Ihr Gesicht in den Schenkeln.
Ziehen Sie sich dann zusammen, ballen Sie die Fäuste, spannen Sie die Armmuskeln an. Bringen Sie die Schultern nach vorn, und ziehen Sie den Bauch ein. Machen Sie Ihr Gesicht so klein wie möglich, indem Sie alle Gesichtsmuskeln zusammenziehen. Ziehen Sie auch die Zehen, Füße, Schenkel, Hinterbacken und Augen zusammen. Bleiben Sie in dieser Stellung, bis es absolut unerträglich wird. Halten Sie das mindestens eine Minute aus.
Spannen Sie die Muskeln wieder an, die sich zu lokkern drohen.
Lassen Sie jetzt los – und machen Sie sofort die entgegengesetzte Übung: Legen Sie sich hin, und strecken Sie sich wirklich total. Nehmen Sie so viel Raum ein, wie Sie benötigen. Wachsen Sie sozusagen über sich hin-

aus. Dehnen Sie Ihren Rücken. Spreizen Sie Ihre Zehen und Finger. Ziehen Sie die Handgelenke, Ellenbogen, Schultern, Knöchel, Knie und Beckengelenke auseinander. Dehnen Sie das Gesicht. Öffnen Sie Augen und Mund ganz weit. Strecken Sie die Zunge heraus. Halten Sie diese Position für eine oder zwei Minuten. Entspannen Sie sich, atmen sie tief und langsam. Ein tiefes Gefühl von innerem Frieden wird Sie durchfluten.

Was ist geschehen? Ihr Körper hat nacheinander die Phasen der Spannung und Dehnung durchlaufen und dann den Zustand des natürlichen Muskeltonus erreicht. Wenn Sie absichtlich einen Teil Ihres Körpers anspannen, werden Sie sich der Spannung bewußt und können sie dann lösen. Es handelt sich um eine der Grundübungen, um den Körper über bestimmte Bewegungen zu spüren.

S

SCHIEFHALS

(Caput opstipum, Torticollis)

Diagnose

Der Kopf ist dauernd nach einer Seite geneigt. Nach der Entstehungsursache werden zwei Arten unterschieden:

1. Muskulärer Schiefhals durch Schädigung des Kopfnickermuskels vor oder nach der Geburt. Selten kommt auch ein hereditärer Schiefhals vor.
2. Erworbener Schiefhals. Er kann dermatogen bedingt sein, durch Zug von Hautnarben, und desmogen durch Narbenzug im Unterhautzellgewebe. Auch durch Verletzungen an der Halswirbelsäule kann der Schiefhals entstehen, aber ebenso neurogen durch krampfartige oder schlaffe Lähmung des Kopfnickermuskels.

Bei dem hier vorgestellten Torticollis-Krankheitsbild handelt es sich vorwiegend um den letzten Abschnitt.

Organsprache

Gerechtigkeit muß sein.

Der Schiefhals ist charakterisiert durch wiederholte, unkontrollierte, heftige oder eine allmähliche, krampfartige,

gequält wirkende Drehung des Kopfes nach einer Seite. Manchmal passiert dabei auch gleichzeitig ein Nicken des Kopfes. Wenn man diese Patienten beobachtet, entsteht meist der Eindruck, als würden zwei entgegengesetzte Kräfte wirken. Man kann bei diesem Krankheitsbild an die im Volksmund oft beschriebene »Halsstarrigkeit« denken. Hinter den gegensätzlichen Drehbewegungen stehen Konflikte, die mit Streitlust zu tun haben können, aber auch mit einer bestimmten Rechthaberei. Es ist das »innere Feindbild«, das psychosomatisch so reagieren läßt. Auch Elemente des »Wegsehens« sind mitbeteiligt. Das kann auf der einen Seite bedeuten, den anderen wegen Schuldgefühlen nicht mehr in die Augen sehen zu können, andererseits über eigene Mutlosigkeit und Feindseligkeit wegzuschauen.

Familiengeschichtlicher Hintergrund

Hinter dieser Erkrankung zeigt sich ein starres Muster innerhalb der Ursprungsfamilie. Die vom Schiefhals betroffenen Kranken sind selbstzweiflerische Menschen voller Mißtrauen. Angesichts der vielen Zerrformen menschlicher Lebensgestaltung und deren zerstörerischer Auswirkungen auf den einzelnen ist solches Mißtrauen verständlich. Schuldgefühle und Ängste verunsichern diese Menschen zusätzlich. Anstatt ihre Selbstkompetenz zu fördern und sie in ihrer Selbst- und Sinnfindung zu stärken, verunsichert diese Kinder die starre Familienstruktur, die ihre Kompetenz bezweifelt. Das Kind gerät dadurch in eine chronische Selbstverteidigungshaltung, die die Gegenwehr der anderen herausfordert und es innerlich immer mehr entmündigt. Ständig gerate diese Kranken in Konflikte mit Autoritäten. Es wird immer wieder darauf hingewiesen, wie

wichtig eine gesunde Selbstentwicklung ist, damit ein Kind die unbezweifelte Sicherheit entwickelt, die es braucht. Es muß wissen, daß empfundene Gefühle und Wünsche zu ihm selbst gehören und gehören dürfen.
Dem Kind wurde in der Familie die Möglichkeit entzogen, selbständig entscheiden zu dürfen. Später bekam dieser Mensch Schwierigkeiten mit seiner Entscheidungsfähigkeit. Die gegenteiligen Bewegungen des Schiefhalses drükken das deutlich aus. Man weiß nie genau: Bedeutet die Bewegung Verneinung oder Bejahung? Das Zusammenleben der Menschen ist weitaus mehr von Über- und Unterordnung bestimmt als von der gleichen Würde und der gegenseitigen Respektierung. Die Entmündigung des einzelnen ist tief verwurzelt. So rührt das übermäßige Verteidigungssystem dieser Kranken von einer früheren tiefen Verletzung her.

Therapievorschlag

Hypnose, Körpertherapie wie etwa Deep-Draining nach Gerda Boyesen.

SCHLAFSTÖRUNGEN

Diagnose

Mit Schlafstörungen bezeichnet man sowohl Einschlaf- als auch Durchschlafstörungen.

Diagnose

Ich fühle mich total überlastet.

Jeder Mensch braucht seinen Schlaf. Wenn er nicht schlafen kann, ist er in seinem gesamten Körper-Geist-Seele-Rhythmus gestört. Wir alle brauchen Schlaf, um gesund zu sein.
Der Schlafverlauf gliedert sich in rhythmische Wiederholungen verschiedener Schlaftiefen. Die Schlaftiefen kann man in vier Intensivstufen einteilen:

1. Es beginnt mit dem Dämmerzustand zwischen Wachsein und leichtem Schlaf.
2. Dann folgt der beginnende Tiefschlaf.
3. Der Schlaf wird etwa eine halbe Stunde nach dem Einschlafen tiefer.
4. Der Schlaf hat seinen Tiefststand erreicht.

Zwischen den Tiefschlafphasen kommt es zu leichteren Schlafphasen, den sogenannten REM-Phasen *(rapid eye movements)* mit schnellen Augenbewegungen unter geschlossenen Lidern. In dieser Phase steigt der Blutdruck, die Hirnrinde wird stärker durchblutet und die Atmung beschleunigt. Während die Körpermuskulatur sich maximal entspannt, werden die Geschlechtsorgane stärker durchblutet. Bei den Männern, auch bei älteren, kommt es zu Erektionen, bei Frauen steigt die Körpertemperatur im Genitalbereich. Dies auch dann, wenn die Träume, die fast immer mit einer REM-Phase verbunden sind, keine sexuellen Inhalte haben.
Die Dauer der Tief- und REM-Phasen ist gegenläufig. Die Tiefschlafphasen werden im Laufe der Nacht kürzer, die des REM-Schlafes länger. Nachtschlaf ist unter vergleichbaren Arbeitsbedingungen und Ermüdungswerten länger als der Schlaf am Tag.
Schlafmittel bewirken in der Regel eine Abkürzung des

REM-Schlafes. Das ist unerwünscht, weil auf diese Schlafperioden weit weniger verzichtet werden kann als auf die Tiefschlafperioden.

Schlaf ist aber noch mehr. Wie immer die Welt beschaffen sein mag, im Schlaf verschließen wir uns vor ihr. Nichts spricht mehr zu uns – oder nur so, daß wir nicht zu antworten brauchen. Wir selbst dürfen schweigen.

Wer über Schlaflosigkeit klagt, glaubt, daß sie von Ängsten, Depressionen oder anderen seelischen Störungen hervorgerufen wird. Es gibt viele Gründe, die zur Schlaflosigkeit führen können.

Schmerzen und echte organische Leiden können ebenso die Ursache sein wie psychische Störungen. Sind Schmerz und organische Leiden beseitigt, stellt sich der Schlaf wieder ein. Anders ist es bei den psychischen Störungen. Viele Patienten klagen über Schlaflosigkeit und meinen damit fast immer Einschlafstörungen.

Hier liegen meist Konflikte dahinter, die dem Patienten bewußt sind. Dahinter verbirgt sich die eigene Unfähigkeit, »abschalten« zu können. Es fällt nicht jedem leicht, sich vor dem Einschlafen von seinen Ängsten und Befürchtungen und Alltagssorgen distanzieren zu können. Nacht für Nacht liegen die Betroffenen oft grübelnd wach und versuchen vergeblich, ihr angestautes Erlebnispotential abzureagieren. Sie können nicht hergeben; ihre Erlebnisse »halten sie fest«. Überlastung mit Verantwortung und Arbeit, außergewöhnliche Erlebnisse und Schicksalsschläge stehen dahinter. Bald schließt sich ein übler Geselle an, die Erwartungsangst, nicht schlafen zu können. Diese Erwartungsangst kann sich dermaßen steigern, daß Betroffene sich weigern, ins Bett zu gehen.

Wer an derartigen Einschlafstörungen leidet, ist zwangsläufig den ganzen Tag über müde. Aber sobald die Nacht

hereinbricht und es Bettzeit wird, überkommt sie Unruhe, die sich zur Angst steigern kann, Angst vor einer schlaflosen Nacht. Es ist ihre eigene innere Unruhe, die sie am Einschlafen hindert. Patienten mit Einschlafstörungen wissen meist ganz genau, was sie quält; aber es gelingt ihnen nicht, der inneren Spannung Herr zu werden.
Anders ist es bei den Durchschlafstörungen. Wer nicht durchschlafen kann, wird wach über Konflikte im Unbewußten, die quälend über Träume und andere innere Unruhen das Durchschlafen verhindern. Sie sind Begleitumstände einer Persönlichkeitsentwicklung, die Aggressionen, Ängste und Traurigkeiten verdrängen ließ und die nun im Unbewußten wie riesige Schatten ihr »Narrenspiel« betreiben.
Es handelt sich um Konflikte, die dem Bewußtsein nicht mehr zugänglich sind und dem Patienten höchstens das Gefühl vermitteln: »Irgend etwas stimmt mit mir nicht. Ich fühle mich depressiv, müde, schwach, bin wie gelähmt und finde aus dem Irrgarten meiner unbewußten Einflüsse nicht mehr heraus.« Besonders die gestörte Durchschlafphase im letzten Nachtdrittel weist auf endogene Depressionen hin (siehe Depression, endogene). In solchen Fällen gelingt es den Patienten nicht mehr, nochmals wieder einzuschlafen. Meist klagen sie über schlechtes Befinden am Morgen, sie fühlen sich schlapp, wie gerädert, als wären sie innerlich gelähmt, was zum Teil ja auch stimmt. Dieses Gefühl innerer Lähmung ist Bestandteil der Depression.
Es muß aber nicht immer eine vordergründige endogene Depression sein, die sich hinter diesen Schwierigkeiten verbirgt; es kann sich auch ebenso um eine sogenannte larvierte Depression (siehe Depression, larvierte [maskierte]) handeln, eine Depressionsform also, die sich in ihrer vollen

Auswirkung hinter anderen Symptomen verbirgt, in denen Patienten ihre Depression nicht wahrhaben wollen und sie verdrängen, verschoben haben oder sie verleugnen.
Folgende Symptome können bei Schlafstörungen mit larvierter Depression auftreten: Antriebsstörungen und das Gefühl, nicht richtig in Schwung zu kommen. Häufig klagen die Betroffenen über Herzklopfen, Herzjagen und Beschwerden im Magen-und-Darm-Bereich. Auffällig ist eine starre, übertriebene Lebenshaltung. Es handelt sich häufig um äußerst beherrschte, zum Perfektionismus neigende Persönlichkeiten. Es ist wieder die Aggressionshemmung, die hier ihren Einfluß hat: Aggressive Impulse können sie sich nicht erlauben. Enttäuschungen und Ärger werden durch eine stramme Haltung kaschiert. Jeder hat solche »strammen Maxe« schon beobachten können, die unabweichlich in ihrer Haltung »stramm« durchs Leben marschieren und so tun, als könne niemand und nichts ihnen etwas anhaben.
Die nicht zugelassenen aggressiven Impulse äußern sich in starker Muskelspannung. Der nach außen vorgewölbte Brustkorb läßt an den volkstümlichen Ausspruch denken, der besagt, da geht jemand mit »geschwollener Brust« durchs Leben.
Es handelt sich aber um eine Selbsttäuschung. Diese sogenannte »aufrechte« Persönlichkeitshaltung ist eine Kompensation von Schuldgefühlen, Versagensängsten, Pessimismus und Entschlußunfähigkeit.

Familiengeschichtlicher Hintergrund

Bei Menschen mit Einschlafstörungen kann man nicht eindeutig von Familiengeschichte sprechen. Jeder hat einmal Einschlafstörungen. Es handelt sich hier eindeutig um

Konversionssymptome. Anders ist es bei den Patienten, hinter deren Durchschlafstörungen Depressionen stehen. Bei dieser verdrängten Lebensangst und dem »kompensierten Strammsteher« verbirgt sich so etwas, was man einen »erfolgreichen Versager« nennen könnte. Nach außen wird ein hartes Leistungsstreben gezeigt, Erfolg ist wichtig, weil die Erfahrung gemacht wurde, nur über Leistung die Anerkennung der Eltern zu erlangen. Das Leistungsstreben hinterläßt in diesen Menschen aber eine innere Leere, ein Gefühl von Unzufriedensein. Man versucht immer alles total perfekt zu machen und ahnt nicht, daß man sich damit auf die Bahn des Mißerfolges begibt, weil kein Mensch fehlerfrei sein kann. Es steckt eine Form von Grandiosität in diesen Menschen. Alles wollen sie groß anlegen und scheitern schon an der Zielsetzung. Dieses Streben nach großartigen Leistungen schadet nicht nur den Betroffenen selbst, sondern es führt in jene Lebenssituation, in der die Familie sich letztlich im Stich gelassen fühlt. Solche Kranke streben für den eigenen Ehrgeiz, erwarten den Beifall ihrer Familie und haben aber für ihre Angehörigen selten Zeit.

Therapievorschlag

Für den Menschen mit Einschlafstörungen genügen alle Formen von Entspannungsübungen, angefangen beim autogenen Training über Coping-Training bis zur Jacobsenschen Entspannung. Auch Atemübungen und Bewegungsübungen können hilfreich sein. Die Patienten mit Durchschlafstörungen sollten Psychoanalyse machen oder analytische Imaginationstherapie.

SCHLEIMBEUTELENTZÜNDUNG

(Bursitis)

Diagnose

Die Bursitis ist eine Schleimbeutelentzündung mit nachfolgender Verkalkung eines Schleimbeutels.

Organsprache

Ich schaffe es nicht, meine Ellenbogen zu gebrauchen.

Wenn Bedürfnisse vernachlässigt bleiben, verändert sich die Art und Weise, wie wir versuchen, sie uns selbst zu erfüllen. Man entwickelt eine verfeinerte Art, um den Bedürfnissen Ausdruck zu verleihen.
Als Kind konnten Kranke, die später an einer Schleimbeutelentzündung leiden, nur schreien oder weinen. Als sie merkten, daß das nichts half, hörten sie auf zu schreien. Später paßten sie sich an, versuchten »lieb« zu sein. Das innere Rufen nach der Mutter erfüllte sich auch nicht, und es kam schließlich zu einem symbolischen Rufen nach der Mutter. Das »Liebsein« verstärkte sich, das Kind bemühte sich, brav und angepaßt zu sein, half beim Abwaschen, holte sich Einser in der Schule, war eben immer zur Hand.
Als Erwachsene kämpfen sie für die Befriedigung eines anachronistischen Bedürfnisses, ohne sich dessen bewußt zu sein. Es ist der Mangel an Befriedigung zur angemessenen Zeit, der eine Verdrängung aktiviert hat, die Betroffenen von einer Bewußtwerdung zurückhält. Schleimbeutelentzündungen kommen häufig an den Ellenbogen vor und können sehr schmerzhaft sein. Hinter ihnen verbirgt sich ein alter seelischer Schmerz der ständigen Bedürfnisver-

drängung. Die Kranken wollen sich Ellenbogenfreiheit verschaffen. Solange ihnen dies nicht gelingt, so lange plagen sie sich mit ihren Entzündungen herum.

Familiengeschichtlicher Hintergrund

Es ist das Bedürfnis nach Zugehörigkeit, das diesen Menschen Schwierigkeiten macht. In ihnen lebt das Gefühl noch, zu Hause nie richtig dazugehört zu haben; auch wenn sie sich noch so sehr abmühten. Sie wollen sich Ellenbogenfreiheit schaffen und Raum für sich gewinnen. Schuldgefühle aber verhindern dies, lassen diese Patienten immer wieder zurückschrecken.

Es gibt ein Bedürfnis, geliebt zu werden, ein Teil einer Familie zu sein. Wenn ein Kind von emotional zurückhaltenden Eltern auf einer gefühlsmäßigen Distanz gehalten wird, wird es den symbolischen Drang haben, sich als Teil von etwas zu fühlen. Ganz tief steckt in diesem Kranken auch ein Bedürfnis nach Macht; aber es ist auch nur ein Etikett für den inneren Kampf. Es ist eben die Unfähigkeit, Aggressionen nach außen zu leben, die Ellenbogen wirklich zu gebrauchen. Die Ungeliebten wünschen sich Macht, weil in ihrem Leben etwas Angenehmes geschehen soll.

Diese Kranken müssen lernen zu weinen, den inneren Schmerz bewußtzumachen, und sie können erkennen, daß man sich auch ohne Ellenbogen im Leben durchsetzen kann. Das Schlimme ist, daß hier für etwas gekämpft wird; daß ein Anspruch aufgestellt wird für etwas, das man in der Vergangenheit nie bekommen hat und in der Zukunft auch nicht bekommen wird: liebende, umsorgende Eltern.

Es ist ein symbolischer Kampf in der Gegenwart, etwas zu bekommen, wofür die Vergangenheit zuständig ist. Es gilt zu lernen, Vergangenheit und Gegenwart zu trennen.

Therapievorschlag

Gestalttherapie, Körpertherapie, klientenzentrierte Gesprächstherapie, Psychoanalyse.

SCHREIBKRAMPF
(Cheirospasmus)

Diagnose

Die Ursache für den Schreibkrampf liegt in der Überanstrengung der zum Schreiben notwendigen Handmuskulatur. Aber auch Störungen im Hirnrindenzentrum durch Verletzungen oder Tumoren können dazu führen. Es handelt sich hirnphysiologisch gesehen um ein sensorisch-motorisches Hirnrindenfeld mit vorwiegender Projektion der Handmuskulatur, deren feine Koordination für das Schreiben, aber nicht nur dafür, Voraussetzung ist.

Organsprache

Ich möchte mit dir beisammensein, fürchte aber deine Wertung, wenn ich mit dir schlafe.

Es gibt natürlich gerade beim Schreibkrampf auch psychosomatische Zusammenhänge. Gekennzeichnet ist dieses Krankheitsbild durch eine emotionale Bewegung, die kommen müßte, aber nicht kommen kann. Mit anderen Worten: Die Patienten – es sind überwiegend Frauen betroffen – sind innerlich total blockiert, weil es im aktuellen Erleben ein Ereignis gegeben hat und die von innen kommende Antwort ausblieb. Es handelt sich um ein Symptom mit Konversionscharakter. Es tritt ein innerer Widerstand ge-

gen das Schreiben auf, wie auch ein Widerstand gegen Sexualität auftreten kann. Dabei verkrampfen sich die Finger um den Füllhalter oder Kugelschreiber, die Hand verdreht sich etwas, das Schreibwerkzeug wird zwanghaft gegen die Schreibunterlage gepreßt, bohrt sich geradezu in sie hinein. Zusätzlich können auch andere Muskelverkrampfungen des Armes und der Schultern hinzukommen.

Man vermutet hinter diesen Krankheitsbildern sexuelle Störungen. Der Kugelschreiber zum Beispiel oder auch der Füllfederhalter werden dabei als Penisersatz angesehen. Es handelt sich ja bei diesen Schreibwerkzeugen um rundlich-längliche Gegenstände, aus denen an der Spitze eine Flüssigkeit herauskommt. So besehen symbolisiert der Schreibkrampf, der wie gesagt überwiegend bei Frauen vorkommt, einen Widerstand gegen sexuelle Aktivitäten und gegen Penisse überhaupt. Der Schreibkrampf kann dann auftreten, wenn Patientinnen sexuellen Verbindungen nicht mehr ausweichen können, es aber gerne täten.

Familiengeschichtlicher Hintergrund

Eine falsche, schuldhaft bewertete Sexualerziehung spielt hier eine große Rolle. Sexualfeindlich erzogen, erleben manche Frauen Angst und Ekel vor der Sexualität. Auf der anderen Seite sind Schuldgefühle gleichbedeutend mit Angst vor Liebesverlust. Diese Angst steht im Zentrum des Erlebens. In den Konflikt geraten Frauen, die an Schreibkrämpfen leiden. Schuldgefühle sind nicht Ausdruck einer bestimmten Reflexion über den Wert und die Angemessenheit des eigenen Verhaltens. Sie entsprechen also nicht einer ethisch-moralischen Haltung und Orientierung, son-

dern sie sind automatische Reaktionen auf eine erfolgte oder phantasierte Reaktion der Umwelt.
Die Frauen mit Schreibkrampfsymptomatik fürchten sich also vor den Werturteilen der Umwelt, sobald diese erfährt, daß es sexuelle Beziehungen gibt. Schuldgefühle haben ein negatives Selbstbild zur Folge; denn in der Angst vor dem Verlust der Anerkennung erlebt sich der Mensch als nicht liebenswert. Schuldgefühle führen auch zum Verlust des Selbstwertes. Um einem eventuellen Liebesverlust entgegenzuarbeiten, werden die ureigenen Wünsche und Strebungen unterdrückt und bekämpft, um den Erwartungen der anderen entsprechen zu können. Das heißt in unserem Fall: Die Frauen befürchten, von einem Liebespartner bewertet, abgewertet, beurteilt und möglicherweise verurteilt zu werden.
Durch infantile Schuldgefühle wird Angst zur entscheidenden Triebfeder der Lebensführung. Aus Unsicherheit bezüglich des eigenen Fühlens und Wollens und aus Angst vor der Isolation und ihren zerstörerischen Folgen wird Schutz und Orientierung in den Normen und Erwartungen der Außenwelt gesucht. Das angstbestimmte Leben ist außengesteuertes Leben, das zwar die Anerkennung und den Schutz einer Autorität, Gruppe oder Institution verspricht, in Wahrheit jedoch die Entwicklung einer eigenständigen Persönlichkeit und einer eigenen Identität verhindert.

Therapievorschlag

Psychoanalyse, klientenzentrierte Gesprächstherapie, Gestalttherapie, Frauengruppen.

SCHWANGERSCHAFT
(psychische Begleitumstände)

Diagnose

Befruchtung heißt, daß ein Spermium in die Eizelle dringt. Der Kopf des Spermiums muß sich durch die äußere Schicht der Eizelle schlangenartig seinen Weg suchen und zum Kern vordringen. Danach kann kein weiteres Spermium in die Eizelle eindringen.
Die Befruchtung spielt sich im Eileiter innerhalb von 24 Stunden nach dem Eisprung ab, so daß im Monatszyklus der Frau nur eine bestimmte Zeit zur Befruchtung und Schwangerschaft günstig ist. Spermien können mehrere Tage lang in der Vagina überleben, auch im Uterus und Eileiter. Sie können während dieser Zeit noch in eine Eizelle eindringen. Die Eizelle selbst verliert ihre Fähigkeit, befruchtet zu werden, innerhalb von 24 bis 36 Stunden. Es ist daher wichtig zu wissen, wann der Eisprung stattfindet, wenn man eine Methode der Geburtenkontrolle benutzt, die von den natürlichen Zyklen des Körpers abhängt. Ist ein Spermium in die Eizelle eingedrungen, so hat die Befruchtung stattgefunden, und es gibt nur noch eine Zelle, die Zygote.
Was bewirkt die Schwangerschaft bei der Frau? Beschäftigen wir uns zunächst mit den Veränderungen im hormonalen Bereich.
Würde dem Körper nicht signalisiert, daß eine Schwangerschaft vorliegt, stieße die befruchtete Gebärmutter ein Ei sofort aus, und es bekäme keine Gelegenheit, sich einzunisten. Die Hauptsicherung gegen ein übereiltes Abstoßen bildet das als Progesteron bekannte Hormon (sein Name bedeutet einfach, daß es die Schwangerschaft, das heißt die Progestation, aufrechterhält).

Es kommt ausgerechnet aus der kleinen Vertiefung, die das Ei im Eierstock hinterlassen hat, als es beim Beginn des ganzen Prozesses abgestoßen wurde. Da es den Namen Gelbkörper trägt, wird das Progesteron auch Gelbkörperhormon genannt. Der Gelbkörper wächst immer mehr, bis er drei Monate nach Beginn der Schwangerschaft ebenso groß ist wie der übrige Eierstock. Gesteuert von Signalen, die eine erfolgreiche Einnistung des Eies in der Gebärmutter bestätigen, liefert der Gelbkörper während der beiden ersten Monate immer mehr Hormone. Ausgangsmaterie dafür sind die im Eierstock verfügbaren verschiedenen chemischen Elemente: hier ein bißchen Kohlenstoff, dort etwas Wasserstoff sowie Vorformen eines Steroidmoleküls. Auf diese Weise liefert der Gelbkörper täglich mehrere tausend Moleküle des für die Schwangerschaft unerläßlichen Progesterons.
Mit dem Blutstrom gelangt das Progesteron weniger als eine halbe Stunde nach seiner Freisetzung in die Gebärmutter. Dort bewährt sich der merkwürdige Aufbau seiner Moleküle. Sie passen genau in winzige Empfangsstationen an Zellen in der Gebärmutterwand: richtige kleine Andocker. Nun veranlassen die Moleküle die Gebärmutter, die Blutversorgung des eingenisteten Eies aufrechtzuerhalten, vor allem aber keine der quetschenden Kontraktionen auszuführen, die sonst dem Beginn der Menstruation vorausgehen. Die Gebärmutter befolgt getreulich die Anweisungen des Progesterons und verstärkt die Dicke ihrer Wandung immer mehr, damit genug Material als Grundlage für die Blutseen vorhanden ist, die der winzige Embryo so begierig leert.
Einige der Progesteronmoleküle geraten, statt auf dem kürzesten Weg der Gebärmutter zuzustreben, durch andere Kapillargefäße in den allgemeinen Blutkreislauf und

mit ihm ins Gehirn der Mutter. Dort wirken sie bei der Erzeugung des Prolaktins mit, eines Hormons, das dafür sorgt, daß sich die Ansätze der rund zwanzig in der Brust vorhandenen Drüsen innerlich verändern, bis sie in der Lage sind, für das Neugeborene trinkbare Milch zu erzeugen.

Die Brüste sind nicht die einzigen Stellen, an denen die reichlich vorhandenen Hormonmoleküle landen, die frei umherirren, weil sie den Weg zur Gebärmutter verfehlt haben. Am Ende der Schwangerschaft können ohne weiteres mehr als hundertmal so viele Östrogenmoleküle im Blutstrom umherschwimmen als sonst.

Die ständig wachsende Gebärmutter, die im sechsten Monat die Höhe des Nabels und bis zum Ende des achten den unteren Rand des Brustkorbes erreicht, drückt gegen alles, was sich in der Nähe befindet. Östrogene im Blut der Mutter haben dafür gesorgt, daß jede Muskelzelle der Gebärmutter wuchs. Während ihr Innendurchmesser vor der Schwangerschaft so gering war, daß man nicht einmal einen dünnen Bleistift hätte hineinstecken können, reicht er jetzt aus, um den strampelnden, schlagenden und sich um sich selbst drehenden Fetus aufzunehmen. Das Herz, das normalerweise weit oberhalb der Gebärmutter hängt, wird durch deren immer weiter gehende Ausdehnung verschoben, und so liegt es nach acht Monaten schlagend auf der Seite, oben auf der angeschwollenen Gebärmutter.

Auch der Magen erfährt eine unerwünschte Auf- und Seitwärtsbewegung und wird so lange nach oben gedrückt, bis er als flache Tasche seitwärts auf dem Dünndarm liegt. Von dort aus kann es unangenehmerweise zu einem Rückstrom in die Speiseröhre kommen, was einen scharfen, brennenden Geschmack hervorruft.

Gewaltige Prozesse finden im Körper einer Schwangeren statt. Grundsätzlich ist der Körper darauf eingestellt, alle Veränderungen und Strapazen mitzumachen. Wenn allerdings die Psyche Schwierigkeiten macht, dann lassen sich die feinen Prozesse im Körper der Frau beeinflussen.

Organsprache

Ich fürchte mich vor all dem, was jetzt auf mich zukommt.

Während der Schwangerschaft erleben Frauen auch eine Reihe von psychischen Veränderungen. Auffallend ist, daß einige von ihnen psychisch regredieren; sie werden anlehnungsbedürftiger und sprechen mehr auf Hilfe von außen an. Es ist ja nicht nur ein physischer Veränderungsprozeß, der während der neun Monate Schwangerschaft passiert, sondern die schwangeren Frauen bereiten sich auch auf eine neue Rolle vor, auf die Mutterschaft. Eine Rolle, die auch dann ihr Leben verändern wird, wenn sie schon Kinder haben. In der Phantasie wird von einer Erstgebärenden die neue Rolle durchlebt, aus einer Zweier- soll nun eine Dreierbeziehung werden. Die angestrebte Rolle als Mutter bringt die Frauen dazu, sich vermehrt mit der Rolle der eigenen Mutter auseinanderzusetzen.
In der Schwangerschaft besteht ein dauernder psychosomatischer Prozeß zwischen der werdenden Mutter und dem Fetus in ihrem Leib. Ledige Mütter könnten mehr Streß während der Schwangerschaft erleben als Frauen, die verheiratet sind. Frauen durchlaufen eine Reihe von Ängsten, vor allem die vor der Geburt und vor der Rolle als Mutter. Die Wissenschaft weiß längst, daß derartige Ängste sich auf das werdende Leben übertragen können.
Größte Schwierigkeiten bekommen jene Frauen, die inner-

lich noch keine Frauen sind, die empfindungsmäßig mehr auf der Kindheitsebene leben und weit davon entfernt sind, wirklich eine Frau zu sein.
Es gibt aber auch eine Reihe von Ängsten, die man den Frauen nachempfinden kann. Dazu gehören die Angst, daß das Kind mißgestaltet sein könnte, aber auch Ängste vor Schmerzen bei der Niederkunft. Hier handelt es sich um Realängste in dem Sinne, daß so etwas tatsächlich passieren kann. Solche Ängste, die manchmal auch auf übertriebenen Vorstellungen beruhen können, lassen sich durch bestimmte Entspannungstechniken abbauen.
Eine andere Gruppe von Ängsten gehört in den neurotischen Bereich, so die Angst vor Verlust der Selbstkontrolle oder auch die Ängste, in denen Schwangere das Gefühl nicht loswerden, der Situation hilflos ausgeliefert zu sein. Andere haben Angst, selbst sterben zu müssen. Hier liegen häufig Entwicklungsstörungen im Bereich der psychischen Geschlechtsrolle vor.

Familiengeschichtlicher Hintergrund

Einen allgemeinen familiengeschichtlichen Hintergrund kann man nicht bestimmen, weil die Persönlichkeitsentwicklung in bezug auf dieses Thema zu breit gefächert ist.

Therapievorschlag

Frauen sollten während der Schwangerschaft keine Psychotherapie machen. Gut gegen Beschwerden ist jede Form von Entspannungstraining, auch Coping-Training.

SCHWANGERSCHAFTSERBRECHEN

Diagnose

Das Schwangerschaftserbrechen ist das am weitesten verbreitete psychosomatische Symptom in der Schwangerschaft. Viele schwangere Frauen erbrechen mehrmals täglich mit der Gefahr, daß der Vitamin- und Mineralstoffwechsel beim Kind gefährdet wird.

Organsprache

Ich finde das alles zum »Kotzen«.

Das Schwangerschaftserbrechen ist weniger somatisch als psychisch bedingt. Verschiedene Schwierigkeiten, die die Frau durchlaufen kann, wenn sie plötzlich und unerwartet mit der künftigen Rolle der Mutterschaft konfrontiert wird, können zu diesen Symptomen führen.

Jede Schwangere muß erst lernen, dieses neue Wesen in ihrem Leib als Teil von sich selbst zu akzeptieren. Gelingt ihr das, so entstehen erste mütterliche Gefühle. Schafft sie es hingegen nicht, dann entwickelt die künftige Mutter im Unbewußten abwehrende Impulse gegenüber dem ungeborenen Kind. Der Konflikt kann sich dann in Eßsucht oder Erbrechen äußern.

Das Erbrechen ist ein Urphänomen im Menschen. Es sagt tatsächlich und symbolisch, daß etwas, was ein Mensch nicht »verdauen« kann, wieder hinausmuß. Eine Frau, die – bewußt oder unbewußt – in sich die Einstellung hegt, daß sie eigentlich keine Kinder will, die in sich Angst oder auch Ekel vor einer Schwangerschaft hat, neigt häufig zum Schwangerschaftserbrechen. Dieses Phänomen deutet dar-

auf hin, daß sie das Kind am liebsten wieder »hergeben« möchte.

Dieser Wunsch ist in der Regel unbewußt. Es kann passieren, daß Frauen auf der einen Seite eine scheinbar glückliche Ehe leben, andererseits aber unter einer unbestimmten Angst leiden. In diesem Konflikt zeigt sich eine Polarität von Ja und Nein. Mit anderen Worten: Die Frau schwankt zwischen Wollen und Ablehnung. Und es ist dieser unbewußt ablaufende innere Kampf, der ihre Körperreaktionen völlig durcheinanderbringt und sie schließlich unter Erbrechen leiden läßt.

Familiengeschichtlicher Hintergrund

Ursache für das Schwangerschaftserbrechen kann sein, daß eine Frau in der Partnerschaft ihre eigene Kindrolle aufgeben muß, um endgültig zur Frau und Mutter zu werden. Der Erwachsene und in geringem Maße auch das Kind haben Zeit genug, um Abwehrmaßnahmen zu entwickeln, um die Wirkung einer Erfahrung abzumildern oder gar abzuwenden. Ein Ungeborenes hat diese Möglichkeit nicht. Das Trauma der Mutter, mit der eigenen Kindheit nicht fertig zu sein, überträgt sich auf das werdende Leben in ihrem Leib.

Frauen mit Schwangerschaftskonflikten leben auf irgendeiner Ebene immer noch infantile Wünsche aus, aber auch Schuldgefühle. Wie kann man denn Mutter werden, wenn in einem selbst immer noch die Stimme der eigenen Mutter hörbar ist, die da sagt: »Das kannst du nicht, alles machst du falsch, du wirst auch nie erwachsen.«

Schwangerschaft fordert viel von einer Frau. Aber nicht nur das, in mancher Ehe ist es zusätzlich auch wirklich »zum Kotzen«.

Therapievorschlag

Keine Psychotherapie. Zuviel von dem, was in der Mutter hochkommt, könnte sich auf das Kind übertragen. Ruhe für Mutter und Kind und Entspannungstraining, wie das Coping-Training, können hier helfen.

SKOLIOSE
(Verkrümmung der Wirbelsäule)

Diagnose

Seitenverbiegung der Wirbelsäule, in der Regel mit einer Torsion (Rippenbuckel, Querfortsatzbuckel im Lendenbereich) verbunden. Nach der Form der Seitenverbiegung werden einfache und zusammengesetzte, beispielsweise S-förmige oder mehrbögige, unterschieden. Dabei weist ein kurzer Bogen auf ein örtliches Geschehen, ein langer Bogen auf eine statische Genese hin. Man unterscheidet angeborene und erworbene Skoliose.

Organsprache

Ich bin unterwürfig, weil ich Angst habe, meine wahren Gefühle zu zeigen.

Wenn Gefühle blockiert, Energie unterbrochen, Gefühlsausdruck verhindert oder Handlungsfreiheit eingeschränkt werden, wird der Druck der Energie oft irgendwo in der Wirbelsäule oder auch im direkt betroffenen Bereich des Körpers gelagert. Dadurch wird die Wirbelsäule zum »Abfallhaufen« für diese ungewollten Gefühle und ungelösten Konflikte. Dadurch, daß die Emotionen sich

in der Wirbelsäule festsetzen, sind sie vorübergehend nicht »sichtbar«, und sobald sie sich dann weiter anhäufen, wächst der Stau in diesem Körperbereich, und die Gefühle verwandeln sich in Ärger und schließlich in Wut. Da diese Wut nicht zum Ausdruck kommt, verwandelt sie sich in Groll und Bitterkeit, die dann in alle expressiven Teile des Körpers sickert, um einen Teil der angespannten Spannungen und Konflikte zu lösen. Die Folge ist, daß der Mensch keine bewußte Kontrolle mehr über seine Zornesausbrüche hat. Statt dessen sind sie dem Bewußtsein versperrt und beginnen, vom Körper aus, alle seine Handlungen, Bewegungen und Gefühlsausdrücke zu beherrschen. Es wird dann äußerst schwierig, auch in einer Psychotherapie, an diese Gefühlsschichten heranzukommen.

Gleichzeitig mit der verdrängten Wut zeigen sich bei diesen Patienten stärkere Schuldgefühle. Der berühmt-berüchtigte »Buckel« symbolisiert Schuldgefühle, verbunden mit einer inneren Unterwürfigkeits- und Demutshaltung. Der bei diesen Menschen etwas »wackelig« erscheinende Kopf darf als Fluchtspannung angesehen werden.

Diese Menschen neigen sehr stark dazu, von ihren Problemen wegzusehen. Tiefere Konflikte zeigen Phasen von innerer Fluchthaltung, während gleichzeitig ein positives Selbstgefühl und Sicherheitsgefühl Handlungen sozusagen »einfrieren« lassen. Dieses gewaltige Verdrängungspotential führt auch zu depressiven Perioden. Der Schmerz, den diese Patienten physisch tatsächlich erleiden, lenkt die Aufmerksamkeit weg von dem tiefen seelischen Schmerz, der in ihnen wirkt.

Scham und Schuldgefühle lassen es nicht zu, daß Angst und Aggression sich zeigen dürfen. Was läßt diese Kranken unter Schuldgefühlen leiden, was bringt sie dazu, Selbstbehauptungstendenzen vollkommen zu verdrängen?
Dem Schuldverständnis des traditionellen moralischen Systems ist eine problematische Ausgrenzung des Bösen zu eigen. Denn es interpretiert Schuld als Folge einer freien und bewußten Willensentscheidung für das Böse, dem man mit harten Maßnahmen entgegenzuwirken hat.
Zum infantilen Grundzug des Schulderlebens gehört die Erfahrung, den Wunschvorstellungen und verbindlichen Erwartungen der äußeren (Eltern, öffentliche Meinung, Staat, Kirche) oder inneren (Gewissen) Autorität nicht zu entsprechen – und damit auch die Anerkennung, Liebe, Aufmerksamkeit der Autorität zu riskieren.
Es ist die Erfahrung, verwerflich zu handeln und dafür verworfen zu werden. Zugleich gehört zu diesem Schulderleben die Erfahrung, durch erwartungsgemäßes Wohlverhalten die Anerkennung zurückzugewinnen bzw. erhalten zu können. Dieser Grundzug des Schulderlebens und die Rückführung auf einen freien Willen führen zu einer ständigen Selbstbekämpfung, die die regelwidrigen Neigungen, Vorstellungen, Gefühle und Verhaltensweisen unter Aufbietung aller Kräfte zu unterdrücken sucht. Dies wird dem Kind nicht immer gelingen. Schon gar nicht gelingt es ihm, die auslösenden Gefühle wie Ärger und Wut aus seinen Empfindungen zu verbannen. Statt dessen wird es Gefühle des Versagens und der Schuld empfinden, die mehr und mehr zu einer negativen Selbsteinschätzung führen: »Ich bin schlecht, ich tauge nichts, niemand mag mich, also mag ich mich auch nicht.«

Das negative Selbstbild einschließlich des Verlustes der Selbstliebe gehört zu den schlimmsten Folgen des traditionellen Schuldverständnisses.

Therapievorschlag

Psychoanalyse, Gestalttherapie, klientenzentrierte Gesprächstherapie, analytische Imaginationstherapie.

SOMNAMBULISMUS
(Schlafwandeln)

Diagnose

Hypnagoger Dämmerzustand (aus dem Schlaf kommend und wieder in ihn übergehend), unvollkommenes Erwachen, in dem zum Teil auch komplizierte Bewegungen sicher ausgeführt werden, mit nachfolgender Erinnerungslosigkeit.

Organsprache

Es ist zum Davonlaufen.

Schlafwandeln kommt überwiegend im Kindesalter vor, auch bei einigen Epileptikern, Kinder können sich meist gut an nächtliche Träume erinnern. Schlafwandelnde Kinder erinnern sich nicht an Erlebnisse und Handlungen, die sie während ihrer Schlafwandlungsphase haben. Während des Schlafwandelns werden starke innere Impulse verdrängt. Auffallend ist der »Zug« der Schlafwandler, das Haus, in dem sie leben, verlassen zu wollen. Es ist, als dürfe ein innerer Fluchtimpuls nicht offen ausgelebt werden.

Es gibt eine Form des Schlafwandelns, die nach einem Verlust im Erlebnisbereich des Kindes einsetzt. Solche Verlusterlebnisse können auftreten, wenn ein Kind oder eine Bezugsperson im Krankenhaus leben muß. Ein Kind kann sich beiseite geschoben fühlen über die Geburt eines weiteren Kindes. Auch wenn jemand in der Familie gestorben ist oder die Eltern sich getrennt haben, kann es zu Schlafwandeln kommen. Diese Kinder schlafwandeln nicht nur, sie sprechen auch im Schlaf, sie schreien nachts auf, weil sie unter Angstträumen leiden. Im Wachzustand sind diese Kinder ängstlich, anklammernd und regressiv.
Es gibt aber auch schlafwandelnde Kinder, die eher still und ängstlich reagieren. Während im vorausgehenden Terminus Ursachen leichter erkennbar sein können, sieht es bei den stillen Kindern anders aus. Auch sie leiden unter schlafunterbrechenden Angstträumen, dazwischen haben sie aber auch Phasen, in denen sie ängstlich wach im Bett liegen.
Das Schlafwandeln beginnt meist mit einem Aufsitzen im Bett. Das Kind hat die Augen offen, zeigt einen glasigen Blick, es steht auf und bewegt sich plump, stößt aber kaum irgendwo an. Jeder kennt den Begriff schlafwandlerische Sicherheit. Die Episode kann von einer Minute bis hin über dreißig Minuten dauern. Danach geht das Kind dann meist ruhig ins Bett zurück. Dahinter stehen psychologisch betrachtet meist Träume, die nach dem Bedürfnis des Kindes ausagiert werden. Auf alle Fälle stehen Spannungen und unverarbeitete Erlebnisse dahinter.
Viele Kinder gehen mit Widerwillen schlafen. Diese Prozedur ist häufig von Wutausbrüchen begleitet, mit Trotz und »Bockhaltung«. Solche Kinder wehren sich gegen das Passivsein, das die Nacht ihnen abfordert. Sie benötigen noch einen Entwicklungsprozeß, in dem sie akzeptieren lernen,

daß sie sich voll dem Schlaf und den Träumen überlassen dürfen. Kinder lernen, daß Verlustängste unbegründet sind.

Familiengeschichtlicher Hintergrund

Schlafwandeln kann in jeder Familie vorkommen, eindeutige Tendenzen im familiengeschichtlichen Hintergrund können nicht bestimmt werden.

Therapievorschlag

Es empfiehlt sich, daß die Eltern mit dem Kind einen analytischen Kindertherapeuten aufsuchen.

SPRACHSTÖRUNGEN
(Sprachentwicklungsverzögerungen)

Diagnose

Unter Sprachentwicklungsverzögerungen versteht man den verspäteten Sprechbeginn und die verlangsamte, spärliche oder fehlerhafte Sprechentwicklung. Die vielfältige Symptomatik äußert sich hauptsächlich in Störungen der Artikulation und der Satzbildung sowie in ungenügendem Wortschatz und zu geringem Sprachumsatz. Hauptursachen können sein: frühkindliche Hirnschädigungen, geistige Entwicklungsstörungen, familiäre Sprachschwächen, Hörstörungen und Kommunikationsstörungen zwischen Mutter und Kind, die zu Ängsten in dem Kind führen können.

Organsprache

Mir bleiben die Worte im Halse stecken.

Miteinander reden ist so einfach, daß man sich fragt, wieso manche Menschen und vor allem Kinder damit Schwierigkeiten haben können. Das Sprechenlernen war für die meisten von uns die natürlichste Sache der Welt. Spätestens als wir in die Schule kamen, konnten wir gut sprechen. Sprache ist aber mehr als nur die verbale Übermittlung von Informationen. Über die Sprache übertragen wir unsere Gefühle, das, was uns innerlich bewegt, womit wir uns geistig auseinandersetzen. Wenn ein Kind unter psychischen Sprachentwicklungsverzögerungen leidet, dann muß man annehmen, daß schon der innere Dialog zwischen Mutter und Kind gestört ist, dann ist zu befürchten, daß sich die Mutter dem Kind autoritär und dominant übergestülpt hat.

Lange Zeit wurde angenommen, Kommunikation sei einfach die Vermittlung von Informationen. Aber in der Information ist ein zweiter Aspekt vorhanden. Unweigerlich kommt in jede Kommunikation eine Definition der Beziehung hinein, und zwar so, wie sie der Sender der betreffenden Information sieht. Kinder haben eine große und breite sowie bunte Erlebniswelt, die sie nur dann gut verarbeiten können, wenn sie sich mitzuteilen vermögen. Die Kommunikation mit den Eltern hilft ihnen dabei; dadurch lernt das Kind, seine Welt zu verstehen und zu verarbeiten.

Sprache hat aber noch einen weiteren Sinn: Sie enthält Töne, die im Körper Vibrationen erzeugen. Wenn jemand diesen Tönen nachspürt, dann kann er die Erfahrung machen, daß das I im Kopf zu sitzen scheint, das E verbreitet sich im Kehlkopf, das A gibt sich im Brustkorb Raum, das O scheint aus dem Bauch zu kommen, und das U sitzt ganz tief unten im Keller.

Jeder, der von Kummer und Sorgen bedrückt war, hat schon die Erfahrung machen können, daß er, wenn er einen intensiven Zuhörer fand, um seine Probleme zu äußern,

sich hinterher erleichtert fühlte. Kaum etwas ist psychosomatischer als unsere Sprache. Wenn es schon in der Kindheit Sprach- und damit Kommunikationsschwierigkeiten gibt, dann gibt es psychische Blockaden, aber auch somatische Stauungen.

Jeder Sprechakt ist, weit über die Leistung der Sprechmotorik hinausgehend, ein Ausdruck der Gesamtpersönlichkeit und der Beziehung zur Umwelt.

Sprache ist ihrem Wesen nach ein System von Lautsymbolen, ein Code. Die Fähigkeit zum Decodieren ist eine dem Menschen angeborene Verhaltensweise. Der Code selbst aber, die nach Sprachgebiet jeweils verschiedenen Sprachen, muß vom Kind erst erlernt werden. Durch ständigen Informationsaustausch zwischen Umwelt und Kind bildet sich das Funktionssystem für die Aufnahme, Verarbeitung und Wiedergabe sprachlicher Informationen unter progressiver Leistungssteigerung der Einzelfunktionen aus. Der Spracherwerb läuft als dynamischer Entwicklungsprozeß innerhalb des sich biologisch insgesamt in der Reife befindlichen Organismus über zahlreiche Unvollkommenheitsformen ab und steht unter ständigem Einfluß der Umwelt.

Familiengeschichtlicher Hintergrund

Kinder mit Sprachstörungen leiden unter grundsätzlichen Orientierungsschwierigkeiten. Sie finden sich in ihrer Umwelt nicht zurecht. Ihr äußeres Verhalten zeichnet sich durch Unsicherheit und ängstliches Verhalten aus, besonders dann, wenn sie vor neuen Situationen stehen. Sie sind »Rockzipfelkinder« und kleben ängstlich an der Mutter. Ihnen wurde nicht genügend Selbstvertrauen übermittelt, mit dem sie ihre Welt erobern und erfahren können.

Bei Störungen im emotionalen Bereich kann den Kindern durch Hyperaktivität, aber auch durch passives Vor-sich-hin-Träumen vieles an Informationen aus der Umwelt verlorengehen. Die ruhige Weltzuwendung, die sie benötigen, um lernend die Welt zu erfahren, können sie nicht aufbringen. Ihnen fehlt die ruhige Aufmerksamkeit, Ausdauer und Konzentration. Dadurch werden sprachliche Informationen nicht exakt genug wahrgenommen.

Ausschlaggebend für die sprachliche Entwicklungsstörung kann auch die Umwelt, normalerweise die Mutter als erste Kommunikationspartnerin des Kindes, sein. Nur ein der sprachlichen Entwicklungsstufe und den Kommunikationsbedürfnissen des Kindes angepaßter Kommunikationsstil der Mutter gewährleistet eine reibungslose sprachliche Entwicklung des Kindes. Jede Form von sprachlicher Unter-, Über- und Fehlstimulierung oder Mangel- oder Fehlreaktion auf die sprachliche Äußerungen des Kindes beeinträchtigt die Spachentwicklung.

Es gibt Mütter, die selbst orientierungslos, haltlos und unkonzentriert sind und diese Orientierungs- und Haltlosigkeit auf ihre Kinder übertragen. Sie können menschliche Sprache nicht als Verständigungsmittel übertragen und überlassen dadurch das Kind einer bestimmten Hilflosigkeit.

Auch die nonverbale Verständigung zwischen Mutter und Kind spielt hier eine Rolle. Nur eine harmonische Mutter-Kind-Beziehung mit mütterlicher Wärme und liebevoller Zuwendung schafft ein Klima der Geborgenheit und Sicherheit, das dem Kind die Motivation zum Zuhören und zur Imitation von Sprache gibt.

Eine ganze Reihe von Eltern können die natürliche Entwicklung des Kindes nicht abwarten, und mit einem übertriebenen Zwang versuchen sie, schon aus kleinen Kindern

soviel als möglich »herauszuholen«. Sie sind stolz darauf, wenn Kinder früh laufen lernen, wenn sie schnell sauber sind und rasch zu sprechen beginnen. Dabei ahnen sie nicht, daß sie damit der natürlichen Entwicklung vorgreifen und dem Kind mehr schaden als nutzen.
Sie legen eine Leistungsspur, die das Kind ständig überfordert. Das führt zu Ängsten und Schuldgefühlen, die ihrerseits eine Sprachblockade bewirken. Dominanzstreben und autoritäres Verhalten stacheln die Ängste des Kindes noch mehr an, so daß sie dann vor Angst keinen »Laut herausbekommen«.

Therapievorschlag

Logopädie, Ergotherapie mit Zusatzausbildung in Monotherapie. Kindertherapeuten, die auch körperbezogen arbeiten.

DIE SPRACHE DES KÖRPERS

Wer während eines Gesprächs die Nase rümpft, äußert damit maßvolle Ablehnung, und wenn jemand, dem man freundliche Dinge sagt, scheinbar zustimmend nickt und dabei gleichzeitig die Nase rümpft, dem kann man mit Recht ein gewisses Mißtrauen unterstellen. Das Nicken sagt allerdings: »Trotzdem bin ich geneigt, mich dir zu unterwerfen.« Dieses Naserümpfen wird häufig auch durch einen unangenehmen Geruch ausgelöst, so als würde man etwas wittern, als wäre im vorliegenden Fall unsere »innere Nase« auf einer Spur. Mit anderen Worten: Demjenigen, der die Nase rümpft, »stinkt« etwas, er hat die

Witterung von etwas, dem er nicht traut. Das sagt: Der freundlichen Botschaft des anderen wird mit Vorbehalten begegnet. Kein Wort wurde gesprochen. Doch der Körper drückt über die gerümpfte Nase Mißfallen aus.
So wie das Naserümpfen auf die Abwehr eines unliebsamen Geruchs zurückgeht, so haben auch andere mimische Ausdrücke ihren Ursprung in alten physiologischen Funktionen. Wer seine Augenbrauen beispielsweise nach unten zieht, möchte das Auge vor zu grellem Lichteinfall schützen. Das Gesicht wirkt dann finster und abweisend. Im psychosomatischen Zusammenhang heißt das: »Ich fürchte mich vor dem ›Licht‹ deiner Liebe, Harmonie, Zuwendung. Wie das Hinunterziehen der Augenbrauen das Licht abweist, genauso wird statt Offenheit (offenes Auge) ein (licht)abweisendes Verhalten gezeigt. Die psychosomatische Botschaft will uns sagen: »Ich will deine Signale, dich nicht empfangen, also weise ich dich zurück, ich bin nicht offen für dich.« Auch hier kann zusätzlich noch eine sexuelle Abwehr vorliegen. Das Gegenteil davon sind offene Augen, die besagen wollen: »Ich bin offen für dich, ich bin bereit zur Kommunikation.« Das ist eine klare Sprache, es wird gezeigt, daß man gesprächsbereit ist, man zeigt sich dem anderen offen.
Wer mit »offener Nase« einem anderen begegnet, der hat sexuelles Interesse, er geht sozusagen mit geblähten Nüstern einher. Die Körpersprache sagt hier: »Ich kann dich riechen, ich will dich.« Es handelt sich um eine archaische Form von Werbung, die uns immer noch zu eigen ist, aber unbewußt in uns abläuft. Genauso kann natürlich auch im Naserümpfen eine

sexuelle Abwehr liegen, die aussagt: »Du liegst mir nicht, ich kann mit dir nichts anfangen.« Leichtes Naserümpfen zeigt einen mäßigen Widerwillen an, während ein eindeutigeres Naserümpfen, verbunden mit leicht angehobener Oberlippe deutlich Ekel zeigt. Dies symbolisiert: »Ich finde alles zum Kotzen.«

Diese Art der Mimik ist dem Menschen möglich, weil der Faszialisnerv ziemlich breit im Gesicht verzweigt ist und sämtliche Gesichtsmuskeln dirigiert. Unsere menschlichen Ausdrucksbewegungen werden von einem entwicklungsgeschichtlich alten Teil des Hirns gesteuert, dem Mittelhirn.

Psychosomatische Experten fanden einen Zusammenhang zwischen Mimik und Körperfunktionen. Sie entdeckten eine Rückkoppelung zwischen Mimik, Herzfrequenz, Hauttemperatur und Hautwiderstand. Bei Wut, Angst, Zorn, Hilflosigkeit und anderen Emotionen, die sich in der Mimik äußerten, veränderte sich die körperliche Physiologie. Man hat festgestellt, daß es auch eine umgekehrte Wirkung gibt. Wem es gelingt, die Mimik auf Offenheit und Fröhlichkeit umzustellen, bei dem beruhigen sich auch die inneren physiologischen Vorgänge. Hier bestätigt sich die Aussage vom Gesicht als »Spiegel der Seele«. Der Volksmund weiß das seit langem. Er spricht vom »zornigen Blick«, vom freudigen Lächeln oder von der nach»denklichen Stirn«.

Demnach müßten wir jedem freundlichen, strahlenden Lächeln vertrauen können? Ja! Nur: Nicht jedes Lächeln ist freundlich und seelisch beeinflußt. Jeder kennt auch das kalte Lächeln, das eingefrorene, das aufgesetzte Lächeln, das sich sozusagen seelenlos ins Gesicht gegraben hat. Der Mensch, so kann man

sagen, gibt durch die Körpersprache seinem Gegenüber jeweils all das zu erkennen, was er verbal nicht sagt. Von der Mimik, Gestik und Körperhaltung kann man häufig viel mehr erfahren, als der andere uns bewußt mitteilt. Unser mimisches Ausdrucksverhalten ist aber nicht nur emotional, sondern vor allem auch sozial mitbestimmt. Das heißt, die erwünschte oder unerwünschte Nachbarschaft eines anderen kann uns dazu bringen, die Mimik sozusagen unter Kontrolle zu bringen, etwa in dem Sinne, Gesicht zu zeigen, ohne das Gesicht verlieren zu wollen. Mimik ist eine unbewußte Kommunikationsform, die vor allem ein Wechselspiel zwischen mehreren Personen ist. Unser nonverbales Verhalten ist etwas, mit dem wir die Emotionen unserer Gesprächspartner wecken und sogar regulieren. Das hat man sich in der Werbung zunutze gemacht. Die Werbeleute packen uns mehr an den unbewußten Emotionen und lassen dort Öffnung passieren, wo Naserümpfen manchmal angebracht wäre.

Was das ganze Spiel von nonverbaler Kommunikation in Bewegung bringt, sind aber jene Schwingungen, die von Mensch zu Mensch ausgestrahlt werden. Die wie bei »Sender« und »Empfänger« im ständigen Wechselspiel stehen, wobei jeder Sender und Empfänger zugleich ist. Gerade über diese Ebenen haben nonverbale Kommunikationen oft bei kleinen Ursachen große Wirkungen. Hier laufen auch viele Manipulationsspiele ab. Wenn wir uns die Bewegung des Kopfnickens genauer anschauen, so deutet nichts wirklich auf ein Ja hin. Nehmen wir die Kopfbewegung allerdings wörtlich, dann neigt sich der Kopf nach vorn, und der betreffende Mensch symbolisiert:

»Ich bin geneigt.« Das kann »Ich bin dir geneigt« oder »Ich bin deiner Sache geneigt« heißen. Es ist dies eine Geste der Demut und Unterwürfigkeit. Wenn wir den Kopf dagegen zur Verneinung mehrmals nach links oder rechts drehen, dann heißt das, daß der betreffende Mensch mißtrauisch sein Umfeld »beäugen« und sich vergewissern muß, ob von seitwärts irgendeine Gefahr droht. Darum zeigen sich Menschen mit Machtpositionen auch auf Gemälden immer mit weit aufgerichtetem Hals und Kopf. Sie demonstrieren damit Potenz, scheinbare Kraft, aber auch ein gewisses Imponiergehabe. Nach außen zeigen sie, daß sie »oben« sind, dadurch weitsichtig, und das gibt ihnen die Macht der Entscheidung. Bilder von Liebespaaren dagegen zeigen oft zwei Menschen mit leicht gekippter Kopfform, was besagt, daß »Liebe blind« macht. Der Blick ist abgewendet, eher nach innen gerichtet, nicht in »Habtachtstellung«.
Depressive gehen meist mit einem nach vorn gekippten Kopf durchs Leben und zeigen damit die Abkehrung von der Welt, ihr Blick ist zu Boden gerichtet, und damit demonstrieren sie Schuldgefühle. Die Haltung zeigt Unterwürfigkeit und scheinbar Reue.

STERILITÄT, funktionelle

Diagnose

Von funktioneller oder endokriner Sterilität spricht man dann, wenn es sich um Störungen bei einem oder beiden Partnern handelt, die sich grundsätzlich durch medikamentöse, meist hormonale Behandlung (gelegentlich auch

unbehandelt) wieder aufheben. Dabei spielt es keine Rolle, ob es sich um vorübergehende Veränderungen handelt (wie die gestörte Gelbkörperphase bei der Frau oder die eingeschränkte Beweglichkeit der Spermien beim Mann) oder ob eine längere endokrine Krankheit vorliegt, wie polyzistische Ovarien, Hyperprolaktinämie oder ein adrenogenitales Syndrom (siehe auch Fertilitätsstörungen).

Organsprache

Ich habe Angst vor der Elternschaft.

Von Sterilität wird dann gesprochen, wenn es innerhalb von zwei Jahren bei regelmäßigem Koitus eines Paares zu keiner Schwangerschaft kommt. Man differenziert zwischen primärer und sekundärer Sterilität, wobei sekundäre Sterilität dann vorliegt, wenn auf die Geburt eines oder mehrerer Kinder eine Phase der Sterilität folgt.

Die Formen von Sterilität ergeben kein einheitliches Bild. Wenn organische Störungen ausgeschlossen werden können, spricht man von funktioneller Sterilität. Aber auch wenn Krankheitsprozesse dahinterstehen, kann man immer noch von psychosomatischen Zusammenhängen ausgehen. Eine Trennung zwischen psychogener und organischer Sterilität ist exakt kaum möglich und auch nicht sinnvoll, weil in beiden Fällen ähnliche Persönlichkeitsbilder dahinterstehen.

Die Erfahrung mit sterilen Patienten hat gezeigt, daß sich hinter Sterilität sehr viel narzißtisches Kränkungsgefühl verbirgt, verbunden mit einer tiefsitzenden Trauer bis hin zur Depression. Unbewußte Ablehnung, aber auch Trennungsängste spielen hier eine entscheidende Rolle.

Diese alten Kränkungsgefühle, verbunden mit uralter Trau-

er, findet man bei Männern und Frauen gleichermaßen. Die Ambivalenz in den Liebesgefühlen zeigt sich bei diesen Menschen auch in einer gestörten Sexualpraxis. Das heißt, meistens leben sie einen gestörten Sexualrhythmus. Wenn der eine gerade Lust hat, ist der andere in einer ganz anderen Stimmung oder umgekehrt.
Bei Männern und Frauen können sich hinter der Sterilität auch Rollenkonflikte derart verbergen, daß man sich tiefstinnerlich noch nicht ganz als Frau oder Mann fühlt. Diese Patienten sind innerlich selbst noch Kind geblieben und fühlen sich der Verantwortung als Mutter oder Vater nicht gewachsen. Viele Frauen tragen darüber hinaus einen Konflikt in sich, der sie zwischen dem Wunsch nach Mutterschaft auf der einen Seite und gleichzeitig dem Verzicht auf Berufstätigkeiten auf der anderen Seite pendeln läßt. Mit anderen Worten, die Entscheidung zur Mutterschaft ist nicht eindeutig, und über diesen Konflikt wird Schwangerschaft vermieden. Eine große Rolle spielen Depressionen bei sterilen Patienten, die ihre Depressionen als Folgen der Sterilität ansahen. Man konnte aber feststellen, daß Frauen, die dann letztlich doch schwanger wurden, auch nach der Niederkunft über Jahre hinaus depressiv blieben.
Bei Sterilität handelt es sich häufig auch um ein Symptomenbild, das nur zwischen einem Mann und einer Frau auftreten kann. Darum muß man, will man der Sterilität zu Leibe rücken, auch die Dynamik der Partnerschaft mit einbeziehen. Auf der anderen Seite kann der Partner selbst auf einer unbewußten Stufe abgelehnt werden, möglicherweise werden alte Vater- oder Mutterkonflikte auf den Partner projiziert, oder aber die Partnerschaft wird von beiden unbewußt als Abwehr gegen Kinderwünsche benutzt. Häufig findet man in beiden Partnern schwere psychische Stö-

rungen, verbunden mit einer tiefen unbewußten Angst vor Elternschaft.
Bei Männern findet man neben Sterilität häufig noch weitere Störungen im Sinne von Impotenz, aber auch Ejakulationsstörungen. Dahinter kann sich gestaute Aggression auf einen Elternteil verbergen. Frauen haben oft jahrelang Menstruationsstörungen.

Familiengeschichtlicher Hintergrund

Wir finden bei Frauen mit Sterilität sehr häufig einen Typus vor, der, angestachelt über einen schwachen Vater oder Bruder, eigene Schwächen zu kompensieren versucht, um sich männlich stark im Leben durchsetzen zu können. Der Mann zeigt häufig ein eher feminines Verhalten. Man könnte von verschobenen Geschlechtsrollen sprechen. Die Frau hat sich sehr zu einem Leistungsmenschen entwickelt und sieht das Kinderkriegen eher auch als Leistung an, die sie zu erbringen hat. Das kann innerlich aber dazu führen, daß sie auf einer Ebene den Mann ablehnt, da er in seiner weiblichen Lebenshaltung an Vater oder Bruder erinnert. Das führt beim Mann wiederum zu Ängsten, denn unbewußt spürt er nicht den Wunsch in der Frau nach Schwangerschaft, irgendwo spürt er Forderung und Ablehnung zugleich. Hier wird er mit seiner großen Angst vor Verantwortung erfaßt, und gleichzeitig werden ödipale Punkte in ihm angesprochen. Er, in seinem Leben eher verweichlicht, fürchtet, über ein Kind die Zuneigung der Partnerin zu verlieren. Er wird hier mit uralten Trennungsängsten konfrontiert. Lieber möchte er selbst Kind sein und bemuttert werden.

Therapievorschlag

Psychoanalyse, analytische Imaginationstherapie, Coping-Training.

STIMMSTÖRUNGEN, STIMMVERLUST

Diagnose

Stimmstörungen dürfen nicht verwechselt werden mit Sprachstörungen. Die Stimme ist lediglich der Tonträger der Sprache, aber insofern eng mit ihr verbunden. Die Phonation erfordert ein rasches, sehr fein differenziertes und exakt koordiniertes Zusammenspiel aller beteiligten Muskeln.

Organsprache

Mir hat's die Stimme verschlagen.

Die Stimme ist ein perfektes Werkzeug des Selbst-Ausdrucks und weist auf unser Innenleben hin, nämlich in welcher »Stimmung« wir uns befinden. Ein Mensch, der mit monotoner Stimme spricht, hat eine schwache Ausdrucksskala, die meist auf Depressionen hinweist. Stimmen können flach, ohne wesentlichen Tiefgang sein, sie können sich leise äußern, als fehle die Energie, die Lebenskraft.
Unsere Stimme ist eng mit unserer Persönlichkeit verknüpft, aber sie zeigt auch deutlich, wie wir uns im Augenblick fühlen.
Ein Mensch, dessen Stimme gepreßt ist, steht unter Druck, unter Streß. Eine gepreßte Stimme kann auf schlecht zurückgehaltene Wut hinweisen. Das bedeutet, die Stimme

vibriert nicht. Der Vibrationsmangel führt zu einem Verlust an Resonanz. Wer aus dem Streß wieder herauskommt, kann das am besten an seiner Stimme merken. Wenn wir uns entspannt fühlen, können wir unsere Stimme mit allen Gefühlsregistern in feinen Nuancierungen gebrauchen. Wenn Gefühle gebremst sind, dann können sie auch nicht voll tönend ausgedrückt werden.

Um klären zu können, was uns zu Stimmstörungen oder gar Stimmverlust führt, müssen wir erst beleuchten, was Stimme ist. Um Stimme ertönen zu lassen, wird Luft unter Druck auf die Stimmbänder geleitet. Dadurch werden sie zum Schwingen gebracht. Die Stimmbänder arbeiten wie Saiteninstrumente, Resonanzräume verstärken den Ton.

Verspannungen, die unsere Atmung behindern, besonders Verspannungen in der Zwerchfellgegend, führen dazu, daß Töne irgendwie verzerrt klingen. Bei schweren Angstzuständen beginnt das Zwerchfell zum Beispiel zu flattern, und dann flattert auch die Stimme; sie wird eben zittrig. Bei Stimmstörungen und Stimmverlust handelt es sich um Konversionssymptome. Es sind Reaktionen auf eine aktuelle Situation.

Wie sehr Gefühl und Stimme zusammenhängen, zeigt das berühmt-berüchtigte Lampenfieber, die Angst drückt einem schier die Kehle zu.

Bei Stimmverlust kann die Ursache häufig in einem Schreckerlebnis liegen. Häufig stehen aber traumatische Erlebnisse dahinter, die nicht richtig verarbeitet wurden. Starke Gefühle oder ein Empfinden von Ausweglosigkeit bei chronischen Konflikt- und Belastungssituationen kann den Stimmverlust auslösen. Diese Patienten haben über den Stimmverlust den sprachlichen Kontakt zur Umwelt abgebrochen. Es ist häufig eine Situation von nicht erkanntem »Bockverhalten«, die aussagen will: »Du kannst mich

mal, ich will nicht. Ich will nichts mit dir zu tun haben.« Darin verbirgt sich ein Flucht-, Protest- und Appellcharakter. Für den betroffenen Patienten ist es die letzte Möglichkeit, sich aus dem Konflikt zu ziehen.
Untersuchungen haben ergeben, daß dieses Symptom vor allem bei hypochondrisch-hysterischen Kranken vorkommen kann. Darüber hinaus zeigen diese Kranken oft tiefsitzende Depressionen (siehe Depressionen). Sie tun sich schwer in der Erlebnisverarbeitung, und sie überbewerten körperliche Symptome.

Familiengeschichtlicher Hintergrund

Es sind mehrere Wirkkräfte am Werk. Auf der einen Seite ist die hypochondrische Persönlichkeit, die ängstlich alles überbewertet. Diese Überängstlichkeit steigert sich hysterisch (siehe Hypochondrie, Hysterie). Aber dahinter stehen Haß und Rachegefühle, die nicht ausgedrückt werden können. Eher wird der Hals »dichtgemacht«, bevor man der Außenwelt zeigt, welche gewaltigen Gefühle ausbrechen wollen.
Es ist überwiegend eine Krankheit, die bei Frauen vorkommt. Männer können aber auch betroffen sein. Bei ihnen kann sich sexuelle Verweigerung dahinter verbergen, hinter der aber auch schon wieder aggressive Impulse stehen. Unbewußt wollen sie den Penis zumachen, weil sie negative Gefühle gegenüber der Partnerin hegen. Statt dessen machen sie den Hals zu. Auch bei Frauen können ähnliche sexuelle Komponenten vorhanden sein. Im Grunde ihres Wesens haben diese Kranken ein Gefühl von »Schlechtigkeit» und »Wertlosigkeit«.
Ihre Schuldgefühle können dann so weit führen – und hier zeigt sich wieder die sexuelle Seite –, daß sie nicht genießen

dürften, was sie genossen haben, wie etwa bei einem Seitensprung. Da ist der Stimmverlust auf der einen Seite die Möglichkeit, dem anderen die eigenen Gefühle vorzuenthalten. Etwa so: »Schau nur, weil du mich schlecht behandelst, bin ich fremdgegangen.« Auf der anderen Seite steht die Angst, sich irgendwie zu verraten. Die »Schande« darf nicht offenbar werden.

Therapievorschlag

Autogenes Training, funktionelle Entspannung nach Marianne Fuchs, Coping-Training. Das Entspannungstraining wird eingesetzt, damit die Stimme wieder schnell reaktionsfähig wird. Weitere Therapien werden diese Kranken kaum über sich ergehen lassen, denn sie haben über den Stimmverlust ja bereits demonstriert, daß sie nichts sagen wollen oder können.

STRESS UND COPING-TRAINING: Bewußtes Fokussieren

Propriozeption ist der Fachausdruck für die Fähigkeit, Reize, die im Körper entstehen, zu fühlen. Kranke erleben ein propriozeptives Gefühl, wenn sie an Magenschmerzen, oder Sportler, wenn sie an Muskelkater leiden. Andere erleben ein solches Gefühl nach einem guten Essen, wiederum andere nach einem Orgasmus. Änderungen im Körpergewebe aktivieren die Propriozeptoren, kleine Nervenzellen in Muskeln, Sehnen und Gelenken. Die Propriozeptoren helfen uns, als Körper-Geist-Einheit zu funktionieren. Unsere Emotionen sind propriozeptive Gefühle. Unsere Spra-

che gibt Auskunft über die propriozeptive Natur unserer Emotionen.

So spiegelt der Ausdruck »Kloß in der Kehle« für viele Leute Traurigkeit wider. Wut bringt das Blut zum »Kochen«, freudige Erwartung läßt das Herz »höher schlagen«. Irgend etwas »liegt uns im Magen«. All diese Ausdrücke beschreiben die physischen Reaktionen auf emotionale Zustände. Man spricht von schmerzhaften Erfahrungen, von verletzten Gefühlen. Zurückgewiesene Liebe schmerzt genauso wie der Tod eines geliebten Menschen.

Zum großen Teil wird der Schmerz, der mit Emotion verbunden ist, deshalb gefühlt, weil wir uns bemühen, ein tieferes Gefühl zu unterdrücken. So zeigt der Kloß im Hals zum Beispiel nicht nur, daß der Betreffende traurig ist oder innerlich bewegt ist, sondern auch daß er sich dem Gefühl nicht überlassen will. Die Verkrampfung der Bauchmuskeln zum Beispiel und das Gefühl, daß sich der Magen »umdreht«, sind Reaktionen, wenn wir Angst haben. Dahinter verbirgt sich ein Mechanismus, der ein stärkeres Gefühl nicht aufkommen lassen will. Das könnte die Angst vor Panik und Kontrollverlust sein, die Befürchtung, etwas zu tun, was nicht unter unserer Kontrolle liegt. Es wäre möglicherweise genau das, was passieren müßte, nämlich einfach fortrennen. So will es jedenfalls unser inneres Fluchtmuster. Aber das können wir nicht, also schieben wir es weg. Wir könnten uns aber auch ebensogut der Herausforderung stellen und versuchen, uns durchzusetzen. Das täte unserem Selbstwertgefühl gut.

Wer unangenehme Gefühle blockiert, der verhindert auch die angenehmen. Wer sich nicht gestattet, Ge-

fühle ganz zu erleben, der zwingt sich, auf das Nachlassen der Schmerzen zu warten. Viele Kranke wissen, wie mühselig das sein kann.
Wie ein Schwamm Wasser aufsaugt, so saugen physischer Schmerz und psychisches Durcheinander unsere Wahrnehmungsfähigkeit auf. Beobachten Sie sich, wenn Sie das nächstemal etwas Selbstzerstörerisches tun. Wenn Sie sich zum Beispiel überarbeiten oder etwas tun, was Sie gar nicht möchten, unkontrolliert Auto fahren oder zuviel essen oder trinken. Spüren Sie in sich hinein, und analysieren Sie, was Sie fühlen. Mit an Sicherheit grenzender Wahrscheinlichkeit werden Sie finden, daß Sie etwas Schmerzhaftes in sich überlappen wollen. Sie schieben möglicherweise einen Schmerz weg, hinter dem sich wahrscheinlich ein großer Topf voller alter Kränkungen verbirgt.
Statt wegzuschauen, wie Sie es vielleicht Ihr Leben lang getan haben, bleiben Sie bei diesem Schmerz. Er will Ihnen etwas sagen. Konzentrieren Sie sich auf Ihre Gefühle, öffnen Sie sich diesen Gefühlen, und gestatten Sie ihnen, sich ungehindert zu entfalten. Es kann gut sein, daß Sie dabei erkennen, wie Sie über Kränkungsgefühle während Ihres Lebens immer mehr innerlich zugemacht haben und diesen Topf nur dann vorsichtig öffneten, wenn Sie neue Kränkungsgefühle hineinstopfen wollten. Sie ahnen nicht einmal, daß dieser Topf längst übervoll ist. Sie haben sich be»leid«igt zurückgezogen, sinnen möglicherweise auf Rache und darauf, daß Sie es »denen eines Tages heimzahlen werden«.
Dabei bemerken Sie nicht, daß all diese Gefühle sich gegen Sie selbst richten. Sicher, man hat Ihnen weh getan, und nicht nur einmal. Aber ist Ihnen schon

einmal aufgefallen, daß Sie diese Kränkungsgefühle wie einen »kostbaren Schatz« gehütet haben?
Man kann auch ein Gefühl mit dem Standpunkt entwickeln: bis hierher und nicht weiter. Was besagen will, Sie können zu einer Haltung kommen, in der Sie Kränkungen nicht mehr an sich herankommen lassen, sie sozusagen nicht mehr zulassen. Das bedeutet: Stopp! Bis hierher und nicht weiter! Mit mir machst du das nicht mehr. Ich bin mir selbst so wertvoll, daß ich es nicht zulasse, daß man so mit mir umgeht. Mit dieser Haltung wehren Sie Kränkungen ab, anstatt sie wie ein Schwamm in sich hineinzusaugen und dann als riesiges Gepäck mit sich herumzuschleppen. Statt zu fragen: »Was haben mir die anderen alles angetan?«, könnten Sie auch die Frage stellen: »Was habe ich mir selbst angetan?«
Ich habe zugelassen, daß die anderen so mit mir umgingen, ich habe dieses »innere gekränkte Kind« dauernd mit meiner Aufmerksamkeit gefüttert. Fragen Sie sich einmal tiefstinnerlich: »Was bin ich mir selbst schuldig geblieben?« Durch solche Fragen könnte sich Ihre ganze Lebenseinstellung ändern. Was glauben Sie, was passiert, wenn Sie anstatt des großen Kränkungstopfes einen Topf voll Freiheit in sich hätten oder einen Topf voll Fröhlichkeit oder einen Topf voll Lebenslust? Nur Sie sind der- oder diejenige, der/die sich den Raum dafür schaffen kann.

STRESS UND ORGANWAHL

Jede von uns registrierte Emotion ist ein physischer, das heißt ein physiologischer Prozeß. Jede stark emotionale Reaktion, wie sie beispielsweise durch einen Film hervorgerufen werden kann, wird von einer Hormonausschüttung begleitet, die unsere Körperchemie verändert. Je stärker diese Gefühle und Empfindungen sind, desto heftiger verlaufen auch die entsprechenden physiologischen Prozesse.
Emotionen können nicht nur das endokrine Gleichgewicht, die Blutversorgung und den Blutdruck verändern, sie können ebenfalls die Verdauung blockieren sowie die Atmung und Hauttemperatur beeinflussen. Eine längere Phase emotioneller Spannung kann Veränderungen bewirken, die schließlich in die Krankheit führen. So kann die Psyche eine Überreaktion der Hormone auslösen, die über das Immunsystem (siehe den Artikel »Immundepression«) das Entstehen eines Leides begünstigen.
Eine Ursache von Streß ist in äußeren Veränderungen zu suchen. Wichtige Ereignisse in unserem Privatleben, gleichgültig, ob sie positive oder negative Folgen für uns haben, erhöhen unsere Anfälligkeit für Krankheiten. Soziale Umwälzungen, Kriegsnöte, Arbeitsbelastungen werden häufig von einem Ansteigen der Krankheitskurve begleitet. Der chronische Streß unseres hektischen Alltagslebens fordert einfach seinen Preis.
Wodurch entwickelt nun ein Mensch eine bestimmte Krankheit? Bis zu einem gewissen Grad ist dafür die Persönlichkeitsstruktur verantwortlich. Untersuchungen ergaben, daß bestimmte Krankheiten in Zusam-

menhang mit bestimmten Charaktereigenschaften stehen. So haben Menschen, die an Neurodermatosen bzw. Hauterkrankungen leiden, normalerweise ein großes Verlangen nach zärtlichen Kontakten, fürchten diese aber auch zugleich.
Eine vererbte, durch Krankheit oder durch Verletzung bedingte Anfälligkeit für eine bestimmte Krankheit kann im übrigen mit emotionalen Faktoren beim Zustandekommen eines Leidens zusammenwirken. Wer eine ererbte Disposition für Diabetes hat, wird wahrscheinlich während einer Streßphase Symptome dieser Krankheit entwickeln.
Seelische Spannungen werden über das vegetative Nervensystem ins Organische »projiziert«. Diese Projektion erfolgt über die endokrinen Drüsen.
Auf welche Organe fällt nun die Wahl? Werden wir rein zufällig magenkrank, ist es unser Schicksal, daß wir herzkrank werden? Hätte man statt Nierensteinen nicht ebenso Schwierigkeiten mit der Galle bekommen können? Welche Organe oder Organsysteme sucht der Kranke sich aus, um sich über den Körper auszudrücken? Wie können wir uns diese Organzuweisung vorstellen?
In Streßsituationen, wenn wir also in die Flucht-oder-Angriffs-Situation kommen, in denen die Kampfbereitschaft des Körpers nicht ausgelebt werden kann und außerdem die Möglichkeit zur Flucht nicht gegeben ist, gerät unser sympathisches Nervensystem in eine Dauererregung. Hinter der Maske äußerlicher Beherrschung führen dadurch unterdrückte Aggressionen und Feindseligkeiten über eine Dauerstimulation des sympathischen Nervensystems etwa in den Bluthochdruck oder über den ständig erhöhten Mus-

keltonus in eine Arthritis oder in die Schilddrüsenüberfunktion.

Eine andere Gruppe von Reaktionstypen antwortet in der gleichen Situation – die Angriff und Kampf erfordert – mit einem gefühlsmäßigen Sichzurückziehen. Statt zu handeln, begeben sie sich in die Abhängigkeit. Sie weichen der Wirklichkeit aus, sehen sich hilfesuchend um – wie sie es als kleine Kinder taten, als sie in bestimmten Situationen die Mutter suchten. »Mami, du machst das für mich«, mochten sie als Kinder gedacht haben, und sie denken als Erwachsene ähnlich. Irgendwer wird sie schon beschützen. Es handelt sich um einen vegetativen Rückzug.

Solche Menschen können blasenkrank werden oder bekommen chronische Colitis, weil sie symbolisch immer noch »in die Hose machen«. Es wird nicht gekämpft, es wird nicht geflüchtet, man tut so, als hätte man mit der gesamten Situation nichts zu tun. Werden nun die beim vegetativen Rückzug unwillkürlich auftretenden hilfesuchenden, anklammernden, regressiven Strebungen in irgendeiner Form blockiert, kommt es zu einer Dauererregung des parasympathischen Zweiges des vegetativen Nervensystems. Das beeinflußt die Organwahl in Richtung Asthma bronchiale (siehe Asthma bronchiale), Magengeschwür (siehe Ulcus duodeni) oder auch Colitis (siehe Colitis ulcerosa).

Bei der Organdisposition muß zunächst ganz klar unterschieden werden zwischen einer seelischen oder einer organischen Bereitschaft. Unter physiologischem Aspekt bedeutet die Organdisposition eine neurotische Fixierung oder Steigerung schon vorhandener Beschwerden oder die Wiederholung der Sym-

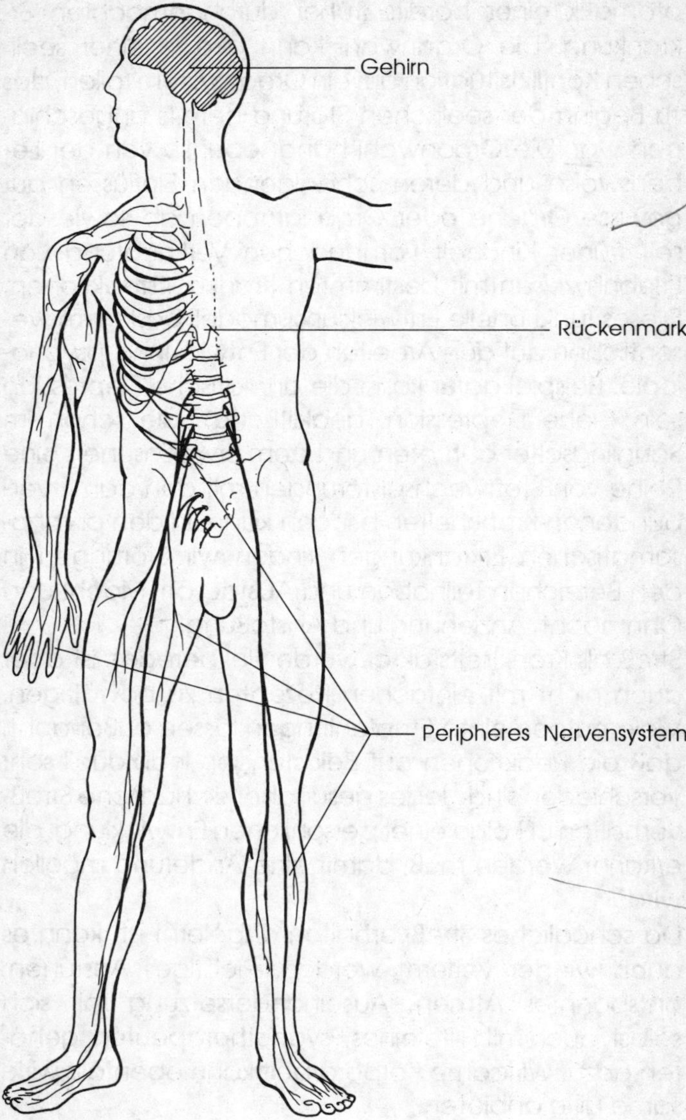
Gehirn
Rückenmark
Peripheres Nervensystem

ptomatik einer bereits früher durchgemachten Erkrankung. Die Organwahl kann also in einer seelischen Konfliktsituation auf ein Organsystem fallen, das zu Beginn der seelischen Störung bereits angeschlagen war. Die Organwahl hängt ebenso von der Lebensweise und deren schädigenden Einflüssen auf gewisse Organe oder Organgruppen ab sowie der seit früher Kindheit vorhandenen Verknüpfung von Erlebnisweisen mit bestimmten Krankheitsreaktionen. Dieses funktionelle Entwicklungsmodell basiert im wesentlichen auf den Arbeiten der Entwicklungspsychologie. Beispiel dafür kann die anaklitische Depression sein (siehe Depression, anaklitische), die schon im Säuglingsalter auftreten und dem Erwachsenen eine Reihe von Stoffwechselstörungen mit den damit verbundenen Krankheiten bringen kann. In den psychosomatischen Erkrankungen finden wir Störungen in den Bereichen Teilhaben und Austausch, Macht und Ohnmacht, Anziehung und Abstoßung.
Streß als Krankheitsfaktor wurde viel beredet, ist aber auch nicht mit einfachen Rezepten zu bewältigen. Viele gutgemeinte Empfehlungen lassen außer acht, daß die Reaktionen auf Belastungen individuell sehr verschieden sind. Jedes gesundheitsschädliche Streßverhalten ist Folge einer persönlichen Entwicklung, die erkannt werden muß, damit eine Änderung möglich wird.
Da schädliches Streßverhalten angelernt ist, kann es auch wieder verlernt werden. Richtiges Ausruhen, entspanntes Atmen, Auseinandersetzung mit sich selbst, auch mit Hilfe eines Psychotherapeuten, gehören dazu. Wirksame Körperarbeit kann ebenfalls wirksame Hilfe anbieten.

Entspannung ist in unserer zivilisierten Welt nötiger denn je. Diese ständigen physischen und psychischen Verkrampfungen führen nun einmal über Streß in die Erkrankung. Richtiges, natürliches Entspannen ohne chemische Hilfsmittel tut not, Entspannen durch Übungen, die das Gegenteil von Anstrengungen sind, bieten wir in diesem Werk an. Sie benutzen bedeutet, einen Schritt in Richtung Gesundheit und Wohlbefinden zu tun.

STOTTERN

Diagnose

Spastische Koordinationsneurose der Sprache, vorzugsweise im Kindesalter.

Organsprache

Ich ersticke vor Wut.

Dieses Leiden zeigt, wie alle Fachleute sagen, bei Behandlungen sehr unterschiedliche Resultate in Abhängigkeit von der Entstehungsursache. Wenn das Stottern die Folgeerscheinung tiefsitzender geistig-seelischer Konflikte ist, dann kann es sein, daß ihm, wenn überhaupt, nur auf dem Wege der konventionellen Psychotherapie beizukommen ist. Auf der anderen Seite haben Hypnotiseure immer wieder zeigen können, daß Stottern während der Trance aufgehoben werden kann, das heißt, während der Hypnosesitzung haben Stotterer bewiesen, daß sie einwandfrei sprechen können. Das bedeutet, Ängste, Schüchternheit, Hem-

mungen und Spannungen verhindern ein einwandfreies Sprechen.
Stottern entwickelt sich im vierten oder fünften Lebensjahr, und zwar dadurch, daß der Verstand schneller arbeitet, als ein Kind zu sprechen vermag. Das bewirkt eine Versteifung in der Unterkiefer-, Zungen- und Zungenmuskulatur. Die Folge ist eine Stauung in den Lungen. Dadurch kommt es zu einer Atemarrhythmie, die Arbeitsfähigkeit der Sprechmuskulatur wird abgebremst.
Das alles führt zum Stottern. Das Kind will seinem davoneilenden Denken hinterherspringen, um alles zu sagen, was es denkt. Dazu kommt noch der psychische Faktor, daß gerade stotternden Kindern sehr früh ständig der Mund verboten wurde. Etwa so: »Nun halt mal den Mund, wenn Papa oder Mama sprechen. Warte, bis du gefragt wirst.«
Wenn man bedenkt, wie klein sich ein Kind fühlt, dann kann man sich die Angst und Furcht vorstellen, die ein so riesiger Erwachsener ihm einflößt. Das Kind will etwas sagen, es hat aber ständig Angst, daß ihm wieder der Mund verboten wird. Darum beeilt es sich manchmal auch mit dem Sprechen, ohne den Gedanken zu Ende gedacht zu haben.
Das Erscheinungsbild des Stotterns ist sehr vielartig. Es gibt so viele Arten des Stotterns, wie es Stotterer gibt. Zwei Hauptformen zeigen sich jedoch: einmal ein klonisches Stottern mit verschieden häufiger Wiederholung von Lauten und Silben und ein tonisches Stottern mit mehr oder weniger langem Pressen vor Sprechbeginn oder bei Artikulation (mit Langziehen von Lauten). Die Furcht vor bestimmten Lauten und Wörtern kann sich auch auf die Syntax auswirken: Es kommt zu unpräzisen Formulierungen, Umstrukturierungen von Sätzen und zur Verwendung von Füllwörtern.

Stottern wird als Ausdruck eines frühkindlichen Konfliktes betrachtet. Es ist eine durch Angst ausgelöste seelische Erregung, die zu Atemangst und zu Sprechhemmung führt. Es entsteht Kontaktunsicherheit, die wieder Sprechangst zur Folge hat. Das Stottern kann in dem Zeitraum seinen Anfang nehmen, in dem die Eltern beginnen, die Sprechweise ihres Kindes zu klassifizieren und zu bewerten. Es ist ein Leistungsanspruch, der von den Eltern ausgeht und vom Kind mit Angst beantwortet wird.

Ein Stotterer hat es einmal so formuliert: »Gewöhnlich kam ich mit meinen Eltern gut zurecht. Wenn ich aber den kleinsten sprachlichen Fehler machte, sobald ich mit ihnen redete, und dabei den abweisenden Blick meiner Mutter sah, hatte ich das Gefühl, tot umfallen zu müssen. Ich bemühte mich, es herauszuwürgen, aber das Stottern wurde immer schlimmer.«

Eltern von Stotterern sind meist perfektionistische Eltern. Von Anfang an wird ihr Kind auf eine Leistungsschiene geschoben, von der es niemals im Leben wieder herunterkommt. Schon bei der Sprecherziehung stellen sich diese Eltern vor, daß ihre Kinder einmal Klassenbeste werden sollen. Die Kinder sollen etwas schaffen, was sie selbst nie erreicht haben. Ständig spüren Stotterer eine unausgesprochene Forderung von seiten der Eltern. Perfektionisten verlangen von sich und ihren Kindern Vollkommenheit. Da sie selbst nicht vollkommen sein können, und das wissen sie auch, verlangen sie das von ihren Kindern. Ihre Kinder sollen einfach perfekt sein. Dieser Druck führt dann genau zum Gegenteil, und das verärgert dann die Eltern, sie ziehen »die Zügel noch straffer an« und verlangen immer mehr.

Das führt zu Angst und Unsicherheit bei den Kindern, mehr noch, es staut sich gewaltige Wut in ihnen, die ihnen den Hals einschnürt. Wenn es Stotterern gelingt, diese geballte Wut einmal herauszuschreien, wenn es ihnen gelingt, sich endlich einmal Luft zu verschaffen, dann werden sie innerlich ruhiger und lernen, gelassener zu sprechen.

Therapievorschlag

Bioenergetik, Psychoanalyse, vor allem auch Hypnose.

SYMPATHIKUS – PARASYMPATHIKUS: Das Angriffs-und-Flucht-Muster

Wenn wir ausgeglichen sind, arbeitet in uns der Parasympathikus und hält uns im Gleichgewicht. In dieser Zeit ist der andere Zweig des Nervensystems, der Sympathikus, weitgehend abgeschaltet. Der Parasympathikus verlangsamt den Herzschlag, steigert die Speichelproduktion, ermöglicht es, daß die elastischen Wandungen der Atemwege sich zusammenziehen, und vieles mehr. Der entgegengesetzte Zustand des Körpers, der zum Kampf bereite, erregte und angespannte, würde sich einstellen, wenn unser System vom Parasympathikus auf den Sympathikus umschaltet.

Interessant daran ist, daß es in uns jederzeit zu weniger auffälligen Übergängen von einem zum anderen kommen kann. Durch eine geringfügige Überlastung des Parasympathikus erschlaffen unsere Muskeln, fängt es in unserem Magen an zu rumpeln und läuft uns der Speichel in den Mund. Dazu kommt es bei-

spielsweise jedesmal, wenn man sich eine üppige Mahlzeit leistet und anschließend zufrieden ein Schläfchen macht. Ein nur geringer Einsatz des Sympathikus macht aus uns einen kampflustigen kleinen Herkules. In diesen Zustand gelangen wir beispielsweise, wenn wir uns über etwas aufregen und kurz vor einem Zornesausbruch stehen.

Die Frage lautet: Wer oder was bewirkt das? Was veranlaßt diese Veränderung und sorgt dafür, daß ein System seine Funktion einstellt, während das andere mit Volldampf arbeitet? Wenn wir das wüßten, hätten wir die Fragen schon zum größten Teil gelöst, ob Wut und Aggressionswunsch unbeherrschbare Empfindungen sind, die uns einfach überkommen, oder ob sie der Herrschaft des Verstandes unterliegen.

Es zeigt sich, daß die merkwürdigen Netze der beiden autonomen Steuersysteme bis tief ins Gehirn reichen und dort mit einem Organ verbunden sind, das hinter unseren Stirnhöhlen tief unten im Gehirn liegt. Es handelt sich um den Hypothalamus (siehe auch »Der Hypothalamus«). Diese Verbindung schiebt unsere Frage noch auf eine andere Ebene: Was steuert den Hypothalamus, unsere Vernunft oder ungezügelte, wilde Empfindungen?

Eigentlich müßte man sagen, weder das eine noch das andere. Denn der Hypothalamus reagiert »vollautomatisch«. Durch ihn strömt mehr Blut als durch irgendeinen anderen Teil des Gehirns, und aus ihm tauchen kleine Sensoren mit ihren schrumpeligen Außenflächen ins Blut, die auf winzige Reize reagieren. Hitze oder Kälte und einige andere Außenreize begegnen hier dem Hypothalamus, um ihn entsprechend reagieren zu lassen.

Bei den Steuerungselementen für Wut oder Zorn sieht das allerdings anders aus. So wissen wir über den Antrieb, der hinter einem Aufdrehen des sympathischen Systems steht, weit mehr, da dieser in unserem Gehirn verankert ist. Es ist bekannt, welche Teile des Gehirns den Hypothalamus steuern können. Und ein Blick auf den wichtigsten von ihnen, den Mandelkern, bringt die Lösung in greifbare Nähe. Noch vor kurzem hielt man die Mandelkerne (sie sehen paarig aus) einfach für ein Zornzentrum. Ein zweiter gründlicher Blick auf die winzigen Mandelkerne hat allerdings anderes zutage gefördert. Zwar senden sie Impulse aus, wenn wir uns ärgern, doch bedeutet das nicht unbedingt, daß in ihnen der Ursprung für unseren Ärger liegt. Man hat sich in den letzten Jahren die Nervenfasern genauer angesehen, die sich aus den Tiefen des Gehirns bis in die Mandelkerne erstrecken und sie steuern, und dabei Erstaunliches festgestellt.
Sie kommen weder aus anderen emotionalen Zonen noch den mit unseren Sinnesorganen verknüpften sensorischen Zentren, sondern von unserer für rationales Denken zuständigen Großhirnrinde und aus unseren Gedächtnisspeichern. Hier schließt sich der Kreis: Hinter den Reaktionen von Wut und Aggression stehen wir selbst, der kühle, vernunftbegabte Mensch.
Diese letzte Verbindung ist die entscheidende. Unser Gehirn ist so angelegt, daß wir imstande sind, unsere Empfindungen mit Hilfe des Verstandes zu beherrschen. Und so läuft es ab: Immer wenn wir in eine Situation kommen, die uns aufregen könnte, sausen genau definierte Folgen elektrischer Ladungen (Impulsserien) in den Mandelkernen tief hinter unserer

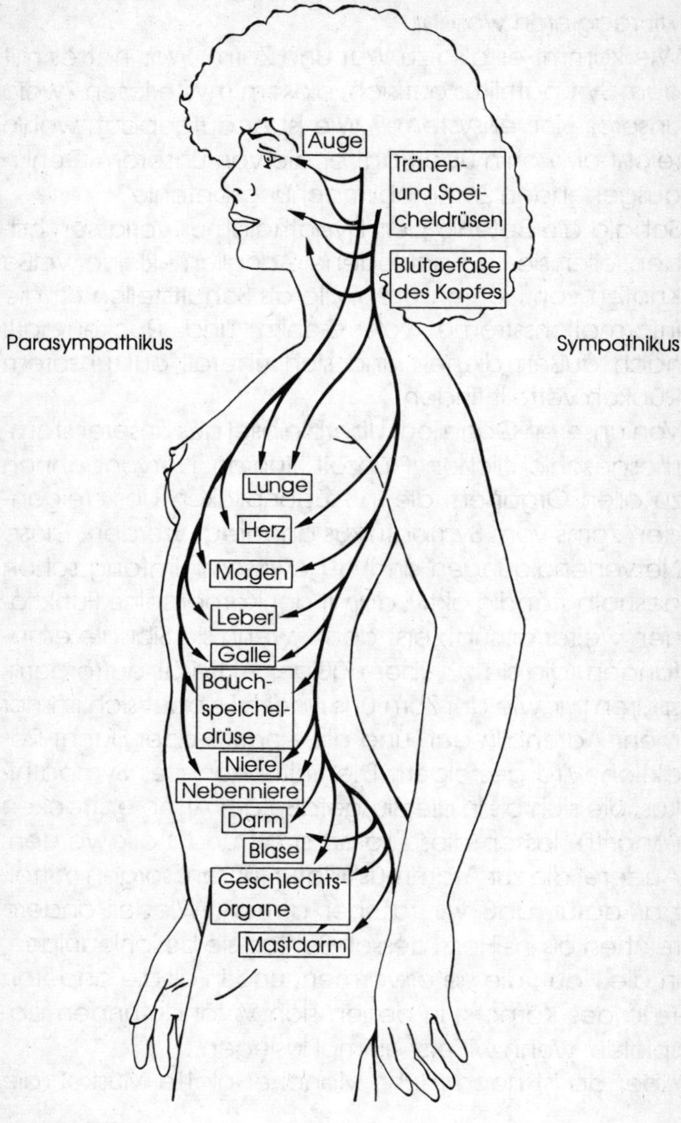
Auge
Tränen- und Speicheldrüsen
Blutgefäße des Kopfes
Parasympathikus
Sympathikus
Lunge
Herz
Magen
Leber
Galle
Bauchspeicheldrüse
Niere
Nebenniere
Darm
Blase
Geschlechtsorgane
Mastdarm

Nase umher, um die Entscheidungen zu treffen, wie wir reagieren wollen.
Wie kommt es also zu Wut und Zorn? Was hat es mit dem Sympathikus auf sich, diesem mysteriösen Zweig unseres Nervensystems? Wie ist er aufgebaut, wohin reicht er, wohin überträgt er die von unserem Gehirn ausgehenden Zornmobilmachungsbefehle?
Sobald die Befehle den Hypothalamus verlassen haben, eilen sie in verschiedene Ganglien – kleine weiße Knoten von Nervenzellen, die als Schaltstellen für die Informationsströme von Gehirn und Rückenmark nach außen dienen und sich überall auf unserem Rücken verteilt finden.
Von unseren Ganglien, Überbleibsel aus unserer stammesgeschichtlichen Frühzeit, führen Nervenbahnen zu allen Organen, die in Augenblicken des steigenden Zorns vom Sympathikus angeregt werden. Diese Nervenendigungen sind in gewissem Umfang schon deshalb ständig aktiv, damit der Körper seine Funktionen weiter ausübt; erst dann, wenn sie Signale empfangen, die sie zu übermäßiger Aktivität auffordern, spüren wir, wie der Zorn uns packt. Es baut sich immer mehr Adrenalin auf, und die Angriffs-oder-Flucht-Reaktion wird gesteigert. Die Leitungen des Sympathikus, die sich bis in die Blutgefäße der Arme erstrecken (Angriff), lassen diese sofort straff und stark werden. Andere, die zur Atemmuskulatur führen, sorgen mittelbar dafür, daß wir rascher atmen. Wieder andere reichen bis ins Herz, dessen Schlag sie beschleunigen, in die Haut, die sie erwärmen, und in all die anderen Teile des Körpers, in denen sich Veränderungen abspielen, wenn wir erst einmal loslegen.
Aber da ist noch mehr. Mancher glatte Muskel (die

glatte Muskulatur unterliegt nicht unserem Willen) wird kontrahiert, wo immer die Nerven des Sympathikus aktiv werden. So ziehen sich After und andere Schließmuskeln schlagartig zusammen, und auch die Verdauung hört auf. Es gibt für den Organismus jetzt Wichtigeres zu tun, und darauf muß er sich konzentrieren.

All das geschieht, wenn wir in scheinbare Gefahr geraten, aber auch dann, wenn wir uns über den Chef oder einen Kollegen ärgern. Sehr viele Menschen stehen unter Dauerwut, Dauerärger und Daueraufregung. Der Organismus schafft es nicht, auf das System des Parasympathikus umzusteigen. Diese Daueralarmbereitschaft erschöpft den Organismus, und der Mensch wird krank.

T

TAGTRÄUME
(analytische Imaginationstherapie)

Der Mensch besitzt glücklicherweise nicht nur die Fähigkeit zur Streßreaktion, sondern ebenso die Fähigkeit zur genau entgegengesetzten, der Entspannungsreaktion. Während bei der Streßreaktion alle Funktionen zugunsten der sich aktivierenden Flucht-und-Angriffs-Funktionen gedrosselt werden, geschieht bei der Entspannung genau das Gegenteil: Alle Funktionen des Körpers, die für ein aktives Verhalten gegenüber der Umwelt notwendig sind, werden zugunsten der entspannenden Funktion zurückgestellt. Diese Entspannungsreaktion gibt uns die Möglichkeit, den Körper auszubalancieren.
Viele Menschen entwickeln ihre eigene Weise, um in einen Entspannungszustand zu gelangen. Sehr vielen Mitmenschen gelingt es aber kaum noch, sich wirklich zu entspannen. Dabei befreit ein tiefer Entspannungszustand uns nicht nur von dem momentanen Streß – und verschafft uns eine kleine Ruhepause –, wir können ihn auch dafür nutzen, Streßsituationen aus unserer persönlichen Vergangenheit, die im Unterbewußtsein eingekapselt lagern, zu lösen und abzubauen. Denn zum einen setzt der Entspannungszustand den Widerstand gegen unbewußtes Material

(seelische Verdrängung wird nämlich begleitet von muskulärer Anspannung) herab, so daß wir uns mit ihm in der Entspannung konfrontieren können. Zum anderen erleben wir uns in der Entspannung angstfreier.

Nach der Tiefenentspannung beginnt der Tagtraum mit der passiven Konzentration auf Phänomene der visuellen Imagination wie zum Beispiel das spontane Empfinden von Farbe, dann von Gegenständen, von abstrakten Vorstellungen wie etwa Glück und Gerechtigkeit. Daran schließen sich Meditationen über eigene Empfindungen oder das Bild anderer Menschen, etwa Eltern, Geschwister, Partner, an, und endlich, auf der tiefen Ebene, kann der Trainierende Antwort aus der unbewußten Schicht des eigenen Selbst erlangen.

Der Tagtraum arbeitet mit inneren Bildern, den sogenannten hypnagogen Bildern (vom griechischen *hýpnos* = »Schlaf« und *ágein* = »[herbei] führen«). Es handelt sich dabei um Projektionen von Impulsen aus unbewußten Quellen.

Vor dem theoretischen Hintergrund, daß unser Selbstbild (das geistige »Bild«, welches wir von uns selbst haben) unser Handeln beeinflußt, versuchen wir, durch Hervorrufen positiver Bilder unser Unbewußtes zu beeinflussen und so unser Selbstbild zu verändern. Oft genug wird das Selbstbild nicht geliebt, als unbefriedigend, ja quälend empfunden. Lange Zeit hat die Psychotherapie ihre Aufmerksamkeit auf das Problem eingeengt, wie man psychisch kranken Menschen dazu verhelfen kann, gesund zu werden. Aber unsere therapeutischen Verfahren bleiben immer weniger bei dieser Fragestellung stehen. Es geht allgemein um

die Frage, wie Menschen ihre psychischen Schwierigkeiten besser bewältigen können und wie sie ihre Persönlichkeitsentwicklung in den Bereichen wieder in Gang setzen können, wo sie zum Stillstand gekommen ist.

Dieser Ansatz geht davon aus, daß jeder Mensch mehr oder weniger stark unter Fehlanpassungen zu leiden hat, die ihn sein Leben lang vor Schwierigkeiten stellen können, sei es im Umgang mit anderen Menschen, sei es in veränderten Lebensituationen. Die Auflösung dieser psychischen Blockaden geschieht während eines längeren Entwicklungsprozesses, wobei wir uns immer wieder mit den blinden Flecken, Sackgassen und Löchern in unserer Persönlichkeit auseinandersetzen müssen. Der Tagtraum hilft uns nicht nur zu entstressen, sondern setzt sich auch für die Förderung und Entwicklung der kreativen und gesunden Potentiale jedes einzelnen ein.

Die innere Welt des menschlichen Unbewußten ist eine Welt der Bilder, und es scheint so, als ob das Unbewußte sehr häufig damit beschäftigt sei, solche Bilder zu produzieren und abzuwandeln. Es braucht im Grunde nicht viel, um innere Bilder wahrzunehmen: körperliche Entspannung, Abschalten der nach außen gerichteten Sinnesorgane und eine nach innen gewandte Aufmerksamkeit.

Analytische Imaginationstherapie schafft Veränderungen. Diese Veränderungen ergeben sich im wesentlichen aus einem körperlich-geistigen Prinzip: Jede Veränderung des körperlich-geistigen Zustandes wird begleitet von einer entsprechenden bewußten oder unbewußten Veränderung des geistig-emotionalen Zustandes, bewußt oder unbewußt begleitet

von einer entsprechenden Veränderung des körperlichen Zustandes. Dieses Prinzip erlaubt, daß sich eine psychosomatische Selbstregulierung entfaltet.
Der Begriff »Bilder aus dem Unbewußten« ist relativ neu. Da er mit dem Begriff des Unbewußten eng verbunden und ohne diesen überhaupt nicht zu denken ist, vermag er auch nur bei denen Geltung zu haben, die die Existenz einer unbewußten Psyche akzeptieren. Wir verstehen unter diesen Bildern eine Art von sichtbarer Darstellung eines seelischen Inhalts oder Vorganges.
»Aus seelischem Material wird also gewissermaßen eine andere Wirklichkeit geschaffen«, sagt der Psychologe C. G. Jung, »eine Verstofflichung und Konkretisierung, die unser Gemüt und unser Wahrnehmungsvermögen direkt, unter Umgehung unseres intellektuellen Verstandes anspricht.«
Richtige »Bilder aus dem Unbewußten« ermöglichen uns einen Einblick in jene Seelenlandschaft, wo das Unaussprechbare, das nur dunkel Geahnte und dumpf Verspürte, das Unfaßbare und doch gewaltig Drängende beheimatet ist, das sich einst in Kulten und Riten, Mythen und Märchen auszudrücken vermochte. Heute tritt es nur mehr in Komplexen und Ressentiments, in neurotischen Zuständen, in Symptomen psychischer und physischer Natur in Erscheinung. Diese aus der Tiefe auftauchenden symbolischen Bilder werden im Tagtraum umgewandelt, und so wird die psychische Energie zum Fließen gebracht.
Das, was wir Symbol nennen, ist ein Ausdruck, ein Name oder auch ein Bild, das uns im täglichen Leben vertraut sein kann, das aber zusätzlich zu seinem konventionellen Sinn noch besondere Nebenbedeutun-

gen hat. Es enthält etwas Unbestimmtes, Unbekanntes oder für uns Unsichtbares. Ein Wort oder Bild ist symbolisch, wenn es mehr enthält, als man auf den ersten Blick erkennen kann. Es hat einen weiteren, »unbewußten« Aspekt, den man wohl nie ganz genau definieren kann. So gelangt der menschliche Geist bei der Erforschung von Symbolen zu Vorstellungen, die sich dem Zugriff des Verstandes entziehen.
Gewöhnlich wird uns der unbewußte Aspekt jedes vital bedeutungsvollen Geschehens in Träumen enthüllt – und zwar nicht als rationaler Gedanke, sondern in einem symbolischen Bild. Träume dienen unter anderem auch dem Zweck der Kompensation. Sie sind ein normales psychisches Geschehen, das unbewußte Reaktionen oder spontane Impulse ins Bewußtsein überträgt. Viele Träume können mit Hilfe des Träumers gedeutet werden, der durch seine Assoziation den Kontext des Traumbildes anreichern und beleuchten hilft.
Genau hier setzen die Imaginationstechniken, setzt die Tagtraumarbeit ein. Im Entspannungszustand erleben wir Traumbilder, die mit den Nachtträumen identisch sind. Der Unterschied besteht darin, daß wir die Traummotive steuern können, um somit ganz gezielte bestimmte Bereiche unserer Psyche zu stimulieren, zu kompensieren und einen Ausgleich zu schaffen.
Unser Leben wird wesentlich durch unser Denken bestimmt. Nur fanatische Behavioristen würden dies leugnen. Nach der Phase des Behaviorismus, der das Verhalten des Menschen als Reaktionen auf äußere, beobachtbare Reize zu erklären versucht, hat sich die Psychologie wieder verstärkt der Erforschung des Denkens und der Phantasie zugewandt. Also der Phä-

nomene, die nicht direkt beobachtbar sind, weil sie »im« Menschen stattfinden. Diese kognitive Psychologie beginnt den Menschen wieder so zu sehen, wie wir es auch aus den philosophischen Traditionen kennen: als denkendes Wesen, das einen Sinn im Leben sucht und dessen Leben in sich Sinn hat.

TUBERKULOSE

Diagnose

Die Tuberkulose ist eine durch Tuberkelbakterien hervorgerufene chronische Infektionserkrankung, die alle Organe und Systeme befallen kann.

Organsprache

Ich fühle mich eingesperrt.

Praktisch könnte jeder Mensch einmal an Tuberkulose erkranken, weil wir ständig von Tuberkelbakterien umgeben sind. Daß das nicht der Fall ist, liegt an der Stabilität oder Instabilität unseres Immunsystems.
Das Persönlichkeitsbild des Tuberkulosekranken ist nicht eindeutig, wenn sich auch bestimmte Persönlichkeitsmerkmale herausgeschält haben. Nicht die großen Schicksalsschläge und schwere seelische Traumen zeichnen das Persönlichkeitsbild, sondern eher chronische Spannungszustände, die ständig wie ein Damoklesschwert über dem Betroffenen schweben. Enttäuschungen in der Berufswahl bzw. das ständige Gefühl, nicht den richtigen Beruf gewählt zu haben, können ebenso mitverursachend sein wie die unzufrieden machende Partnerwahl. Enttäuschungen, an-

haltende Überängstlichkeit, ständiger innerer Zwiespalt können den Krankheitsausbruch beeinflussen. Bei diesen Kranken bleiben lebenswichtige Entscheidungen aus, werden ständig vor sich hergeschoben. Fachleute meinen, wenn es den Kranken gelingt, die für ihr Leben notwendigen Entscheidungen zu fällen, kann die innere Entscheidung zur Krankheit rückgängig gemacht werden, und dem Genesungsprozeß sind die Steine, die ihm im Weg lagen, fortgeräumt.

Diese Kranken sind sehr verletzlich. Jeder scheinbare Liebesentzug bringt sie in innere Erregung und Spannung. Ständig haben sie das Bedürfnis, in der Nähe des Partners zu sein, leben also mit einem starken Anklammerungsaspekt. In sich sind diese Kranken gespalten zwischen dem Bedürfnis nach Nähe, Geborgenheit und Sicherheit und dem gleichzeitigen unbewußten Bedürfnis, gerade dieser Nähe, der Geborgenheit und Sicherheit zu entfliehen. Es ist jenes innere Verlangen, sich endlich von der Mutter abzunabeln, frei zu werden, selbst zu werden.

Familiengeschichtlicher Hintergrund

Tuberkulosepatienten wurden nie von ihren Müttern abgenabelt, nie innerlich losgelassen. Sie litten in ihrer Kindheit unter ihren einschließenden Müttern. Die übertriebene Kontrolle einschließender Mütter setzte bereits nach der Geburt des Kindes in Form extremer mütterlicher Sorge ein. Eine solche Mutter lebt gewissermaßen das Leben des Kindes an seiner Stelle. Für sie wird jede Fütterung, jedes Schreien, jeder Stuhlgang zu einem Ereignis, das notiert, analysiert und in allen Einzelheiten diskutiert werden muß. Sie beschäftigt sich mit jedem Detail seiner Entwicklung und ist voller Sorge, ob auch alles normal verläuft. Sobald

sie die geringsten Abweichungen entdeckt, ruft sie den Arzt. Auch das Leben des älteren Kindes beginnt sie zu organisieren. Nichts geschieht ohne ihre Kontrolle.
Der betroffene Kranke hat nie die eigenen Dinge selbständig erledigt, immer hat sie für ihn entschieden. Das führt dann dazu, daß so ein Kranker als Erwachsener sich unfähig fühlt, selbst richtig entscheiden zu können.

Therapievorschlag

Psychoanalyse, analytische Gruppentherapie.

U

ULCUS DUODENI

Diagnose

Der Defekt ist ein Geschwür in der Schleimhaut des Zwölffingerdarms, das in die muskulöse Wand vordringt, bluten und die Wand durchbrechen kann. Beschwerden: Schmerzen bei nüchternem Magen, bohrend, schneidend, stechend, oft zwischen Nabel und Mitte des Rippenbogens, oft zwei Stunden nach der Mahlzeit und nachts. Häufig mit Erbrechen, Appetitlosigkeit, Brennen in der Magengrube.

Organsprache

Ich kann es nicht »verdauen«, daß wir uns trennen müssen.

Der Name Zwölffingerdarm entstand, weil dieser Darmabschnitt die Länge von zwölf Fingern in der Breite hat. Viel treffender wäre der Name Hufeisendarm. Der Zwölffingerdarm ist der wichtigste Teil des Darmes, denn hier gesellen sich zu den Abbaustoffen aus dem Magen noch diejenigen aus den großen Bauchdrüsen, der Leber und der Bauchspeicheldrüse hinzu, um die drei Hauptbestandteile der Nahrung – Stärke, Eiweiß und Fett – anzugreifen. Was im Zwölffingerdarm geschieht, gleicht einer Schlacht. Der Magen schickt immer mehr angesäuerte Nahrung in den Darm. Durch die alkalischen Produkte der Duodenal-

drüsen, der Leber und der Bauchspeicheldrüse wird die Säure wieder ausgeglichen – sie wird neutralisiert. Dann erst können die Fermente des Darmes und der großen Organe ihre Tätigkeit aufnehmen.

Auch unter psychosomatischem Aspekt findet im Zwölffingerdarm eine Schlacht statt mit dem Anspruch, Inneres auszugleichen. Wenn wir diesen inneren Kampf nachvollziehen wollen, der sich bei Patienten mit Magengeschwüren und Geschwüren am Zwölffingerdarm abspielt, dann beginnen wir zu verstehen, mit welchen Belastungen psychischer Natur sich der Verdauungstrakt herumplagen muß. Die Funktion von Magen und Zwölffingerdarm, ihre Motorik, die Durchblutung und die Sekretion sind eng an übergeordnete nervöse Vorgänge gebunden. Aggressionen und Groll sowie nagender Ärger beschleunigen die Magenpassage der Mahlzeiten. Angst dagegen und/oder starke Emotionen verlangsamen das Passieren des Speisebreis.

Angst und der unbewußte Wunsch, der Wirklichkeit zu entfliehen, Flucht vor der Wirklichkeit, depressive Grundstimmung und Resignation vermindern die Salzsäuresektion, die Motilität und die Durchblutung des Magens.

Angestaute Aggressionen, chronische Angst- und Konfliktsituationen führen, wenn sie längere Zeit herumgeschleppt werden, eine Magenschleimhautentzündung herbei. Ärger ist wie ein geöffneter Gashahn ohne Flamme. Die ausströmenden Gase verpesten und vergiften die Umwelt, in diesem Falle den Verdauungstrakt. Aus der Magenschleimhautentzündung wird dann ein Magengeschwür.

Bei stärkeren aggressiven Verdrängungen bleibt der Konflikt dann im Zwölffingerdarm liegen. Dort findet der andauernde Kampf statt, weil der Magen immer mehr »Unvergorenes« liefert.

Schon die Beschreibung der Beschwerden durch die Kran-

ken zeigt deutlich, was da für ein innerer Kampf stattfindet. Da wird vom Vibrieren des Magens gesprochen. Ein »Last«-wagen zum Beispiel vibriert bei laufendem Motor im Stand, diese Situation ist gegeben, wenn jemand »vor Wut zittert«. Es wird von glucksenden Geräuschen im Bauch gesprochen, und man könnte hier sagen, daß die Seele in Aufruhr ist. Andere haben feurige Gefühle im Bauch, und hier ist wieder die Aggression angesprochen. Die Patienten schwanken innerlich zwischen Angst und Aggression. Angst beeinflußt das Nervensystem mit der Folge von Krämpfen und Spannungen. Der Teufelskreis schließt sich.

Was ist es nun, was dermaßen im Ulcus-duodeni-Kranken kocht? Die Trennung vom Elternhaus, der Eintritt in den Beruf, ein Berufswechsel, Heirat, Kinder, aber auch Scheidung sind Krisenpunkte im Leben dieser Patienten. Die Beziehung zu der sozialen Gruppe, in der diese Kranken leben, hat eine besondere Bedeutung. Es ist immer die Veränderung in der Gruppenstruktur, die zu Krankheitsreaktionen führt. Jemand wird beispielsweise innerhalb seiner Firma versetzt und gleichzeitig befördert. Das wäre an sich ein freudiges Ereignis, aber die Trennung von den bisherigen Kollegen macht die Situation schwierig. Wenn der Betroffene in seiner neuen Tätigkeit von seinen Mitarbeitern nicht akzeptiert wird, ist der Konflikt da.

Jede Trennungssituation bedeutet Verlust an Sicherheit, Anerkennung und Verwöhnung und muß erst mal verarbeitet, also »verdaut« werden. Wenn eine heranwachsende Tochter beispielsweise das Haus verläßt, um eventuell in einer Wohngruppe mit Gleichaltrigen zusammenzuleben, kann das einem Vater und einer Mutter gewaltige Magenprobleme liefern, die dann »wie ein Stein« im Magen liegen.

Familiengeschichtlicher Hintergrund

Die Persönlichkeit der Mutter beeinflußt das Kind auf mancherlei Weise. Sie vermittelt dem Kind ihr eigenes Wesen und ihre eigenen Empfindungen bewußt und unbewußt. Ihr Unvermögen, ihre Sensibilität, ihre Ängste und Reaktionen gehen auf das Kind über.

Die Beziehung zu ihrem Kind kann gut oder schlecht sein oder sich gar nicht entwickeln. Sie ist von Gegenseitigkeit bestimmt, denn auch das Kind agiert und reagiert. Aber die Mutter ist es, welche die kindlichen Reaktionen auslöst und zu seiner wachsenden Unabhängigkeit und Selbstfindung beiträgt oder diese Entwicklung erschwert und blockiert.

Die Liebe des Kindes äußert sich in seiner Anhänglichkeit. Es kann nicht anders, als das, was es in seiner Welt vorfindet, mit allen Fasern seines Wesens aufzusaugen – Positives wie Negatives, das alles wird dann zum Bestandteil seiner Liebe.

Wenn das Kind sich nicht angenommen fühlt, wenn das, was von der Mutter zurückkommt, Ablehnung ist, dann läuft es ein Leben lang dieser Liebe nach, verbunden mit einer ewig unbewußten Trennungsangst. Es sehnt sich nach Sicherheit und Geborgenheit, und dieses Bedürfnis nimmt es ins Erwachsenenalter mit hinein. Diese Kranken sind in besonderem Maße abhängig von Sicherheit, Geborgenheit und Zuneigung. Wird ihnen das durch Trennung, Tod oder Ablehnung entzogen, dann beginnt ihr Verdauungssystem zu rotieren.

Therapievorschlag

Psychoanalyse, Entspannungstechniken, Coping-Training.

URTIKARIA
(Nesselfieber)

Diagnose

Erscheinungen unter Bildung von mehr oder weniger zahlreichen, auch zu großen Flächen sich ausbreitenden Quaddeln. Mit Fieber einhergehend. Diese Krankheit ist mit starkem Juckreiz verbunden.

Organsprache

Komm mir nicht zu nahe, aber laß mich bitte nicht allein.

Das Nesselfieber gehört zu den allergischen Erkrankungen (siehe Allergie). Aber gerade Allergien zeigen meist sehr starke psychische Hintergründe. So fällt bei diesen Patienten auf, daß sie kontaktschwach sind und eher zu einer passiven Haltung neigen. Sie sind überwiegend unter den Angstpersönlichkeiten zu finden und neigen zu starker Verletzlichkeit in Liebesbeziehungen. In sich sind sie unsicher.
Die Haut bildet die Grenze zu unserer Umwelt. Sie schließt uns nach außen hin ab, ist aber auch von außen her offen. Bei jenen Menschen, die unter allergischen Hautreaktionen leiden, ist der Außenkontakt gestört. Man könnte von ihnen sagen, daß sie mit einer »dünnen Haut« leben. Das heißt, sie leben nicht sich selbst, sondern andere. Sie können sich nicht abgrenzen. Psychosomatiker nennen eine solche Persönlichkeitsstruktur allergische Objektbeziehung (siehe allergische Objektbeziehungen). Es ist also so, daß diese Kranken andere benötigen, die sie »benutzen«, und wenn jemand nicht mehr zweckdienlich ist, dann muß jemand anders her, der wiederum zur »Ersatzmama« ge-

macht wird. Psychisch betrachtet leiden diese Menschen an einer Depersonalisation.
Es besteht grundsätzlich eine Schutz-und-Abwehr-Haltung, die sich hinter einer Maske verbirgt. Nach außen hin wird ein Erwachsenenleben demonstriert, das sich in guter Angepaßtheit äußert. Innerlich hingegen fühlen sich diese Menschen wehrlos und haben immerzu das Bedürfnis nach Schutz und Geborgenheit. Diese Haltung zeigt eine große Verletzlichkeit und Empfindlichkeit. All das wird überspielt mit einer häufig intellektuell überbetonten Schutzbedürftigkeit. Überkorrektes Verhalten korreliert mit dem Bedürfnis, eine aufrechte, gerechte Persönlichkeit zu sein.

Familiengeschichtlicher Hintergrund

Vorbedingung für eine gesunde Entwicklung eines Kindes ist die Lösung des Konfliktes von Liebe und Distanz. Liebe will Nähe, will Integration und Besitz. Sie will das Gegenteil von Distanz. So wird ständig der Konflikt vermieden. Man liebt auf Kosten der Distanz, auf Kosten der Liebe, oder man verleugnet den Konflikt. Wenn es einer Mutter nicht gelingt, das Verhältnis von Liebe und Distanz zwischen sich und ihrem Kind zu klären, dann hat das Kind und später der Erwachsene das Gefühl, man habe noch etwas gut. So wird das ambivalente Verhalten der Mutter auf Ersatzpartner projiziert, so lange jedenfalls, bis das Gefühl entsteht, die Verschmelzung mit diesem Ersatzpartner bringt nichts mehr, und so muß jemand anderer her. Als Kind waren die Menschen in Sachen Liebe verwirrt, sie begriffen nie richtig, was Liebe ist und was Distanz ist. Die einzige Abgrenzung scheint über das Nesselfieber möglich zu sein.

Therapievorschlag

Diese Patienten sind in der Regel therapieresistent. Sie wollen ja nicht erwachsen werden und Eigenverantwortung übernehmen, sondern sie wollen Mutterliebe. Der Therapeut wird so in die Reihe der Ersatzpartner eingereiht und muß gehen, wenn er nicht mehr »funktioniert«. Eventuell kann Psychoanalyse im Einzelfall helfen.

V

VAGINISMUS
(Scheidenkrampf)

Diagnose

Überempfindlichkeit der Scheide beim Einführen des Penis, des Fingers oder irgendwelcher Gegenstände. Die Folge ist ein Krampf der Scheide und von Teilen der Beckenmuskulatur. Die Überempfindlichkeit ist teils durch frühere schmerzhafte Verletzungen des Hymens, teils aber auch psychisch bedingt.

Organsprache

Ich bin extrem unnahbar.

Auch bei völlig gesunden Menschen kann das Geschlechtsleben oft zu Problemen führen. In diesen Bereich gehört der Vaginismus. Frauen mit solcher Scheidenverkrampfung reagieren mit spastischen Kontraktionen der Scheidenmuskulatur, sobald man versucht, etwas in sie einzuführen. Dadurch wird ein Koitus undurchführbar. Eine gynäkologische Untersuchung kann manchmal nur unter Betäubung erfolgen. Meist verbergen sich hinter dem Vaginismus keine körperlichen Befunde.
Einige Frauen führen ihren Vaginismus auf ein bestimmtes Erlebnis zurück, beispielsweise einen traumatisierenden

physischen oder psychischen (sexuellen) Übergriff, auf überraschende Schmerzen in Verbindung mit einem vielleicht ungeschickten Koitusversuch.

Der Vaginismus kann als ein unzweckmäßiger Reflex aufgefaßt werden, entstanden, weil die vaginale Penetration als etwas Unangenehmes, Schmerzvolles, Gefahrvolles und Angsterregendes vorgestellt wird, gleichgültig, ob die Frau auf einen Ursachenzusammenhang verweisen kann oder nicht.

Man unterscheidet drei Frauentypen mit Vaginismus. Beim ersten Typus handelt es sich um einen Konflikt zwischen Liebe und Aggression. Die Frau erlebt den Partner als zu machtvoll und kann seinen Machtanspruch nicht akzeptieren. Das weckt in ihr unbewußte Kastrationswünsche. Indem sie unten zumacht, gelingt es ihm nicht, in sie einzudringen. Sie will weder ihn noch sonstwen oder -was in sich eindringen lassen. Gewissermaßen verschließt sie sich vor ihm.

Im zweiten Fall ruht die Sexualität sozusagen. Sie ist verdrängt, die Frau spielt noch unbewußt Kind. Geistig hat sie den Genitalbereich ausgeklammert, er ist für sie nicht existent. Diese Frauen halten sich für zu eng und haben überhaupt keine Vorstellung von ihrem Genitalbereich, den sie gründlich aus ihrem Bewußtsein verdrängt haben. Ihr Infantilismus läßt es nicht zu, in sexuellen Begriffen zu denken.

Die dritte Frau fühlt sich als »Bienenkönigin«, in deren Dasein der Mann die Rolle der Drohne zugeschoben bekommt. Er ist für sie nur zur Befruchtung geeignet. Solche Frauen verzichten unter Umständen ganz auf Sex und lassen sich lieber den Samen des Mannes mit einer Spritze eingeben.

Auch strenge religiöse Erziehung kann zum Vaginismus führen, wobei dann nicht selten Schuldgefühle dahinterstecken.

Im Vaginismus kann sich der Ekel vor dem tiefen Eindringen eines Penis ausdrücken. Schon in der Pubertät kann sich dieser Widerwillen bilden, denn das Mädchen hat gehört, sie müsse »offen« sein für Hingabe und Intimität. Das kann ihr angst machen, denn gerade Offenheit und intime Nähe hat sie ihr Leben lang vermißt. Hier liegt auch die Angst vor dem symbolischen Eindringen. Es sind ja gerade verschlossene Frauen, die nicht wollen, daß man in sie hineinkommt, um zu sehen, wie es in ihrem »Innern« aussieht.

Hinter vielen Störungen in Richtung Vaginismus stehen einfach sexuelle Ängste, die Frauen sexuell verkrampfen lassen. Über Erziehung von seiten der Eltern und der Kirche wurde Sexualität als etwas Schmutziges und Sündhaftes dargestellt. Das führt dann dazu, daß von unbewußter Seite eine Sperre entsteht, »Schmutziges« und »Sündhaftes« nicht in sich hineinzulassen. Weil Sexualität diesen Frauen angst macht, verschließen sie sich automatisch, ohne auch nur zu merken, daß sie dies tun. Ihre Scheide bietet eine feste Barriere gegen das Eindringen.

Bedauerlicherweise gibt es mehr kleine Mädchen, die von ihren Vätern mißbraucht wurden, als man annimmt. Hier kann auch eine tiefe Abwehr gegen Sexualität entstehen.

Therapievorschlag

Als wirksamste Methode wird die Psychoanalyse angeraten.

VEGETATIVE DYSTONIE
(psychovegetative Störungen)

Diagnose

Bezeichnung für Beschwerdebilder, die wegen Fehlens pathologischer Befunde auf Störungen des Funktionsgleichgewichtes eines oder mehrere Organe zurückgeführt werden. Bei unkritischer Verwendung behindert der Begriff die Aufdeckung von Krankheitsursachen, die in noch nicht erkannten organischen Prozessen oder in Funktionsstörungen der vegetativen Nerven zu suchen sind.

Organsprache

Kümmere dich um mich. Siehst du nicht, wie krank ich bin?

Heute spricht man eher von psychovegetativen Störungen, die drei Hauptebenen aufstellen. Erstens soll das Beschwerdebild das Resultat von Funktionsstörungen sein, zweitens sollen diese Funktionsstörungen nicht auf organischen Veränderungen beruhen, und sie sollen drittens durch seelische, vor allem emotionale Vorgänge ausgelöst und unterhalten werden. Vegetative Dystonie oder psychovegetative Störungen gehören damit in den Bereich der Konversionssymptome.
Der Hintergrund dieser Krankheitsbilder ist vielschichtig. Die Patienten erleben einen intrapsychischen oder sozialen Konflikt als unerträglich und für sie nicht lösbar. Sie haben das Bedürfnis, die mit den Konflikten verbundenen Affekte abzuwehren, zu verdrängen, zu verschieben und zu verleugnen. So kommt es dazu, daß die Affekte nicht mehr wahrgenommen werden, sie sind einfach nicht mehr da. Der Patient hat sie in den Körper geschoben, und der reagiert

mit neurovegetativen Beschwerdebildern. Die den Konflikt ursprünglich begleitende Angst fließt jetzt in den Körper ein. Die Angst sagt: »Du bist krank, du mußt zum Arzt«, anstatt sich mit dem angstmachenden Konflikt auseinanderzusetzen.

Statt zum Beispiel Angst vor Trennung oder Scheidung zu zeigen, hat man jetzt Angst, herzkrank oder etwa magenkrank zu sein. Nach außen hin wurde der Konflikt entschärft, aus der spannungsgeladenen Situation herausgelöst und auf den Magen oder das Herz geschoben. Das entlastet die Situation und verspricht einen subjektiven Gewinn.

Konfliktvermeidung und körperliche Beschwerden bringen eher Zuwendung von Außenstehenden. Krankheitsbezogene Klagen und die Schonhaltung, die mit der Krankheit zusammenhängen, aktivieren eher die Hilfsbereitschaft unserer Mitmenschen. Es ist aber ein gefährliches Spiel. Die Krankheit bringt den Gewinn im Sinne von »erlaubtem« Rückzug aus einer sozialen Beziehung in eine passive Versorgungshaltung, die sagt: »Jetzt mußt du dich um mich kümmern, du kannst mich doch nicht mit meiner Krankheit allein lassen.« Auf diese Weise bringt die Flucht in die Krankheit Abhängigkeitsverhältnisse, aus denen man sich später schwer lösen kann. Denn der Krankheitsgewinn, wird immer deutlicher. Gesund sein hieße in diesem Fall, Verantwortung für sich selbst zu übernehmen, auch dann, wenn der andere mich verlassen will.

Wer in der Versorgung von anderen abhängig ist, dem gelingt es immer schwerer, sich aus diesem Abhängigkeitsverhältnis zu lösen und ein eigenverantwortliches Leben zu führen.

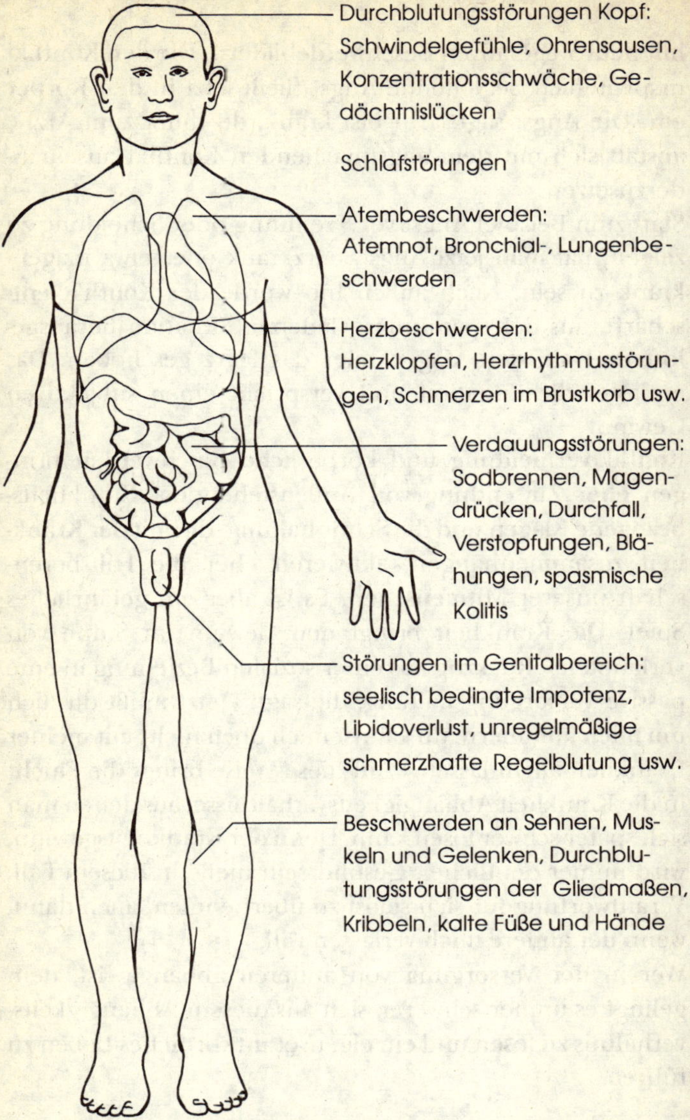

Störungen des vegetativen Nervensystems

Familiengeschichtlicher Hintergrund

Die Konversionssymptome der vegetative Dystonie können in allen Familien vorkommen, deshalb ist ein eindeutiger familiengeschichtlicher Hintergrund nicht zu benennen.

Therapievorschlag

Psychoanalyse, Entspannungstraining, Gruppenarbeit, auch Coping-Training, eventuelle Krisenintervention.

VERLANGEN, gestörtes sexuelles
(Erregungsstörungen)

Diagnose

Erregungsstörungen zeigen sich durch Hemmungen der genitalen Blutversorgung, die dazu führen, daß Männer keine ausreichende Erektion und Frauen keine Blutfülle der äußeren Genitalien haben. Störungen der Orgasmusphase sind bei Männern Ejakulationsstörungen, das heißt, der Samen fließt ohne eigentliche Ejakulation ab oder zu schnell, zu spät oder überhaupt nicht. Bei Frauen zeigt sich die Störung durch einen verhinderten Orgasmus.

Organsprache

Ich habe »null Bock«.

Die gestörte Erregung ist meist überschattet von Libidostörungen. Wir können die Libidostörungen in zwei Möglichkeiten einteilen, nämlich in gehemmtes sexuelles Verlangen und in vermindertes sexuelles Verlangen. Das bedeutet, daß die Libido, die sexuelle Energie, durch seelische

Einflüsse gehemmt oder vermindert wird. Wir haben es hier mit einem Erscheinungsbild zu tun, das in unserer Bevölkerung wesentlich weiter verbreitet ist, als wir annehmen.

Lust oder Unlust sind abhängig von der Eigenständigkeit der Partner, aber auch von der Bereitschaft, sich füreinander zu öffnen, einander zu geben und voneinander zu empfangen. Das schafft die gemeinsame Basis der Verständigung. Das gegenseitige Verstehen, die Fähigkeit, sich dem anderen zu öffnen, sind die Grundlagen für eine beglückende und lustvolle Sexualität. Wer immer nur Gebender oder Empfangender bleibt, ist auch in der Sexualität unerfüllt. Er hat den Sinn des Miteinanders nicht verstanden. Sich öffnen bedeutet, sich zu geben, mit allen Fasern der Seele und des Körpers, aber auch den anderen ganz anzunehmen.

In der liebenden Sexualität gibt es nichts Trennendes mehr. Wenn Liebe und Sexualität einseitig werden, wenn sie nicht mehr die richtige Erwiderung finden, dann sind nicht eigentlich die Liebe und die Lust gestorben, sondern einer von beiden Partnern beginnt zu mauern, er schließt sich ein und den anderen aus. Das gegenseitige Verstehen, das Sichöffnen ist gestört. Erst durch erneute Öffnung sind Liebe und beglückende Sexualität wieder möglich.

Ein weiterer Punkt, der in die Lustlosigkeit führt, ist die Verkümmerung der Sensibilität füreinander. Vergessen wir nicht, daß genügend Menschen, vor allem Männer, Schwierigkeiten haben, Zugang zu ihren Gefühlen zu finden. Probleme bereitet es auch, sich von falscher Schamhaftigkeit und doppelbödiger Moral, die den einzelnen einschnüren mögen, zu befreien.

Sexualität hat ihre eigenen Gezeiten und Gesetze. An manchen Tagen kräuselt sich das Meer nur in sanften Wellen,

an anderen Tagen bäumt es sich auf zu hohen Brechern. Zu manchen Zeiten blubbert die Sexualität nur durch die Tage und Nächte, dann wieder wühlt sie uns auf. Je vertrauensvoller wir diesem Auf und Ab der inneren Gezeiten folgen, desto mehr verspüren wir: Dahinter stehe ich als Mensch.

Lust ist – als Reaktion auf die Umwelt – ein Fließen von Gefühlen nach außen. Lust heißt, sich dem, was wir tun möchten, mit allen Fasern unseres Seins zu öffnen. Die Grundbedeutung der Lust liegt in der völligen Hingabe an das, was man tut. Wenn wir uns auf etwas nicht einlassen, bleiben wir im Zwiespalt und Hader mit uns selbst. Vielen Menschen fehlt es in ihrem Leben an Lust, weil sie aus Ernst Spaß und aus Spaß blutigen Ernst machen.

Gefühl ist immer etwas Körperliches. Wir fühlen, wie unser Körper auf die Umwelt reagiert, und projizieren diese Empfindung auf den Reiz selbst. Wenn wir die warme Hand unseres Partners auf der nackten Haut spüren, dann nehmen wir die durch diese nackte Hand wachgerufene eigene Wärme wahr. Alle Gefühle sind körperliche Empfindungen. Mit einem Körper, der nicht auf die Umwelt reagiert, fühlen wir nichts.

Selbstwahrnehmung geschieht durch Fühlen. Sie umfaßt alle Körperwahrnehmungen in irgendeinem Augenblick. Selbstwahrnehmung sagt uns, wer wir sind, gibt uns ein Bewußtsein davon, was überall in unserem Körper vor sich geht. Es bedeutet, mit sich selbst in Fühlung zu sein, das Fließen der Gefühle zu spüren. Lust und Unlust haben etwas mit Berühren oder Berührtwerden zu tun. Und wenn Sexualität schön war, dann können wir hinterher sagen: »Die heutige Begegnung mit dir hat mich stark be›rührt‹, es hat mich im Kern meiner Seele berührt.« Sehr viele Männer und Frauen haben Berührungsängste schon deswegen, weil sie um das Ausbrechen der eigenen Gefühle

fürchten, die sie überschwemmen können. Dabei wissen sie nicht, wie tief beglückend eine Berührung sein kann. Eine Hand vermittelt mehr als nur Wärme, sie gibt uns ein Gefühl von Geborgenheit und Angenommensein. Sie weckt tiefe Gefühle in uns und kann eine vertrauensvolle Kommunikation in uns einleiten. So betrachtet ist der Sexualakt nicht nur eine Begegnung von Penis und Vagina, sondern kann zu einer beglückenden Begegnung von zwei Menschen werden, die über streichelnde Hände an ihre tieferliegenden Gefühlsschichten herankommen.

Familiengeschichtlicher Hintergrund

Diese Symptome können bei jedem Menschen auftreten, eine eindeutige Beschreibung des familiengeschichtlichen Hintergrunds ist wegen der Vielschichtigkeit nicht möglich.

Therapievorschlag

Zu empfehlen sind Gruppentherapie und Gestalttherapie.

DYNAMISCHE KÖRPERTHERAPIE (das verkrampfte Becken)

Gesundes Atmen erfaßt Ihren ganzen Körper. Einatmen beginnt mit einer Aufwärtsbewegung des Bauches, bei der sich das Zwerchfell ausdehnt und die Bauchmuskeln sich entspannen. Die Welle der Ausdehnung breitet sich dann bis zum Brustkorb aus. Sie wird nicht in der Mitte »abgeschnitten«, wie es bei gestörten Personen geschieht.

Ausatmen beginnt mit der Entspannung der Brust und setzt sich in einer Welle des Zusammenziehens bis in das Becken fort. Es erzeugt ein Gefühl des Fließens entlang der Vorderseite bis in die Geschlechtsorgane. Bei gesunder Atmung bewegt sich die Vorderseite des Körpers wellenförmig. Wenn man sich niederlegt und völlig ausatmet, dann müßte sich am Ende das Bekken von allein nach vorn neigen, die Schultern nach vorn herabsinken, und der Kopf würde zurückfallen. Diese Haltung ähnelt dem Orgasmus des Geschlechtsaktes sowohl in der Art der Bewegung als auch dem Gefühl der Befreiung. In dem sich vollständigen Überlassen der natürlichen Anspannung und Lösung, die einen Orgasmus begleiten. Die meisten von uns stehen unter zu großer Spannung, um sich völlig einem solchen Dahinfließen überlassen zu können. Dieses Atmungsmuster ist zum Beispiel unterbrochen, wenn das Becken zu steif ist, um sich beim Einatmen zurück und beim Ausatmen nach vorn zu bewegen.

Übung

Beginnen Sie sich Ihrer Atmung bewußt zu werden. Atmen Sie einfach so, wie Sie immer atmen, und spüren Sie, wo der Atem hinfließt, und was er mit ihnen macht. Sie können auch die Atmung anderer Leute beobachten und sich anschauen, wie diese atmen. Vergleichen Sie, was Sie bei den anderen wahrnehmen, mit Ihrer eigenen Atmung: Wie schnell oder wie langsam atmen die anderen? Haben die Leute Unregelmäßigkeiten in der Atmung? Atmen Sie mal schnell, mal langsam? Wird die Atmung durch Seufzer, Hü-

steln, »Schnüpfeln«, Keuchen unterbrochen? Untersuchen Sie dann die verschiedenen Stadien Ihrer eigenen Atmung.
Können Sie spüren, wie die Luft durch Ihre Nase in die Kehle und dann in die Lunge gelangt? Spüren Sie beim Einatmen, wie sich die Rippen dehnen, Ihr Rücken sich streckt, sich Ihr Volumen vergrößert? Ist Ihr Ausatmen das normale, anstrengungslose Zusammenziehen von elastischen Rippen und Muskeln? Beobachten Sie, welche Spannung Sie finden. Ist Ihr Brustkorb ausgedehnt, auch wenn keine Luft einströmt? Halten Sie beim Einatmen den Bauch eingezogen? Ist Ihre Kehle eingeschnürt, und sind Ihre Kiefermuskeln gespannt? Konzentrieren Sie sich besonders auf die Spannungen des Zwerchfells in der Körpermitte.
Beobachten Sie Ihren Tagesablauf. Wie und warum atmen Sie plötzlich anders, als wenn Sie daheim wären? Wie verändert sich Ihre Atmung, wenn Sie in die Nähe eines Menschen kommen, der Ihre Begehrlichkeit weckt, der Sie an Ihrem erotischen Punkt berührt? Neigen Sie in solchen Situationen dazu, den Atem anzuhalten, kürzer zu atmen? Trauen Sie sich überhaupt noch zu atmen? Die Angst vor Sexualität und Erotik läßt Sie dann kürzer atmen, Ihr Unbewußtes signalisiert Gefahr. Sie haben möglicherweise Angst vor der Begegnung. Wenn Sie innerlich bereit wären, sich der Situation zu überlassen, würden Sie wesentlich tiefer atmen. Spüren Sie, welchen Impuls Sie durch das Atemanhalten unterdrücken? Möchten Sie weinen, davonlaufen? Den anderen wegprügeln? Wenn Sie zum richtigen Atmen kommen wollen, dann müssen Sie sich erst einmal bewußt werden, wie Sie in verschiedenen Lebenssituationen atmen.

VERLEUGNUNG VON KRANKHEITEN

Diagnose

Die recht globale Unterdrückung und subjektive Ausblendung von jeder körperlichen Störung, von Unbehagen und Krankheitsgefühlen, die sich auf das reale Krankheitserleben zurückführen lassen. Es handelt sich um eine Art Selbstschutz, den sich die betroffenen Kranken angesichts ihrer Krankheit aufbauen. Das heißt mit anderen Worten, die Kranken wollen ihre Krankheit nicht wahrhaben, weil das Krankheitsbewußtsein sie bedrängt oder bedroht.

Organsprache

Ich fühle mich hilflos und ohnmächtig.

Wer plötzlich die Erfahrung machen muß, daß sein Organismus von einer bedrohlichen Erkrankung befallen ist, spürt plötzlich Unruhe und Angst in sich. Diese Angst kann zunächst zu Gefühlen innerer Lähmung und Orientierungslosigkeit führen. Wie ein Nebel scheint sich etwas um das Wahrnehmungsvermögen der Betroffenen zu legen. Krankheit in so schweren Graden macht ohnmächtig und hilflos. Angst, Ohnmacht und das Bestreben, die Krankheit nicht ihrer Schwere entsprechend wahrnehmen zu wollen, wechseln ständig ab. Es ist so, daß etwas in unserem Bewußtsein es nicht wahrhaben will, so schwer erkrankt zu sein. Es kommt zu einem Teufelskreis, in dem auch die Bewertung des eigenen Lebens entgleisen kann.

Wer so schwer erkrankt ist, kann gar nicht anders, als zu versuchen, die Bedrohung durch die Erkrankung zunächst zu verleugnen. Er meint, durch diesen Verleugnungsakt die Bedrohung zu vermindern. Damit wird die Bedrohung

vom Bewußtsein ferngehalten. Die Patienten wollen ihre Krankheiten nicht wahrhaben. »Ich doch nicht, ich war doch immer der Gesündeste von allen.«
Warum verhalten Menschen sich so? Über den Verleugnungsprozeß versuchen sie, diese Krankheit nicht wahrhaben zu wollen. Sie überspielen ihre Krankheit, muten sich physisch manchmal zuviel zu, werden trotzig, indem sie meinen: »Jetzt erst recht, ich pack' das schon.« Das können Selbsttäuschungen sein, indem sie nicht wahrnehmen wollen, wie es wirklich um sie steht. Sie tun so, »als ob«, und fordern sich auf diese Weise viel ab. Das kann zu unrealistischen Verhaltensweisen führen, indem man beispielsweise meint: »Der Arzt muß sich geirrt haben, so krank bin ich doch gar nicht.« Das führt unter Umständen dazu, daß diese Menschen den Besuch beim Arzt künftig vermeiden. Sie wollen dann der Wahrheit nicht ins Auge sehen. Häufig geht die Verleugnung so weit, daß verordnete Medikamente einfach nicht eingenommen werden. Das Fatale an solchen Verleugnungssituationen ist, daß sie häufig von der Umgebung unterstützt werden. Denn auch der näheren Umgebung ist es lieber, sich nicht mit der Erkrankung auseinandersetzen zu müssen. Krankheit erfordert neue Denkweisen; sie erfordert auch, daß man sich mit der Erkrankung und dem Kranken massiv auseinandersetzt.
Die Verleugnung verhindert, daß der Kranke sich in der neuen Realität zu orientieren lernt. Wer sich seiner Krankheit stellt, sorgt dafür, daß sie an ihrer Wurzel gepackt werden kann, der sorgt dafür, daß Rehabilitation eingeleitet wird.

Familiengeschichtlicher Hintergrund

Die eindeutige Bestimmung des familiengeschichtlichen Hintergrunds ist nicht möglich, da Menschen mit den verschiedensten Biographien dazu neigen können, ihre Krankheiten zu verleugnen.

Therapievorschlag

Coping-Training: Im Coping-Training werden Bewältigungsstrategien entwickelt.

W

WIRBELSÄULENERKRANKUNGEN

Diagnose

Die Wirbelsäule kann von den verschiedensten Krankheiten betroffen werden, das Spektrum reicht von der Wirbelverrenkung über den Bandscheibenvorfall bis hin zu Knochenkrebs.

Organsprache

»Aufrecht« durchs Leben gehen.

Die Menschen kommen mit einem nahezu geraden Rückgrat zur Welt, dessen untere Wirbel beginnen sich jedoch nach etwa dreizehn Monaten rückwärts zu krümmen. Das geschieht unter dem Einfluß von Knorpeln. Diese leichte Krümmung sorgt dafür, daß die Rückenwirbel gerade genug federn, um aus sonst staksigen und schmerzenden Schritten einen natürlich wirkenden und schwingenden Gang zu machen. Nach Eintritt dieser Veränderung an der Wirbelsäule beginnen Kleinkinder munter drauflos zu tapsen, ein Beweis für diese uns von der Evolution geschenkte Schlüsselgabe der Natur.
Da beim Menschen zahlreiche kleine Knochen federnd aufeinandersitzen und er kein massives, stocksteifes Rückgrat hat, ist er imstande, all die Drehungen und Wendungen zu

vollführen, die wir beim Ballettanz in Vollendung bewundern können. Das Aufrechtstehen hat für uns noch weitere Folgen. Es macht für uns die Hände frei für interessantere Aufgaben als die, das Körpergewicht abzustützen, und erweitert im Wortsinne unseren Horizont. Ein in der Ebene stehender Mensch mit einer Körpergröße von eins achtzig kann etwa fünf Kilometer weit sehen. Kröche er auf allen vieren, läge seine Horizontlinie etwa eineinhalb Kilometer entfernt. Alle mit dem Stehen zusammenhängenden Nachteile gehen auf die grundlegende Veränderung zurück, die zur Krümmung unseres Rückgrates geführt hat. Solange der Mensch jung ist, kommt er mit Krümmungen und Drehungen relativ gut zurecht. In mittleren und älteren Jahren, in denen die Wirbelsäule bereits steif und weniger drehfähig ist, kommt es zu allerhand Schwierigkeiten im Bereich der Wirbelsäule. Ein gesunder Rücken ist robust und kräftig genug, um täglich zahlreiche Erschütterungen aufzufangen und Lasten zu tragen, die das Körpergewicht bei weitem übersteigen.

Die Wirbelsäule bildet eine S-förmige Kurve, die sich von der Schädelbasis bis zum Becken erstreckt. Sie besteht aus 24 rollenartigen Knochen oder Wirbeln, neun oder zehn miteinander verwachsenen Wirbeln im Steißbein und im Kreuzbein und aus einem dreieckigen Knochen, der die Rückseite des Beckens bildet. Zwischen Steißbein und Hüftbein oder Ileum liegt das Iliosakralgelenk, welches das Gewicht des Körpers auf die Beine überträgt.

Die kleinsten Wirbel sind die empfindlichen Halswirbel im Nacken. Darunter liegen die größeren, festeren Wirbel des Brustkorbs. Im Lumbalbereich des Rückgrats sind die Wirbel besonders robust; sie tragen das Gewicht des Oberkörpers.

Die Bandscheiben, aus Faserknochen bestehend, trennen die Wirbel und wirken als Puffer. Sie tragen zur Beweglichkeit der Wirbelsäule bei, genau wie die Gelenke, die die

Wirbel miteinander verbinden und dadurch das Bewegen der Wirbelsäule ermöglichen. Die Wirbelsäule hält den Körper nicht nur aufrecht, sie bildet auch eine Art schützenden Panzer für das Rückenmark sowie die zahlreichen im Rückenmarkskanal verlaufenden Nervenbündel.
In gewisser Hinsicht sind alle Probleme im Bereich der Wirbelsäule Folge von Degenerationserscheinungen. Mit zunehmendem Alter verlieren die Bandscheiben an Feuchtigkeit und Elastizität und schrumpfen. Dies kann zu vielerlei Beschwerden führen, die von leichten Muskelschmerzen bis hin zu schwerwiegenden Bandscheibenvorfällen reichen. Langzeitstudien ergaben, daß 83 Prozent der Rückenschmerzen auf schwache, verkrampfte Muskeln zurückzuführen waren. Verkrampfte Muskeln aber sind Folgen von Dauerstreß.
Wer in ständiger seelischer Belastung lebt, wer sich verkrampft, der schiebt seine Probleme und Konflikte in den Rücken. Rückenschmerzen treten nicht spontan und unerwartet auf. Ständige psychische Belastungen lassen die Muskeln des Rückens verhärten und auch schwach werden. Hinzu kommen Haltungsfehler und Übergewicht. Wenn der Rücken besonders verhärtet ist, genügt ein schnelles Bücken, und es gelingt plötzlich nicht mehr, sich aufzurichten.
»Hexenschuß« nennen wir das, und es wird nicht schwierig sein, die »Hexe« in der Lebenssituation des betroffenen Menschen zu finden. Rückenschmerzen können ganz unterschiedliche Intensität besitzen, vom unterschwellig nagenden bis zum heftigen Schmerz.
Treten in Verbindung mit den Rückenschmerzen Verdauungsprobleme, sexuelle Störungen oder Taubheit im Genitalbereich auf, können Bandscheiben auf Nerven drücken. Überwiegend sind die Wirbel im Lendenbereich bei Schmerzzuständen betroffen. In den fünf Wirbeln des

unteren Rückgrats, die den Lumbalbereich bilden, ist die Krümmung des Rückens am stärksten ausgebildet. Diese Wirbel, die größten im Rückgrat, tragen das meiste Gewicht und sind auch den höchsten Belastungen wie Heben, Beugen und Drehen ausgesetzt. Daher ist der Lumbalbereich wesentlich verletzungsanfälliger als die relativ starre Brustwirbelsäule oder die Halswirbelsäule, die zwar beweglicher ist, aber sehr viel weniger Belastungen ausgesetzt werden kann als die Lendenwirbelsäule. Das mag für den physischen Bereich gelten, aber nicht für den psychischen.

Die Menschen verschieben die Probleme, die eigentlich ihren Sitz in der Beckenregion haben, nach oben über die Schultern bis in den Kopf hinein. Den meisten ist nicht bekannt, daß beispielsweise Probleme in der Stirnhöhle überwiegend ihre psychische Ursache im Genitalbereich haben. Das heißt, daß hinter Stirnhöhlenentzündungen ursächlich verdrängte sexuelle Aspekte stehen können.

Die Wirbelsäule hat verschiedene Aufgaben. Von denen lassen sich Verbindungen zu psychischen Fehlentwicklungen herleiten. Sie ist unsere Statik, die aufrechte Haltung, von der die aufrechte Persönlichkeit abgeleitet wird. Sie ist die Verankerung für umliegende Körperabschnitte, sie gibt uns ein stabiles Zentrum. An der Haltung können wir erkennen, ob ein Mensch depressiv ist, ob er in seiner »Mitte« ist. Haltung ist Selbstausdruck, sagt einiges darüber aus, wie wir unser Leben gestalten. Depressive, verkrampfte und verspannte Menschen haben meist eine schlechte Haltung. Durch eine schlechte Haltung wird die Wirbelsäule stark belastet. In korrekter Stellung ist das Rückgrat durch eine sanfte Hohlschwingung im Hals- und Lendenwirbelbereich und eine entgegengesetzte Schwingung im Brustbereich gekennzeichnet. Brust und Becken befinden sich dadurch auf einer Linie. Wird diese Haltung durch hängende Schultern,

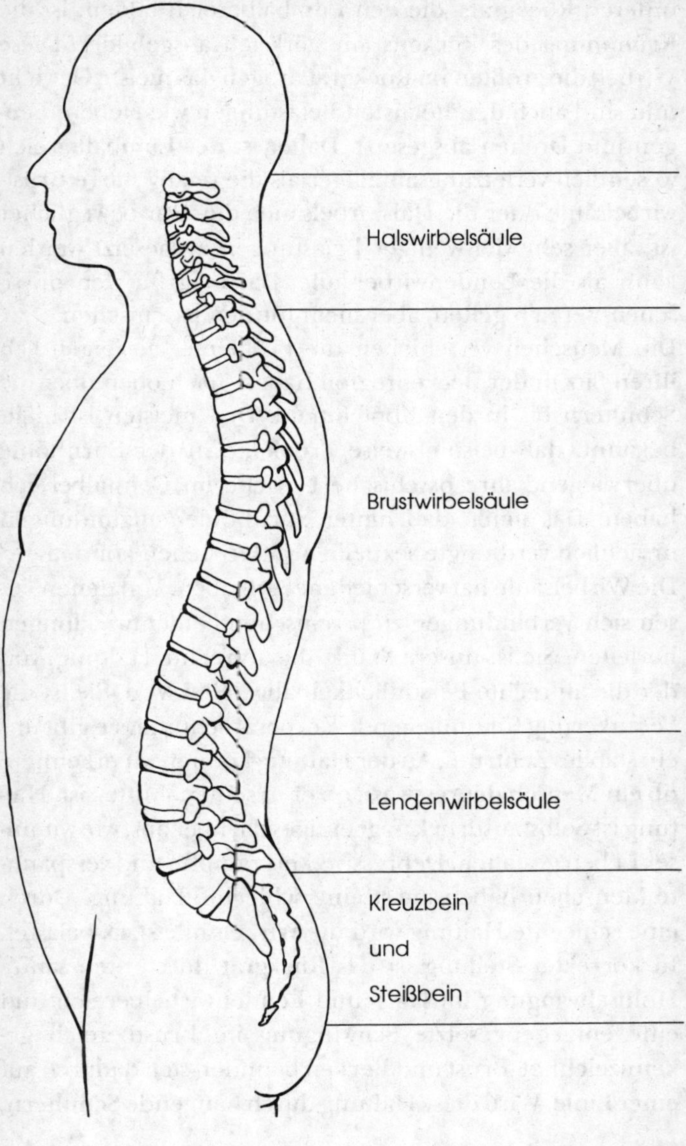
Halswirbelsäule
Brustwirbelsäule
Lendenwirbelsäule
Kreuzbein
und
Steißbein

Gehirn C 2, 3, 4
Vorderkopf C 1, 2
Vorderkopf, Backenknochen C 3
Augen C 3
Ohren C 4, 5
Mandeln C 6, 7
Kehlkopf C 6, 7
Stimmbänder D 2, 5
Arme C 5, D 1, 2
Herz D 1, 2, 3, 4
Herzklopfen C 6, 7
Lunge D 3, 4
Magen D 5, 6, 7
Milz D 6, 7, 8
Netzhaut D 6, 7, 8
Hauttätigkeit D 6, 10
Nieren D 10, 11, 12
Dickdarm D 11, 12, L 1, 2
Dünndarm L 1, 2
Haut, Venen, Knoten L 3, 4, 5
Blase D 10, 11, 12, L 2
After L 5
After, Schließmuskel L 4, 5
Hoden S 1, 2, 3, 4, 5
Untere Extremitäten L 3, 4, 5

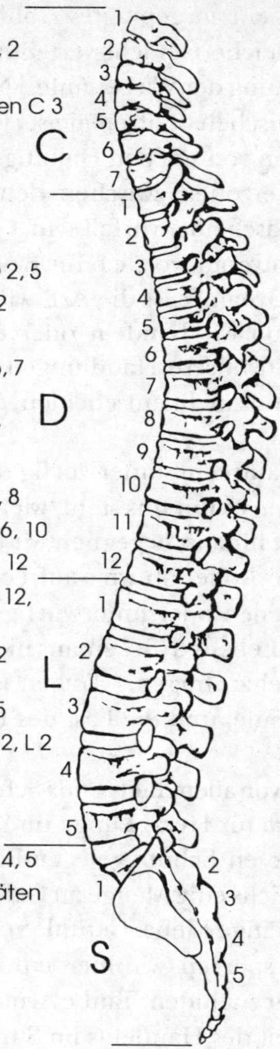

Krämpfe, Epilepsie C 1
Stirnwurzel C 4
Nase C 4
Nase, unterer Teil C 5
Zähne C 3, 4
Kropf C 3, 5, 7, D 2, 4
Heiserkeit C 4, 7, D 5
Stockschnupfen C 3
Schilddrüse C 5
Rippenfellentzündung D 3, 4, 5, 6, 7
Brustwarzenentzündung (Thymusdrüse) D 3, 4, 5, 10
Leber D 6, 7
Leber, unterer Teil D 8
Galle D 6
Bauchspeicheldrüse D 6, 9
Drüsen D 10, 11, 12
Darmzotten D 10, 11, 12
Blinddarm D 8, L 2
Grimmdarm L 2
Mastdarm L 1, 2, 3, 4, 5
Frauenkrankheiten S 1, 2, 3, 4, 5
Uterus S 5, L 4, 5
Vorsteherdrüse L 4, 5, S 5
Hämorrhoiden S 6

C = Cervicale

D = Dorsale

L = Lumbale

S = Sakrale

Die einzelnen Wirbel in Verbindung mit anderen Organen

buckliges Sitzen oder ein ausgeprägtes Hohlkreuz gestört, so entsteht eine ungleiche Gewichtsverteilung und damit eine zusätzliche Belastung der Wirbelsäule. »Niedergeschlagene«, depressive Menschen besitzen meist eine solche Körperhaltung. Die Folgen von solchen Haltungsschäden können Abbau der Pufferzonen zwischen den Wirbeln, im schlimmsten Fall Bandscheibenvorfall sein.
Die Wirbelsäule ist mitverantwortlich für Bewegung, Dynamik und Gang. Die Dynamik ist die Art, wie wir der Welt begegnen, wie und ob wir handeln oder einer inneren Lähmung folgen. Sind unsere Handlungen geblockt und gelähmt, können wir uns nicht entscheiden, die Motorik ist gestört.
Mit unserem Gang – aufrecht, unterwürfig oder niedergedrückt – zeigen wir, wie es um uns steht, wie es uns »geht«. Gehen wir in die Welt hinaus, begegnen wir der Welt. Und es spielt wirklich eine Rolle, ob wir »aufrechten Ganges« freudig in die Welt gehen oder unterwürfig und gebeugt. Die »Lasten« unseres Lebens drücken uns nieder, wir sagen dann: »Wir haben viel zu tragen.« Tragen ist das stärkste Element der Wirbelsäule, und die Last des Lebens drückt manchen nieder.
Die Brustwirbelsäule vor allem bietet uns Schutz für innere Organe, beispielsweise für Herz, Lunge und Rückenmark. Wir mißbrauchen diesen Schutz gelegentlich, indem wir innerhalb dieses Bereichs eine Menge an Gefühlen einsperren. Verdrängte, einseitige Liebe, Gefühle von Traurigkeit, aber auch viel Wut sperren wir hier ein. Trennungen, Verlustängste sind hier zu finden. Taube Arme zum Beispiel zeigen die Unfähigkeit des Handelns im Sinne des Flucht-und-Angriffs-Systems. Der Schutz fürs Herz ist nicht mehr vorhanden, weil Wut, Lieblosigkeit und eingesperrte Traurigkeiten das Herz »versteinern«, »einfrieren« lassen.

Das Rückgrat beherbergt große Teile unseres Immunsystems. Die Wirbelsäule trägt nicht nur uns als Ganzes, sie trägt besonders unsere Gesundheit, weil auch das Immunsystem Kern aller Dinge ist.
Die Wirbelsäule ist für die Stoßdämpfung verantwortlich. Innere Organe und das Gehirn erlangen dadurch einen bestimmten Schutz. Psychosomatisch ist hier ein Zusammenhang unserer »Gradlinigkeit«. Ob wir leicht »umfallen« oder nicht, findet hier seinen Ausdruck. Empfindliche Leute bekommen hier Schwierigkeiten. Charakterlich betrachtet, bedeutet das, wer leicht »umfällt«, seine Meinung häufig ändert, wird gerade im Lendenbereich Schwierigkeiten haben. Hilflosigkeit und Ohnmacht finden hier ebenfalls ihren Ausdruck. Aus dem Beckenbereich holen wir uns Kraft und Standfestigkeit. Hier befinden sich auch unsere Sexualorgane, Organe, die zum Beispiel bei Verweigerung der Mutterschaft Fortpflanzung verhindern können. Es ist jener Bereich, der ausdrückt, wie weit wir uns als Mann oder als Frau fühlen.

Familiengeschichtlicher Hintergrund

Wenn es sich nicht gerade um Verletzungen handelt, ist im Bereich Wirbelsäule immer der psychische Hintergrund ausschlaggebend. Menschen mit Krankheiten in der und um die Wirbelsäule haben aber die verschiedensten Biographien, und die Arten der Wirbelsäulenerkrankungen sind mannigfaltig, so daß man einen eindeutigen familiengeschichtlichen Hintergrund schwer herausarbeiten kann.

Therapievorschlag

Psychoanalyse, analytische Imaginationstherapie, Feldenkrais. Bei Körpertherapie sollte zuvor der Arzt befragt werden.

WOCHENBETTPSYCHOSE

Diagnose

Psychische Erkrankungen, die im Wochenbett auftreten, Das kann nach Geburtskomplikationen durch Blutverlust oder fieberhaften Infekten geschehen. Sie klingen meist nach Tagen wieder ab. Weitaus häufiger sind Depressionen, auch manchmal Schizophrenie.

Organsprache

Ich fürchte mich vor der Mutterschaft – viel lieber möchte ich selbst Kind sein.

Wochenbett und Schwangerschaft sind gefühlsmäßig geprägt von der Einstellung zum Kind. In den meisten Fällen werden Kinder freudig erwartet. Wenn eine junge Mutter voll hinter der Schwangerschaft und dem Kinderkriegen steht, wenn sie eine Mutterschaft bejaht, dann sind größere Komplikationen kaum zu erwarten.
Wenn die Schwangerschaft ungewollt passiert ist und wenn die Mutter während der neun Monate Schwangerschaft Widerstände gegen die Geburt eines Kindes entwickelt und diese Widerstände sich gegen Ende der Schwangerschaft immer mehr verstärken, kann die Mutter nach der Entbindung in Depressionen verfallen.
Bei einer positiven Einstellung zu Schwangerschaft, Geburt und Kind entspannt sich die Wöchnerin schon bald nach ihrer Niederkunft und beginnt sich wohl zu fühlen. Bei negativer Einstellung ist häufig mit psychoreaktiven, psychosomatischen und depressiven Störungen im Wochenbett zu rechnen. Es können Verwirrtheitszustände, hysterische Reaktionen, und im Extremfall sogar Psychosen auftreten.

Familiengeschichtlicher Hintergrund

Mutterschaft ist nie leicht, sie ist vor allem ein Lernprozeß. Wenn eine Frau Widerstände gegen die Mutterschaft entwickelt, dann muß das nicht immer gegen das Kind gerichtet sein.
Vor allem bei Frauen, die eine schwache Persönlichkeit entwickelt haben, können sehr wohl mittlere bis größere Ängste vor der Mutterschaft auftreten. Auch jene Frauen, die sich durch die Existenz eines Kindes eingeengt fühlen, deren Partnerschaft auf schwachen Füßen steht, entwickeln Depressionen (siehe Depressionen). Für sie ist die Mutterschaft eine Krise, die bewältigt sein will. Versagensängste – vor allem dann, wenn im Elternhaus immer wieder die Leistungen des Mädchens angezweifelt wurden – können auftreten.
Mütter, die ihre eigenen Gefühle nicht kennen, die sich selbst nicht viel zutrauen, haben Schwierigkeiten, ein Kind innerlich anzunehmen. Wenn junge Mütter sich mehr auf ihre Gefühle, auf ihre Intuition und auf ihre Eingebungen verlassen können, haben sie es leichter, in die Mutterschaft hineinzuwachsen. Wenn eine junge Mutter der inneren Stimme folgen kann, dann wächst sie zuverlässig in ihre Rolle als Mutter hinein.

Therapievorschlag

Es empfiehlt sich die Teilnahme an Frauengruppen.

Z

ZAHNERKRANKUNGEN

Im Mund tummeln sich, jedenfalls bei den meisten von uns, eine Vielfalt von Bakterien, Viren und Pilzen. Niemand kann ihnen entgehen. Selbst wer sich eine halbe Stunde vorher die Zähne gründlich geputzt hat, hat ihre Zahl nur unerheblich vermindert. Eine der Hauptursachen für die Entstehung von Zahnlöchern bei Kindern sind tatsächlich Bakterien, die sich in ungeheurer Zahl auf den Zahnbürsten vermehrt haben. Dabei sind die Zähne mit einer Schicht aus Schmelz bedeckt, der von Bakterien nur schwer anzugreifen ist. Zähne bestehen aus dem härtesten Material im Körper und können kraft der Kiefermuskeln einen Druck von beachtlichen vierzehn Kilogramm pro Quadratzentimeter ausüben.
Die Zähne bestehen aus einem weichen Innenkern, der Pulpa, in der die ernährenden Blutgefäße und die Nerven liegen, und aus einer harten Hülle mit zwei Schichten. Die innere dieser beiden Schichten ist das Zahnbein oder Dentin, eine knochenähnliche Substanz. Wenn das Zahnbein angegriffen ist, wird der Zahn empfindlich, oder es entsteht eine Höhle. Erreicht der Zerfall die Pulpa, so gelangen Bakterien oder Teile der Nahrung bis an den Zahnnerv. Wütende Zahnschmerzen sind die Folge. Solche Löcher

versucht der Zahnarzt auszufüllen, um dadurch den früheren Zustand wiederherzustellen. Manchmal gelingt das nicht mehr, dann muß der Zahn gezogen werden, oder der Zahnarzt tötet den Nerv ab, so daß der Zahn nur noch eine leb- und gefühllose Masse ist.
Das Zahnbein, dessen weiterer Teil als Zahnwurzel tief im Kieferknochen steckt, ist mit dem Zahnschmelz verbunden. Bis zu drei Wurzeln kann ein Zahn haben. Sie sind durch starke Fasern im Kiefer verankert und reichen bis zu einem Blutgefäß hinunter, das den Zahn ernährt.
Der Erwachsene hat 32 Zähne, die in Verbindung mit bestimmten Organen stehen. Ist ein Zahn erkrankt, kann das dann Folgen für das entsprechende Organ haben.
Wenn wir Zahnschmerzen haben, gehen wir zum Zahnarzt, um den Schaden beheben zu lassen. Wir halten Zahnerkrankungen für einen rein körperlichen Aspekt und kommen kaum auf die Idee, daß es psychosomatische Zusammenhänge im Zahnbereich gibt. Unsere Mundpartie, inklusive der Zähne, gehört in unseren Intimbereich. Sie ist daher mit unseren Gefühlen verbunden und darum mit positiven, aber auch mit negativen Affekten besetzt. Deshalb werden Eingriffe beim Zahnarzt auch sehr persönlichkeitsnah erlebt. In den Zähne ist eine Ursymbolik von Kraft, Potenz im weiteren Sinne, vorhanden. Darum schauen Bauern sich die Gebisse von Pferden an, die sie kaufen wollen. Zähne können ein Zeichen von Gesundheit und Vitalität sein. Eine Beeinträchtigung der Zähne, Zahnverlust, Zahnfäulnis sind mit Einbußen von Gesundheit, Jugend, Rüstigkeit gefühlsmäßig verbun-

den. Eine über die Zahnpflege hinausgehende Kontrolle durch den Zahnarzt wird häufig vermieden. Zahnarztbesuche werden immer als starker Streß empfunden. Hinzu kommen Schuldgefühle, weil man seine Zähne, weil man sich selbst vernachlässigt hat.
Zähne sind hart, und das Kauen ist ein aggressiver Akt. Wir demolieren darüber hinaus häufig die Zähne, wenn wir unbewußt ständig die »Zähne zusammenbeißen«.
Es hat sich gezeigt, daß die Verstärkung von Muskelspasmen im Zahn- und Kieferbereich und die Fehlsteuerungen von Reflexmechanismen (im Mundbereich gibt es dreißig Bewegungsreflexe) zu einer Verschiebung der Stoffwechsellage führen können.
Man führt die Starrheit im Unterkiefer beispielsweise auf fehlende Ausgeglichenheit und Entspannungsfähigkeit zurück. Patienten, die davon betroffen sind, gelten häufig als uneinsichtig und schwer lenkbar. Dahinter verbirgt sich ein stures Durchsetzungsverlangen, das gegenüber anderen uneinsichtig ist. Hinter jeder Kieferanomalie steht der ganze Mensch mit der Summe seines Gemüts- und Affektlebens. Wut und Verbissenheit beeinträchtigen die Kiefer- und Zahnregion.
Es gibt Veränderungen der Drüsen, die für die Speichelzusammensetzung verantwortlich sind. Auch die Parodontose wird unter psychosomatischen Aspekten gesehen. Nach Ansicht einiger Fachleute entsteht sie durch Veränderung der Reflexabläufe im Mund. Sie ist Ausdruck des gesamten seelischen Gleichgewichtes.
Grundsätzlich gehören diese Patienten in die Hände von Zahnärzten und Kieferspezialisten. Die starken Ver-

spannungen, die bei vielen Menschen in der Zunge, der Wange und der Kaumuskulatur auftreten, können durch die funktionelle Entspannung nach Marianne Fuchs beeinflußt werden. Auch autogenes Training und andere Entspannungsmethoden sind zu empfehlen.

Schlußwort

So greifbar nah, wie die vielen Krankheitsbeschreibungen in diesem zweibändigen Werk auch sind – letztlich bleibt es doch für den Verstand »unfaßbar«, was dabei in unserem Innern eigentlich passiert. Aber genau das versucht die Wissenschaft von der Psychosomatik immer mehr in den Vordergrund zu rücken. Ich konnte sicherlich einen Eindruck vermitteln, was es heißt, einen Körper, einen Geist und eine Seele zu haben.

Wer davon ausgeht, daß Geist und Seele nicht einer ganz anderen, übernatürlichen Welt angehören, sondern der materiellen Welt, der kann mit den Methoden der Naturwissenschaft untersuchen, was im Gehirn geschieht, wenn wir wahrnehmen, fühlen und denken.

Wer also annimmt, daß jedes seelisch-geistige Geschehen auch ein Produkt unserer Körperchemie ist, der kann untersuchen, wie ein bestimmtes Erleben auf den Körper wirkt und umgekehrt der Körper auf die Psyche. Und so kann dann auch nach der Grenze gesucht werden, über die diese beiden scheinbar so verschiedenen Systeme miteinander verkehren.

Dabei muß man sich von vornherein im klaren sein: Daß alles Seelische ein materielles Substrat hat, bedeutet nicht, daß die Seele nichts als Körper wäre. Ganz offensichtlich handelt es sich um zwei verschiedene Ebenen.

Und das zeigt auch deutlich: Vollständig beschrieben und

geklärt sind seelische Vorgänge noch lange nicht, auch wenn entschlüsselt ist, was sich in den Organen, Zellen und Molekülen in den Nervensystemen zuträgt. Doch wer die »Organisation« von Krankheiten kennt, der kann sich zumindest anhand der vorgegebenen Krankheitsbeschreibungen in diesem Werk bewußtmachen, wie das alles in ihm »funktioniert«, was ihm die Krankheit mitteilen möchte.

Der Grundgedanke der Psychosomatik versteht den Patienten als ganzen Menschen, der nicht nur eine Krankheit »hat«, vielmehr in dem Krankheit »ist«. Wer Krankheit hat, also die Krankheit sozusagen als sein ganz persönliches Eigentum betrachtet, den »hat« die Krankheit. Daher leitet sich auch die Einstellung ab: »Ich habe eine Krankheit, und der Arzt braucht sie mir nur zu nehmen.«

Daß diese Einstellung nicht zum gewünschten Erfolg führt, haben viele begreifen müssen. Wenn aber in mir »Krankheit ist«, dann ist das ganze System gestört, dann funktioniert das Räderwerk der eigenen Natur nicht mehr. Folglich ist man aufgefordert, sich das ganze System anzuschauen und nicht nur die Symptome.

Wenn der Arzt fragt: »Was fehlt ihnen denn?«, dann mag das eine Frage sein, die er fünfzigmal am Tag stellt. Eine Fragebeantwortung verlangt Nachdenken, und zwar darüber, was wirklich fehlt: Liebe, Geborgenheit, Sicherheit, ein Partner/eine Partnerin, ein gutes Einkommen, die Kinder. Die Frage ist wörtlich gemeint: »Was *fehlt* Ihnen?« Ist es Ihnen einmal ganz bewußt geworden, daß ein Arzt ein *Sprech*zimmer hat? Sagen Sie also nicht nur, daß Sie Magenschmerzen haben, sondern suchen Sie sich jemanden, bei dem Sie sich aussprechen können. Psychosomatik ist »Erinnerungsmedizin«.

Unser Geist versucht nach einer inneren, geistig-seelischen Verletzung wieder zur Einheit zu gelangen, zum Beispiel

durch Trauern nach einem Verlust. Aber wer kann heutzutage schon richtig trauern, ohne befürchten zu müssen, von anderen nicht verstanden zu werden. Bei der Arbeit in unserem Institut für kooperative Psychologie in München und Kaufbeuren lernen die Kranken, ihrer Trauer nachzuspüren, uralte innere Verletzungen und Kränkungen werden wieder bewußtgemacht und damit wiederbelebt, damit endlich die Trauer ausgelebt werden kann, damit darüber hinaus die Kranken lernen, von alten Kränkungen loszulassen. Längst wurde das ganz tief im Innern vergraben. Nie mehr wurde darüber gesprochen. Aber wenn der Mund schweigt, redet der Körper. Er spricht eine deutliche Sprache, auf die es zu hören gilt.

Sehr viele Menschen sehen keinen Zusammenhang zwischen Kränkung und Krankheit. Der Umgang mit der Krankheit ist irgendwie nicht ihre Angelegenheit. Selbst wenn sie von der Umwelt auf Körper und Seele aufmerksam gemacht werden, halten sie an der organischen Bedingtheit der Krankheit fest. Solange etwas als »organisch« eingestuft ist, müssen sie nicht über sich nachdenken. Gegenüber einer Verbesserung oder gar Heilung ihrer Krankheit sind sie sehr skeptisch eingestellt. Sie nehmen ihre Erkrankung als feste Tatsache, mit der sie zu leben hätten. Sie können sich kaum vorstellen, daß eine Heilung tatsächlich zu erreichen wäre. Was wünschenswert ist, ist eine schnelle Linderung der Symptome, die wollen sie ohne Anstrengung, ohne eigene Verantwortung und ohne eigenes Handeln erreichen.

Am liebsten würden die Patienten täglich die Sekretärin zum Arzt schicken, damit sie die Behandlungen für den Betroffenen bekommt und dieser nichts in seinem Leben ändern muß.

Verantwortlich in ihren Augen ist allein der Arzt, der durch

sein Wissen und Können, durch Auswahl der richtigen Medikamente, über eine Operation, durch Bestrahlungen rasche Abhilfe schaffen soll. Therapie bedeutet für sie Heilung ohne eigene Anstrengung und Einschränkung.
Befragt man sie über ihre Gefühle und den Zusammenhang von Gefühlen und Krankheit, dann sind sie nicht informiert. Sie haben wenig zu berichten. Dagegen können sie sich stundenlang über ihre Krankheit auslassen, klingen schon wie Experten ihrer Erkrankung und geben sogar Ratschläge an andere Menschen weiter, die unter den gleichen Symptomen leiden.
Als Menschen sind sie überangepaßt, unauffällig und widersprechen weder dem Arzt noch anderen Menschen. Psychotherapien brechen sie meistens vorschnell wieder ab.
Psychosomatiker können sich schwer auf das einlassen, was ein Therapeut ihnen anbietet. Nur depressive Patienten saugen die hilfreiche Haltung des Psychotherapeuten regelrecht auf. Der psychische Leidensdruck ist bei diesen Patienten zu groß, um sich vom Therapeuten abzuwenden. Psychosomatisch Erkrankte blockieren häufig den Versuch des Psychotherapeuten, das hinter der Krankheit Liegende aufzudecken. Nicht selten werden Fragen nach Emotionen oder nach Zusammenhängen mit sozialen Ereignissen mit Hinweisen auf die Krankheit gebremst. So dreht sich der Teufelskreis um die Erkrankung, nicht aber um den Menschen, der diese Erkrankung zu ertragen hat.
Wo rührt dieses Abwehrverhalten her? Wollen diese Menschen tatsächlich nicht gesund werden? Manchmal sieht es so aus, es ist aber tatsächlich nicht der Fall. Sie haben schon viele Spezialisten erfolglos besucht und landen am Ende dieser Reise beim Psychotherapeuten. Einerseits setzen sie Hoffnung auf diesen neuen Versuch, ihre Krankheiten in

den Griff zu bekommen, aber andererseits haben sie auch Angst vor einer neuen Enttäuschung. Jede neue Enttäuschung tut nicht nur weh, sondern ist auch ein weiteres Indiz dafür, daß sie hoffnungslos erkrankt sind. Ihre eigentliche, grundsätzliche Hoffnungslosigkeit projizieren sie in die Krankheit.

Die potentielle Enttäuschung bei der Psychotherapie muß daher höher eingeschätzt werden als bei einem weiteren medizinischen Behandlungsversuch. Denn eine Psychotherapie ist nicht einer von vielen ärztlichen Versuchen, sondern qualitativ ein ganz anderes Verfahren. Wenn auch dieses scheitert – so muß der Patient fürchten –, dann ist damit sein Elend besiegelt. Ein Mensch, der Hilfe will und braucht, wird jene Hand nehmen, die ihm wirkliche Hilfe verspricht.

Wir dürfen ihm aber seine Skepsis nicht verübeln. Aufgrund schlechter Erfahrungen ist er in sich skeptisch. Und ein weiterer Widerstand heißt: Je mehr er sich in der Therapie engagiert, desto größer ist auch die potentielle Enttäuschung. Er hatte auf schnelle Hilfe gehofft und muß nun erkennen, daß es ihm zunächst schlechter gehen kann – je mehr der Einstieg in seine unbewußten Schichten gelingt. Die Wandlung braucht Zeit. Neue Sichtweisen und neue Wertungen erarbeiten sich nicht im Expreßtempo.

Darum ist es von vornherein empfehlenswert, Psychotherapie nicht als die Lösung für die Erkrankung anzusehen, sondern als eine Möglichkeit zur Veränderung. Dieser Punkt ist ganz besonders wichtig im Hinblick auf die Serie von enttäuschten Hoffnungen der Patienten. Sosehr sie hoffen, daß ihnen endlich jemand hilft, so groß ist auch ihre Angst vor einem erneuten Mißerfolg und davor, daß sie sich hinterher Leichtgläubigkeit vorwerfen müssen.

Zum zweiten ist die Bereitschaft von Patienten, überhaupt

einmal in eine neue Richtung hinein nachzudenken, größer, wenn sie mehr über die Zusammenhänge wissen, wie sie in diesem Werk vorgestellt werden. Psychotherapie besteht im allgemeinen nicht darin, neue Menschen zu schaffen, sondern darin, den Menschen – so, wie er ist – zu befähigen, ein von körperlichen Schmerzen und störenden Verhaltensweisen freies Leben zu führen, und ihn in Einklang zwischen Denken, Fühlen und Handeln zu bringen.
Es sind häufig die Patienten selbst, die Hinweise darauf hin verraten, daß sie ein hohes Maß an Meidungs- und Fluchtverhalten zeigen. Insbesondere in sozial schwierigen Situationen, das heißt in Situationen, in denen Fragen, Ablenken, Fordern, Zurückweisung notwendig sind, sind sie nicht in der Lage, sich angemessen kompetent zu verhalten. Der Begriff der sozialen Kompetenz ist vielen Menschen nicht klar. Als sozial kompetent können wir einen Menschen bezeichnen, wenn er seine Ansprüche und Wünsche erkennt, wenn er diese äußern und auch in die Tat umsetzen kann.
Wichtig ist aber vor allem, daß der psychosomatisch Erkrankte wieder Zugang zu seinen Gefühlen bekommt. Kranke Menschen leiden nicht unter ihren Schmerzen, nicht unter ihren Krankheiten, sondern unter sich selbst.
Der Mensch ist ein Leidender. Was ihn leiden läßt, ist sein Passivsein. Wenn man den Menschen nur als Handelnden, als gesteuert über sein Verhalten begreift, dann läßt man allzusehr außer acht, daß er sich nur über seinen Körper erfahren kann. Was er für Schmerz und Freuden erlebt und was ihn sein Gefühlsleben an Lust und Enttäuschung missen läßt, bringt ihm Leiden. So können wir mit dem Begriff Leid alles bezeichnen, was der Mensch im Sinne der Leideform, des Passivseins, erleidet. Es drückt sich also darin eine passive Natur aus, die der Bewegung und Bestätigung unserer Willenskraft entgegengesetzt ist.

Leider ist demnach Bewegungslosigkeit, Stagnation, Blockierung, innerer Stau, Erstarrung ein Weg in die Erkrankung. Jede Erstarrung, die zwischen Flucht und Angriff liegt, macht letztlich krank.
Über Bewegung kommt das Handeln wieder ins Spiel. Sich bewegen, auch innerlich bewegen lassen vom Strom des Lebens, sich ergreifen lassen, bringt Aktion. Neue Wege beschreiten bedeutet, in Bewegung zu kommen, aus der Passivität in die Aktivität zu gelangen, um handelnd voranzuschreiten und zu wachsen. Im Talmud heißt es:

> Wenn nicht ich für mich bin, wer ist dann für mich?
> Wenn ich nur für mich bin, was bin ich dann?
> Wenn nicht jetzt – wann sonst?

[illegible] Bewegungsbogen [illegible] Blockierung, unterdrückten [illegible] Kränkung, jede Lastannahme, die zwischen Ebenen und [illegible] gelöst liegt, macht letztlich krank. [illegible]

Die Bewegung kommt das [illegible] bewegen, auch [illegible] bewegen [illegible] Strom des Lebens, sich [illegible] Neue Wege beschreiten, bedeutet [illegible] Bewegung [illegible] Resultat [illegible] zuzutrauen und zu wachsen [illegible] heißt es.

Wenn nicht ich, wer dann? [illegible]
Wenn [illegible] nicht [illegible] dann?
Wenn nicht jetzt – wann sonst?

Anhang

Psychotherapeutische Institute und Berufsorganisationen

Bei den folgenden psychosomatischen Institutionen und Berufsorganisationen können Sie Auskünfte auch über die in diesem Werk vorgeschlagenen therapeutischen Maßnahmen einholen:

Alfred Adler Institut
Bismarckstr. 26
2870 Delmenhorst

Arbeitsgemeinschaft für Katathymes Bilderleben
Friedländer Weg 30
3400 Göttingen

Michael Balint Institut
Averhofstr. 7
2000 Hamburg 76

Berufsverband deutscher Psychologen
Heilsbachstr. 22
5300 Bonn 1

Gerda Boyesen Institut
Richard-Wagner-Str. 9
8000 München 2

Deutscher Arbeitskreis für Gruppentherapie und Gruppendynamik
Bethelstr. 7
4000 Düsseldorf

Deutsche Gesellschaft für ärztliche Hypnose und Autogenes Training
Bismarckallee 8
2360 Bad Segeberg

Deutsche Gesellschaft für Gestalttherapie und Kreativitätsförderung
Hardtwaldklinik
Hardtstr. 31
3584 Zwesten

Deutsche Gesellschaft für Psychotherapie
Alte Rabenstr. 24
2000 Hamburg 13

Deutsche Gesellschaft für Selbstmordverhütung
Leonberger Str. 220
7000 Stuttgart 1

Deutsche Gesellschaft für Transaktionsanalyse
Samerbergweg 7
8261 Burgkirchen

Deutsche Gesellschaft für Verhaltenstherapie
Belthlestr. 15
7400 Tübingen

Deutsche Psychoanalytische Vereinigung
Sulzaer Str. 3
1000 Berlin 33

Deutsche Psychoanalytische Vereinigung
Leinsteige 11
7240 Horb 8

Milton Erickson Gesellschaft für klinische Hypnose (ME 6)
Konradstr. 16
8000 München 2

Förderungsgesellschaft für die existentiell-psychologische Bildungs- und Bewegungsstätte
Todtmoos-Rütte (Exist-Rütte)
7867 Todtmoos-Rütte

F PJ für Integrative Therapie, Gestalttherapie, Kreativitätsförderung
Brahmsstr. 9
4000 Düsseldorf 1

Sigmund Freud-Institut
Myliusstr. 20
6000 Frankfurt/Main

Gesellschaft für analytische Gruppendynamik
Rankestr. 4/I
8000 München 40

Gesellschaft für wissenschaftliche Gesprächspsychotherapie
Richard-Wagner-Str. 12
5000 Köln 1

Institut für kooperative Psychologie
Holzwiesenstr. 16 a
8000 München 83
Zweigstelle Kaufbeuren:
Untere Bleiche 3
8950 Kaufbeuren

C. G. Jung Gesellschaft
Wedelstr. 16–18
1000 Berlin 46

Fritz Perls Institut für Integrative Therapie, Gestalttherapie und Kreativitätsförderung
Leibnitzstr. 52
6500 Mainz

Primärtherapie: Poliklinik Seibranz
Rößleweg 11
7954 Bad Wurzach 8

Pro Familia – Deutsche Gesellschaft für Sexualberatung und Familienplanung
Cronstettenstr. 30
6000 Frankfurt/Main

Stuttgarter Gesellschaft für Bioenergetische Analyse e. V.
Bildäckerstr. 2
7441 Kohlberg

Zist, Zentrum für Individual- und Sozialtherapie
8122 Penzberg

Symptome-Index

B

C

D

E

F

I

J

K

O

P

Q

R

S

T

U

V

W

Z

Knaur

ALTERNATIV HEILEN

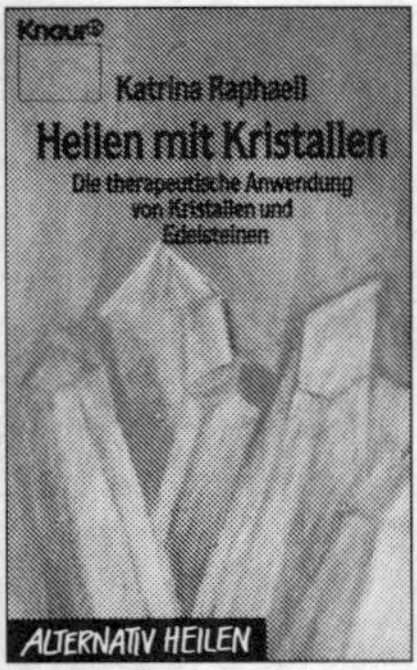

(76018)

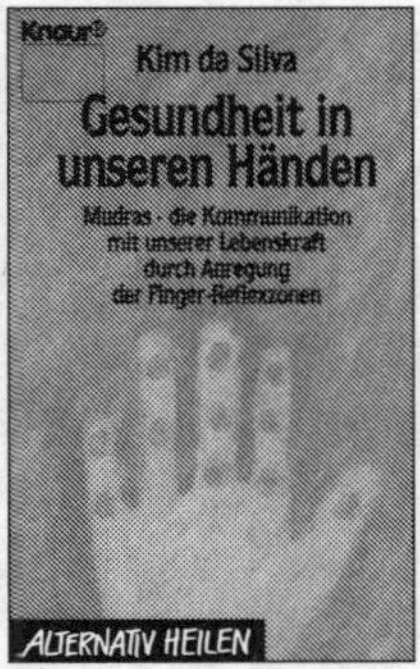

(76019)

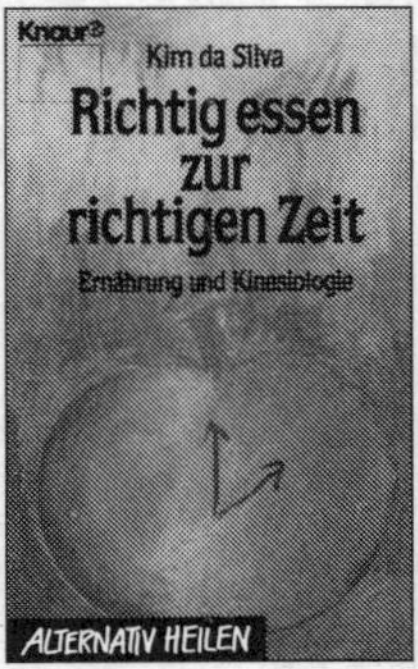

(76020)

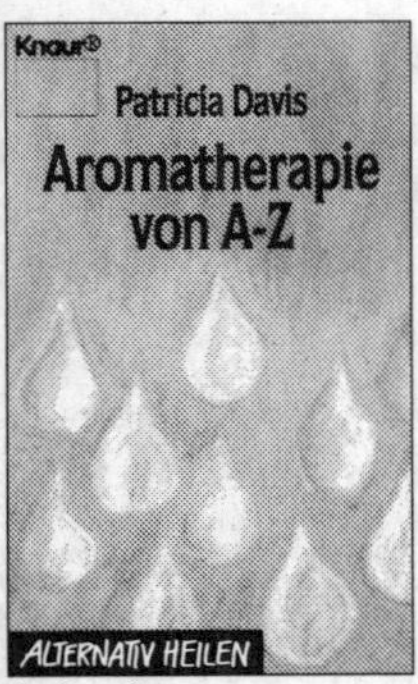

(76015)

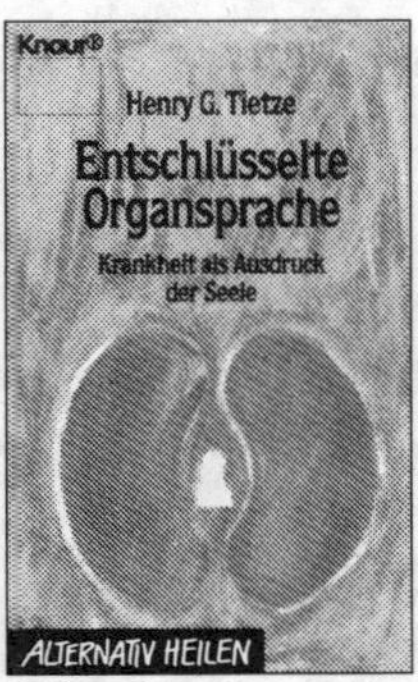

(76023)

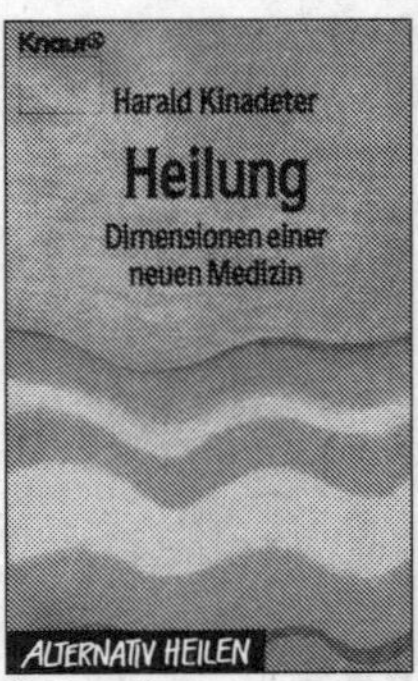

(76003)

Knaur

Gesund bleiben

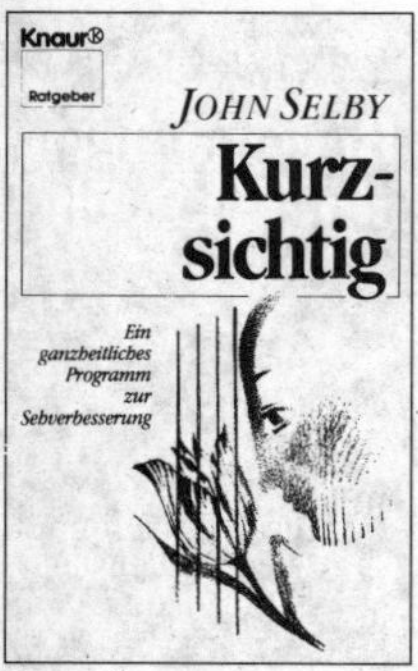

(7927)

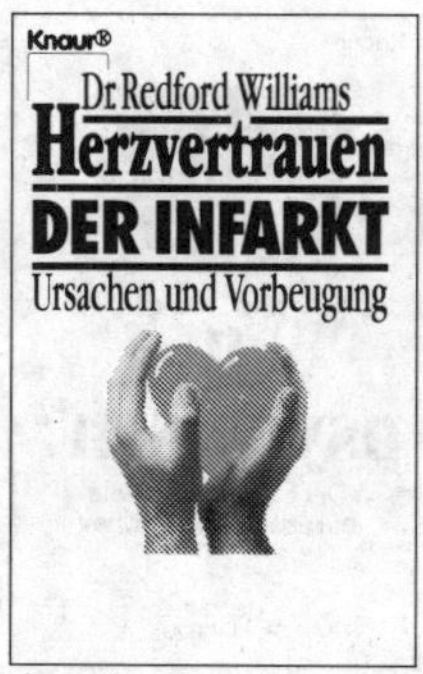

(7914)

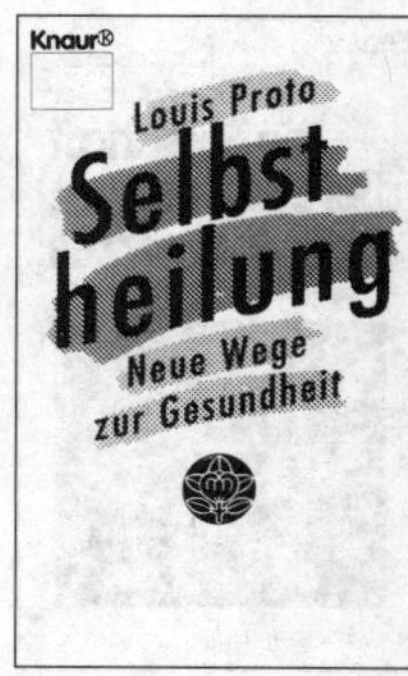

(7920)

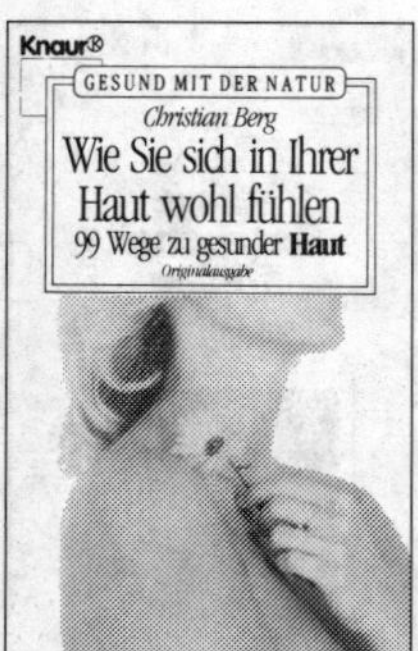

(7783)

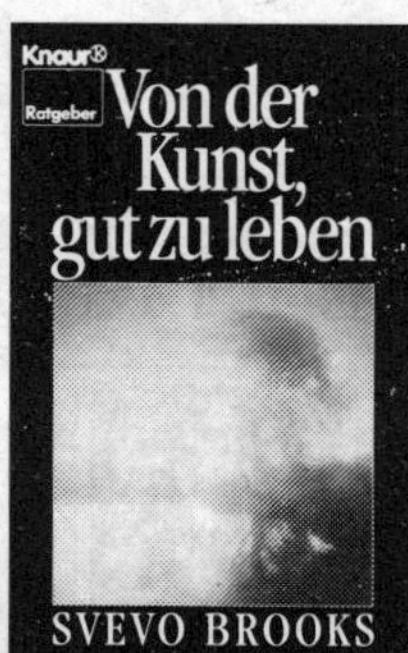

(7875)

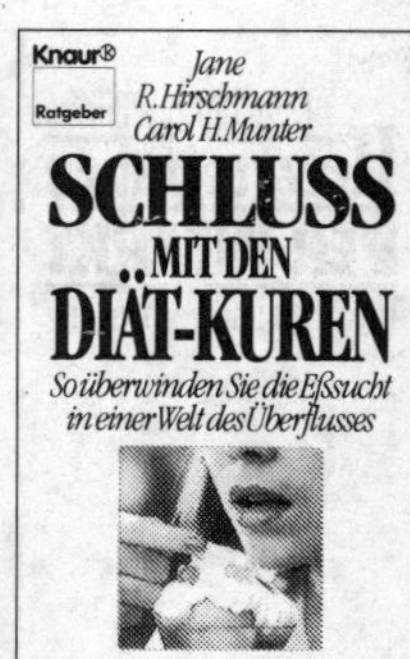

(7846)